U0296574

2016

现代心脏病学进展

PROGRESS IN MODERN CARDIOLOGY

主　编　葛均波　方唯一

科学出版社

北　京

内 容 提 要

本书由活跃在临床一线的专家编写，详述了心血管病学多个范畴，包括冠心病、高血压、高血脂、糖尿病、心力衰竭、心律失常等多个专题，全面地反映了心血管领域诊、治、防的新进展和新理念，论述详尽，科学性、实用性强。

本书适于心血管病专科医师、内科医师和高等医学院校师生及相关医务人员学习和参考。

图书在版编目（CIP）数据

现代心脏病学进展. 2016/葛均波，方唯一主编. —北京：科学出版社，2016. 6

ISBN 978-7-03-048380-5

Ⅰ. 现… Ⅱ. ①葛… ②方… Ⅲ. 心脏病学-文集 Ⅳ. R541-53

中国版本图书馆 CIP 数据核字（2016）第 110697 号

责任编辑：路 弘 董 林 / 责任校对：钟 洋

责任印制：赵 博 / 封面设计：陈 敬

科 学 出 版 社 出版

北京东黄城根北街 16 号

邮政编码：100717

http://www.sciencep.com

北京厚诚则铭印刷科技有限公司 印刷

科学出版社发行 各地新华书店经销

*

2016 年 6 月第 一 版 开本：889×1194 1/16

2016 年 6 月第一次印刷 印张：18 1/4

字数：666 000

POD定价： 88.00元

（如有印装质量问题，我社负责调换）

编 者 名 单

主　　编　葛均波　方唯一

副 主 编　曲新凯　刘学波

学术秘书　施鸿毓

编者名单　（按姓氏汉语拼音排序）

艾思迪	曹克将	陈　茂	陈　锐	陈莎莎	陈松文	陈　铀	陈韵岱
邸若岷	方唯一	冯　灿	冯新星	高平进	葛　雷	顾水明	关韶峰
郭新贵	何　奔	何　建	黄家园	黄伟剑	蒋金法	金　波	荆全民
孔令璁	李佳月	李京波	李　莉	李若谷	李新明	李毅刚	李　勇
励　峰	梁　春	刘吉义	刘　健	刘俊鹏	刘少稳	刘先宝	刘学波
刘宗军	陆国平	罗心平	马依彤	潘　欣	潘晔生	钱菊英	乔树宾
秦　牧	曲新凯	桑震池	沈成兴	沈玉芹	施海峰	施海明	施鸿毓
施鸿毓	史凯蕾	宋浩明	苏　晞	宿燕岗	唐　恺	万　静	王长谦
王继光	王建安	王景峰	王乐民	王群山	王伟民	王翔飞	王新华
吴　剑	熊玮珏	徐亚伟	徐迎佳	许建忠	许　澎	于　波	余　强
虞于楠	张大东	张高峰	张海峰	张树龙	张佑俊	赵　亮	赵世华
赵仙先	赵振刚	周京敏	朱　丹	邹云增			

前　言

第十届中国东方国际心血管会议将如期在上海召开，作为本次会议配套用书——《2016 现代心脏病学进展》也同步出版。近年来，心血管疾病诊治的新理论、新技术和新策略不断涌现，与会议秉承传播心血管病领域最新知识的宗旨相呼应，我们特邀请部分国内著名心血管病专家编写了本书，使与会同道能更准确地把握心血管领域的前沿动态，进一步扩展传播本届会议的学术成果。

本书关注心血管病诊治的新技术、新策略和新指南推荐，并融入了更多对新研究内容的解读，如血脂异常、心力衰竭及高血压病等。冠心病、心律失常和结构性心脏病领域仍是重点，包括最新基础研究、新药物和器械的应用、治疗策略和介入技术要点改善等内容，同时还关注新型抗栓药物等新药的研究进展。心脏康复及互联网技术在心血管疾病诊疗中的应用等最新理念也在本书中有所体现。秉承前 4 版书籍特点，编者重点突出具有实际临床意义的最新诊治技巧、临床诊治难点、亮点及研究热点内容。

在编写过程中，承蒙多位专家同道的鼎力支持和鼓励，在此致以衷心的感谢，他们无私的奉献、丰富的经验、高深的学识和求实的学风保证了本书以高质量的内容如期出版。

由于心血管病学的发展日新月异，加之编写人员分散、撰稿时间较短，书中难免存在疏漏和不足，望广大读者不吝指正，再版时我们将予以修正。

葛均波　方唯一　沈卫峰

2016 年 5 月

目录

第1章 冠心病

第2章 高血压、高血脂、糖尿病、心力衰竭

第3章 心律失常

第4章 其　他

第1章

冠 心 病

1. 新型口服抗凝药物拮抗剂研究进展

上海华东医院 史凯蕾 郭新贵

心房颤动(简称房颤)是临床最常见的心律失常之一,也是缺血性卒中的重要危险因素之一。近年来,由瓣膜病引起的房颤发病率逐渐降低,而非瓣膜性房颤却随着人口老龄化而逐渐增加,其发生卒中的风险是正常人的5~6倍,给社会和家庭带来沉重的负担,因此,对非瓣膜性房颤患者进行抗凝治疗是其治疗的重要内容。

半个世纪来,唯一的一类口服抗凝药是维生素K拮抗剂——华法林,但其存在治疗窗窄、需长期监测、药物/食物相互作用强等不足,也由此促使了新型口服抗凝药物(NOAC)的发展。

直接凝血酶抑制剂——达比加群酯,通过特异性和选择性地阻断凝血酶活性而发挥抗凝作用,于2010年被美国食品药品管理局(FDA)批准用于非瓣膜性房颤的卒中预防。紧接着,两个高选择性Xa因子抑制剂利伐沙班、阿哌沙班也被美国FDA批准应用于非瓣膜性房颤的卒中预防。近期,另一个Xa因子抑制剂依度沙班也获得美国FDA的适应证。大型随机临床研究显示,与华法林相比,这些新型口服抗凝药物具有无须不断调整剂量、出血事件发生少,而预防栓塞效果优于或不劣于华法林的优点。

然而,华法林过量可以用维生素K对抗。至今为止,新型口服抗凝药物还没有可以使用的拮抗剂。目前,包括Idaricizumab(BI655075)、Andexanet alfa(PRT064445)和Ciraparantag(PER977,Aripazine)在内的3个新型口服抗凝药物拮抗剂正在进行相关的临床试验。本文将就这3个药物的研究进展作一综述。

一、Idaricizumab(BI655075)

Idaricizumab是一种靶向作用于直接凝血酶抑制剂达比加群酯的人源性单克隆抗体片段(Fab),它与达比加群酯的结合能力是凝血酶的350倍,能够与达比加群酯强效且特异性地结合,从而有效地逆转达比加群酯的抗凝作用及相关出血作用,而不会干扰凝血级联反应。

Idaricizumab的Ⅰ期临床主要为了评价药物的药动学、安全性和耐受性。Ⅰ期临床试验的Part1入选了110名健康志愿者,其中83名为Idaricizumab受试者,27名为安慰剂对照者。结果显示,Idaricizumab可以迅速达到血浆峰浓度,半衰期为2h,4h内经肾清除使血药浓度降至峰值的5%或更低。Idaricizumab剂量必须与达比加群酯达到1∶1才能完全逆转达比加群的抗凝作用。在研究中,Idaricizumab展现了良好的安全性,其轻微不良反应如头痛、背痛、皮肤刺激性等发生率与安慰剂相似。Part2和Part3部分共纳入47例健康男性志愿者,旨在评价Idaricizumab的有效性、安全性和最佳剂量范围。结果显示,Idaricizumab对达比加群酯的逆转作用呈剂量依赖性,所有剂量组的游离达比加群浓度(90~140ng/ml)在给予Idaricizumab后均迅速降至1ng/ml或以下,72h内2g给药组平均达比加群浓度维持在10ng/ml以下,4g和5g组维持在 5ng/ml 以下。

另一项随机双盲、安慰剂对照的双向交叉研究共纳入 46 例健康志愿者,用于评价 Idaricizumab 在特殊受试者(中年、老年和肾功能受损)中的有效性和安全性。结果显示 Idaricizumab 给药后可迅速起效,使延长的凝血时间恢复至基线水平以下,1g Idaricizumab 治疗后 2~4h,dTT 会再次延长,而 2.5g 和 5g 的剂量可使得拮抗作用持续 24h。静脉使用 Idaricizumab 后 24h,再次给予达比加群酯,dTT 可再次升高至未予 Idaricizumab 时的峰浓度。提示如需再次使用达比加群可予拮抗后 24h 恢复使用。

正在开展的Ⅲ期临床 RE-VERSEAD 研究,计划于 2017 年完成,预期纳入 300 例患者。RE-VERSEAD 中期分析报告纳入了 90 例接受达比加群酯治疗,并需要逆转药效的急诊患者研究结果,首次评估了 Idaricizumab 在真实患者中的作用。90 例患者分为两组,A 组为未经控制或者危及生命的出血患者($n=51$),B 组为需要紧急手术或侵入性操作的患者($n=39$),两组分别给予 5g Idaricizumab,给药后 24h,再次予 5g Idaricizumab。结果显示两组患者获得的平均最大逆转效果均为 100%。给予第一瓶 5g Idaricizumab 后,立即出现明显的逆转效果,大部分患者的 dTT(90%)和 ECT(89%)水平恢复正常;给药后 12h 和 24h 复测,90% 患者 dTT 水平仍低于正常,72% 患者的 ECT 水平保持在正常范围。同时,Idaricizumab 可显著降低游离达比加群血药浓度。35 例出血患者的平均止血时间为 11.4h。对于需要紧急手术的患者($n=39$),大部分患者的 dTT(93%)和 ECT(88%)水平可恢复正常,给药后 12h 和 24h,超过半数患者的 dTT(81%)和 ECT(54%)水平仍维持正常。36 例患者随后进行了紧急手术,给药至术前的中位时间仅为 1.7h。其中 33 例术中止血情况正常,轻度和中度异常止血分别有 2 例和 1 例,术后 24h 内无出血并发症。中期报告显示,有 5 例患者发生血栓形成事件,事件发生时他们均未接受抗栓治疗;18 例死亡,分析显示 96h 内的病死率与最初的急诊住院原因相关,而后期的死亡事件与合并症相关。因此 FDA 建议,当达比加群的抗凝作用被逆转后,血栓发生风险也随之增加,为了降低此种风险,当患者出血被止住或手术结束后,抗凝治疗需尽快启动。

二、Andexanet alfa(PRT064445)

Andexanet alfa 是一个长度为 39kDa 的重组 Xa 因子类似物,由于 419 位点丝氨酸被丙氨酸替代,因此它不具有促凝的活性。Andexanet alfa 可以逆转 Xa 因子抑制剂(包括利伐沙班和阿哌沙班)的抗凝作用,也可以结合于低分子肝素和磺达肝葵钠所活化的抗凝血酶Ⅲ,间接地发挥拮抗抗 Xa 因子作用。

在体外试验中,Andexanet alfa 可以完全逆转利伐沙班抗 Xa 因子的作用,并呈剂量依赖。在动物研究中,Andexanet alfa 可以使应用利伐沙班、阿哌沙班的实验动物 INR 恢复正常;此外,Andexanet alfa 还可以通过间接的抗 Xa 因子作用,拮抗依诺肝素的抗凝作用。

Ⅱ期随机、安慰剂对照临床研究显示,Andexanet alfa 可以有效逆转利伐沙班、阿哌沙班、依度沙班和依诺肝素的抗凝作用。在一项小规模的研究中,健康志愿者口服 20mg 利伐沙班 6d,在血药浓度达最高时(末次给药后 3h),静脉注射 210mg 和 420mg Andexanet alfa 可以迅速降低抗 Xa 因子活性 20% 和 53%,2h 后药效降到安慰剂水平。同时血浆中游离阿哌沙班和利伐沙班的浓度也呈现剂量依赖性递减。

目前正在进行的Ⅲ期临床 ANNEXA 研究,主要是评价在健康志愿者中 Andexanet alfa 逆转阿哌沙班(ANNEXA-A)及利伐沙班(ANNEXA-R)的安全性和有效性。在 ANNEXA-A 研究中,志愿者口服 5mg 阿哌沙班每天 2 次,共 3.5d,在达到最高血药浓度时,静脉注射 400mg Andexanet alfa(30mg/min)或者 400mg 静脉注射后再予 4mg/min 维持 120min。在 ANNEXA-R 研究中,志愿者口服 20mg 利伐沙班每天 1 次,共 4d,在末次给药 4 小时后(接近最高血药浓度),静脉给予 800mg Andexanet alfa(30mg/min)或者 800mg 静脉推注后予 8mg/min 维持 120min。结果显示,无论阿哌沙班组还是利伐沙班组,单剂量静脉注射 Andexanet alfa 后 2~5min,抗 Xa 因子活性迅速下降(阿哌沙班组 94%,利伐沙班组 92%),这种拮抗作用约能持续 2h,但在 1h 后便开始减弱。在静脉弹丸式注射+维持剂量的患者中,Andexanet alfa 降低抗 Xa 因子活性降低可以持续到维持剂量结束后 1~2h。同阿哌沙班相比,Andexanet alfa 的剂量需要增加一倍才能拮抗利伐沙班的抗凝作用。在安全性方面,受试者对 Andexanet alfa 的耐受良好,整个试验过程中未出现血栓形成、严重不良事件。

三、Ciraparantag(PER977,Aripazine)

Ciraparantag是一种长度约512Da的水溶性小分子药物,通过氢键、电荷相互作用等非共价键与Xa因子抑制剂、直接凝血酶抑制剂、肝素及低分子肝素结合,它可以作用于除华法林和阿加曲班以外的所有抗凝药物。

动物实验发现,Ciraparantag可以在30min内减少过量利伐沙班、阿哌沙班、依度沙班和达比加群所致的出血。

健康受试者研究中,80名健康志愿者(4组)在口服60mg依度沙班后注射100~300mg Ciraparantag,结果显示Ciraparantag可以在10~30min内使全血凝血时间恢复到正常水平,且这种作用可以持续24h。Ⅱ期和Ⅲ期临床研究目前正在进行中。

四、结语

尽管靶向新型口服抗凝药抑制剂的研究为紧急手术和改善临床相关出血带来了希望,但这些药物的效果仍存在临床不确定性。有待今后更多的临床试验和上市后观察来验证。

参 考 文 献

Ghadimi K,Dombrowski KE,Levy JH,et al.2016.Andexanet alfa for the reversal of Factor Xa inhibitor related anticoagulation.Expert Rev Hematol,9(2):115-122.

Glund S,Moschetti V,Norris S,et al.2015.A randomised study in healthy volunteers to investigate the safety,tolerability and pharmacokinetics of idarucizumab,a specific antidote to dabigatran.Thromb Haemost,113(5):943-951.

Glund S,Stangier J,Schmohl M,et al.2015.Safety,tolerability,and efficacy of idarucizumab for the reversal of the anticoagulant effect of dabigatran in healthy male volunteers:a randomised,placebo-controlled,double-blind phase 1 trial.Lancet,386(9994):680-690.

Lu G,DeGuzman FR,Hollenbach SJ,et al.2013.A specific antidote for reversal of anticoagulation by direct and indirect inhibitors of coagulation factor Xa.Nat Med,19(4):446-451.

Pollack CV,Jr,Reilly PA,Eikelboom J,et al.2015.Idarucizumab for dabigatran reversal.N Engl J Med,373(6):511-520.

Pollack CV Jr,Reilly PA,Bernstein R,et al.2015.Design and rationale for RE-VERSE AD:A phase 3 study of idarucizumab,a specific reversal agent for dabigatran.Thromb Haemost,114(1):198-205.

Rehman A,Awais M,Baloch NU.2016.Idarucizumab:A novel antidote for reversal of dabigatran.Asian J Neurosurg,11(1):66-67.

Schiele F,van Ryn J,Canada K,et al.2013.A specific antidote for dabigatran:functional and structural characterization.Blood,121(18):3554-3562.

2. PCI 术后,比伐卢定继续应用还是停药?

沈阳军区总医院 荆全民

新型抗凝药物比伐卢定是一种由 20 个氨基酸组成的多肽,相对分子量为 2180,其有效抗凝成分为水蛭素衍生物片段,但与水蛭素不同,比伐卢定与凝血酶的结合是可逆的。比伐卢定不依赖于抗凝血酶Ⅳ、肝素辅因子Ⅱ等,而是凝血酶直接的、特异性的抑制剂,其通过与血栓上或游离的凝血酶的催化位点和阴离子外围识别位点特异性结合发挥直接抑制作用。凝血酶是凝血反应中的核心物质,凝血酶能够水解纤维蛋白原生产纤维蛋白单挑;激活凝血因子Ⅻ;促进纤维蛋白交联形成稳定血栓的共价结构。同时凝血酶激活凝血因子Ⅴ、Ⅶ;激活血小板,促进血小板聚集和颗粒释放。同时凝血酶也可通过水解比伐卢定多肽顺序中的 Arg3 和 Pro4 之间的肽键,使其失活,因此比伐卢定对凝血酶的抑制作用是可逆而短暂的(图 1-1),停药后出血风险较小,比伐卢定可延长正常人血浆活化部分凝血酶原时间(APTT)、凝血酶时间(TT)和凝血酶原时间(PT),比伐卢定经静脉"弹丸式"注射可在 2min 即可达到峰浓度;且其抗凝作用时间短暂,呈线性药动学,若开始以 0.75mg/kg 的速度静脉推注,再以 1.75mg/(kg·h)维持输液后,大约于输液停止后 1h 返回到基线,其抗凝效果可以预测,无须经常调整剂量。对于肾功能正常者其半衰期为 25min(UFH 半衰期为 60~90min),上述凝血参数可在短期(治疗结束后 1~2h)内恢复正常,所以比伐卢定在使用中具有良好的可控性。其清除主要依靠肾排出和蛋白水解,故与肾小球滤过率(GFR)密切相关,轻微肾功能损伤不影响其清除,肾功能中重度损伤(GFR<60ml/min)的患者其清除率下降约 20%,透析患者下降率约 80%,所以肾功能损伤的患者在用药时,应适当减量并监测活化凝血时间(ACT)。

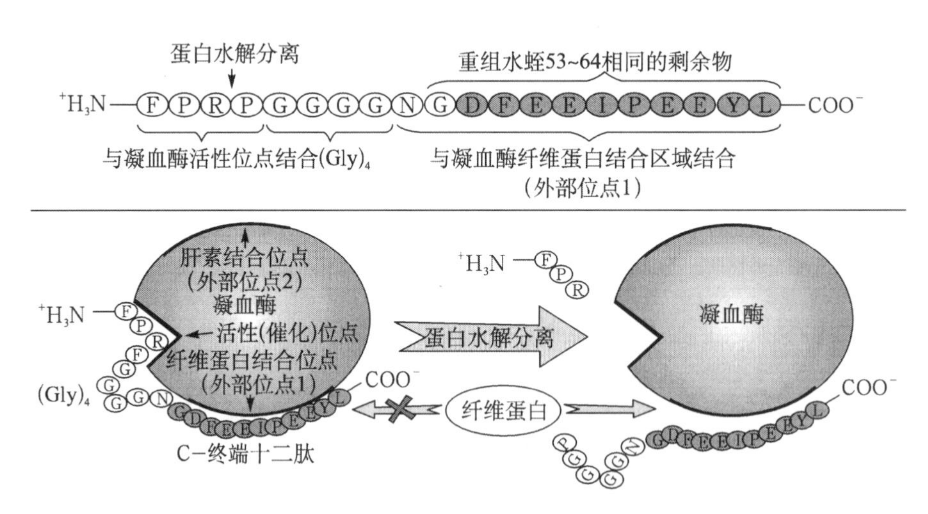

图 1-1 比伐卢定与凝血酶可逆性结合

早期的 BART 研究显示,比伐卢定与单用肝素相比能够显著减少出血风险。但由于当时循证医学证据尚不足,比伐卢定仅在用于替代 UFH 或低分子量肝素所诱导的血小板减少症(HIT)上获得相关指南Ⅰ类推荐(IC)。近年来,几项有关比伐卢定与 UFH 在 PCI 中应用对照研究结果先后发表,对 PCI 术中抗凝药物的选择产生了重要影响,尤其是 2008 年 Stone 教授在《新英格兰医学杂志》发表的 HORIZONS-AMI 研究结果,奠定了比伐卢定在 AMI 直接 PCI 中应用的地位。《2013 年 ACC/AHA STEMI 指南》将比伐卢定在 PCI 中的应用作为Ⅰ类推荐且证据级别高于 UFH(分别为 B 级和 C 级)。HORIZONS-AMI 研究以及后来的 EUROMAX 研究结果均表明，与肝素联用 GPI 相比，比伐卢定可以降低心源性死亡，这种获益得益于比伐卢定组出血风险以及获得性血小板减少症发生率降低的结果。由于 HORIZONS-AMI 和 EUROMAX 两项随机对照研究均报道与肝素+GPI 相比，比伐卢定在显著减少出血风险的同时尽管对亚急性支架内血栓和主要不良心脑血管事件（MACCE）没有影响，但会增加急性支架内血栓的风险。尤其是来自英国利物浦心胸医院的 HEAT-PPCI 单中心随机对照研究结果，显示比伐卢定与单用肝素（15.5%的患者临时加用了 GPI）相比会明显增加 MACCE、再梗死和急性支架内血栓的发生率，同时在其他研究中显示比伐卢定明显降低出血发生率在该研究中并没有显著差异。尽管 HEAT-PPI 研究结论有待进一步验证，但以上 3 项研究有关比伐卢定增加急性支架内血栓事件的结论是一致的，可能主要与术后即刻停用比伐卢定或术后低剂量输注[0.25mg/(kg·h)]有关。

对于应用氯吡格雷、甚至普拉格雷及替格瑞洛等新型抗血小板药物时，如何预防急性支架内血栓形成，Alexopoulos 等研究显示，对于 ST 段抬高型心肌梗死（STEMI）患者，普拉格雷和替格瑞洛应用后需要 4~6h 的时间延迟才能发挥预期的血小板抑制作用。服用氯吡格雷 2h 后可抑制血小板聚集，服药 5h 内对血小板的抑制作用最强；替格瑞洛 180 mg 负荷剂量给药 0.5h 后平均血小板聚集抑制（IPA）达 41%，给药 2~4h 后达到最大的 IPA 作用 89%。这段时间所欠缺的抗血小板作用可能导致了较高的急性支架内血栓形成的发生率；另外，在冠脉狭窄、堵塞及冠脉内的硬件（导管、球囊、支架）引起血液缓慢流动的情况下，前向血流受到阻碍，影响了新鲜血流对比伐卢定的输送，使得在这些冠状动脉节段，凝血酶抑制作用变弱，凝血酶活性再生，可能会形成一个凝血环境，在这种环境下，易导致冠状动脉内血栓形成。鉴于此，对于 PCI 术前患者，如果可以提前 4~6h 应用负荷剂量的抗血小板药物；对于 PCI 术前未接受血小板抑制剂患者，术后无论口服何种抗栓药物，均应继续以 1.75 mg/(kg·h)速度静点比伐卢定以便覆盖急性血栓形成的窗口期(4~6h)。如果术后立即停用比伐卢定，此时绝大多数患者体内的氯吡格雷或新型抗血小板药物尚未发挥作用，存在长达 2~4h 缺乏有效抗栓药物浓度的“空白期”（仅有阿司匹林起作用），这正是 PCI 后急性支架内血栓形成的高峰期。

EUROMAX 研究中 PCI 术后应用高剂量[1.75 mg/(kg·h)]比伐卢定时间均值为 4h 组，急性支架内血栓形成风险与应用肝素组（不论是否联合 GPI）相当；且该研究显示新型 P2Y12 抑制剂普拉格雷或者替格瑞洛、术后延长低剂量[0.25 mg/(kg·h)]比伐卢定均不能降低急性支架内血栓形成风险。

由我国韩雅玲院士牵头的 BRIGHT 试验，以我国 23 个省级行政区的 82 家中心 2194 例 STEMI 或 Non-STEMI 接受急诊直接 PCI 的患者为研究对象。结果显示，与单独应用肝素、肝素联合替罗非班相比，单独应用比伐卢定患者整体出血事件分别减少 46% 和 66%，而且术后 30d 支架内血栓发生率（分别为 0.6%、0.9%、0.7%）和急性支架内血栓发生率（均为 0.3%）无差异；亚组分析显示，出血高危亚组患者[女性、eGFR≤60 ml/(min·1.73 m^2)、CRUSADE 评分>30 分]可从比伐卢定治疗中更多获益。1 年随访结果与此相似。研究还提示 PCI 术后常规延长比伐卢定注射时间（尤其是高剂量维持）有助于降低术后急性支架血栓发生风险。由此可见，比伐卢定的主要净获益来自于出血事件的明显降低，而缺血事件（包括各种支架内血栓）并无明显增加。BRIGHT 试验在 PCI 术后比伐卢定延长输注，可能降低了发生支架内血栓的风险。

关于 PCI 术后是否比伐卢定延长输注的问题，在 2015 年 9 月，ESC 大会上公布的由 Marco Valgimigli 教授牵头的 MATRIX 研究结果表明，PCI 术后延长输注比伐卢定者紧急血运重建、确定的支架内血栓或净临床事件发生率无明显改善。该研究同步发表在《新英格兰医学杂志》上，该杂志的述评指出 MATRIX 研究提供了术后延长输注比伐卢定是否有益的证据。但综合分析 EUROMAX、MATRIX 和 BRIGHT 研究中共 1597 例患者 PCI 术后延长应用高剂量比伐卢定，急性支架血栓发生率仅为 0.2%~0.4%，而主要出血发生率仅为 0.3%~2.9%。

对上述不同结果的解读可能需要跳出试验设计的本身，需要对研究对象也就是入选人种的不同做更多的关注。较早有多项研究发现，无论是金属裸支架还是第一代的药物洗脱支架，亚洲人群支架血栓发生率低于西方人群。一项鹿特丹注册研究显示，欧洲患者支架术后 1 年、2 年和 3 年的支架血栓发生率分别为 1.7%、2.3% 和 2.9%。而在韩国和日本的注册研究中显示，东方人群支架术后 1 年、2 年和 3 年的支架内血栓发生率为 0.5%、0.6% ~0.7% 和 1.0% ~1.2%，均明显低于白种人。有进一步的研究显示，东亚人群接受氯吡格雷与阿司匹林双联抗血小板治疗时，血小板反应性较高，抗血小板药物抵抗的发生率较高，但是 PCI 术后缺血事件的发生率却较低，产生这种矛盾现象的机制可能与东亚人群促凝活性较低有关，抗血小板治疗后的血小板反应性升高被内在促凝活性的降低所抵消。一项在日本人和西方白人志愿者中进行的血栓形成与内源性溶栓状态的研究显示，日本人群的促血栓形成作用和内源性溶栓作用均较白种人弱。此外，有研究显示不同种族的血小板反应性单位(PRU)切点存在差异，西方人群的 PRU 切点低于东方人群，这也提示人种在促凝血作用方面存在差异。除凝血因素之外，有研究还显示中国人群幽门螺杆菌(HP)感染率明显较西方人高，流行病学研究显示成人 HP 总感染率高达 56.22%，HP 感染与应激性溃疡有直接的相关性，STEMI 患者急性期应激状态下在双联抗血小板基础上使用半衰期短、药效-剂量关系较明确的比伐卢定在减少消化道出血方面显然会优于 UFH。

综上所述，比伐卢定作为急性 ST 段抬高型心肌梗死及急性非 ST 段抬高型 ACS 的急诊或择期 PCI 手术的有效抗凝治疗，并且显著减少了严重出血发生率，其在肝素诱导的血小板减少症患者抗栓治疗中有不可替代的作用，比伐卢定有可能取代肝素或肝素联用 GPI 在 AMI 行 PPCI 中应用，BRIGHT 研究首次证实了国产比伐卢定对中国人的疗效，该药在 AMI 中 PPCI 术中应用术后仍按术中剂量持续应用平均 3h 用药方案值得推荐，但该药在国内应用于临床的时间还较短，相信随着临床应用的普及，临床经验及科研的积累，未来一定会找到最适合中国人的最佳抗凝抗栓方案。

参考文献

Alexopoulos D, Perperis A, Koniari I, et al.2015.Ticagrelor versus high dose clopidogrel in ST-segment elevation myocardial infarction patients with high platelet reactivity post fibrinolysis.J Thromb Thrombolysis, (40):261-267.

Han Y, Guo J, Zheng Y, et al.2015.Bivalirudin *vs* heparin with or without tirofiban during primary percutaneous coronary intervention in acute myocardial infarction: the BRIGHT randomized clinical trial.JAMA, (313):1336-1346.

Sekikawa A, Miyamoto Y, Miura K, et al.2015.Continuous decline in mortality from coronary heart disease in Japan despite a continuous and marked rise in total cholesterol: Japanese experience after the Seven Countries Study.Int J Epidemiol, (44):1614-1624.

Shahzad A, Kemp I, Mars C, et al. 2014. Unfractionated heparin versus bivalirudin in primary percutaneous coronary intervention (HEAT-PPCI): an open-label, single centre, randomised controlled trial.Lancet, (384):1849-1858.

Valgimigli M, Frigoli E, Leonardi S, et al.2015.Bivalirudin or Unfractionated Heparin in Acute Coronary Syndromes.N Engl J Med, (373):997-1009.

Zeymer U, van't Hof A, Adgey J, et al.2014.Bivalirudin is superior to heparins alone with bailout GP IIb/IIIa inhibitors in patients with ST-segment elevation myocardial infarction transported emergently for primary percutaneous coronary intervention: a pre-specified analysis from the EUROMAX trial.Eur Heart J, (35):2460-2467.

3. 冠心病患者双重抗血小板治疗时程

上海交通大学附属胸科医院 施鸿毓 曲新凯

一般而言,双重抗血小板治疗(dual antiplatelet therapy,DAPT)指的是在阿司匹林基础上加用一种 $P2Y_{12}$ 血小板受体抑制剂,其目的是为减少急性冠脉综合征(acute coronary syndrome,ACS)的缺血事件再发、经皮冠脉介入(percutaneous coronary intervention,PCI)术后缺血事件,包括支架内血栓事件及支架节段外的冠状动脉硬化血栓事件。然而,DAPT 伴随而来的是对出血事件增多的担忧。

尽管近年来已经有多项研究进行相关的研究,但对于 DAPT 时程的争议一直不断。目前已有的研究都先用一定时限的 DAPT,接着随机给予 DAPT 或阿司匹林单个抗血小板治疗。

一、ACS 和 PCI 术后患者的长期缺血事件风险

大量的临床研究已经证实,斑块破裂及其后的血小板黏附、活化、聚集,进而引起血栓形成,是导致 ACS 急性发作的病理基础。然而即使应用了理想的药物治疗或 PCI 治疗,仍有大量的患者处于长期缺血事件危险之中。GRACE 研究发现无论是 ST 段压低、ST 段抬高还是 ST 段无变化的患者,尽管我们使用了 PCI,使用了药物治疗,其 1 年累积病死率约为 15%,随访 5 年死亡率高达 20%。而来自亚洲人群的数据同样令人沮丧。EPICOR Asia 研究中,出院至随访 1 年的急性冠脉事件发生率为 3.4%,其中病死率 3.4%,血栓事件发生率为 8.4%(ACC2015 摘要)。即使成功进行了 PCI 治疗后,其远期缺血风险也同样不容乐观。PROSPECT 研究纳入了 697 例成功行 PCI 的 ACS 患者,随访 3 年后,MACE 事件发生率同样高达 20.4%,其中非罪犯病变与罪犯病变贡献的事件基本相等。而影像学研究也提示 ACS 患者的非罪犯血管中同样存在多个破裂斑块,这充分提示 ACS 是不断进展的疾病,长时间的 DAPT 治疗可能是必不可少的。

近 10 余年来,药物洗脱支架(drug eluting stent,DES)广泛应用 PCI 术,尤其是我国,DES 基本已经成为 PCI 手术的标准术式。尽管 DES 在预防支架内再狭窄方面得到了广泛的验证,但其延迟内皮化导致的晚期支架内血栓(stent thrombosis,ST)也引起了广泛的担忧,尤其是第一代 DES。病理学及腔内影像学证据提示即使在术后 9 个月,仍有部分支架内皮化不完全。尽管报告各异,DES 术后 ST 每年的发生率为 0.5%~2%,急性冠脉综合征(acute coronary syndrome,ACS)患者中可能发生率更高。过早停用 DAPT 治疗是 ST 的独立预测因素。然而,即使在 PCI 术后 1 年以后,DES 患者在从 DAPT 转为 SAPT 后仍持续处于心肌梗死(MI)和死亡的风险。

二、一年 DAPT 时限的确立及争议

围绕氯吡格雷的一系列研究是确定一年标准 DAPT 治疗的主要依据。1996 年,CAPRIE 研究证实与阿司匹林相比,氯吡格雷减少高危患者缺血性卒中、心肌梗死或血管性死亡事件。2001 年,CURE 研究提出阿司匹林联合氯吡格雷的 DAPT 治疗可减少 ACS 患者的心血管死亡、MI 和卒中绝对危险达 2%,代价是与单独阿司匹林治疗相比,大出血绝对危险增加 1%。其后的 PCI-CURE 研究进一步发现,在 PCI 患者(82% 为裸金属支架)中,DAPT 减少 PCI 术后 30d 内心血管死亡、MI 和再血管化的联合终点。CREDO(clopidogrel for the reduction of events during observation)研究证实与 30d DAPT 治疗后单独阿司匹林治疗相比,择期 PCI 术后 12 个月的 DAPT 可明显减少死亡、MI 和卒中危险达 27%。至此,DAPT 成为 ACS 及 PCI 患者第一年的标准治疗。

近年来,药物洗脱支架设计的进展、新型抗血小板药物的研发及更多证据的出现给 DAPT 时程的争议带来新的方向。首先,安全性更高、生物相容性更佳、内皮修复更完善的第二代 DES 广泛替代了第一代

DES,从而大大降低了ST发生危险。这个改变为缩短DAPT时限在不增加ST危险基础上以减少出血并发症提供可能性;其次,新一代$P2Y_{12}$受体拮抗剂如普拉格雷和替格瑞洛的应用,进一步降低了心血管缺血事件,但带来了更多的出血危险。在这种背景下,包括这些新型抗栓药物的延长DAPT治疗是否能进一步改善总的心血管预后呢?第三,大型回顾性观察研究结果发现PCI术后一年以后,在其后2年甚至高达4~5年随访中,ST危险并未明显减少。这促使进一步研究是否需要延长DAPT至1年以上以进一步降低一年以后的心血管缺血事件,包括晚期ST。

三、缩短DAPT时程的研究

目前,已有8个随机对照临床研究发布,见表1-1。其中本土的I-LOVE-IT 2试验采用了自主研发的可降解涂层雷帕霉素洗脱支架TIVOLI支架。大部分研究的终点为净临床获益,不仅包括缺血事件,也包括出血并发症。这些研究、不管置入支架类型、临床表现或DAPT时限,均提示短期DAPT在主要终点上不劣于长期DAPT治疗。进一步的荟萃分析提示短期DAPT治疗出血风险更小,可能更具风险/获益比。

表1-1 缩短PCI术后DAPT时程(≤6m)的研究

研究	时间	入选人数	ACS比例(%)	DAPT时程	主要终点	第二代支架比例(%)	结果
I-LOVE IT 2	2016	1829	68	6m *vs* 12m	PCI术后6m的死亡、卒中、MI、BARC≥3出血的联合终点	100	联合终点及各组分均无显著性差异
ISAR-SAFE	2014	4000	40	6m *vs* 12m	PCI术后9m的死亡、卒中、MI、支架内血栓的联合终点	72	联合终点及各组分均无显著性差异
ITALIC	2014	1822	24	6m *vs* 12m	PCI术后12m的死亡、卒中、MI、TVR和TIMI大出血的联合终点	100	联合终点及各组分均无显著性差异
SECURITY	2014	1399	38	6m *vs* 12m	PCI术后12m的心源性死亡、卒中、MI和BARC 3~5级出血的联合终点	100	联合终点及各组分均无显著性差异
OPTIMIZE	2014	3119	32	3m *vs* 12m	PCI术后12m的死亡、卒中、MI和TIMI大出血的联合终点	100	联合终点及各组分均无显著性差异
PRODIGY	2012	1970	75	6m *vs* 24m	PCI术后24m的死亡、卒中、MI的联合终点	50	联合终点及各组分均无显著性差异,但24m的DAPT的大出血发生率显著升高
RESET	2012	2117	55	3m *vs* 12m	PCI术后12m的心源性死亡、ST、缺血驱使的TVR和出血的联合终点	85	联合终点及各组分均无显著性差异
EXCELLENT	2011	1443	51	6m *vs* 12m	PCI术后12m的死亡、MI和TVR的联合终点	75	联合终点及各组分均无显著性差异

然而，在解读这些研究时，应注意几个问题。首先，所有的研究入选的都是低危患者，大部分ACS患者被排除在外，研究结果不具有普遍性；其次，第二代支架被广泛应用，而第一代DES及BMS仅少数入选。第三，大部分试验在设计和执行上或多或少都存在一些不足。

考虑到这些潜在的限制，在结果这些研究结果时应特别谨慎。就目前证据而言，在非ACS并置入第二代DES的患者中，尤其是出血风险较高而再发缺血风险低的人群，短期3~6个月DAPT治疗可能是安全而有效的。

四、延长DAPT治疗的临床研究

目前，对于PCI术后患者，在12个月DAPT之后延长DAPT治疗的随机对照临床研究有DES-LATE研究、ARCTIC-Interruption研究、DAPT研究和OPTIDUAL研究（表1-2）。这些研究的设计各异，主要终点也各不相同，其结果不尽相同。荟萃分析提示与正规DAPT治疗相比，延长DAPT可减少MI和ST的发生，但增加出血并发症。

表1-2　延长DAPT的临床研究

研究	时间	入选人数	ACS比例（%）	DAPT时程	主要终点	第一代支架比例（%）	结果
DES LATE	2014	2701	61	12m *vs* 24m	心源性死亡、MI和卒中的联合终点	64	联合终点及TIMI大出血均没有显著性差异
ARCTIC-interruption	2014	1259	26	12m *vs* 24m	死亡、MI、ST、卒中和紧急血运重建的联合终点	41	联合终点无显著性差异，但延长DAPT组的STEEPLE大出血明显增加
DAPT	2014	9961	43	12m *vs* 30m	死亡、MI和卒中的联合终点及ST	38	延长DAPT组的ST及联合终点明显减少，但GUSTO重度或中度出血明显增加
OPTIDUAL	2015	1385	36	12m *vs* 48m	PCI术后48m死亡、MI、卒中及大出血的联合终点	34	联合终点及其各组分均无显著性差异

同样这些研究入选的都是高度选择的患者。大部分研究入选的患者都是在PCI术后一年后无缺血和出血事件的人群，代表临床低危患者。在支架术后一年评估时，ARCTIC-Interruption研究排除了47%患者，DAPT研究排除了56%患者，而OPTIDUAL研究在随机时也除外了22%患者。最终进入延长DAPT临床试验的患者大都经过超严格选择。其结果难以推广至所有患者。

DES-LATE研究入选的大部分为ACS患者，且大部分植入第一代DES，研究采用的是氯吡格雷。与其他西方人群的研究相比，DES-LATE研究的事件率较低。这可能与东亚人群的特点有关。延长DAPT治疗对造影高危人群并没有提供更进一步的保护作用。DAPT治疗后血小板高反应性人群也没有发现更进一步的获益。

ARCTIC-Interruption研究效力不足，结合荟萃分析，证实了延长DAPT的安全性。该研究的另一个特点是测定血小板反应性。尽管高血小板反应性被认为是缺血事件的重要标志，与死亡相关，但血小板反应性在延长DAPT组和中断组没有明显差异，且临床预后方面，中断与血小板反应性没有相关性。该研究再次证实血小板反应性无助于延长DAPT治疗患者的筛选。

DAPT研究是最大也是唯一一个双盲的研究,同时也是唯一一个具有足够效力的研究。研究中包括了第一代和第二代DES,治疗用药也包括了氯吡格雷和普拉格雷。延长治疗减少了缺血事件,包括晚期ST,提示支架术后2年后中断DAPT缺血事件反弹。而且,MI的减少不仅发生在支架治疗的血管,也发生在未支架治疗的血管,两者比例相当,提示延长DAPT的二级预防作用。这些研究能否坚定特定患者DES术后无限期使用DAPT治疗尚需进一步研究。值得注意的是,在不同缺血危险人群中,延长DAPT对ST和MACCE事件的获益并无明显差异,而高出血风险人群中延长DAPT治疗亦未增加GUSTO中度或重度出血事件。

同样,在最近的OPTIDUAL研究中,与对照组相比,延长DAPT虽然在缺血事件方面显示出获益倾向(4.2%与6.4%,P=0.06),临床净不良事件主要结果无差异(NACE;复合全因死亡,非致死性MI、卒中或大出血)(HR:0.75;P=0.17)。

虽然,DAPT似乎可减少缺血终点的发生,但对全因死亡却仍有争议。DAPT研究中,延长DAPT组的全因死亡高于对照组(2.0%∶1.5%,P=0.05),主要差异在非心源性死亡率(两者分别为1.1%∶0.6%,P=0.01),其中延长DAPT组出血相关死亡患者数为11例,对照组为3例(P=0.06)。另外一个重要发现为,尽管在随机分组后,两组的癌症诊断率并无显著性差异,但治疗组癌症相关死亡率较安慰剂组高(0.62%∶0.28%,P=0.02)。而荟萃分析结果同样也存在争议。由于荟萃分析入选标准不同,有些分析发现延长DAPT增加全因死亡,但有些分析未发现类似结果。

从这些研究看,至少目前对于DES术后患者延长DAPT治疗仍未见明显增加生存率。荟萃分析验证了这种观点。该分析入选了69 644例患者,结果提示延长DAPT未能减少全因死亡、心源性死亡和非心源性死亡风险。

然而,对于某些高危人群,延长DAPT治疗仍可带来获益。CHRISMA研究入选了多种动脉粥样硬化危险因素但尚无明确动脉粥样硬化证据的高危患者(一级预防,n=3284)与已诊断的冠心病、脑血管病和有症状的外周动脉疾病患者(二级预防,n=12 153),其研究目的是明确阿司匹林加氯吡格雷是否优于阿司匹林单药治疗,尽管整体研究结果为阴性。但亚组(既往心肌梗死、卒中或外周动脉疾病的患者)分析显示长达28个月的双联抗血小板治疗可以减少心肌梗死患者的主要终点事件(HR 0.92,95% CI:0.86~0.995,P=0.04),而未增加严重出血事件的风险(1.7%∶1.3%,P=0.09)。

最近的PEGASUS-TIMI 54研究提示延长至3年的DAPT对于既往心肌梗死患者的优势[24]。该研究共纳入了21 162例1~3年前发生过自发性心肌梗死且伴有至少一个高危因素的患者。全部患者接受低剂量阿司匹林治疗,并按1∶1∶1比例随机分配使用替格瑞洛90 mg、替格瑞洛60 mg和安慰剂,每天2次。主要疗效终点是心血管死亡、心肌梗死或卒中的复合终点。主要安全终点是TIMI大出血事件。平均随访33个月。结果显示,3年时替格瑞洛90 mg组的主要疗效终点事件发生率为7.85%,替格瑞洛60 mg组为7.77%,安慰剂组9.04%。与安慰剂组相比,替格瑞洛90 mg组(HR=0.85;95% CI:0.75~0.96)与60 mg组(HR=0.84;95% CI:0.74~0.95)的主要疗效终点发生风险较低。TIMI主要出血率替格瑞洛高于安慰剂(90 mg组2.6%,60 mg组2.3%,安慰剂组1.06%,90 mg组 *vs*.安慰机组:危险比2.69;95% CI:1.96~3.7;60 mg组 *vs*.安慰剂组:危险比2.32;95% CI:1.68~3.21;P均<0.001,表2);非致死性颅内出血或致死性出血三组间无差异(90 mg组,60 mg组,安慰剂组分别为0.63%,0.71%,0.60%)。而荟萃分析也同样支持既往心肌梗死的患者延长DAPT治疗的二级预防的效果。DAPT研究亚组分析中,对于既往MI患者,延长DAPT可显著减少ST和缺血事件,而未显著增加大出血和全因死亡。

而在对比不同$P2Y_{12}$血小板受体抑制剂在长期DAPT治疗方面目前资料较少。TRILOGY ACS研究入选9326列未接受PCI的不稳定型心绞痛或非ST段抬高型急性心肌梗死患者(包括7243例75岁以下及2083例大于75岁患者),随机分为氯吡格雷(75mg/d)组及普拉格雷组。普拉格雷组患者75岁以下者服用普拉格雷10mg/d,75岁以上者服用5mg/d。在平均17个月的随访中,结果发现,在75岁以下组服用氯吡格雷与普拉格雷两者的主要终点事件(心血管死亡、心肌梗死、卒中)发生率并无明显差异(16.0%∶13.9%,HR=0.91;95% CI:0.79~1.05,P=0.21)。并且在75岁以上组患者中,服用氯吡格雷与普拉格雷

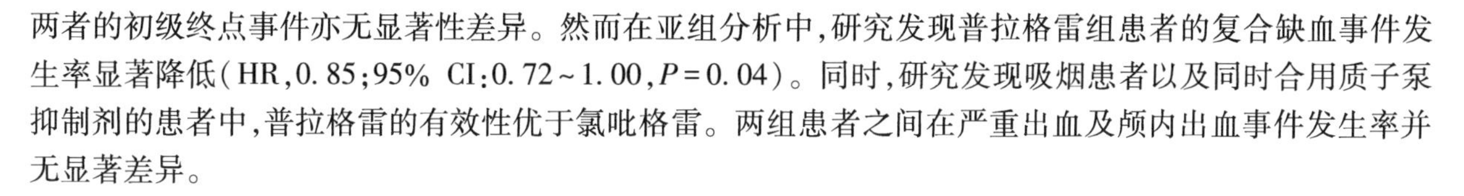

两者的初级终点事件亦无显著性差异。然而在亚组分析中,研究发现普拉格雷组患者的复合缺血事件发生率显著降低(HR,0.85;95% CI:0.72~1.00,$P=0.04$)。同时,研究发现吸烟患者以及同时合用质子泵抑制剂的患者中,普拉格雷的有效性优于氯吡格雷。两组患者之间在严重出血及颅内出血事件发生率并无显著差异。

五、正在进行的研究

目前多个研究正在进行中,旨在探索新型药物洗脱支架平台及新型抗栓药物基础上理想的 DAPT 时限,其结果预计将在这两年公布。其中,GLOBAL LEADERS 研究是最大样本量的一个,拟入选16 000例患者。该研究采用可吸收涂层雷帕霉素洗脱支架 biomatrix 支架,着眼于更强的 $P2Y_{12}$受体拮抗剂替格瑞洛,采用阿司匹林加替格瑞洛的 DAPT 治疗 1 个月后单用替格瑞洛 23 个月治疗,对照组仍为标准的 12 个月 DAPT 后单用阿司匹林 12 个月。其结果有望于 2016 年公布。TWILIGHT 试验研究在新一代支架平台上新的抗血小板思路的可行性。该研究治疗组采用阿司匹林加替格瑞洛 DAPT 治疗 3 个月后单用替格瑞洛,对照组为标准 DAPT12 个月。还有一些小型临床试验评价 DES 术后长期 DAPT 的临床预后正在进行中。

六、个体化抗血小板治疗方案

近几年的临床试验层出不穷,入选标准各不相同,其结果更是五花八门。如何选择 DAPT 时限,目前尚无定论,主要取决于患者的缺血风险和出血风险的整体评估(表 1-3 和表 1-4)。最近发布的 ACC/AHA 指南推荐对于稳定型缺血性心脏病患者若未接受 PCI 或 CABG 治疗,无须双抗治疗;接受 BMS 者应使用 DAPT 治疗至少 1 个月,接受 DES 者应使用 DAPT 治疗至少 6 个月,出血风险不高和双抗治疗无明显出血者可考虑延长时程;接受 CABG 治疗的患者使用氯吡格雷和阿司匹林治疗 12 个月是合理的。但对于 ACS 患者,接受药物治疗者应使用 DAPT 治疗至少 12 个月,接受溶栓治疗者应至少 14d,理想情况是至少 12 个月;接受 PCI 治疗(裸金属支架或药物洗脱支架)患者应治疗至少 12 个月;接受 CABG 治疗的患者应接受双抗治疗 12 个月;若出血风险不高、前 12 个月无明显显性出血,可考虑延长双抗治疗(>12个月)是合理的。

表 1-3 PCI 术后缺血危险因素

患者因素	PCI 因素
DAPT 治疗血小板高反应性	支架类型(BMS/第一代 DES/第二代 DES)
依从性差	支架长度
LVEF 低	重叠支架
ACS	小血管支架
慢性炎性疾病/恶性肿瘤	分叉边支支架
糖尿病	支架贴壁不良/膨胀不全
既往 MI	支架偏小
再发缺血事件	桥血管支架
血栓体质	钙化病变支架
	左主干病变支架

表 1-4　PCI 术后出血危险因素

患者因素	PCI 因素
应用口服抗凝剂	围术期出血
延长 DAPT 治疗	穿刺点出血
慢性肾病/肝病	鞘管出血
恶性肿瘤	未使用血管缝合装置
卒中病史	
高龄	
低体重	
女性	
既往出血	
血小板减少	
出血体质	
慢性胃病/胃溃疡	

目前,有多个研究采用各种积分系统以评价缺血和出血危险试图指导 DAPT 时限,如 DAPT 积分等。DAPT 积分为 DAPT 研究者提出的综合评估患者缺血和出血风险的一个评分系统,旨在指导 DAPT 时限。该积分系统包括 8 个变量(表 1-5),其中年龄增加 10 岁是出血的独立预测因子,而 MI 发病、既往 MI 或 PCI、充血性心力衰竭或 LVEF<30%、静脉桥 PCI、支架直径<3 mm、吸烟及糖尿病是缺血的独立预测因子;而高血压、外周动脉疾病与肾功能不全是出血及缺血事件的独立预测因子,因此该 DAPT 评分排除了这 3 个因素。对于 DAPT 积分 2 分及以上者,在 12 个月 DAPT 后再延长 18 个月治疗,预防一个 MACE 事件的需治数(number need to treat,NNT)为 34,带来 1 例大出血并发症的 NNT 为 272;对于 DAPT 积分低于 2 分的患者,在 12 个月 DAPT 后再延长 18 个月治疗,预防一个 MACE 事件的 NNT 为 153,带来 1 例大出血并发症的 NNT 为 64。其有效性和安全性仍需进一步临床研究证实。

表 1-5　DAPT 评分

变量	评分
年龄	
≥75	-2
65~74	-1
≤64	0
糖尿病	1
目前吸烟	1
既往 PCI 或 MI	1
发病为 MI	1
支架直径<3mm	1
充血性心力衰竭或 LVEF 低于 30%	2
桥血管 PCI	2

参考文献

Eriksson P.2004.Long-term clopidogrel therapy after percutaneous coronary intervention in PCI-CURE and CREDO: the "Emperor's New Clothes" revisited.Eur Heart J,25(9):720-722.

Han Y,Xu B,Xu K,et al.2016.Six Versus 12 Months of Dual Antiplatelet Therapy After Implantation of Biodegradable Polymer Sirolimus-Eluting Stent: Randomized Substudy of the I-LOVE-IT 2 Trial.Circ Cardiovasc Interv,9(2):e003145.

Hirsh J,Bhatt DL.2004.Comparative benefits of clopidogrel and aspirin in high-risk patient populations: lessons from the CAPRIE and CURE studies.Arch Intern Med,164(19):2106-2110.

Montalescot G,Brieger D,Dalby AJ,et al.2015.Duration of Dual Antiplatelet Therapy After Coronary Stenting: A Review of the Evidence.J Am Coll Cardiol,66(7):832-847.

Palmerini T,Stone GW.2016.Optimal duration of dual antiplatelet therapy after drug-eluting stent implantation: conceptual evolution based on emerging evidence.Eur Heart J,37(4):353-364.

4. 双重或三重抗栓治疗策略的相关研究

新疆医科大学附属第一医院 马依彤 陈 铀

临床上很多患者需要双重或三重抗栓治疗，其治疗机制包括抗血小板治疗和抗凝治疗。需要抗栓治疗的心血管疾病包括冠心病合并、心房颤动、深静脉血栓、肺动脉栓塞、心内机械瓣膜置换术后等，但最常见的仍是 ACS 领域相关抗栓治疗。近年来，随着新型抗栓药物的问世及相关研究，上述领域的治疗策略也在进行着探索更新。双联/三联抗血小板治疗(DAPT/TAPT)更新进展很快，但因其不含抗凝治疗策略在本文不做进一步讨论。

一、ACS 的抗栓治疗进展

血栓栓塞是动脉粥样硬化进展及并发症发生的重要因素，因此，血运重建围术期的抗栓治疗非常重要，主要包括抗血小板、抗凝和促纤溶等。ACS 患者 PCI 围术期抗栓策略探讨主要焦点为抗栓治疗的药物组合、给药时程、药物剂量及持续时间等。

1. *PCI 围术期比伐卢定的应用* 在过去的 20 多年，PCI 围术期抗凝已由单独应用肝素到肝素+GPI，发展至如今比伐卢定的出现，进一步拓宽了冠心病 PCI 手术的指征。比伐卢定是凝血酶的直接、特异、可逆性抑制剂，无论凝血酶处于血液循环中，还是与血栓结合，比伐卢定均可与其催化位点和阴离子结合位点发生特异性结合，从而直接抑制凝血酶的活性，而其作用特点是短暂、可逆的。目前，多个 RCT 研究显示，AMI 患者急诊 PCI 中使用比伐卢定与肝素或肝素+GPⅡb/Ⅲa 相比结果各异。沈阳军区总医院牵头、国内 82 个中心参与的 BRIGHT 研究在中国本土完成，入选 ACS 患者的临床特征与国外的研究明显不同，共入选 2194 例 AMI 患者。30d 及 1 年的临床结果显示，与单用肝素组及肝素联用替罗非班组相比，国产比伐卢定组患者术后出血事件明显减少，支架内血栓未见增加，因而患者临床缺血和出血的净效益得到改善，血小板减少的发生率也明显减少。而 PCI 术后延时注射比伐卢定 3~4h 这一新的治疗方法，作为中国 STEMI 指南的推荐方法。随着临床研究的深入，相信比伐卢定在冠脉介入治疗领域的运用前景会越加广阔。韩雅玲院士在述评中提出:“东西方人种及环境的差别要求我们必须拥有中国人自己的大数据”。

《2015 年中国 STEMI 诊断和治疗指南》针对 PPCI 的抗凝治疗进行指导。普通肝素仍为Ⅰ,B 类适应证，具体如下:静脉推注普通肝素(70~100U/kg)，维持活化凝血时间(ACT)250~300s。联合使用 GPⅡb/Ⅲa 受体拮抗剂时，静脉推注普通肝素(50~70U/kg)，维持 ACT200~250s。比伐卢定Ⅱa A 类证据，具体如下:静脉推注比伐卢定 0.75mg/kg，继而 1.75mg/(kg·h)静脉滴注(合用或不合用替罗非班)，并维持至 PCI 后 3~4h，以减低急性支架血栓形成的风险。出血风险高的 STEMI 患者，单独使用比伐卢定优于联合使用普通肝素和 GPⅡb/Ⅲa 受体拮抗剂(Ⅱa,B)。2014ESC/EACTS 心肌血运重建指南对 NSTEACS 患者推荐 PCI 术中使用比伐卢定[一次性注射 0.75mg/kg，随后 0.75mg/(kg·h)维持至术后 4h]作为普通肝素联合 GP Ⅱb/Ⅲa 拮抗剂替代治疗(Ⅰ,A)，没有比伐卢定情况下推荐普通肝素用于 PCI 抗凝(Ⅰ,B)。对 STEMI 患者根据缺血和出血风险以及药物安全有效性选择抗凝药物(Ⅰ,A)，比伐卢定一次性注射 0.75mg/kg，随后 0.75mg/(kg·h)维持至术后 4h(Ⅱa,A)。《2013 年 ACCF/AHA STEMI 指南》针对 PPCI 患者推荐:有无普通肝素治疗史情况下，用比伐卢定(Ⅰ,B)，对于具有高出血风险的进行直接 PCI 治疗的 STEMI 患者，比伐卢定单抗治疗优于普通肝素与 GPⅡb/Ⅲa 受体拮抗剂联合治疗(Ⅱa,B)。

2. *ACS 的新型口服抗凝药物的应用* ACS 事件至少 6 个月内，凝血系统都是在持续激活的状态，而且大部分非罪犯斑块仍处于不稳定状态。因此，新型口服抗凝药物(NOAC)着眼于 ACS 领域进行了多项研究。作为第一个口服的直接Ⅹa 因子抑制剂，早在 2008 年公布的Ⅱ期临床研究 ATLAS ACS-TIMI 46 研究证实,ACS患者使用利伐沙班的出血发生率的增加呈现剂量依赖性,每天总剂量5mg的出血风险HR为2.2,20mg为5.1。2012年,《新英格兰医学杂志》发表了Ⅲ期临床研究ATLAS ACS2-TIMI 51研究。该研究共入选了15 526例ACS患者,结果显示,在标准治疗基础上加用利伐沙班(2.5mg,每日2次或5mg,每日2次)能显著降低ACS患者心血管死亡、心肌梗死、卒中的复合终点,相对危险度降低16%。加用利伐沙班2.5mg,每日2次组心血管病死率明显降低。安全性方面非CABG大出血均明显高于安慰剂组。但致死性出血与安慰剂对比无明显差异。因此,2012年欧洲心脏病协会年会STEMI指南对口服抗凝药物用于STEMI患者长期抗凝给出谨慎推荐:低剂量利伐沙班(2.5mg,每日2次)用于低出血风险的STEMI患者(推荐级别Ⅱb,B)。

阿哌沙班是另一种口服直接Ⅹa因子抑制剂。2011年,Ⅲ期临床研究APPRAISE-2研究探讨使用阿哌沙班5mg,每日2次应用于ACS患者的安全性和疗效,但入组7392例后研究中断。原因是应用阿哌沙班减少出血事件的发生远远低于其所导致的出血并发症。

Darexaban是第三代口服Ⅹa抑制剂,Ⅱ期临床研究RUBY-1评估了其在ACS患者中的应用价值。结果显示,Darexaban组出血风险增加呈现剂量依赖性。与安慰剂组相比,darexaban组全因死亡率、心肌梗死、卒中以及缺血性事件发生率没有下降。

达比加群是新型口服直接凝血酶抑制剂,2011年,ESC公布了Ⅱ期临床研究RE-DEEM结果,在双联抗血小板药物的基础上加用达比加群治疗,使得高危ACS患者出血风险增加2~4倍,而其预防缺血性事件的作用尚不明确。另一种新型口服直接凝血酶抑制剂阿加曲班在PCI术中应用的经验非常有限。多项前瞻性队列研究(ARG216、ARG310、ARG311)证实了阿加曲班在大多数患者围术期中的疗效满意,包括全因死亡、紧急血运重建或24 h内心肌梗死的联合终点发生率为6.3%,大出血发生率为0.9%。

上述口服抗凝药临床研究都是与阿司匹林或是氯吡格雷联用,并没有与新一代的P_2Y_{12}受体抑制剂药物如普拉格雷或是替格瑞洛合用。我们有理由期待新的研究结果。其次,由于现有的NOAC主要经肾清除,这就使得在合并慢性肾病(CKD)患者中使用需格外谨慎。

二、ACS合并心房颤动的抗栓治疗进展

研究证明,ACS合并心房颤动时患者的病死率会显著升高,而此时必要的抗栓治疗对复发缺血事件是具有保护作用的。由于心房颤动血栓和冠状动脉内血栓形成机制不同,需采用不同的抗栓治疗方法。事实上,抗栓方案选择一直伴随着对出血风险的担心。CRUSADE注册研究显示,服用华法林抗凝的ACS患者在入院后,接近1/3在开始双联抗血小板治疗之前停用了华法林。很多临床研究进行过联合抗栓策略的尝试,例如,口服抗凝药物(OAC)+阿司匹林+氯吡格雷三重治疗及阿司匹林+氯吡格雷或OAC+氯吡格雷/OAC+阿司匹林双联治疗。2013年,Saheb等对10项前瞻性/回顾性研究进行了荟萃分析($n=6269$),受试者为具有长期OAC适应证且植入支架的患者,随机接受OAC+阿司匹林+氯吡格雷 *vs.* 阿司匹林+氯吡格雷治疗,主要终点是MACE、心肌梗死及支架内血栓,随访1~2年。结果发现三重抗栓和双联抗血小板治疗相比显著降低了缺血性卒中风险,但使严重出血风险升高47%,轻微出血风险升高55%,再次揭示了三重抗栓治疗的双刃剑作用。

2013年,发表在Lancet上的WOEST研究是一项前瞻性多中心随机对照研究,WOEST研究结果提示,对于接受PCI并需要长期抗凝的患者,三重抗栓治疗(ASA+氯吡格雷+华法林)的出血风险较双重抗栓治疗(氯吡格雷+华法林)增高1倍,缺血事件的获益却没有增加,提示三重抗栓治疗的时间应该尽量缩短。华法林相比,2015年针对年龄>65岁的老年急性心肌梗死合并心房颤动的PCI患者研究显示,在三重抗栓治疗(DAPT+华法林)中4个患者中即有1个不能耐受,且三重抗栓治疗较DAPT非但复合终点(心肌梗死、死亡和卒中)没有差异,而且主要出血风险显著增加。NOAC明显降低心房颤动抗栓治疗出血的风险,已被指南推荐为心房颤动抗栓优选治疗方案。虽有研究提示ACS后双联抗血小板基础上联合NOAC也使出血风险至少加倍,但RE-LY研究事后数据分析数据提示,NOAC相比华法林的优势即使在与抗血小板药物的双重或三重疗法中可能依然存在。其在冠心病合并心房颤动抗栓治疗良好的应用前景,但尚需随

机对照研究进一步评价。

ISAR-TRIPLE 研究能否通过缩短三重抗栓治疗时间的方法来降低出血风险。研究共纳入了 614 例置入 DES 的患者，随机分配至 6 周三重抗栓治疗组或 6 个月三重抗栓治疗组，共随访 9 个月。结果发现，6 周三重抗栓治疗组卒中、冠脉血栓事件没有增加，同时出血事件明显少于 6 个月组。这项研究似乎提示，缩短疗程的 6 周三重抗栓治疗方法可以达到 6 个月三重抗栓治疗的效果。PIONEER AF-PCI 研究比较利伐沙班（两个剂量水平）或维生素 K 拮抗剂加单联抗血小板或双联抗血小板治疗的差异。两个主要终点为：1 年时临床显著出血，大出血、轻微出血和需要就医的出血的复合终点。另一方面，该研究在比较卒中发生率差一方面效能不足。该研究预计纳入 2169 例受试者，将于 2016 年完成。RE-DUAL PCI 研究比较了达比加群（两个剂量水平）+单联抗血小板（非阿司匹林）与华法林+双抗治疗房颤拟接受 PCI 患者的差异；复合临床终点包括死亡、心肌梗死和卒中。上述研究将为最优抗栓方案提供更为充分的循证医学证据。

随着 2013 年心房颤动的血栓栓塞危险评分 CHA_2DS_2-VASc 提出，众多相关指南进行了更新。国人的数据也提示，与 $CHADS_2$评分相比，评分可更准确地预测栓塞事件；心房颤动患者的生存曲线也与 CHA_2DS_2-VASc 评分相关，但与 $CHADS_2$评分不相关。2014AHA/ACC/HRS 心房颤动管理指南推荐，对于血运重建+CHA_2DS_2VASc≥2 的患者，建议推荐华法林抗凝（除非存在禁忌），未推荐 NOAC（Ⅰ，C）。2015 中国心房颤动患者卒中预防规范推荐，ACS 合并心房颤动患者尽可能避免使用 DES，以减少对三重抗栓的需求；置入 BMS 者三重抗栓 4 周，随后长期华法林+阿司匹林或氯吡格雷治疗；置入 DES 者三重抗栓3~6 个月，随后华法林+氯吡格雷或阿司匹林治疗 1 年。《2015 年 ESC NSTEACS 指南》推荐 ACS 合并心房颤动且 CHA_2DS_2VASc 1（男性）或 2（女性）的患者，PCI 后应考虑使用包含新型 P_2Y_{12}受体抑制剂的双重抗栓治疗代替三重抗栓治疗（Ⅱa，C）；如果出血风险低（HAS-BLED≤2），OAC+阿司匹林+氯吡格雷治疗 6 个月，随后 OAC+阿司匹林或氯吡格雷治疗达 12 个月（Ⅱa，C）；如果出血风险高（HAS-BLED≥3），无论 DES 或 BMS，OAC+阿司匹林+氯吡格雷治疗 1 个月，随后 OAC++阿司匹林或氯吡格雷治疗达 12 个月（Ⅱa，C）；某些患者（HAS-BLED≥3 和支架内血栓风险低），OAC+氯吡格雷双重抗栓可替代三重抗栓治疗（Ⅱb，B）；不推荐替格瑞洛或普拉格雷用于三重抗栓治疗（Ⅲ，C）。《2015 年中国 STEMI 指南》建议 CHA2DS2VASc 评分≥2 的心房颤动患者，应予以华法林治疗，但必须注意出血风险（Ⅰ，C）；DES 后接受双联抗血小板治疗的患者应控制 INR 在 2.0~2.5（Ⅱb，C）；出血风险大的患者可使用华法林加氯吡格雷治疗（Ⅱa，B）。

文献报道合并非瓣膜性心房颤动的老年男性 AMI 行 PCI 术，进行了抗凝治疗（达比加群、比伐卢定、华法林）和抗血小板（阿司匹林、氯吡格雷）治疗的探讨。因此，对糖尿病、高龄、肾功能不全、血栓与出血高危并存的特殊患者的抗栓治疗策略领域期望有现有研究的亚组分析数据和新的临床研究结果。总之，ACS 患者选择抗栓治疗方案之前应充分评估其血栓栓塞、合并疾病和出血风险，个体化选择双重或三重抗栓治疗方案，并谨慎密切随访。

参考文献

Han YL, Guo JC, Zheng Y, et al. 2015. Bivalirudin or heparin with or without tirofiban during primary percutaneous coronary intervention in acute myocardial infarction-The BRIGHT randomized clinical trial. JAMA, 313(13): 1336-1346.

Shahzad A, Kemp I, Mars C, et al. 2014. Unfractionated heparin versus bivalirudin in primary percutaneous coronary intervention (HEAT-PPCI): an open-label, single centre, randomised controlled trial. Lancet, 384(9957): 1849-1858.

Steg PG, van ´t Hof A, Clemmensen P, et al. 2013. Design and methods of European Ambulance Acute Coronary Syndrome Angiography Trial (EUROMAX): an international randomized open-label ambulance trial of bivalirudin versus standard-of-care anticoagulation in patients with acute ST-segment-elevation myocardial infarction transferred for primary percutaneous coronary intervention. Am Heart J, 166(6): 960-967.

Stone GW, McLaurin BT, Cox DA, et al. 2006. Bivalirudin for patients with acute coronary syndromes. N Engl J Med, 355(21): 2203-2216.

Stone GW, Witzenbichler B, Guagliumi G, et al. 2008. Bivalirudin during primary PCI in acute myocardial infarction. N Engl J Med, 358(21): 2218-2230.

5. 醛固酮拮抗剂的最新临床应用地位

第二军医大学附属长海医院　赵仙先　冯　灿

血管紧张素转换酶抑制剂(angiotensin conversion enzyme inhibitors, ACEI)对肾素-血管紧张素-醛固酮(renin-angiotensin-aldosterone, RAA)系统的阻断已是心力衰竭治疗的基石，特别是在缺血性心脏病如急性心肌梗死患者中，ACEI作用的发挥与减少血浆中醛固酮水平密不可分，因其血浆中的醛固酮与直接和间接的心肌毒性密切相关。RALES研究已发现使用醛固酮拮抗剂螺内酯能够降低NYHA分级3~4级心力衰竭患者的死亡率。而EPHESUS随机对照研究发现，使用针对急性心肌梗死和并心力衰竭患者，早期使用另外一个醛固酮受体阻断剂依普利酮，能够降低患者的病死率。并且高醛固酮水平也是独立于心力衰竭之外的预后不良的预测因子。虽然盐皮质激素受体拮抗剂(mineralcorticoid recept antagonist, MRA)类药物螺内酯和依普利酮都被证实可以降低充血性心力衰竭患者心脏病发作的病死率，但目前对此类药物治疗心肌梗死，但心功能正常患者的效果知之甚少。

一、ALBATROSS研究

在此背景之下应运而生了ALBATROSS研究，该研究全称为Aldosterone Lethal effects Blockade in Acute myocardial infarction Treated with or without Reperfusion to improve Outcome and Survival at Six months follow-up，意为醛固酮阻断效应提高急性心肌梗死患者(接受或未接受再灌注治疗)随访6个月的临床结果和生存率研究。其初始的研究假设为急性心肌梗死患者早期(第一次医疗接触)阻断醛固酮受体，能够降低急性心肌梗死6个月内的主要心血管事件的发生。其主要的疗效标准为6个月内的死亡率，心搏骤停抢救、潜在的致死性室性心律失常、埋藏式心律转复除颤器(implantable cardioverter-defibrillator, ICD)置入指征、发生心力衰竭或心力衰竭加重。主要目标是验证醛固酮阻断剂在急性心肌梗死发病72h内与标准治疗方法(包括和不包括再灌注治疗)的优势。研究纳入了1600余例患者，随机接受标准治疗(n=801)或MRA治疗(n=802)，是一项大型前瞻性、多中心的非双盲研究(表1-6)。研究实现了早期随机化，如随机分组起始于救护车。标准治疗包括药物治疗和手术治疗，如冠状动脉造影术、经皮冠状动脉介入和冠状动脉旁路移植术。MRA的治疗方案包括坎利酸钾静脉推注(200mg)，接着12~24h内口服螺内酯，初始25mg，然后每天1次持续6个月。如果血钾或肌酐浓度过高(分别>5.5 mmol/L，>220μmol/L)，则不使用螺内酯。

表1-6　ALBATROSS研究设计

类目	内容
分组	随机
终点分类	效能研究
干预模型	平行指派
盲法	开放性研究(非盲)
入选年龄(岁)	18+
是否接受健康志愿者	否
开始时间	2010年2月

续表

类目	内容
完成时间	2014年8月
实验组	在标准治疗的基础上使用螺内酯进行醛固酮受体阻断
对照组	标准治疗

2015年8月30日,ALBATROSS的研究者在ESC2015大会上公布了他们的发现,研究结果显示接受标准治疗组和MRA治疗组相比在主要终点方面未见明显差异[分别为12.2%和11.8%,风险比(HR)=0.97],而且大部分的次要治疗指标也无明显差异,其中包括显著室性心律失常的发生(6% *vs* 5.6%)、新发或加重的心力衰竭(5.6% *vs* 5.9%)、再发心肌梗死(1% *vs* 0.6%)。然而,仅就死亡终点而言,在STEMI亚组MRA可减少死亡率(n=1229,HR=0.20,95% CI:0.06~0.70),但NSTEMI患者未获益。

主要研究者Gilles Montalescot博士指出,"不保证扩大MRA的应用"于无心力衰竭的心肌梗死患者。"MRA适用于伴有心力衰竭的心肌梗死患者","我们的研究结果表明,虽然MRA在STEMI治疗中发挥出良好效果,但心力衰竭是其起作用的主要因素。在无心力衰竭的MI患者中,未观察到获益。因此我们建议坚持以心力衰竭作为此类药物的适应证"。但是,ALBATROSS的结果仍有一线希望,研究确实证明了ST段抬高型心肌梗死(STEMI)患者接受MRA治疗可潜在降低病死率,但必须极谨慎地解读这一结果。

Montalescot教授曾于2014年至长海医院心内科参观并进行学术交流,笔者有幸和其进行了相关内容的深入探讨。此次当ALBATROSS结果出来后,笔者亦曾致信Montalescot教授请教关于研究结果的一些看法。Montalescot教授在回信中表示他对于STEMI亚组中的结果并不自信,他认为关于STEMI的阳性结果不肯定。如果未来能够证明其正确性,则有以下的可能性来解释其机制:STEMI患者的心肌缺血负担更加严重,而醛固酮起到了抗心律失常、抗心肌缺血作用,以及减缓左室重构和心力衰竭发生的可能。未来仍需更有针对性的研究确认MRA针对STEMI的作用。

二、醛固酮拮抗剂在急性冠脉综合征中的应用(指南回顾)

2007年,ACC/AHA指南推荐所有正在应用治疗剂量的ACE抑制剂、左室射血分数(left ventricular ejection fraction,LVEF)≤40%、有症状性心力衰竭或糖尿病并且无显著肾功能不全或高钾血症的NSTEMI患者,使用盐皮质激素受体拮抗剂。出院前就应该开始治疗,因为30d内可见死亡率降低。2013年ACC/AHA的STEMI处理指南强烈推荐正在接受ACE抑制剂和受体阻滞剂且LVEF≤40%,同时存在心力衰竭或糖尿病的STEMI患者长期使用醛固酮拮抗剂(除非有禁忌证)治疗。治疗在出院前就应开始,因为30d内可观察到死亡率降低。治疗过程中,应该密切监测血清钾。尽管高血钾并不常见,但以下列因素的联合作用可引发危及生命的高钾血症:同时应用醛固酮抑制、ACE抑制剂治疗,导致的醛固酮分泌减少,以及心力衰竭诱导的肾灌注进行性下降。而肾功能不全的老年患者发生高血钾的风险最大。

三、醛固酮拮抗剂在心力衰竭治疗中的应用(权威研究回顾)

醛固酮拮抗剂是收缩性心力衰竭患者的治疗方法之一。临床试验的数据表明,醛固酮受体拮抗剂治疗可降低某些心力衰竭患者的死亡率。

1. RALES试验中醛固酮拮抗剂的有效性　RALES试验中评估了螺内酯的有效性和安全性。该研究纳入1663例心功能分级(NYHA)为Ⅳ级或Ⅲ级、入组前6个月内曾有过Ⅳ级表现,且LVEF≤35%(平均25%)的心力衰竭患者。患者既往接受的治疗包括一种ACEI和一种襻利尿剂,加或不加地高辛。将这些患者随机分配到安慰剂组或者每日单剂螺内酯组（25～50mg/d）。除外血清肌酐浓度高于 2.5mg/dl（221μmol/L）或血清钾浓度高于 5.0meq/L 的患者。

结果发现，使用螺内酯治疗的患者出现了以下血流动力学和电解质的变化。

（1）收缩压和舒张压显著下降。

（2）低钾血症的发生率低于安慰剂组（0.5% *vs* 10%）。

（3）高钾血症的发生率呈剂量相关性增加。

平均随访 24 个月后，螺内酯组与安慰剂组相比，前者心力衰竭导致的死亡和猝死减少、总体死亡率显著下降 30%（35% *vs* 46%；RR 0.70，95% CI：0.6～0.82），且因心力衰竭住院率下降 35%，故研究提前终止。3 个月时，螺内酯组的获益明显，且在研究的 2 年间持续存在（图 1-2）。所有患者亚组的病死率均有改善，包括缺血性或非缺血性原因引起心力衰竭的患者。猝死减少可能反映了室性心律失常发生率的下降。螺内酯特征性的内分泌系统副作用（男性乳房发育、乳房疼痛、月经不规则、阳痿和性欲减退）的发生率为 10%，而安慰剂组为 3%。

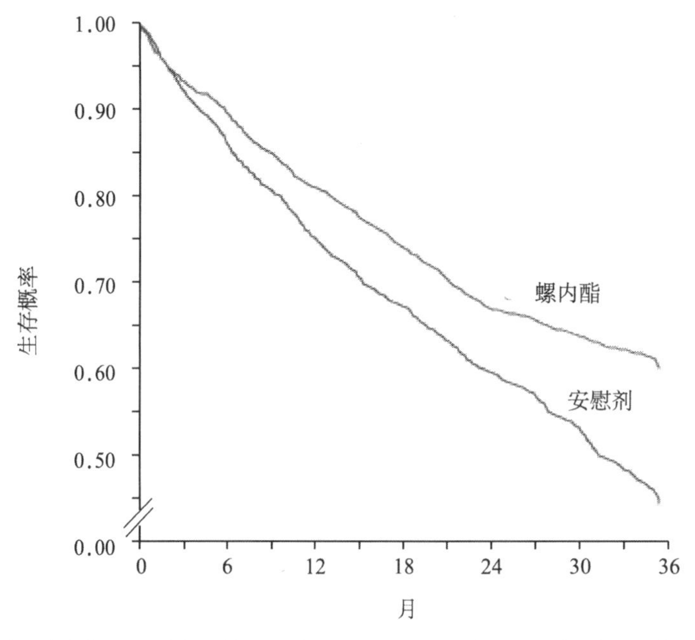

图 1-2　Kaplan-Meier 生存分析显示在 RALES 研究中 1663 位患者，螺内酯降低了 30% 的死亡率（35% *vs* 46%，*P*<0.001）（Pitt B，Zannad F，Remme WJ，et al.N Engl J Med 1999；341：709）

2. EPHESUS 试验中醛固酮拮抗剂依普利酮的有效性　另外一项大型研究 EPHESUS 试验评估了选择性醛固酮拮抗剂依普利酮对心力衰竭患者的效益。研究的受试者在 3～14d 前曾发生心肌梗死、LVEF≤40%（平均 33%），且有心力衰竭（占 90%）和（或）糖尿病的证据。血清肌酐浓度高于 2.5mg/dl（221μmol/L）、血清钾浓度高于 5.0meq/L 或正在使用保钾利尿剂的候选患者均被排除。符合条件的患者（*n*＝6642）被随机分配到安慰剂组或依普利酮组（25mg/d，持续4 周，之后将依普利酮的剂量增加至 50mg/d）。

16 个月时，观察到以下结果。

（1）依普利酮组患者的全因死亡率明显降低（14.4% *vs* 16.7%，RR＝0.85，95% CI：0.75～0.96），这完全是由于心血管病死率下降（12.3% *vs* 14.6%）。依普利酮组的心脏性猝死也显著减少（约占病死率获益的 50%），心力衰竭住院率也显著下降。随机分组后 30 日时，依普利酮组的死亡率获益具有统计学意义（3.2% *vs* 4.6%）。

（2）两组患者的男性乳房发育、阳痿或乳房疼痛的发生率相等（1% *vs* 1.1%）。

EPHESUS试验中的受试者大多还接受了一种ACEI或血管紧张素受体阻滞剂（angiotensin receptor blocker，ARB）治疗（87%）和一种β受体阻滞剂治疗（75%）。EPHESUS试验中的平均LVEF为33%（而RALES试验中为25%），这表明心力衰竭比RALES中受试者更轻的患者也可从醛固酮受体拮抗剂治疗中获益。然而，EPHESUS试验中的受试者并未确定其NYHA分级，因为这些患者在入组前2周内曾发生心肌梗死。

3. EMPHASIS-HF试验中醛固酮拮抗剂依普利酮的有效性　EMPHASIS-HF试验证明了依普利酮对于某些心力衰竭症状轻微的患者的有效性，该研究纳入2737例NYHA Ⅱ级心力衰竭、LVEF不超过30%或者LVEF高于30%但不超过35%而QRS间期超过130ms的患者。平均LVEF为26%，仅96例患者是根据QRS间期的标准加LVEF大于30%而被纳入的。这些患者在前6个月内曾因心血管问题住院（约50%是因心力衰竭住院），或血浆B型利钠肽（B-type natriuretic peptide，BNP）水平不低于250pg/ml，或男性N-末端前体BNP（N-terminal pro-BNP，NT pro-BNP）水平不低于500pg/ml、女性不低于750pg/ml。研究受试者当时正在使用一种ACEI和（或）ARB，以及一种β受体阻滞剂（除非有禁忌证）。排除标准包括血清钾浓度高于5.0meq/L、估计肾小球滤过率（estimated glomerular filtration rate，eGFR）低于30ml/（min·1.73m^2）和急性心肌梗死。依普利酮的起始剂量为25mg/d，持续4周后增加至50mg/d[另一种方法是，如果eGFR为30~49ml/（min·1.73m^2），则初始剂量为隔日25mg，然后增加至25mg/d]，前提是血清钾浓度不超过5.0mmol/L。

21个月时，根据预先设定的规则，研究提前终止，结果如下。

（1）依普利酮组患者的主要结局（因心血管疾病死亡或因心力衰竭住院）发生率明显低于安慰剂组（18.3% *vs* 25.9%，HR=0.63，95% CI：0.54~0.74）。

（2）依普利酮组患者的死亡率明显低于安慰剂组（12.5% *vs* 15.5%，HR=0.76，95% CI：0.62~0.93），心血管导致死亡率也明显更低（HR=0.76，95% CI：0.61~0.94）。

（3）依普利酮组的心力衰竭住院率和全因住院率也较低。

四、关于使用醛固酮拮抗剂导致高钾血症的风险

对于使用螺内酯或依普利酮治疗的中度至重度心力衰竭患者，高钾血症是一个重要顾虑。

（1）RALES试验中发现高钾血症（血清钾浓度≥5.5meq/L）的发生率呈剂量依赖性增加，其发生率的范围为5%~24%，对应的螺内酯剂量分别为12.5mg/d和75mg/d；严重高钾血症（血清钾浓度>6meq/L）的总体发生率为2%。

（2）EPHESUS试验中，依普利酮组的严重高钾血症（血清钾≥6meq/L）发生率略高于对照组（5.5% *vs* 3.9%），但差异有统计学意义；严重低钾血症（血清钾<3.5meq/L）的发生率明显更低（8.4% *vs* 13.1%）。

（3）在EMPHASIS-HF试验中，依普利酮组血清钾浓度超过5.5meq/L的发生率高于安慰剂组（11.8% *vs* 7.2%），但两组血清钾浓度超过6.0meq/L的发生率相近（2.5% *vs* 1.9%）。依普利酮组血清钾浓度低于3.5mmol/L的发生率低于安慰剂组（7.5% *vs* 11%）。

五、醛固酮拮抗剂与肾功能障碍

肾功能障碍是使用醛固酮受体拮抗剂治疗期间发生高钾血症的一个主要危险因素。一项报告显示，551例接受螺内酯治疗的患者中高钾血症的总体发生率为15%，但在基线血清肌酐≥1.5mg/dl（133μmol/L）和≥2.5mg/dl（221μmol/L）的患者中，发生率分别为35%和63%。

由于肾功能受损的患者发生高钾血症的风险增加，主要的随机试验已经排除了有中度至重度肾功能障碍证据的患者。RALES和EPHESUS试验排除了血清肌酐高于2.5mg/dl（221μmol/L）的患者，然而，血清肌酐可能无法准确反映GFR。更好的方法是使用纳入多个变量的公式来估算GFR，这些变量包括年龄、族群和性别，会影响肌肉质量从而影响肌酐生成量。EMPHASIS-HF试验按照这种方法排除了eGFR低于

30mL/(min·1.73 m^2)的患者。

无论是仅通过血清肌酐还是通过估算公式来估计 GFR,都要求血清肌酐水平稳定。血清肌酐水平正在上升或下降的患者,不能使用这些参数。识别醛固酮受体拮抗剂治疗期间有高钾血症风险的患者时,估计肾功能(即使是 eGFR)不是完善的标准。肾功能障碍的患者发生高钾血症的风险较高,但有些肾功能障碍的患者不会发生高钾血症,而且还可能从醛固酮受体拮抗剂治疗中获益。然而,由于临床试验排除了血清肌酐≥2.5mg/dl(221μmol/L)或 eGFR<30mL/(min·1.73m^2)的患者,所以现有数据还不足以确定这些患者使用醛固酮受体拮抗剂治疗的获益和风险。

六、醛固酮拮抗剂的作用机制分析

阻断醛固酮对心脏的作用之所以重要的依据,部分来自以下两项观察结果:心脏含有盐皮质激素受体,而心脏病变部位局部产生的醛固酮与心力衰竭的严重程度成比例。另一种作用是通过衰竭的心室中血管紧张素Ⅱ诱导醛固酮合成酶而介导的。

可被激活的盐皮质激素受体也存在于冠状动脉和主动脉血管平滑肌细胞中。这些受体可被醛固酮和血管紧张素Ⅱ激活;因此抑制该系统可以促进血管紧张素抑制作用对心力衰竭患者的有益影响。原发性醛固酮增多症患者的脑卒中和冠脉事件发生率比匹配的原发性高血压(以前称特发性高血压)患者更高,可能是这些受体被激活的促进作用。

局部生成的醛固酮可通过刺激局部肾素-血管紧张素系统中的 ACE,从而导致恶性循环,而醛固酮受体阻断剂可以阻断这一作用。醛固酮对心脏的直接作用可能包括促进心肌肥厚和纤维化的发生、致心律失常,在长期压力负荷过重的情况下还可导致心肌肥厚向心力衰竭转变。

RALES 试验中的以下观察结果支持醛固酮对心力衰竭患者的致病作用。血清中胶原合成标志物(Ⅰ型前胶原羧基端肽、Ⅰ型前胶原氨基端肽和Ⅲ型前胶原氨基端肽)浓度偏高的患者,其病死率以及住院率更高。

螺内酯降低了这些标志物的血清浓度,而安慰剂则没有,且螺内酯的生存获益主要见于前胶原浓度偏高的患者。Ⅲ型前胶原氨基端肽减少还与左室重构改善和血清心房钠尿肽(atrial natriuretic peptide,ANP)和 BNP 的浓度下降相关,而 ANP 与 BNP 是心肌重构、心力衰竭的严重程度及预后的标志物。一项针对螺内酯的初步试验纳入了有轻微症状(NYHA Ⅰ或Ⅱ级)的特发性扩张型心肌病的患者,这项研究也支持醛固酮对心脏具有致病作用。螺内酯产生的获益(改善左室舒张功能和逆转心肌纤维化)仅见于基线时心肌胶原蓄积较多的患者。

七、醛固酮拮抗剂用于心力衰竭的主要学会指南

2009 年 ACC/AHA 的心力衰竭指南的更新版推荐,对于有中度至重度心力衰竭症状、LVEF 较低,且能够接受严密监测以确保肾功能保留且血清钾浓度正常的某些患者,可以加用一种醛固酮受体拮抗剂。男性基线血清肌酐水平应≤2.5mg/dl(221μmol/L)、女性应≤2.0mg/dl(177μmol/L),并且血清钾浓度应<5.0meq/L。对于同时使用一种 ACE 抑制剂和一种 ARB 治疗的患者,不推荐使用醛固酮受体拮抗剂。2008 年欧洲心脏病学会的心力衰竭指南和 2010 年美国心力衰竭协会的指南发表了相似的推荐意见。对于近期发生心肌梗死的患者,2004 年 ACC/AHA 关于 ST 段抬高型心肌梗死的指南推荐,如果患者已经在使用治疗剂量的 ACE 抑制剂,且 LVEF 不超过 40%,且有症状性心力衰竭或糖尿病,则应长期使用醛固酮受体拮抗剂。该指南对肾功能和血清钾浓度的限制,与上述心力衰竭指南相同。

八、总结

醛固酮拮抗剂包括螺内酯和依普利酮,目前仍是心力衰竭治疗的重要药物,能够在中重度心力衰竭患者中发挥良好的治疗效果,但使用时需要注意血钾水平和患者肾功能。而 ALBATROSS 研究提示了对于醛固酮拮抗剂在心肌梗死患者中的应用目前仍无明确指证,其亚组 STEMI 中得到的阳性结果有扩大其适

应证的倾向，但目前尚不足以支撑其推广使用，未来针对这一人群仍需更多大型多中心随机对照研究明确使用获益。

参考文献

Antman EM, Anbe DT, Armstrong PW, et al.2004.ACC/AHA guidelines for the management of patients with ST-elevation myocardial infarction—executive summary: a report of the American College of Cardiology/American Heart Association Task Force on Practice Guidelines(Writing Committee to Revise the 1999 Guidelines for the Management of Patients With Acute Myocardial Infarction). Circulation, 110(5):588-636.

Dickstein K, Cohen-Solal A, Filippatos G, et al.2008.ESC Guidelines for the diagnosis and treatment of acute and chronic heart failure 2008: the Task Force for the Diagnosis and Treatment of Acute and Chronic Heart Failure 2008 of the European Society of Cardiology.Developed in collaboration with the Heart Failure Association of the ESC(HFA) and endorsed by the European Society of Intensive Care Medicine(ESICM).Eur Heart J, 29(19):2388-2442.

Jaffe IZ, Mendelsohn ME.2005.Angiotensin II and aldosterone regulate gene transcription via functional mineralocortocoid receptors in human coronary artery smooth muscle cells.Circ Res, 96(6):643-650.

Jessup M, Abraham WT, Casey DE, et al.2009.2009 focused update: ACCF/AHA Guidelines for the Diagnosis and Management of Heart Failure in Adults: a report of the American College of Cardiology Foundation/American Heart Association Task Force on Practice Guidelines: developed in collaboration with the International Society for Heart and Lung Transplantation.Circulation, 119(14):1977-2016.

O'gara PT, Kushner FG, Ascheim DD, et al.2013.2013 ACCF/AHA guideline for the management of ST-elevation myocardial infarction: executive summary: a report of the American College of Cardiology Foundation/American Heart Association Task Force on Practice Guidelines.Circulation, 127(4):529-555.

Shah KB, Rao K, Sawyer R, et al.2005.The adequacy of laboratory monitoring in patients treated with spironolactone for congestive heart failure.J Am Coll Cardiol, 46(5):845-849.

Zannad F, Mcmurray JJ, Krum H, et al.2011.Eplerenone in patients with systolic heart failure and mild symptoms.N Engl J Med, 364(1):11-21.

6. 冠脉微循环病变诊治现状

复旦大学附属中山医院　上海市心血管病研究所　钱菊英　陆　浩

冠状动脉微血管功能障碍(coronary microvascular dysfunction,CMD)的发病机制主要为冠状动脉血流储备的下降及冠状动脉微血管阻力的异常增加,引发心肌组织的血流灌注异常而导致心肌缺血,进而导致冠状动脉血供不能满足工作心肌的需求从而诱发心绞痛的发生。CMD 可以与冠状动脉狭窄或痉挛合并存在,将不合并如冠状动脉粥样硬化性心脏病、原发性心肌病、主动脉病变等其他心脏病且非医疗操作相关的 CMD 称为原发性微血管功能障碍。CMD 不仅可引起心肌缺血的发生,还在心力衰竭乃至恶性心律失常等的发生中起重要作用。本文就 CMD 的当前的诊治现状作一介绍。

一、冠状动脉微循环障碍疾病的分类

2007 年,Camic 和 Crea 回顾了 CMD 方面的相关研究,根据危险因素和临床疾病的情况不同,将冠脉微血管功能异常分为 4 类:无心肌疾病或冠状动脉狭窄的 CMD,合并心肌疾病的 CMD,合并冠状动脉狭窄的 CMD,医源性的 CMD(表 1-7)。这种分类比较适用于临床,但临床上有时情况更为复杂,如冠心病患者伴有微血管功能障碍,而冠脉介入治疗后造成了医源性冠脉微栓塞,因此一个以上的分类可能存在于同一个患者。近年有学者提出将心脏移植术后出现的 CMD 作为一种新的类型。

表 1-7　冠状动脉微血管功能异常分类

类别	临床特征	主要病理机制	治疗
Ⅰ型:无冠脉狭窄或心肌疾病	冠心病危险因素 MVA	内皮功能障碍 SMC 功能障碍 血管重构	部分可逆
Ⅱ型:伴有心肌疾病	肥厚型心肌病 扩张型心肌病 心肌炎 主动脉瓣狭窄	血管重构 SMC 功能障碍 外部压迫	药物治疗效果未知
Ⅲ型:伴有冠脉狭窄	稳定型心绞痛 急性冠脉综合征	内皮功能障碍 SMC 功能障碍 管腔阻塞	特殊干预可阻止或限制
Ⅳ型:医源性	冠脉介入治疗 冠状动脉搭桥术	管腔阻塞 自主调节功能障碍	药物治疗有效,器械保护可降低发生率

注:MVA,微血管性心绞痛(microvascular angina);SMC,平滑肌细胞(smooth muscle cell)。

二、冠状动脉微循环障碍的发病机制

Camici 等将冠脉微血管异常的机制分为 3 类(表 1-8),但其病理生理机制比较复杂,多种机制参与了其发生发展,在不同的临床情况中,起主要作用的机制不同,而不同的机制也可共同存在于同一种临床情况中。

表 1-8 微血管功能异常的机制

机制	疾病病因
结构	
管腔阻塞	冠脉介入后微栓塞
血管壁浸润	浸润性心脏病(如 Anderson-Fabry)
血管重构	肥厚型心肌病,高血压性心脏病
血管密度降低	主动脉瓣狭窄,高血压
血管周围纤维化	主动脉瓣狭窄,高血压
功能	
内皮功能不全	吸烟,高血脂,糖尿病
平滑肌功能不全	肥厚型心肌病,高血压
自主神经功能异常	冠脉介入治疗
血管外因素	
腔外压迫	主动脉瓣狭窄,肥厚型心肌病,心脏病
舒张时间减少	主动脉瓣狭窄

三、冠状动脉微循环障碍疾病的临床表现

1. 慢性稳定型心绞痛 WISE研究中发现,冠状动脉造影显示冠状动脉无狭窄或仅有轻度狭窄的患者约占因胸痛而行CAG患者的40%。对于无基础心脏和系统性疾病患者的胸痛,近年来的研究显示,CMD在其中扮演了重要角色,因此将此类胸痛称为微血管性心绞痛(microvascular angina,MVA),也有学者将之称为原发性微血管性心绞痛,以与继发于特定疾病的微血管病变相区分。

当冠状动脉微血管发生功能障碍不能满足心肌代谢对血流的需求时,就会产生心肌缺血,出现心绞痛症状。冠状动脉造影正常的胸痛患者,通过有创的方法记录到微血管功能异常时,对MVA有确诊意义。由于CMD并不局限于某一特定冠状动脉支配区,常出现片状分布灌注异常,与心外膜血管病变的典型集中分布明显不同。一般认为MVA患者相对"低危",但这一结论尚存争议。有研究发现有创性CAG证实的MVA患者(女性占多数)不良心血管事件发生率明显增加。WISE研究结果也显示,在5.4年的随访中,通过腺苷评估的冠状动脉血流储备降低的患者,尤其是女性患者,发生心源性死亡(其中53%为心源性猝死)、卒中和新发心力衰竭明显增加,但急性心肌梗死的发生并没有增加。

稳定型MVA,即通常所说的X综合征,其诊断需要满足以下几点:①主要或仅由劳力诱发的典型心绞痛,胸痛持续时间常>15~20min;②满足以下至少一项心肌缺血或微循环病变的客观检查证据:A.自发或劳力诱发的典型胸痛伴心电图ST段压低;B.心肌负荷灌注显像示可逆的灌注缺损;C.心脏核磁共振、多普勒超声等提示负荷相关的冠状动脉血流异常的证据;D有短暂心肌缺血的代谢证据(心脏磁共振或侵入性检查);③冠状动脉造影正常或狭窄<30%;④除外其他特殊心脏疾病(变异型心绞痛、心肌病、瓣膜病等)。

2. 不稳定型心绞痛 不稳定型MVA是由于冠状动脉微循环异常引起的初发或恶化型心绞痛,表现为胸痛的时间延长、频率增加、静息发作等。这一类型的MVA在临床上被初诊为急性冠脉综合征(acute coronary syndrome,ACS)。临床上以ACS入院的病人中,约10%的男性患者和25%的女性患者CAG显示冠状动脉正常。通过TIMI帧数计数来观察CMD突破了先前关于罪犯血管的定义,冠状动脉微循环也许在ACS中起着比传统的认识更重要的作用。诊断不稳定型MVA需除外冠状动脉痉挛以及一过性血栓栓塞引起的心绞痛。

3. 急性心肌梗死　冠状动脉正常的心肌梗死(MI with normal coronary artery,MINOCA)在临床中并不少见,根据第3次全球心肌梗死的定义,5%~25%的急性心肌梗死患者的冠状动脉是正常的,有研究显示CMD可以引起心肌梗死,甚至ST段抬高型心肌梗死,其中机制可能为微血栓导致了微循环栓塞,也有研究认为冠状动脉血栓自溶也是其中可能机制,血栓自溶后导致的再灌注损伤及缩血管物质的释放导致CMD。但目前CMD在急性心肌梗死中的作用机制目前尚不十分明确,还需要更多的研究以证实。

4. 应激性心肌病　发生急性和广泛的CMD后,将导致更严重的心肌缺血并涉及更大面积的心肌,而不是局限于某支心外膜血管支配区内,因此有认为CMD是心尖球形综合征形成的罪魁祸首。心尖球型综合征也被称为应激性心肌病或Takotsubo心肌病。根据其定义,心尖球型综合征患者并不合并冠状动脉病变,然而在70%的患者观察到心肌灌注异常。心尖球型综合征患者在静脉应用腺苷后,可观察到心肌灌注、心肌收缩及左心室功能的显著改善,心肌梗死患者则无类似改变。在既往有心尖球型综合征患者,给予急性心理应激后,微循环血管平滑肌收缩明显加强,而内皮依赖性舒张反应明显减弱。上述研究提示,心尖球型综合征患者左室功能的改变可能来源于冠状动脉微循环水平。

5. 慢性心功能不全　冠状动脉微血管功能障碍可以是导致一系列心肌疾病进展的最后的共同致病途径。冠脉微循环功能障碍的发生一方面可能与心肌疾病有关,另一方面其存在又加速了心肌疾病和心力衰竭的进展。业已证实肥厚型心肌病患者存在小动脉负性重构,而扩张型心肌病患者中腺苷诱导的血管扩张反应明显下降,尽管其机制尚不明确,但对腺苷反应性下降可能的原因是一氧化氮合成及释放能力下降,并导致微血管纤维化。

微血管功能障碍引起的心肌缺血有独立的预后价值,但合并心肌病者CMD治疗相关的研究目前并不多。在肥厚型心肌病中,无水乙醇室间隔消融可能改善冠脉血流储备,但维拉帕米、地尔硫䓬及ACEI等似乎并不能改善心肌灌注。扩张型心肌病患者中,β受体阻滞剂可以通过改善血流动力学进而改善CMD,但钙离子拮抗剂和ACEI等并没有这种作用。值得注意的是,近期有研究显示别嘌呤醇在治疗CMD中作用明显。尽管急性心肌炎患者存在CMD,并且CMD在心肌炎的进程中起了重要作用,但迄今为止尚没有相关治疗的研究报道。而对于主动脉瓣狭窄的患者,冠状动脉血流储备的下降与左室肥厚及血流动力学改变有关,通过主动脉瓣置换术可明显改善冠脉血流储血和心肌血流灌注。

6. 医源性的冠状动脉微血管功能障碍　常于经皮冠状动脉脉介入治疗(percutaneous coronary intervention,PCI)或冠状动脉搭桥术(coronary artery bypass grafting,CABG)后出现,其机制可能与微血管的痉挛或管腔阻塞有关。

成功的PCI术后,尽管冠状动脉的血流通畅,远端血管微栓塞可能导致冠状动脉微血管功能受损,Camici等将PCI相关的冠脉微栓塞归类于医源性冠脉微血管异常。Testa等的研究发现,基线肌钙蛋白正常的患者PCI术后约有1/3的患者出现肌钙蛋白升高,随访18个月发现,围术期肌钙蛋白升高患者的主要心脏事件增加了50%,其中心源性死亡增加约2倍。多种机制也许可以解释在急性心肌梗死PCI治疗中无复流或慢血流现象,其中微血管阻塞和再灌注损伤被认为是最重要的原因。前者是由于微血管痉挛、微栓塞或者促凝血级联反应;后者可能是由于氧自由基形成、内皮功能障碍、心肌细胞钙超载、心肌细胞和间质水肿造成。为预防无复流现象,随机对照研究发现直接PCI时先用血栓抽吸导管进行血栓抽吸可以减少患者12个月的死亡和再次心肌梗死的发生率。但新近的研究结果却不一致,发现急性ST段抬高型心肌梗死直接PCI时常规行血栓抽吸并不能带来益处。有研究发现直接PCI时经冠脉内注射腺苷或血小板膜糖蛋白受体Ⅱb/Ⅲa受体拮抗剂可减少无复流的发生。除此之外,缺血预适应和缺血后适应是减少再灌注损伤和微血管功能障碍的重要手段,但还需要更多的临床试验加以证实。

外科手术损伤及心血管旁路移植术可引起全身炎症反应,体内炎症因子增加,这些因素可引起CMD,在这一过程中多种因素参与其中,包括术中心肌缺血、主动脉钳夹、再灌注损伤等。而围术期心肌梗死可进一步促进炎症反应的发生。Spyrou等用PET评估行CABG术患者的冠状动脉血流储备,研究发现CABG术后6个月冠状动脉血流储备才能逐渐恢复,说明CABG术后患者长期存在CMD且恢复缓慢。虽然 PCI 和 CABG 术导致心肌损伤的机制并不相同,但对患者预后的影响是相似的,这说明患者的预后与心肌损伤范围大小有关,而与引起损伤的机制无关。

四、冠状动脉微血管功能的评价

因为冠脉微循环的微小,以及现有影像学技术的分辨率有限,直接可视化和形态学评估人体内冠状动脉微血管目前尚不能实现,并且 CMD 通常是功能异常造成的,不一定合并有结构异常,单纯显示解剖结构的技术难以对其做出完整的评估。目前对微血管功能的评估通常是基于评估其生理和功能特性,通过测定心肌血流量、冠状动脉循环血流和冠状动脉血流储备来反映冠脉微血管功能。根据检测的手段不同,可分为侵入性检查和非侵入性检查。侵入性的检查主要包括热稀释法、冠脉内多普勒血流测定、冠脉造影等;非侵入性检查近来发展很快,临床应用的心脏超声、心脏 MRI,PET、SPECT、CT 都可以检测冠脉微循环功能。不同的检查方法各有优势(表 1-9)。

表 1-9 冠脉微血管功能评价

	检测方法	定量	示踪剂	空间分辨率	记录时间
有创	热稀释法	血流(mL/min)	生理盐水(体温)		
	多普勒导丝	血流速度(mm/s)	无	选择性评估靶血管范围	
	冠脉造影	半定量	对比剂		
无创	心脏超声	心肌灌注[ml/(min·g)]	微泡	高	实时
	CT	心肌灌注[ml/(min·g)]	对比剂	很高	短
	MRI	心肌灌注[ml/(min·g)]	对比剂	中等	中等
	PET	心肌灌注[ml/(min·g)](金标准)	放射性同位素(粒子加速器产生)	低	长
	SPECT	无	放射性同位素	很低	长

另外,通过内皮功能依赖性/非依赖性药物血管反应试验可完成冠状动脉微循环的评估。腺苷、双嘧达莫及罂粟碱可能通过扩张血管平滑肌使小动脉舒张增加冠状动脉血流;冠状动脉内应用乙酰胆碱评估冠状动脉血管运动功能是评估内皮依赖性的冠状动脉微循环的经典方法:在内皮功能正常时,乙酰胆碱可引起血管扩张,但在内皮功能受损时,乙酰胆碱直接与血管平滑肌上毒蕈碱受体结合引起血管收缩。除药物诱导法,心房快速起搏、上臂用力试验、冷加压及心理压力测试,都可被用来评估与心肌氧供相适应的内皮依赖性血流反应。

五、小结

冠脉微血管面积庞大,功能复杂,随着科学技术的发展,越来越多的技术方法可用来评价微血管功能。CMD 并不少见,患者的生活质量或预后受到了很大的影响,而且 CMD 往往与心肌疾病、冠状动脉粥样硬化心脏病等合并存在,给后者的治疗带来了很大困难。尽管目前有关 CMD 的发生机制和治疗方法等的研究已取得了一定的成绩,但 CMD 还需要得到更多的关注和重视,并研究更有效的治疗方法。

参考文献

Beanlands RSB, Ziadi MC, Williams K.2009.Quantification of Myocardial Flow Reserve Using Positron Emission Imaging The Journey to Clinical Use.Journal of the American College of Cardiology, 54(2):157-159.

Bina Ahmed.2014.New insights into the pathophysiology, classification, and diagnosis of coronary microvascular dysfunction.Coronary Artery Disease, 25:439-449.

Blankstein R, Shturman LD, Rogers IS, et al. 2009. Adenosine-Induced Stress Myocardial Perfusion Imaging Using Dual-Source Cardiac Computed Tomography.Journal of the American College of Cardiology, 54(12):1072-1084.

Filippo Crea F, Camici PG, Bairey Merz CN. 2014. Coronary microvascular dysfunction: an update. European Heart Journal, 35: 1101-1111.

Guarini G, Huqi A, Morrone D, et al.2014.Pharmacological approaches to coronary microvascular dysfunction.Pharmacology & Therapeutics, 144:283-302.

Herrmann J.2015.Seeing is believing: New updates on coronary microvascular dysfunction.Trends Cardivasc Med, 25(2):104-106.

Scalone G, Niccoli G.2015.A focus on the prognosis and management of ischemic heart disease in patients without evidence of obstructive coronary artery disease. Expert Review of Cardiovascular Therapy, 13(9):1031-1044.

Suzuki H.2015.Different definition of microvascular angina.Eur J Clin Invest, 45(12):1360-1366.

7. 急性冠状动脉综合征的院前及早期规范化处理

上海交通大学附属胸科医院 方唯一 关韶峰

急性冠状动脉综合征(ACS)是以冠状动脉粥样硬化斑块破裂或侵袭,继发完全或不完全闭塞性血栓形成为病理基础的一组临床综合征。ACS的发病率和病死率在我国逐年增加且呈年轻化趋势,成为我国居民致死、致残和导致劳动力丧失的重要原因之一。根据胸痛时的心电图表现,将急性冠状脉综合征(ACS)分为ST段抬高型心肌梗死(STEMI)和非ST段抬高型急性冠脉综合征(NSTE-ACS),并根据心肌损伤血清生物标志物[肌酸激酶同工酶(CK-MB)或心脏肌钙蛋白]测定结果,将NSTE-ACS分为NSTEMI和不稳定性心绞痛。

尽管ACS的病理机制基础通常均包括粥样硬化斑块破裂、血栓形成,但STEMI时,冠脉常常急性完全阻塞,因此治疗重点需直接行冠脉介入治疗(PCI)或静脉溶栓,早期、充分和持续开通血管并使心肌再灌注,而NSTE-ACS时冠脉虽严重狭窄但常常存在富含血小板性不完全阻塞,治疗的重点是识别高危患者并积极干预防止血管完全阻塞,这两类综合征院前和早期处理有所不同。本章结合欧美和中国最新指南,对ACS院前和早期规范化处理作一总结。

一、STEMI的院前和早期规范化处理

早期积极开通梗死相关动脉,恢复有效的心肌再灌注是改善STEMI患者预后的关键。再灌注治疗的疗效直接取决于患者症状发作至血管开通的时间,时间越短,效果越好,患者的预后越佳。在所有STEMI的诊治指南中,直接PCI都作为Ⅰ类推荐。与静脉溶栓相比,直接PCI有很多优点:可快速、完全、持续开通血管;改善左室功能和临床预后;且其适应证较宽,适用于更多的STEMI患者。但我国STEMI患者能够获得早期干预治疗特别是直接PCI的比例还较低,国家卫生和计划生育委员会统计数据显示,过去3年接受直接PCI的例数只占STEMI病例数的30%左右。院前积极救治对降低STEMI患者的病死率意义重大。大量研究表明,直接PCI时间的延迟,使得患者病死率或心肌梗死并发症增加。延迟可分为两个阶段,以首次医疗接触(FMC)为界限,发病至FMC的时间,FMC至开通梗死相关动脉时间。

1. 缩短自发病至FMC的时间　发病至FMC时间的延误,很大程度上是患者自我健康意识欠缺,对心肌梗死的症状认识不够,或者是没有及时通过呼叫医疗急救系统或联系胸痛诊疗网络而选择自行赴门急诊诊治造成病情耽误。北京市关于STEMI急诊救治现状的多中心注册研究提示,我国STEMI治疗中,MI病史、无晕厥发作、症状间断、症状能够耐受、未将症状归于心脏病是患者院前就医延迟的独立预测因素。因此对患者和正常人群的健康宣教格外重要。

2015年中国STEMI指南推荐:应通过健康教育和媒体宣传,使公众了解急性心肌梗死的早期症状。教育患者在发生疑似心肌梗死症状(胸痛)后尽早呼叫“120”急救中心、及时就医,避免因自行用药或长时间多次评估症状而延误治疗。缩短发病至FMC的时间、在医疗保护下到达医院可明显改善STEMI的预后(Ⅰ,A)。

2. 缩短自FMC至开通梗死相关动脉的时间　自首次医疗接触以后的每一个环节上发生的延迟都可能增加STEMI患者的死亡率。既往的诊疗规范强调D2B(门-球)时间,即进急诊室大门到球囊开通罪犯血管的时间,传统的临床治疗需要在急诊科办理住院手续,收治入CCU后再进行介入治疗,北京市关于STEMI急诊救治现状的多中心注册研究提示,我国STEMI治疗中,急诊心电图时间、导管室人员到位时间、介入治疗知情同意时间是医院内影响再灌注时间的主要因素。因此目前的规范诊治路径要求尽可能

缩短D2B时间,相应的措施包括缩短首次记录心电图的时间,患者绕行CCU直接由急诊室进入导管室。近年来随着认识不断深入,治疗时间延迟的起始点由D2B时间前移到FMC-B时间,即从首次医疗接触到球囊开通血管时间。FMC-B时间强调了院前急救的重要性,包括救护车到达时间,转运时间等。

中国医疗资源分布严重不均衡,三级医院患者人满为患,对胸痛急症处理响应较慢,而社区医院技术和设备配置较差急救能力较弱,无法承担重症患者救治,为了有效地整合相关医疗资源,组建区域协同救治网络和建设规范化的区域胸痛中心是中国可行的解决方案。所谓区域协同救治模式,就是在一定的区域范围内建立以能进行急诊PCI治疗的大医院为中心,建立起协同救治的快速反应机制,使STEMI患者发病后能在最短时间内被转运到合适医疗机构接受指南所推荐的最佳治疗。胸痛中心的建立将形成一个多学科人员共同组成的单元有助于更好的评估患者,分类治疗,提供早期快速治疗,优化资源的利用,使STEMI患者得到最佳的救治,大大缩短了FMC-B时间。

2015年中国STEMI指南推荐如下。

(1)建立区域协同救治网络和规范化胸痛中心是缩短FMC至开通梗死相关动脉时间的有效手段(I,B)。

(2)有条件时应尽可能在FMC后10 min内完成首份心电图记录,并提前电话通知或经远程无线系统将心电图传输到相关医院(Ⅰ,B)。

(3)确诊后迅速分诊,优先将发病12 h内的STEMI患者送至可行直接PCI的医院(特别是FMC后90 min内能实施直接PCI者)(Ⅰ,A),并尽可能绕过急诊室和冠心病监护病房或普通心脏病房直接将患者送入心导管室行直接PCI。

对已经到达无直接PCI条件医院的患者,若能在FMC后120 min内完成转运PCI,则应将患者转运至可行PCI的医院实施直接PCI(Ⅰ,B)(图1)。

也可请有资质的医生到有PCI设备但不能独立进行PCI的医院进行直接PCI(Ⅱb,B)。

应在公众中普及心肌再灌注治疗知识,以减少签署手术知情同意书时的犹豫和延误。

2012年ESC STEMI治疗指南中指出,所有医院和院前急救系统必须记录和监测时间延迟,努力达到并坚守下列质量标准:首次医疗接触至记录首次ECG时间≤10min;首次医疗接触至实施再灌注的时间:溶栓≤30min;直接PCI≤90min(如果症状发作在120min之内或直接到能够实施PCI的医院,则≤60min)。

3. 不具有PCI条件的医院,早期再灌注治疗选择 中国医疗资源区域分部极不均衡,我国大部分患者发病就诊往往首先到达农村、小城镇及城市近郊的基层医院。中国急性冠脉综合征临床路径研究(CPACS)显示很多基层医院无条件进行PCI治疗,仅1/3的急性ST段抬高心肌梗死患者接受了再灌注治疗,接近60%的低危患者接受了介入性的检查和治疗,但2/3的高危患者没有接受介入检查。尽管静脉溶栓相比PCI有诸多不足,但在基层医院,静脉溶栓简单易行,对人员设备的要求不高,仍有可取之处。尽管直接PCI开通血管优势明显,但研究显示,如溶栓启动时间在心肌梗死发病3小时以内,溶栓与直接PCI获益相近,患者的获益不亚于PCI。如在入院前或在救护车上就启动溶栓治疗患者获益最大,但目前我国大部分地区溶栓治疗多在医院内进行。决定是否溶栓治疗时,应综合分析预期风险/效益比、发病至就诊时间、就诊时临床及血流动力学特征、合并症、出血风险、禁忌证和预期PCI延误时间。左束支传导阻滞、大面积梗死(前壁心肌梗死、下壁心肌梗死合并右心室梗死)患者溶栓获益较大。

对于患者首诊就诊于没有PCI条件也没有转运条件的基层医院,处在溶栓时间窗内的应首选溶栓治疗,特别是发病3h以内的溶栓获益最大。而具有转运条件的医院,则需综合权衡转运的延迟和溶栓与PCI的相对利弊。如果STEMI患者相对延误就诊至首次球囊扩张时间与就诊至开始溶栓时间在1h之内的,以直接PCI为佳。估计相对延误超过1h则应该溶栓,尤其是对于相对年轻的前壁大面积心肌梗死患者。

2015年中国STEMI指南推荐:溶栓治疗快速、简便,在不具备PCI条件的医院或因各种原因使FMC至PCI时间明显延迟时,对有适应证的STEMI患者,静脉内溶栓仍是较好的选择。院前溶栓效果优于入院后溶栓。对发病3 h内的患者,溶栓治疗的即刻疗效与直接PCI基本相似;有条件时可在救护车上开始溶栓治疗(Ⅱa,A)。

4. STEMI *急诊患者管理程序* 2013年ESC指南推荐的急诊管理程序汇总如下:①与患者首次医疗接触(FMC)后立即启动诊断与治疗程序;②在10min内尽快完成12导联心电图;③对所有拟诊STEMI患者启动心电图监测;④对于有进行性心肌缺血体征和症状的患者,即使心电图表现不典型,也应当积极处理;⑤院前处理STEMI患者必须建立在能够迅速和实施再灌注治疗区域网络基础上,尽可能使更多患者接受直接PCI;⑥能够实施直接PCI的中心必须提供24h/7d的服务,尽可能在接到通知后60min内开始实施直接PCI;⑦所有医院和医疗急救系统必须记录和监测时间延误,努力达到并坚守下列质量标准:首次医疗接触到记录首份心电图时间≤10min,首次医疗接触到实施再灌注时间:溶栓≤30min,直接PCI≤90min(如果症状发作在120min之内或直接到能够实施PCI的医院,则≤60min)。溶栓成功后稳定的患者实施血管造影的最佳时间是3~24h,无风险情况下应尽早进行。

2015年中国STEMI指南则在ESC指南基础上做了优化,指南推荐的急救流程如图1-3所示。

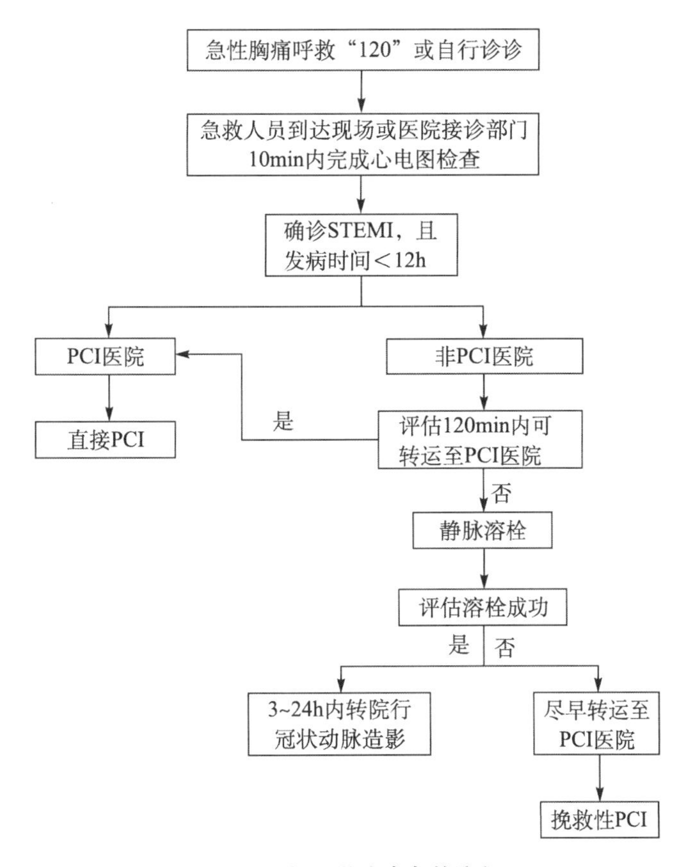

图1-3 STEMI患者急救流程

5. STEMI *直接PCI规范方案指南推荐*

(1)直接PCI的资质和适应证:直接PCI是STEMI首选的再灌注治疗方案。但对开展急诊介入的导管室和术者有一定要求,指南推荐开展急诊介入的心导管室每年PCI量≥100例,主要操作者具备介入治疗资质且每年独立完成PCI≥50例。开展急诊直接PCI的医院应全天候应诊,并争取STEMI患者首诊至直接PCI时间≤90 min。

2015中国STEMI指南建议直接PCI适应证:发病12 h内(包括正后壁心肌梗死)或伴有新出现左束

支传导阻滞的患者(Ⅰ,A);伴心原性休克或心力衰竭时,即使发病超过 12 h 者(Ⅰ,B);发病 12~24 h 内具有临床和(或)心电图进行性缺血证据(Ⅱ,B)。

(2)溶栓后 PCI 的时机把握:溶栓后的介入(PCI)根据不同情况,可以分为立即 PCI(溶栓成功);补救 PCI(溶栓不成功);易化 PCI(欲行直接 PCI 前用溶栓或Ⅱb/Ⅲa)。溶栓后立即 PCI 早年支架时代前的几个随机研究结果均提示反而增加心脏事件发生。但随着新一代药物支架的使用和规范化抗栓药物的使用,溶栓后早期行 PCI 是可行的。没法及时进行直接 PCI 的患者溶栓失败后尽快转运进行早期的造影及 PCI 仍可大幅降低死亡风险。而易化 PCI 希望在等待直接 PCI 过程中使用药物以期尽早恢复前向血流以期提高 PCI 成功率,现有的几个临床研究都是与直接 PCI 进行比较,没有得出更好的结论,目前已不主张常规进行。

2015 中国 STEMI 指南建议:溶栓后尽早将患者转运到有 PCI 条件的医院,溶栓成功者于 3~24 h 进行冠状动脉造影和血运重建治疗(Ⅱa,B);溶栓失败者尽早实施挽救性 PCI(Ⅱa,B);溶栓治疗后无心肌缺血症状或血流动力学稳定者不推荐紧急 PCI(Ⅲ,C)。

(3)转运 PCI 的时机:目前现有的循证医学显示,自 FMC 到 PCI 时间延迟如<120 min,患者得益最大,相反就地静脉溶栓治疗则更有利于患者救治。在中国通过胸痛中心建设,在某一地区建立有效的 STEMI 治疗网络,即有介入治疗条件的医院或医疗中心应与无介入治疗条件的基层医疗机构建立转诊关系,并与当地的救护中心联系,尽量使 STEMI 患者在发病早期送至可行介入治疗的医院或医疗中心中进行治疗。

2015 中国 STEMI 指南建议:若 STEMI 患者首诊于无直接 PCI 条件的医院,当预计 FMC 至 PCI 的时间延迟<120 min 时,应尽可能地将患者转运至有直接 PCI 条件的医院(Ⅰ,B);如预计 FMC 至 PCI 的时间延迟>120 min,则应于 30 min 内溶栓治疗(Ⅱb,B);根据我国国情,也可以请有资质的医生到有 PCI 设备的医院行直接 PCI(时间<120 min)(Ⅱb,B)。

(4)未接受早期再灌注治疗 STEMI 患者的 PCI(症状发病>24 h):病变适宜 PCI 且有再发心肌梗死、自发或诱发心肌缺血或心源性休克或血流动力学不稳定的患者建议行 PCI 治疗(Ⅰ,B)。

左心室射血分数(LVEF)<0. 40、有心力衰竭、严重室性心律失常者应常规行 PCI(Ⅱa,C)。

STEMI 急性发作时有临床心力衰竭的证据,但发作后左心室功能尚可(LVEF>0. 40)的患者也应考虑行 PCI(Ⅱa,C)。

对无自发或诱发心肌缺血证据,但梗死相关动脉有严重狭窄者可于发病 24 h 后行 PCI(Ⅱb,C)。

对梗死相关动脉完全闭塞、无症状的 1~2 支血管病变,无心肌缺血表现,血流动力学和心电稳定患者,不推荐发病 24 h 后常规行 PCI(Ⅲ,B)。

6. *STEMI 静脉溶栓规范方案指南推荐*　对于没有 PCI 条件的基层医院,转运时间延迟超过 120min,溶栓治疗是 STEMI 患者治疗的首选再灌注治疗措施。院前溶栓效果优于入院后溶栓。有条件时可在救护车上开始溶栓治疗。但目前我国大部分地区溶栓治疗多在医院内进行。决定是否溶栓治疗时,应综合分析预期风险/效益比、发病至就诊时间、就诊时临床及血流动力学特征、合并症、出血风险、禁忌证和预期 PCI 延误时间。左束支传导阻滞、大面积梗死(前壁心肌梗死、下壁心肌梗死合并右心室梗死)患者溶栓获益较大。

(1)溶栓治疗的适应证指南建议:目前中国 2015STEMI 指南推荐如下。

发病 12 h 以内,预期 FMC 至 PCI 时间延迟大于 120 min,无溶栓禁忌证(Ⅰ,A)。

发病 12~24 h 仍有进行性缺血性胸痛和至少 2 个胸前导联或肢体导联 ST 段抬高>0. 1 mV,或血流动力学不稳定的患者,若无直接 PCI 条件,溶栓治疗是合理的(Ⅱa,C)。

计划进行直接 PCI 前不推荐溶栓治疗(Ⅲ,A)。

ST 段压低的患者(除正后壁心肌梗死或合并 aVR 导联 ST 段抬高)不应采取溶栓治疗(Ⅲ,B)。

STEMI 发病超过 12 h,症状已缓解或消失的患者不应给予溶栓治疗(Ⅲ,C)。

(2)溶栓剂选择:建议优先采用特异性纤溶酶原激活剂。重组组织型纤溶酶原激活剂阿替普酶可选择性激活纤溶酶原,对全身纤溶活性影响较小,无抗原性,是目前最常用的溶栓剂。但其半衰期短,为防止梗死相关动脉再阻塞需联合应用肝素(24~48h),其他特异性纤溶酶原激活剂还有兰替普酶、瑞替普酶和替奈普酶等。非特异性纤溶酶原激活剂包括尿激酶和尿激酶原,可直接将循环血液中的纤溶酶原转变为有活性的纤溶酶,无抗原性和过敏反应。

(3)溶栓后患者处理:对于溶栓后患者,无论临床判断是否再通,均应早期(3~24h内)进行旨在介入治疗的冠状动脉造影;溶栓后PCI的最佳时机仍有待进一步研究。无冠状动脉造影和(或)PCI条件的医院,在溶栓治疗后应将患者转运到有PCI条件的医院。

7. STEMI早期规范药物治疗

(1)抗栓治疗:STEMI的主要原因是冠状动脉内斑块破裂诱发血栓性阻塞。因此,抗栓治疗(包括抗血小板和抗凝)十分必要,STEMI治疗需要尽早启动抗栓治疗。无论是否接受早期再灌注治疗,尽早和充分使用抗血小板药物均可改善预后。主要有三类抗血小板药物获得批准用于临床治疗ACS或其二级预防,分别是口服环氧化酶-1(COX-1)抑制剂、口服P_2Y_{12}受体抑制剂以及GP Ⅱb/Ⅲa抑制剂。COX-1抑制剂阿司匹林通过抑制血小板环氧化酶使血栓素A_2合成减少,达到抗血小板聚集的作用。口服P_2Y_{12}受体抑制剂干扰二磷酸腺苷介导的血小板活化。P_2Y_{12}受体抑制剂联合阿司匹林可以使STEMI患者获益,无论是否行PCI术。氯吡格雷为前体药物,需肝脏细胞色素P450酶代谢形成活性代谢物,与P_2Y_{12}受体不可逆结合。替格瑞洛和普拉格雷是新一代药物,具有更强和快速抑制血小板的作用,且前者不受基因多态性的影响。ATLANTIC研究结果显示,院前应用替格瑞洛相比院内使用,能够进一步降低24h及30d支架内血栓发生率。在充分的双联血小板药物治疗基础上,GP Ⅱb/Ⅲa抑制剂并不能带来额外获益,仅适用于血栓高危患者。在双联抗血小板基础上,抗凝治疗也是STEMI早期药物治疗很重要的一环,特别是对于采用非介入治疗的患者。依诺肝素、磺达肝癸钠和比伐卢定等抗凝药物适用于不同情况下的STEMI患者。

2015年中国STEMI指南抗栓药物使用建议。

所有无禁忌证的STEMI患者均应立即口服水溶性阿司匹林或嚼服肠溶阿司匹林300mg(Ⅰ,B),继以75~100mg/d长期维持(Ⅰ,A)。

STEMI直接PCI(特别是置入DES)患者,应给予负荷量替格瑞洛180mg,以后每次90mg,每日2次,至少12个月(Ⅰ,B);或氯吡格雷600mg负荷量,以后每次75mg,每日1次,至少12个月(Ⅰ,A)。

STEMI静脉溶栓患者,如年龄≤75岁,应给予氯吡格雷300mg负荷量,以后75mg/d,维持12个月(Ⅰ,A)。

未接受再灌注治疗的STEMI患者可给予任何一种P_2Y_{12}受体抑制剂,例如氯吡格雷75mg、每日1次,或替格瑞洛90mg、每日2次,至少12个月(Ⅰ,B)。

在有效的双联抗血小板及抗凝治疗情况下,不推荐STEMI患者造影前常规应用GPⅡb/Ⅲa受体措抗剂(Ⅱb,B)。

高危患者或造影提示血栓负荷重、未给予适当负荷量P_2Y_{12}受体抑制剂的患者可静脉使用替罗非班或依替巴肽(Ⅱa,B)。

直接PCI时,冠状动脉脉内注射替罗非班有助于减少无复流、改善心肌微循环灌注(Ⅱb,B)。

直接PCI患者抗凝建议:静脉推注普通肝素(70~100U/kg),维持ACT 250~300s。联合使用GPⅡb/Ⅲa受体拮抗剂时,静脉推注普通肝素(50~70U/kg),维持ACT 200~250s(Ⅰ,B)。或者静脉推注比伐卢定0.75mg/kg,继而1.75mg(kg·h)静脉滴注(合用或不合用替罗非班)(Ⅱa,A),并维持至PCI后3~4h,以减低急性支架血栓形成的风险。出血风险高的STEMI患者,单独使用比伐卢定优于联合使用普通肝素和GPⅡb/Ⅲa受体拮抗剂(Ⅱa,B)。

静脉溶栓患者抗凝建议:应至少接受48h抗凝治疗(最多8d或至血运重建)(Ⅰ,A)。建议①静脉推注普通肝素4000U,继以1000U/h滴注,维持APTT 1.5~2.0倍(50~70s)(Ⅰ,C);②根据年龄、体质量、肌酐清除率(CrCl)给予依诺肝素;③静脉推注磺达肝癸钠2.5mg,之后每天皮下注射2.5mg(Ⅰ,B)。如果CrCl<30ml/min,则不用磺达肝癸钠。

2013年ACC/AHA指南和2012年ESC指南抗血小板相关推荐和2015中国STEMI指南大致相同,抗凝方面略有不同,如表 1-10 所示。

表 1-10　STEMI 不同指南推荐的抗凝药物

		依诺肝素	磺达肝癸钠	比伐卢定
2012 ESC 指南	溶栓	Ⅰ,A	Ⅰ,B	—
	PCI	Ⅰ,B	Ⅲ,B	Ⅰ,B
2013 ACC 指南	溶栓	Ⅰ,A	Ⅱa,B	—
	PCI	Ⅱb,B	Ⅲ,B	Ⅰ,B
2015 中国指南	溶栓	Ⅰ,A	Ⅰ,B	—
	PCI	—	—	Ⅱa,B

(2)其他药物治疗:β 受体阻滞剂有利于缩小心肌梗死面积,减少复发性心肌缺血、再梗死、心室颤动及其他恶性心律失常,对降低急性期病死率有肯定的疗效。无禁忌证的 STEMI 患者应在发病后 24h 内常规口服 β 受体阻滞剂。静脉滴注硝酸酯类药物用于缓解缺血性胸痛、控制高血压或减轻肺水肿,除右心室心肌梗死者也可在 STEMI 早期应用。在无禁忌证的情况下,可早期开始使用 ACEI 以影响心肌重构、减轻心室过度扩张,但剂量和时限应视病情而定。应从低剂量开始,逐渐加量。除调脂作用外,他汀类药物还具有抗炎、改善内皮功能、抑制血小板聚集的多效性,因此,所有无禁忌证的 STEMI 患者入院后应尽早开始他汀类药物治疗,且无需考虑胆固醇水平。

二、NSTE-ACS 的院前和早期规范化处理

1. *早期分诊流程*　NSTE-ACS 患者症状各异,最初可能因胸痛或者其他非典型症状就医。任何疑似非 ST 段抬高性急性冠脉综合征(NSTEMI-ACS)的患者都应该被及时地送往急诊,交由有经验的内科医生处理。医生接诊后 10min 内应该做心电图检查,监测患者心率。2015 ESC NSTEMI-ACS 指南推荐的最初诊断策略应该基于以下指标。

(1)胸痛的特点、持续时间、其他的症状相关的物理检查(收缩压、心率、心肺听诊、Killip 分级)。

(2)根据患者胸痛、年龄、性别、心血管病危险因素、已知的动脉粥样硬化导致的冠心病和非心源性疾病表现等评价患者患有 CAD 的可能。

(3)12 导联心电图(通过 ST 段的异常表现来发现心肌缺血或者坏死)。

根据以上的发现,可对患者作出以下诊断:STEMI、NSTEMI-ACS、疑似非 NSTEMI-ACS 患者。STEMI 患者应立刻按照 STEMI 早期诊疗规范,早期再灌注治疗,尽可能缩短 FMC 到 B 时间;NSTEMI-ACS 患者应尽早进行风险评估和危险分层,对于合并进行性缺血或者血流动力学不稳定的高危患者尽早进行冠脉造影检查,早期侵入干预。疑诊 NSTEMI-ACS 的患者应该立刻送入急诊室或胸痛中心监测,直到确诊或者排除 MI 诊断。

《2012 年中国 NSTE-ACS 指南》推荐的早期分流流程如图 1-4 所示。

2. *早期风险评估和危险分层*　NSTE-ACS 的病理生理基础主要为冠脉严重狭窄和(或)易损斑块破裂或糜烂所致的急性血栓形成,伴或不伴血管收缩、微血管栓塞,引起冠脉血流减低和心肌缺血,其临床情况动态改变,短期内冠脉可能发生严重阻塞,因此,在 NSTE-ACS 患者院前和早期就需要进行风险评估和危险分层,识别出高危患者,进行早期干预避免更严重心脏事件发生。随着干预手段的介入,其缺血和(或)出血的风险不断变化,对患者的危险分层也应随之更新,并根据其具体情况进行个体化评估。

NSTE-ACS 的早期风险评估主要根据心绞痛症状、体检发现、心电图变化和心肌损伤标志物等几项指标。静息性胸痛>20min、血流动力学不稳定或近期有晕厥或先兆晕厥而拟诊 NSTE-ACS 的患者,宜尽可能在急诊或胸痛中心诊治。最初的心电图表现直接与预后相关。进行性胸痛患者应即刻(<10min)做 12 导

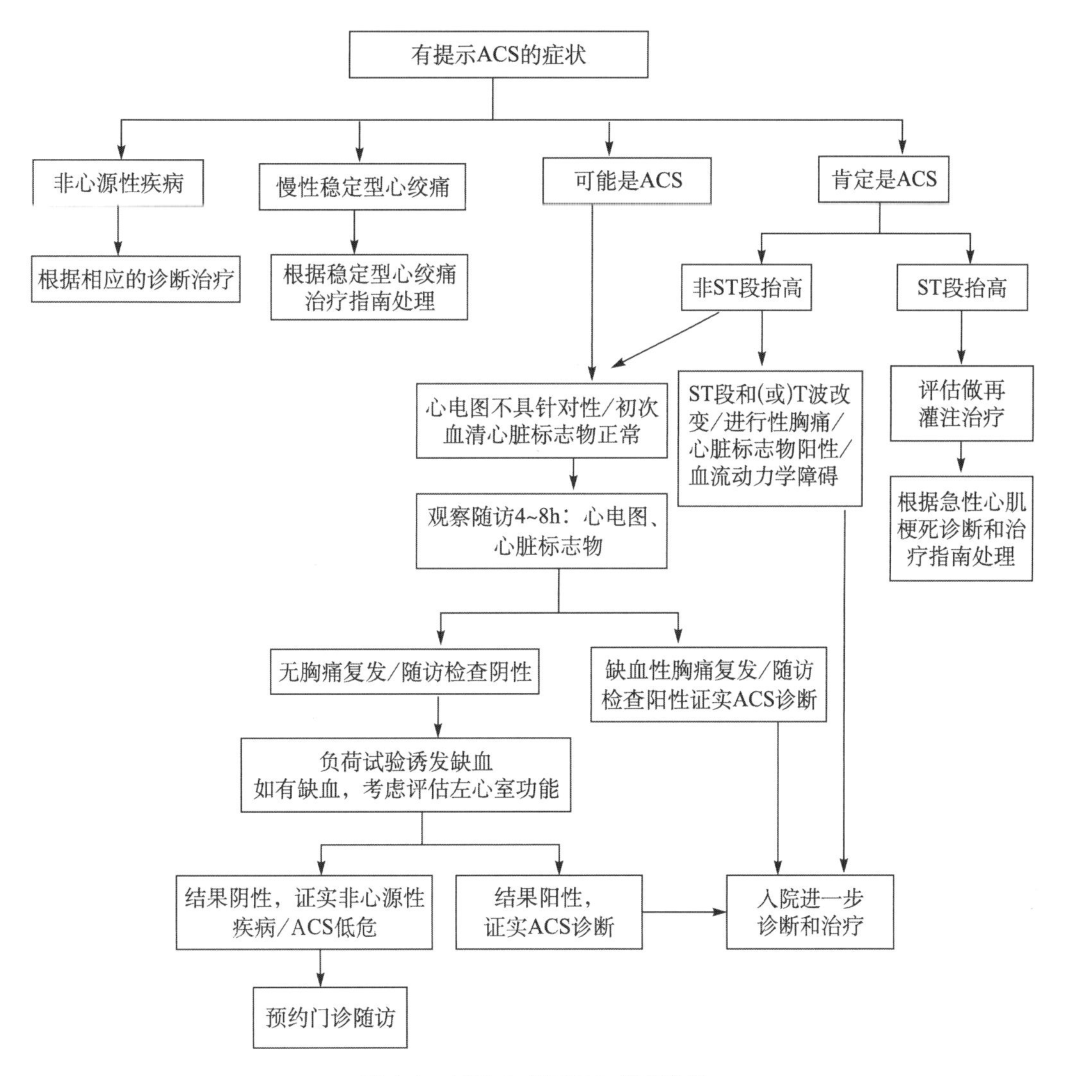

图1-4 ACS患者评估与处理流程

联心电图,并根据患者情况及时复查心电图动态变化,必要时加做18导联心电图。ST段压低伴短暂抬高,则风险更高。心肌损伤指标(cTn,CK-MB等)、炎症因子[高敏C反应蛋白(hs-CRP)]、神经体液激活因素[B型利钠钛原(NT-proBNP)]等,均可提示近期NSTE-ACS患者预后。

《2015年ESC NSTE-ACS指南》推荐的早期风险评估措施如下,和2014 ACC/AHA NSTE-ACS指南类似。

建议患者就诊后10min内迅速行12导联ECG检查,并立即让有经验的医生查看结果。为了防止症状复发或者诊断不明确,有必要再次行12导联ECG检查(Ⅰ,B)。

如果标准导联ECG结果阴性,但仍然高度怀疑缺血性病灶的存在,建议增加ECG导联(V3R、V4R、V7-V9)(Ⅰ,C)。

建议检测心肌钙蛋白(敏感或者高敏法),且在60 min内获取结果(Ⅰ,A)。

如果有高敏肌钙蛋白的结果,建议行0 h和3 h的快速排查方案(Ⅰ,B)。

如果有高敏肌钙蛋白的结果以及确认可用0 h/1 h算法,建议行0 h和1 h的快速排查和确诊方案。如果前两次肌钙蛋白检测结果阴性但临床表现仍然提示ACS,建议在3~6 h之后再做一次检查(Ⅰ,B)。

由于许多临床指标对缺血或出血均具有预测价值,在 NSTE-ACS 早期风险评估时,应结合患者的具体临床情况及可获得的医疗资源,以达到最佳的风险/获益比和费用/获益比,《2012 年中国 NSTE-ACS 指南》推荐的早期危险分层综合罗列于表 1-11 所示,NSTE-ACS 患者短期死亡和非致死性心脏缺血事件的风险评估是一个牵涉多因素的复杂过程,标准不一致时以最高为准。

表 1-11 NSTE-ACS 早期危险分层

项目	高风险(至少具备下列一条)	中度风险(无高风险特征但具备下列任一条)	低风险(无高、中度风险特征但具备下列任一条)
病史	48h 内缺血症状恶化	既往心肌梗死,脑血管疾病,冠脉旁路移植术或使用 ASA	
胸痛特点	长时间(>20min)静息时胸痛	长时间(>20min)静息时胸痛但目前缓解,有高或中度冠心病可能,静息时胸痛(<20min)或因休息或含服硝酸甘油后缓解	过去 2 周内新发 CCS Ⅱ~Ⅳ级心绞痛,但无长时间(>20min)静息时胸痛,有中或高度冠心病可能
临床表现	缺血引起肺水肿,新出现二尖瓣关闭不全杂音或原杂音加重,第三心音或新出现啰音或原啰音加重,低血压、心动过速,年龄>75 岁	年龄>70 岁	
心电图	静息时胸痛伴一过性 ST 段改变(>0.05mV),avR 导联 ST 段抬高>0.1mV,新出现束支传导阻滞或持续性心动过速	T 波倒置>0.2mV,病理性 Q 波	胸痛时心电图正常或无变化
心脏损伤标志物	明显增高(即 cTnT>0.1μg/L)	轻度增高(即 cTnT>0.01μg/L,但<0.1μg/L)	正常

3. *早期侵入性治疗策略* NSTE-ACS 早期侵入性干预是否获益既往存在争议,随着近年来一系列临床试验的公布,伴随着强而有力的抗栓药物治疗和新一代药物支架的应用,普遍倾向于早期侵入性策略。

《2012 年中国 NSTE-ACS 指南》推荐:对高危 NSTE-ACS 患者主张于症状发生最初 72h 内行诊断性冠脉造影,然后根据病变情况作血运重建治疗(Ⅰ,A)。高危患者包括有血清 cTn 或心电图 ST-T 波变化,其次为糖尿病、肾功能不全[eGFR<60ml/(min·1.73m^2)、心功能减退(LVEF<40%)]、梗死后早期心绞痛、最近 PCI、以往 CABG 史和中至高 GRACE 危险积分。

《2014 年 ACC/AHA NSTE-ACS 指南》推荐意见类似,但进一步细化了对早期侵入性策略选择的临床建议。该指南认为在有顽固性心绞痛或血流动力学或心电图不稳定的 NSTE-ACS 患者(无严重并存疾病或禁忌证时),应行紧急/立即侵入性策略(若冠脉解剖允许,拟进行血运重建的患者行诊断性冠脉造影)(Ⅰ/A)。而初始病情稳定的 NSTE-ACS 患者(无严重并存疾病或禁忌证时)如临床事件风险较高,也推荐采用早期侵入性策略(若冠脉解剖允许,拟进行血运重建的患者行诊断性冠脉造影)(Ⅰ/B)。

《2015 年 ESC NSTE-ACS 指南》则对早期侵入的不同时间做了推荐。即刻侵入治疗策略(<2h)适用于和 ST 段抬高性心肌梗死一样,对于进行性胸痛、至少一项极高危危险因素的患者,行即刻侵入治疗策略。早期进行侵入性治疗策略(<24h)则适用于已经使用药物干预,但是危险性增加,需要早期血管造影,随后需要血运重建的患者。如果患者至少有一个高危因素,应及时转移到可以即刻做导管治疗的医院。

4. NSTE-ACS 早期规范药物治疗

(1)抗栓治疗:由于有类似的病理生理基础,抗栓治疗对 NSTE-ACS 同样重要。无论是采用保守策略或是侵入策略,各指南均强调了早期双联抗血小板药物治疗和抗凝治疗的重要性。《2012 年中国指南》抗栓治疗主要推荐如下。

中或高危及准备行早期 PIC 的 NSTE-ACS 患者:入院后(诊断性血管造影前)应尽快开始双联抗血小板治疗(Ⅰ,A),除 ASA 外,在 PCI 前加用氯吡格雷 300~600mg(Ⅰ,A),或替洛瑞洛 180mg(Ⅰ,B)。对已接受 ASA 和 1 种噻吩吡啶类药物并准备行 PCI 的高危 NSTE-ACS 患者(例如 cTn 增高、糖尿病、ST 段明显压低),而出血风险较小时,可考虑术前静脉给予血小板 GPⅡb/Ⅲa 受体抑制剂(Ⅰ,A)。但如准备选用比伐卢定或 6h 前已接受至少 300mg 氯吡格雷时,则不用血小板 GPⅡb/Ⅲa 受体抑制剂(Ⅱa,B)。对明确诊断 NSTE-ACS 并行 PCI 的患者,当出血风险低时,术前给予负荷量氯吡格雷 600mg,术后最初 7d 给予双倍剂量氯吡格雷(150mg/d)治疗,然后以 75mg/d 维持是合理的(Ⅱa,B)。接受 PCI 治疗(尤其是置入药物洗脱支架)的 NSTE-ACS 患者,术后给予氯吡格雷 75mg/d(Ⅰ,A)、普拉格雷 10mg/d(Ⅱa,B)或替洛瑞洛 90mg,每日 2 次(Ⅰ,B),并维持治疗至少 12 个月。

早期非手术治疗的 NSTE-ACS 患者:在入院后迅速开始 ASA 及抗凝治疗的基础上,加用氯吡格雷(负荷量后每日维持量),并持续至少 1 个月(Ⅰ,A),如能延长到 1 年则更好(Ⅰ,B)。对准备早期 PCI 的患者,如选用比伐卢定抗凝治疗或术前至少 6h 给予≥300mg 氯吡格雷时,则不用血小板 GPⅡb/Ⅲa 受体抑制剂(Ⅱa,B)。对缺血事件风险低(TIMI 积分≤2)的 NSTE-ACS 患者,在 ASA 和氯吡格雷治疗时,不给予术前血小板 GPⅡb/Ⅲa 受体抑制剂(Ⅲ,B)。所有 NSTE-ACS 患者在无明确禁忌证时,均推荐接受抗凝治疗(Ⅰ,A),以抑制凝血酶生成和(或)活性,减少相关心血管事件。根据缺血和(或)出血风险、疗效和(或)安全性选择抗凝剂(Ⅰ,C)。

准备行 PCI 的 NSTE-ACS 患者,建议开始选择依诺肝素(1mg/kg,皮下注射,每日 2 次)或普通肝素(Ⅰ,A)、比伐卢定或磺达肝癸钠(Ⅰ,A)。使用磺达肝癸钠时,需静脉推注普通肝素(50~85U/kg,根据 ACT 调整;或应用血小板 GPⅡb/Ⅲa 抑制剂时,50~60U/kg),以减少导管内血栓形成(Ⅰ,B)。如没有磺达肝癸钠或依诺肝素,则推荐使用普通肝素,并维持 APTT 50~70s(Ⅰ,B);其他推荐剂量的低分子肝素也有指征(Ⅰ,C)。对准备行紧急或早期 PCI 的患者(特别当出血高风险时),推荐比伐卢定替代普通肝素合用血小板 GPⅡb/Ⅲa 受体抑制剂(Ⅰ,B)。

单纯非手术治疗且出血风险增高的 NSTE-ACS 患者,选择磺达肝癸钠优于依诺肝素或普通肝素(Ⅰ,B),抗凝治疗应维持至出院(Ⅰ,A)。不准备 24h 内行血运重建的 NSTE-ACS 患者,建议低分子肝素抗凝(Ⅱa,A);磺达肝癸钠或依诺肝素优于普通肝素(Ⅱa,B)。

对无并发症的患者,PCI 后停用抗凝治疗(Ⅰ,B)。不主张肝素(普通肝素/低分子肝素)交换使用(Ⅲ,B)。

(2)其他药物治疗:在无 HF、低输出量状态、心源性休克风险或其他禁忌证的情况下,争取在第 1h 内早期口服 β 受体阻滞剂有益。NSTE-ACS 患者应在入院 24h 内测定空腹血脂水平。如无禁忌证,无论基线低密度脂蛋白胆固醇(LDL-C)水平如何,所有患者均应尽早给予他汀类药物治疗。

8. 急诊介入治疗的血运重建策略——完全或者非完全

复旦大学附属中山医院　上海市心血管病研究所　王翔飞　葛　雷

急性心肌梗死患者治疗的关键环节之一是进行再血管化治疗，无论是在 ST 段抬高型心肌梗死(STEMI)患者还是在非 ST 段抬高型心肌梗死(NSTEMI)患者中。既往研究多集中在 STEMI 患者中，但是，越来越多的研究支持 NSTEMI 患者早期再血管化治疗能够获益，指南建议极高危 NSTEMI 患者 2h 内进行再血管化治疗，这已经和 STEMI 患者≤90min(最好≤60min)"首次医疗接触到球囊"时间非常接近了，都可以看做是急诊介入治疗(PCI)。大规模观察性研究和注册研究均提示，非靶血管病变常见于 STEMI 患者(40%～65%)和 NSTEMI 患者(40%～60%)，同时存在非靶血管病变是预后不佳的独立危险预测因素。因此，对于多支血管病变者，急诊 PCI 中的血运重建策略分为完全和非完全两种，为此，本文将 STEMI 和 NSTEMI 两个方面来探讨(为了叙述简便，将合并多支血管病变的 STEMI 和 NSTEMI 分别称之为 MV-STEMI 和 MV-NSTEMI)。

针对非罪犯血管病变，是否需要干预？何时进行干预？一直以来都是临床医生非常感兴趣的问题。有 3 种介入方法可供选择，如单纯 CVPCI(只处理靶病变)、同期 MVPCI(同时处理靶病变和非靶病变)和分期 MVPCI(先处理靶病变，择期再处理非靶病变)3 种。在分期 MVPCI 中，还可以根据血流动力学测定结果来指导分期 MVPCI，如无再发缺血继续以药物治疗。从理论上讲，这些治疗方法各有优缺点，治疗策略的选择应根据不同的患者和病情而有所不同。

一、MV-STEMI

1. CVPCI 还是同期 MVPCI　APEX-AMI 研究入选 5373 例接受急诊 PCI 治疗的 STEMI 患者，其中 MV-STEMI 患者为 2201 例，这些患者中绝大部分接受 CVPCI 治疗(90.1%)，仅有 9.9%的患者接受 MVPCI。该研究发现校正相关危险因素后，MVPCI 使患者 90d 死亡风险显著增大(HR＝2.44，95% CI：1.55～3.83)。与 APEX-AMI 研究结果不同的是，Politi 入选了 263 例已经接受急诊 PCI 治疗的 MV-STEMI 患者，根据非靶血管治疗策略的不同(CVPCI、同期 MVPCI 和分期 MVPCI)，这些患者随机分成 3 组。在 2.5 年的平均随访期内，CVPCI 组严重心脏不良事件(MACE)的发生率为 50.0%，显著高于同期 MVPCI 组(20.0%)和分期 MVPCI 组(23.1%)；与另外两组患者相比，CVPCI 组的住院期间病死率、再次血运重建率均更高，但再次心肌梗死的风险却没有显著差异。与 Politi 的研究结果类似，PRAMI 研究发现与 CVPCI 相比，MVPCI 使得 MACE 发生风险显著降低(HR＝0.35；95% CI：0.21～0.58；P<0.001)；其中心源性死亡风险降低 66%，非致死性心肌梗死风险降低 68%，顽固性心绞痛风险降低 65%。相关荟萃分析也显示，与 CVPCI 相比，MVPCI 患者非致死性心肌梗死风险(OR＝0.376)、顽固性心绞痛风险(OR＝0.400)、再次血运重建风险均较低(OR＝0.336)，此外，心源性死亡或者非致死性心肌梗死风险也更低(OR＝0.420)。

2. CVPCI 还是分期 MVPCI　CREDO-Kyoto AMI 注册研究中入选了 2,010 例接受急诊 PCI 治疗的 MV-STEMI 患者(96 例为同期 MVPCI，681 例为分期 MVPCI，630 例为 CVPCI)，结果显示，与 CVPCI 相比，分期 MVPCI 全因死亡风险较低(9.5% *vs*.16.0%；HR＝0.69)，心肌梗死和再血管化率也更低。与之类似，渥太华大学心脏研究所 STEMI 注册研究中，1038 例接受急诊 PCI 治疗的 MV-STEMI，其中 75%的患者接受 CVPCI 治疗，25%的患者接受 MVPCI 治疗。结果显示，与 CVPCI 相比，分期 MVPCI 患者的全因死亡风险较低(5.0% *vs*.0.8%；OR＝0.2)，住院期间再发心肌梗死率、支架内血栓和卒中发生率均没有显著性差异。

CvLPRIT 研究也发现 MVPCI 的优势,但这个研究并没有细分同期抑或分期 MVPCI,与 CVPCI 患者相比,MVPCI 患者的 MACE 发生率更低(10.0% *vs.*21.2%;HR=0.45),两组患者死亡率和再发心肌梗死率没有显著差异,安全性指标(如严重出血、对比剂急性肾损害、卒中)也没有显著差异。血流储备分数(FFR)对多支血管病变 PCI 具有重要的指导意义,DANAMI-3PRIMULTI 研究入选了 627 例成功进行急诊 PCI 后的 MV-STEMI 患者,随机分成非侵入性治疗组或出院前进行 FFR 指导下的血运重建组。研究结果显示,与 CVPCI 相比,FFR 指导下 MVPCI 的 MACE 率更低(13% *vs.*22%;HR=0.56),其获益主要来自于减少了再血管化治疗率。

尽管这些研究均支持分期 MVPCI 优于 CVPCI,但对于死亡等硬终点事件的影响仍有待进一步研究,期待更大规模的 COCUA(NCT01180218)、COMPLETE(NCT01740479)和 PRIMULTI(NCT01960933)等研究能为我们提供更为详尽的信息。

3. 同期 MVPCI 还是分期 MVPCI　HORIZONS-AMI 研究入选了 3602 例接受急诊 PCI 治疗的 STEMI 患者,其中接受 MVPCI 治疗的 MV-STEMI 患者为 668 例(41.2% 为同期 MVPCI,58.8% 为分期 MVPCI)。研究结果显示,与同期 MVPCI 相比,分期 MVPCI 病死率(9.2% *vs.*2.3%;HR=4.1)、心源性病死率(6.2% *vs.*2.0%)、明确/很可能的支架内血栓发生率(5.7% *vs.*2.3%)均较低,MACE 发生率也有降低的趋势(18.1% *vs.*13.4%;HR=1.42,95% CI:0.96~2.1,P=0.08)。Western Denmark 心脏注册研究中,根据时间将 MVPCI 分为同期,住院期间分期和出院后 60d 内再次分期 3 种。与 CVPCI 者相比,MVPCI 者的 1 年期死亡风险分别为 1.53(95% CI:1.07~2.18)和 0.60(95% CI:0.28~1.26)和 0.28(95% CI:0.14~0.54),1 年病死率在直接多支血管 PCI 组显著增加,在 60d 内分期 PCI 组显著降低。这两个研究似乎都支持分期 MVPCI 优于同期 MVPCI,然而值得注意的是 Politi 研究并没有发现同期 MVPCI 和分期 MVPCI 在降低 MACE 发生率方面有显著性差异。因资料有限,目前很难回答同期 MVPCI 和分期 MVPCI 何者更优,即便是分期 MVPCI 更优,也有可能会受到择期时间点等因素的干扰。

4. 时机选择的荟萃分析　在随机对照研究之前,Vlaar 等对 40 280 例患者(4 项前瞻性研究和 14 项回顾性研究)进行了荟萃分析,该分析结果显示,分期 MVPCI 短期和长期病死率较 CVPCI 和同期 MVPCI 更低,同期 MVPCI 的短期和长期病死率最高。之后,Bajaj 对 8 项随机对照研究进行了荟萃分析,比较了 CVPCI、同期 MVPCI 和分期 MVPCI 之间的差别。结果显示,与 CVPCI 相比,无论是同期 MVPCI 还是分期 MVPCI 均显著降低了 MACE 和再血管化率。但是,MVPCI 并未降低全因死亡(RR=0.81,95% CI:0.53~1.25)、再次心肌梗死(RR=0.63,95% CI:0.30~1.31)的发生风险,同期 MVPCI 和分期 MVPCI 的结果相似。其他类似的荟萃分析也发现,与 CVPCI 相比,MVPCI 能显著降低再次血运重建和再次非致死性心肌梗死发生率,但并不能降低病死率。在另外一项荟萃分析中,研究者比较了同期 MVPCI 和非同期 MVPCI(CVPCI 和分期 MVPCI)之间的差别。与非完全 MVPCI 者相比,完全 MVPCI 使 MACE 发生率显著降低,主要原因是因为降低了再发心肌梗死和再次血运重建率。对于全因死亡率,完全 MVPCI 有降低的趋势(OR=0.54,95% CI:0.26~1.10,P=0.09)。安全性方面,与 CVPCI 者相比,同期 MVPCI 和分期 MVPCI 的造影剂用量更大;但是,主要出血、造影剂肾病和卒中等没有显著的差异。

5. 合并心源性休克的 STEMI　合并心源性休克的 STEMI 患者的病死率很高。在这些患者中,多支血管病变比例可以高达 80%。早在 1999 年,SHOCK 研究结果就支持在 STEMI 合并心源性休克的患者中早期进行完全再血管化治疗。最近刚刚发表的韩国急性心肌梗死注册研究中,510 例合并心源性休克的 MV-STEMI 患者,75.7%进行了 CVPCI,24.3% 接受的是同期 MVPCI。结果显示,与 CVPCI 者相比,同期 MVPCI 者校正后的住院期间病死率及全因死亡率更低,获益主要来自于心源性死亡的降低。不仅如此,MVPCI 也显著降低了复合终点(全因死亡、再发心肌梗死和血管化治疗)的发生率。但是,2015 年,ALKK-PCI 注册研究结果对合并心源性休克的 STEMI 患者早期介入治疗理念提出了挑战。该研究入选了 735 例合并心源性休克的 MV-STEMI 患者,其中,23.5% 为同期 MVPCI,住院期间病死率为 46.8%,而 CVPCI 病死率为 35.8%。这与 SHOCK 研究结论并不完全相符,提示需要重新审视多支血管病变的介入治疗。令人遗憾的是,之前在 MV-STEMI 患者中进行的随机对照研究中,心源性休克患者均被排除

在外。

为了明确何种介入治疗方案在合并心源性休克的MV-STEMI患者中更好,正在进行中的国际多中心、随机对照、开放的CULPRIT-SHOCK研究计划入选706例患者,采用同期MVPCI或者分期MVPCI。主要终点为30d病死率和需要肾脏替代治疗的严重肾损伤比例。期待该研究结果能够指导我们选择再血管化治疗的时机和方法。

6. 特殊:缺血程度和斑块性质　除了血流动力学[心源性休克和(或)肺水肿]以外,影响患者预后的还有缺血的严重程度和斑块的性质。因此,判断CVPCI还是MVPCI的优缺点时需要考虑到缺血程度和斑块的性质。

目前,在介入治疗过程中,判断动脉粥样硬化病变导致心肌缺血严重程度比较准确的方法是FFR。在稳定型心绞痛患者中,根据FFR进行介入治疗可以降低主要复合终点(死亡、心肌梗死和紧急再血管化),但是,这主要来自于紧急再血管化率的降低,死亡风险和心肌梗死风险并未显著降低。急诊介入治疗时单纯通过冠脉造影判断血管狭窄程度可能存在明显误差。研究发现急诊PCI时非靶病变的严重程度可能高估,这会对同期MVPCI的疗效产生一定程度上的干扰。

与之前的FFR研究结果相似,DANAMI-3PRIMULTI研究中采用FFR指导下进行MVPCI治疗,FFR指导下的完全血运重建的主要终点事件发生率更低,其获益主要来自于减少了再血管化治疗率而非降低了全因死亡和非致死性心肌梗死。而且,通过FFR对这类患者的研究发现,未合并残余缺血的多支血管病变不是死亡和不良事件的独立危险预测因素。

斑块的性质也是影响患者预后的重要因素。在ACS患者中,通过组织学、血管内超声和光学相干成像等技术发现25%的患者存在多发破裂斑块。与单发复杂性斑块组相比,多发复杂性斑块患者的左心室射血分数较低,1年内ACS发生率显著升高,再次介入治疗比例更高,其中尤其是非梗死相关病变的再次介入治疗。与之颇为相似的是,Cutlip对1228例支架置入术后的患者随访了5年,结果显示,1年时更多的终点事件与靶病变有关(18.3% *vs.* 12.4%);但1年后更多的事件则与非靶病变有关(1.7%/年 *vs.* 6.3%/年)。2011年发表的PROSPECT研究进一步让大家的视线再次关注到非罪犯病变,该研究入选了697例成功对罪犯病变进行PCI术的ACS患者。结果显示,3年累积MACE为20.4%,其中来源于罪犯病变和非罪犯病变的比例分别为12.9%和11.6%。但是必须指出的是,引发MACE的大多数非罪犯病变为轻度狭窄(直径狭窄32.3%±20.6%)。多因素回归分析显示,斑块负荷≥70%、最小管腔面积≤4mm^2、薄壁纤维帽的非罪犯病变更容易发生MACE。斑块进展的不可预测性导致MVPCI时难以准确掌握介入的靶点,这必将是介入疗效的影响因素之一。尽管斑块的性质对预后有显著的影响,但是对于非严重狭窄病变也没有必要进行介入干预,这时更需要优化的药物治疗。

二、特殊情况:肾功能、复杂冠脉病变和左室功能

1. 合并慢性肾病和急性肾损伤　慢性肾病在STEMI患者中并非少见,是死亡、再狭窄和出血等不良事件的独立危险预测因素,STEMI患者也是发生急性肾损伤的高风险人群,在208例接受急诊介入治疗的STEMI患者中,19%患者的血清肌酐升高幅度>0.5 mg/dl,这与基线肾功能水平和造影剂使用量有关。与未发生急性肾损伤者相比,急性肾损伤者短期死亡风险更高,并且随着急性肾损伤程度的升高而升高。令人遗憾的是,在STEMI患者急诊介入治疗过程中,没有公认的预防造影剂肾病的方法,有些研究结果支持高剂量乙酰半胱氨酸有效,有些研究则发现该治疗措施无效。根据左室舒张末期内压进行水化治疗也可能是有效的方法。鉴于慢性肾病或者急性肾损伤的危害性,在选择介入治疗时都必须考虑到造影剂的危害性。因此,合并慢性肾病或者急性肾损伤者都应该推迟非紧急介入治疗的时间,尤其是不宜起病后3d内进行。这类患者围手期宜充分水化治疗,但在心功能不全患者中需要避免引发急性心力衰竭。

2. 复杂冠脉病变:慢性完全闭塞性病变(CTO)　最新荟萃分析显示,MV-STEMI患者中11.7%患者合并非靶血管CTO病变;与非CTO者相比,合并CTO者死亡率更高。早在1998年,Sirnes等发现,CTO病变

的开通能够改善 LVEF,但是,闭塞的时间和 LVEF 值改善幅度之间没有相关性,提示冬眠心肌细胞的恢复是难以预测的。在缺血再灌注损伤的研究中,单次心肌缺血 30min 可能需要 7d 才能恢复收缩功能;相比而言,冬眠心肌细胞的受损程度更为严重,恢复功能的时间所需时间更长,从几周到几个月不等。在心源性休克患者中,寄希望于冬眠心肌恢复收缩功能改善血流动力学不太现实,但是,只要患者度过休克阶段,CTO 开通后或多或少的冬眠心肌细胞或迟或早都能恢复收缩/舒张功能,能够实现获益。

2012 年,加拿大多中心 CTO 注册研究发现,超过 50% CTO 患者的 LVEF 完全正常(即 LVEF≥55%),这意味着大多数患者的 CTO 区域心肌组织是有活力的,并非是冬眠心肌,这与既往的概念大不一样,可能是因为侧支循环的血供良好使得心肌仍然保持了相当的收缩功能,在这种情况下开通 CTO 病变能够迅速改善血流动力学状态。然而现实的难题是如何判断 CTO 病变开通后是否能够迅速获益,在没有迅速获益的前提下,盲目增加操作时间和增大造影剂的用量都不利于患者。

三、左室功能障碍和心脏重构

STEMI 后心脏重构的进程被迅速激活,短时间内达到高峰,及时开通病变血管可能能够抑制左室重构,对合并存在心室功能障碍的患者显得更加重要。600 例接受急诊 PCI 治疗的 STEMI 患者,在幸存患者中采用放射性核素心室造影术观察 LVEF 的变化趋势和特点。结果显示,89% 患者实现了 TIMI-3 血流。6 个月后 LVEF 值相对改变的均值为 6%,其中,48% 患者改善,25% 患者降低,其余患者没有显著的变化。多因素回归分析显示,独立预测 LVEF 改善的因素是前壁心肌梗死、LVEF≤40% 和单支血管病变者;多支血管病变者 LVEF 不易恢复。

四、MV-NSTEMI

现已明确在非 ST 段抬高型 ACS(NSTEACS)患者中,高危和极高危患者早期再血管化治疗能够改善患者的预后。

2002 年,Brener 对 TACTICS-TIMI 18 研究中 290 例 MV-NSTEMI 患者进行了分析,结果显示,与 CVPCI 者相比,MVPCI 者 30d 主要缺血事件没有显著的差异。6 个月时,主要复合终点也没有显著的差异(23.2% *vs*.21.2%),但是,MVPCI 组再次 PCI 的比例更低。Shishehbor 等对 TARGET 研究进行了分析,结果显示,与 CVPCI 相比,MVPCI 使得缺血事件发生风险有升高的趋势(HR=1.32,95% CI:0.85~2.05,P=0.221)。但是,1 年期死亡率没有显著的差异。Hassanin 等对 ACUITY 研究进行了分析,结果显示,与 CVPCI 相比,MVPCI 者的 MACE 没有显著的差异(24.1% *vs*.21.7%),但是,死亡或者心肌梗死发生率却更高(15.7% *vs*.12.6%,P=0.05),主要是围手术期非 Q 波心肌梗死发生率显著增加的缘故。死亡、缺血驱动的再血管化、支架内血栓、急性肾功能不全和主要出血事件均没有显著的差异。迄今为止最大规模的 NSTEACS 治疗策略注册研究中,入选了105 866例 ACS 患者,其中 68% 为 CVPCI,32% 为 MVPCI。术前心源性休克比例分别为 1.1% 和 1.2%,IABP 使用率分别为 2.3% 和 2.3%。与 CVPCI 相比,MVPCI 手术成功率更低,但是住院期间死亡率没有显著的差异。此外,出血、肾功能不全或者非致死性心源性休克均没有显著的差异。

与这些研究相反,对至少有 2 支血管狭窄≥50% 的 NSTEACS 患者的研究发现,与 CVPCI 相比,MVPCI 使得主要复合终点发生风险降低,即使校正相关危险因素后发生风险仍显著降低 20%。在 KAMIR 前瞻性注册研究中,入选 1919 例 NSTEMI 患者,CVPCI 者 908 例,MVPCI 者 1011 例。结果显示,与 CVPCI 相比,MVPCI 住院期间死亡率更低;1 年期 MACE、死亡/心肌梗死、靶血管再血管化等参数也都更低。更为重要的是,在高危患者中,这些结果是相似的。荟萃分析也发现,CVPCI 和 MVPCI 两种治疗方法之间死亡或心肌梗死发生风险之间没有显著的差异。但是,MVPCI 的优势在于可能降低了长期的 MACE 发生率或者非计划中的再血管化治疗。

2016 年,发表的 SMILE 研究入选 584 例 NSTEACS 患者,随机分组,进行同期 MVPCI 和分期 MVPCI 治疗。结果显示,与分期 MVPCI 相比,同期 MVPCI 主要心脑血管事件风险更低(13.63% *vs*.23.19%;HR:

0.549;P=0.004);靶血管血运重建风险更低(8.33% *vs*.15.20%;HR:0.522;P=0.01)。但心源性死亡(3.41% *vs*.5.32%)、心肌梗死(2.65% *vs*.3.80%)发生率则无显著性差异。

尽管最新的随机对照研究(SMILE)结果支持同期 MVPCI 优于分期 MVPCI,但是 MV-NSTEMI 的治疗策略仍处在模糊阶段,我们需要更多的随机对照研究来进一步阐明这个问题。

五、小结

在 STEMI 患者中,ESC 和 AHA/ACC 指南均推荐,合并心源性休克的 STEMI 患者需要及时完全再血管化治疗。但是,如前所述,具体的时间点仍有待商榷,需要更多的证据。对无血流动力学障碍的 STEMI 患者,AHA/ACC 指南推荐 CVPCI,不推荐同期 MVPCI。对于非靶血管病变,如果有自发性心肌缺血症状,建议分期 MVPCI 治疗;对于在非侵入性检查中判断为高危患者,也推荐分期 MVPCI 治疗。ESC 指南推荐对心肌缺血症状或者客观缺血证据者进行 MVPCI。基于最新的研究结果,有理由认为 MVPCI 比 CVPCI 更好,至于分期 MVPCI 和同期 MVPCI 的优缺点,仍有待研究。

目前,在 NSTEACS 患者中,ESC 和 AHA/ACC 指南均推荐,合并血流动力学障碍的 NSTEACS 患者需要及时再血管化治疗。AHA/ACC 指南认为采用同期 MVPCI 可能是合理的治疗策略(Ⅱb 类推荐,证据级别 B);ESC 指南则认为基于临床状态和合并症来选择再血管化治疗策略(CVPCI、同期 MVPCI 或者 CABG)。基于 SMILE 研究结果,有理由认为,如果技术可行,对于合并血流动力学障碍的 NSTEACS 患者,MVPCI 可能比 CVPCI 更好,同期 MVPCI 可能比分期 MVPCI 更好。

如果没有与心肌缺血相关的主观症状和客观证据,均不推荐进行再血管化治疗,尤其需要警惕急性心肌梗死时血管狭窄程度可能被误判。

参考文献

Amsterdam EA, Wenger NK, Brindis RG, et al. 2014. 2014 AHA/ACC Guideline for the Management of Patients with Non-ST-Elevation Acute Coronary Syndromes: a report of the American College of Cardiology/American Heart Association Task Force on Practice Guidelines. *J Am Coll Cardiol*, 64: e139-228.

Gershlick AH, Khan JN, Kelly DJ, et al. 2015. Randomized trial of complete versus lesion-only revascularization in patients undergoing primary percutaneous coronary intervention for STEMI and multivessel disease: the CvLPRIT trial. *Journal of the American College of Cardiology*. 65: 963-972. PMID: 25766941

Jang JS, Spertus JA, Arnold SV, et al. 2015. Impact of Multivessel Revascularization on Health Status Outcomes in Patients With ST-Segment Elevation Myocardial Infarction and Multivessel Coronary Artery Disease. *Journal of the American College of Cardiology*, 66: 2104-2113.

O'Gara PT, Kushner FG, Ascheim DD, et al. 2013. 2013 ACCF/AHA Guideline for the Management of ST-Elevation Myocardial Infarction A Report of the American College of Cardiology Foundation/American Heart Association Task Force on Practice Guidelines. *Journal of the American College of Cardiology*, 61: E78-E140.

Roffi M, Patrono C, Collet J-P, et al. 2016. 2015 ESC Guidelines for the management of acute coronary syndromes in patients presenting without persistent ST-segment elevation: Task Force for the Management of Acute Coronary Syndromes in Patients Presenting without Persistent ST-Segment Elevation of the European Society of Cardiology (ESC). *European heart journal*, 37: 267-315.

Russo JJ, Wells GA, Chong AY, et al. 2015. Safety and Efficacy of Staged Percutaneous Coronary Intervention During Index Admission for ST-Elevation Myocardial Infarction With Multivessel Coronary Disease (Insights from the University of Ottawa Heart Institute STEMI Registry). *The American journal of cardiology*, 116: 1157-1162.

Sarathy K, Nagaraja V, Kapur A, et al. 2015. Target-Vessel Versus Multivessel Revascularisation in ST-Elevation Myocardial Infarction: A Meta-Analysis of Randomised Trials. *Heart Lung and Circulation*, 24: 327-334.

Smilowitz NR and Feit F. 2016. The History of Primary Angioplasty and Stenting for Acute Myocardial Infarction. *Current Cardiology Reports*, 18: 5.

Steg PG, James SK, Atar D, et al. 2012. ESC Guidelines for the management of acute myocardial infarction in patients presenting with

ST-segment elevation. *European Heart Journal* , 33:2569-2619.

Toyota T, Shiomi H, Taniguchi T, et al. 2016. Culprit Vessel-Only *vs*. Staged Multivessel Percutaneous Coronary Intervention Strategies in Patients With Multivessel Coronary Artery Disease Undergoing Primary Percutaneous Coronary Intervention for ST-Segment Elevation Myocardial Infarction. *Circulation journal: official journal of the Japanese Circulation Society* , 80:371-378.

9. 心肌梗死后心肌修复

上海交通大学附属仁济医院　何　清　孔令璁　何　奔

一、概述

心血管疾病是全球头号死因。世界卫生组织数据显示,2012 年,估计有 1750 万人死于心血管疾病,占全球死亡总数的 31%,其中 740 万人死于冠心病。《中国心血管病报告 2014》也指出,我国心血管病占居民疾病死亡构成的 40%以上,而其中缺血性心脏病死亡率更是不断攀升。心肌梗死(myocardial infarction,MI,后文简称心肌梗死)是缺血性心脏病主要表现形式,我国现在约有 250 万心肌梗死患者,往往需要终身服用多种药物并反复入院治疗,带来巨大的社会和经济负担。现有治疗手段,包括经皮冠状动脉介入术、冠状动脉旁路移植术和溶栓治疗在内的冠状动脉再灌注治疗,以及血管紧张素转换酶抑制剂、β 受体阻滞剂、他汀等药物的广泛应用,显著减轻了心肌梗死后的心肌损伤、降低了再次血运重建风险,并一定程度上改善心肌梗死后的心室重构、提高了患者的生活质量和长期生存率。但目前干预手段并不能使受损的心肌组织再生,如何促进心肌梗死后心肌修复(后文简称心肌修复),从而最大限度减轻心室重构、改善心脏功能,是亟待解决的核心问题。

本文将以心肌梗死后病理生理学改变为出发点,阐述目前心肌修复的研究现状及临床证据,明确其转化医学意义、瓶颈及解决方案,以期提供心肌梗死后心肌修复新思路。

二、心肌梗死后病理生理学改变

心肌梗死后单核/巨噬细胞、中性粒细胞募集、迁移至梗死带,启动信号传导、激活神经体液调节来局限炎症反应。而梗死后心肌细胞丢失,交感神经统、肾素-血管紧张素-醛固酮系统(renin-angiotensin-aldosterone system,RAAS)激活和钠尿肽释放,致血流动力学变化,引起梗死边缘带及其远部的非梗死心肌重构(亦可看作一个修复过程),但在重构晚期阶段(>72h),失代偿而可能导致心室逐渐扩大,梗死边缘带心肌受累而使梗死面积增加,进一步导致心室收缩活动减退、收缩功能恶化,并出现继发性心室结构改变,诸如二尖瓣关闭不全等。也就是说,心肌梗死后的病理生理学过程可以总结为以下几个阶段,即心肌梗死、心室重构、心室失代偿扩大、左室收缩功能减低、继发性心室结构改变(如二尖瓣关闭不全等)(图 1-5),通过机械、神经体液及基因调控等因素共同调节。

而纵观整个病理生理过程,心肌细胞损伤与丢失、血管新生、细胞外间质改变以及众多调控分子之间相互联系、共同促进心肌梗死后心肌修复的发生发展。

细胞的改变包括缺血心肌细胞的坏死、凋亡、自噬和残存心肌细胞的肥大。一次急性心肌梗死在短短数小时内就可以让心脏失去大约 25% 的心肌细胞。心肌梗死发生后一方面梗死部位的心肌细胞大批坏死,同时释放的氧化应激产物、炎症介质等又进一步使缺血区域的细胞凋亡和自噬,另一方面由于心肌细胞增殖率极低,无法快速大批量产生新的心肌细胞,只能依靠成纤维细胞形成富含胶原蛋白的纤维组织进行疤痕修复而残余的有活力心肌细胞则出现代偿性肥大。

充分的血液供应是心肌细胞存活和维持心肌正常收缩功能的关键,如果心肌灌注导致不足,将使心肌进入冬眠状态,并心肌收缩功能减弱。在缺氧状态下促进血管生成的众多生长因子被激活,促进出芽形成新生血管,建立有效侧支循环,有助于营养物质和氧气的输送,改善缺血心肌组织血液灌注。而血管化肉芽组织将促进成纤维细胞迁移,并使胶原沉积形成网络以及纤维化。

心肌梗死后细胞外间质的改变表现为细胞外基质(extracellular matrix,ECM)含量的改变和纤维化。

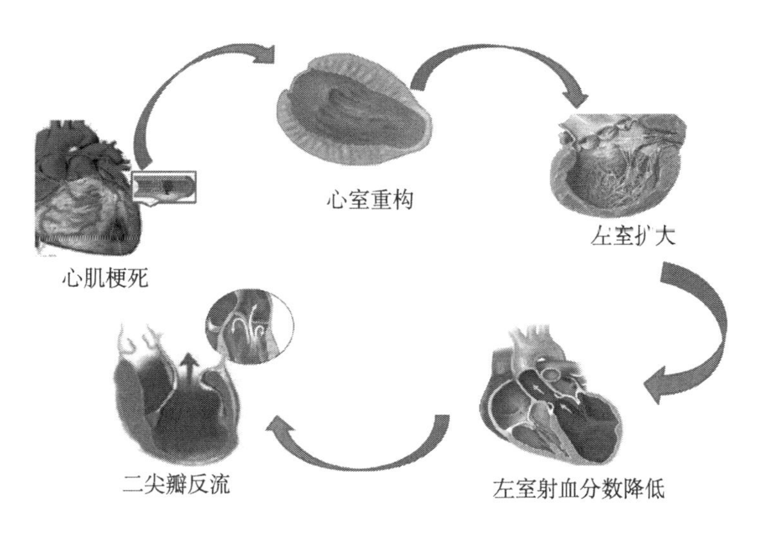

图 1-5 心肌梗死后病理生理过程

正常心肌组织中 ECM 成分和结构主要由基质金属蛋白酶(matrix metalloproteinases, MMPs)和蛋白酶组织抑制剂(tissue inhibitors of metalloproteinases, TIMPs)调控。心肌细胞坏死和凋亡引起的免疫应答反应、炎症介质和趋化因子活化使心肌梗死后 MMP/TIMP 失衡导致 ECM 异常重构。另一方面,心肌梗死后成纤维细胞增殖并进入梗死区域,分泌产生胶原和其他蛋白质,替换坏死的心肌细胞,形成疤痕组织(修复性纤维化),以保持左心室结构完整性并防止心室破裂。但由于瘢痕结缔组织没有收缩活性,在室壁压力作用下负荷逐步加重,从而出现室壁变薄和腔室扩大导致心脏收缩功能障碍。相反,远离梗死部位区域的成纤维细胞增殖和分化引起细胞外基质的过度沉积(反应性纤维化),将使心肌僵硬度增加和电传导出现异常,导致舒张功能障碍和心律失常。此外,血管周围纤维化影响心肌细胞的血液供应,减少冠状动脉储备,加剧心肌缺血。

除此之外,近年来研究发现一些新的信号分子通过调控基因表达、自分泌或旁分泌作用参与心肌梗死后心肌修复过程,例如,核受体、细胞间物质交换的外泌体、微小核糖核酸(miRNAs)等,上述调控机制在心肌修复中相辅相成、互相影响,共同作用,是心肌修复的潜在靶点。

三、心肌修复基础研究现状及临床证据

近年来,基于血管新生、细胞外间质改变、细胞移植,以及包括新型信号分子为靶点的基础研究日益增多,相应的临床试验亦初有结果,为心肌梗死后心肌修复提供一定的理论以及临床证据指导。

1. *细胞疗法* 细胞疗法是将具有增殖和分化潜能的细胞,移植到心肌梗死部位,替代损伤的心肌组织,促进血管新生,改善心脏功能。目前用于心肌修复的细胞主要可以分为 3 种类型:成体干细胞(adult stem cells, ASCs)、胚胎干细胞(embryonic stem cells, ESCs)和诱导多能干细胞(induced pluripotent stem cells, iPSCs)。虽然其中许多干细胞治疗已经进入临床试验阶段,但还需要更多研究解决移植存活率低、长期整合、提高心肌修复有效性、减少不良反应等问题。

2. *治疗性血管新生* 治疗性血管新生的目标是从现存血管上形成新的血管从而有助于梗死心肌的修复。血管内皮生长因子(vascular endothelial growth factor, VEGF)和碱性成纤维细胞生长因子(basic fibroblast growth factors, FGF-2)是血管新生最主要的生长因子。VEGF 主要由低氧诱导因子 HIF1-α的调控,是内皮特异性生长因子,具有促进内皮细胞的增殖和迁移,诱导一氧化氮的产生,增加血管的通透性等作用。动物实验证实 VEGF 介导的血管生成有助于缺血性心脏疾病的治疗。FGF-2 诱导内皮细胞和平滑肌

细胞增殖和迁移,诱导内皮细胞形成筒状结构,促进血管生成。同时 FGF-2 与 VEGF 可以相互促进各自的表达,具有协同作用。动物实验显示 FGF-2 能减少梗死面积,促进梗死心肌血运重建并改善心肌收缩力。但是 VEGF 和 FGF-2 临床试验显示心肌梗死患者获益并不多,可能是由于弥散过快、短半衰期、忽略发挥作用的时空同步性等问题造成。

3. 改善心室重构

(1)维持细胞外基质动态平衡:心肌梗死后 MMPs 活性明显增高导致 MMP/TIMP 比例失衡从而有利于 ECM 降解。其中 MMP-2 和 MMP-9 与心肌梗死早期 ECM 降解相关,降解肌球蛋白重链、肌球蛋白轻链-1、肌钙蛋白 I 和 α-辅肌动蛋白等蛋白分子从而导致心肌收缩功能障碍。相反,抑制 MMP-2 或 MMP-9 表达可以减少心肌纤维化,防止心腔扩大。在 TIMPs 中则发现 TIMP-1、TIMP-3、TIMP-4 缺陷小鼠出现心腔扩大、左室功能不全,纤维化,心肌肥厚等心室重构表现。相反增强 TIMP-1 和 TIMP-3 功能可以减少心肌细胞凋亡和 ECM 降解、提高射血分数并抑制 MMP-2 活性。在临床上,正因为血管紧张素转化酶抑制剂、β 受体阻滞剂和他汀类药物能降低 MMPs 活性和减少细胞外基质降解,所以被用于心肌梗死后心肌重构治疗。基于 MMP/TIMP 的治疗需要在心肌梗死后尽早开始,否则过度的 ECM 降解可以加速重构进程并导致室壁变薄甚至心脏破裂,但同时也要防止心肌梗死晚期 ECM 沉积过多从梗死区扩展到非梗死区造成左室顺应性降低和收缩功能障碍。因此,对于 MMP/TIMP 而言如何选择最好的干预时机,探索干预治疗的最佳剂量,并确保在需要治疗的心肌区域发挥作用是维持 ECM 动态平衡和修复心室骨架结构的关键。

(2)减少心肌纤维化:由于心肌组织中成纤维细胞占细胞总数的 70%,学者们正在探索将内源性成纤维细胞重新编程转化为心肌细胞的可行性。研究发现在成纤维细胞中引进心脏转录因子,如 GATA4、MEF2C、Tbx5、HAND2 等或微小核糖体核核酸(miRNAs)中的 miR-1、miR-133、miR-208、miR-499 能激活心脏基因表达,可以将不同来源的成纤维细胞转化成心肌样细胞。也有人提出阻断 JAK/STAT 和 Wnt 信号通路使成纤维细胞转换成心肌细胞,但这种重新编程效率非常低。因此,一方面要研发可够提高重新编程细胞产量的有效方法,另一方面,要避免产出畸形的细胞而导致心律失常等不良后果。另外,还要确保细胞程序重编因子只针对特定区域的成纤维细胞,而不影响其他区域。更深入地了解细胞重编程的分子机制,有助于推动这种新的治疗技术向前发展。

4. 新型信号分子在心肌修复中的作用　核受体是一类在生物体内广泛分布的、配体依赖的转录因子,参与调控机体的生长发育、细胞分化以及代谢功能,近年来,学者们揭示了核受体 FXR 在心脏中的表达参与心肌缺血再灌注损伤,而抑制 FXR 的过表达可改善心肌损伤程度。而核受体 LXRα 和 β 亚型在心肌梗死后再灌注损伤中的作用不同,靶向激动核受体 LXRα 受体亚型可抑制心肌缺血再灌注损伤。此外,学者们亦了揭示核受体 VDR 在心肌灌注损伤中的作用,阐明了维生素 D 的心肌保护新机制,为心肌梗死后的二级预防提供了新思路。

外泌体是细胞内溶酶体微粒内陷形成多囊泡体,并向胞外分泌的膜性囊泡,含有多种分子复合物,包括蛋白质、脂质、miRNAs 和 mRNA 等,参与细胞间通讯和物质交换,具有抑制心肌细胞凋亡、促进再生和抑制纤维化等作用。心肌细胞在葡萄糖缺乏条件下分泌的外泌体由内皮细胞吸收后能增加葡萄糖摄取、糖酵解和丙酮酸的生成。此外国内学者也发现血管紧张素Ⅱ刺激的心脏成纤维细胞产生的外泌体会使离体心肌细胞中肾素,血管紧张素原,血管紧张素Ⅱ等的表达量增加。外泌体的作用具有细胞特异性并和细胞所处的病理生理条件密切相关,在心肌梗死后的心肌修复中的作用和机制有待更深入研究。

四、心肌修复的转化医学意义

不论是细胞移植、血管新生、延缓心肌重构,或是以新型细胞分子或载体为靶点的新思路,尽管针对心肌梗死后的心肌修复的分子机制研究层出不穷,但鲜见真正安全有效的临床应用,这不禁引起我们的思考。

就炎症反应为例,其在心肌梗死后心室重构以及继发心力衰竭中的作用已逐渐明确,但临床研究结果却不尽如人意。实验室研究提示拮抗 CD11/CD18 整合素可有效减少心肌梗死动物模型心肌缺血再灌注的梗死面积，而近来发布的几项以 β_2 整合素为靶点的临床试验中，心肌梗死患者并未因此获益。再者，体外试验中补体受体拮抗剂可有效抑制心肌梗死后白细胞募集，但在大型临床试验 APEX-AMI 研究中，应用 C_5 补体抑制剂 pexelizumab 并未降低心肌梗死患者死亡率。

然而，为什么会出现实验室研究结论无法转化为有效临床治疗靶点现状？是否因为研究者对新靶点、新分子机制过分乐观，且倾向于发表阳性结果？抑或是因为动物模型无法较理想地模拟复杂的临床情况？例如，死亡率是最重要的终点评价指标之一。小鼠动物模型中，心肌梗死后心脏破裂为首要死因，但随着再血管化策略和药物治疗的进展，临床试验中心脏破裂少见，且发生率逐年下降。相反的，由于小鼠心脏体积小、基础心率快，心肌梗死后致死性心律失常的发生率远低于临床试验中所见。此外，动物实验中通常以手术结扎建立心肌梗死模型，无法完全模拟临床上反复的冠脉事件。更重要的是，基础研究设计严谨，控制变量以明确某一特定因子在心肌修复或心肌重构中的作用，但心肌修复的病理生理机制复杂，且临床实际中，各种危险因素、合并症以及并发症均能影响试验结果。

正因基础试验结果为临床所用的转化过程存在种种限制，我们更因辩证、谨慎地对待实验室所得结论，并优化临床转化途径，使其生物-经济效益最大化。笔者认为，提高基础研究临床转化率的有效方法是优化临床评价指标以及模式。基于分子影像技术的靶向治疗策略，可以无创评价分子水平病理生理变化，从而制订进一步治疗方案。例如，通过检测转化生长因子 TGF-β 过表达和细胞外基质蛋白过度合成相关因子，或是单核细胞趋化蛋白 MCP-1 和白介素 IL-1 相关因子，临床医生可以确定心肌梗死后病患的心肌处于炎症反应亢进或过度纤维化状态，并予以靶向治疗。

心肌梗死后从理论上说，心肌修复与重构是立即启动并呈现一个连续的病理生理过程；然而长期以来，学术界缺少一种对单次心肌梗死过程后心脏损伤程度与修复过程动态平衡的评价措施。近期有学者基于心肌梗死后心肌的病理生理学特征，将心脏磁共振下所见心肌组织学特性与心脏超声所示心脏射血功能以及结构改变进行有机结合，从组织学、病理学、功能学等多个方面提出的心肌梗死后心脏损伤分级标准。如表 1-12 所示，仅有心肌水肿（磁共振下可见）的患者归为 0 级，磁共振下可见心肌水肿以及坏死的患者为 1 级，在此基础上心彩超可见左心室重构或左心室射血分数降低的患者为 2 级，同时存在心室重构和左室射血分数降低的患者为 3 级，4 级则可观察到上述所有表现，同时伴有中度以上二尖瓣反流。初步的研究数据显示，该分级为心肌梗死后 90d 主要不良心血管事件（MACE）的独立预测因子，同时是磁共振下测得梗死面积的反应指标，且两者对 MACE 时间的预测价值相当（新分级 AUC 0.819 对梗死面积 AUC 0.813，C-statistics $P=0.876$）。可见，新的心脏分级可以有效评估心肌梗死后心肌损伤程度，并独立预测疾病预后，为个性化二级预防策略的制订及优化心肌修复诊疗方案提供新的依据。

表 1-12　基于病理生理学过程的心肌梗死后心脏分级

	心彩超	二尖瓣反流					
磁共振	心彩超	左室射血分数降低					
磁共振	心彩超	左室重构					
磁共振		心肌坏死					
磁共振		心肌水肿					
心脏分级			0	1	2	3	4

五、结语及展望

心肌梗死发生后，冠状动脉闭塞使心肌细胞缺血坏死，同时由于心肌细胞极低的增殖率无法快速大批量产生新的心肌细胞，只能依靠成纤维细胞形成富含胶原蛋白的瘢痕组织。虽然疤痕组织使心脏完整性得以保存，但这无法使心输出量得到有效恢复。为了弥补功能的丧失，心室发生重构，心肌细胞出现细胞肥大、细胞凋亡及纤维化,最终导致心力衰竭。目前针对心肌梗死的治疗只能延缓进一步的心肌损伤和功能障碍,而无法恢复心脏的正常功能。从细胞移植、血管新生、预防重构和新型信号分子或载体等多个方面对心肌组织修复和再生进行持续深入的探索,结合个体化评估手段,将有助于将来临床上制订更有效的治疗策略。随着我们知识面的不断扩大,通过获得更多的实验室和临床数据,开发新的生物工程学技术手段,重建梗死后的心肌组织并彻底治愈缺血性心脏病不是一个遥远的梦想。

参 考 文 献

陈伟伟,高润霖,刘力生,等.2015.中国心血管病报告 2014 概要 . 中国循环杂志,(7):617-622.

Barad L,Schick R,Zeevi-Levin N,et al.2014.Human embryonic stem cells *vs* human induced pluripotent stem cells for cardiac repair. Can J Cardiol,30:1279-1287.

Formiga FR,Tamayo E,Simon-Yarza T,et al.2012.Angiogenic therapy for cardiac repair based on protein delivery systems.Heart Fail Rev,17:449-473.

Pascual-Gil S,Garbayo E,Diaz-Herraez P,et al.2015.Heart regeneration after myocardial infarction using synthetic biomaterials.J Control Release,203:23-38.

Sanganalmath SK,Bolli R.2013.Cell therapy for heart failure:A comprehensive overview of experimental and clinical studies,current challenges,and future directions.Circ Res,113:810-834.

Zhang Y,Mignone J,MacLellan WR.2015.Cardiac regeneration and stem cells.Physiol Rev,95:1189-1204.

10. 压力超负荷与容量超负荷触发心脏重构的差异及治疗靶点的精准化探索

复旦大学附属中山医院 上海市心血管病研究所 吴 剑 黄家园 邹云增

心血管疾病正成为全球头号死因，造成严重的社会经济负担。由于我国未富先老的特殊国情，从源头上发掘心血管病的发病机制并据此进行针对性的防治显得尤为紧迫。生理状态下，机械应力在维持心脏正常的结构和功能中起到重要作用，但是在病理状态中出现的机械应力超负荷却是引起心肌重构及心力衰竭的主要病因。心脏在机械应力超负荷刺激下，早期产生适应性心肌重构，以应对增加的室壁应力，常表现为心肌肥大、纤维组织增生、血管新生等，但如果机械应力超负荷持续存在，心脏将逐渐进入失代偿期，心肌重构加剧，最终演变成心力衰竭。

机械应力超负荷分为压力超负荷和容量超负荷。压力超负荷常见于高血压和主动脉缩窄，容量超负荷常见于主动脉瓣反流和二尖瓣反流，在高血压心脏病终末期、心肌梗死、扩张型心肌病和机体过度运动中，也伴随着容量超负荷的现象。虽然两类超负荷均可引起心脏肥大，但压力超负荷时，心脏后负荷增加明显，表现为向心性肥大（concentric hypertrophy），即室壁肥厚明显，心室内径无明显变化，肌节横向增宽（width）；容量超负荷时，心脏前负荷增加明显，表现为离心性肥大（eccentric hypertrophy），即室壁肥厚可明显或不明显，但心室内径明显增大，肌节纵向伸长（elongation）。在分子水平上的最新研究则表明，压力超负荷所致常见的心脏肥大相关因子（如 ERK1/2）表达、心肌纤维化、心肌炎症反应及凋亡程度均普遍高于容量超负荷，术后生存率亦明显降低。在压力超负荷心脏中，钙火花、钙瞬变、L 型钙电流、肌质网钙释放均明显增加，而容量超负荷心脏这些变化均不明显。这些证据提示，压力超负荷和容量超负荷所致的心肌重构很可能由不同的信号通路触发，在压力超负荷心脏重构中获得的经验并不能简单外推到容量超负荷心脏重构。

无独有偶，在临床诊疗上已有发现，一些药物对于两类机械应力超负荷所致心肌重构的疗效存在显著差异。近期在转化医学实验中有报道，钙通道拮抗剂能抑制压力超负荷引起的心脏肥大，改善心功能，但未改善容量超负荷引起的心肌重构。这些证据说明，对于两类机械应力超负荷引发的心肌重构，诊疗方案的选择应该不同；钙通道拮抗剂对两类心肌重构疗效的差异，可能与其对关键的钙信号相关通路的调控差异有关。然而，其疗效差异的机制仍有待进一步阐明。

目前，相比于压力超负荷如汗牛充栋般的研究成果，人们对容量超负荷的研究深度和广度却明显受限，而且文献报道对相关信号转导因子的变化多存在不一致的地方，制约着对不同类型心脏肥大治疗靶点的精准化研究和个性化诊疗。我们近期构建并优化了一种新型小鼠心脏容量超负荷手术模型，通过在高频超声引导下破坏主动脉瓣导致主动脉瓣反流、并控制反流程度，较好地模拟了临床容量超负荷病变。我们使用这一新型容量超负荷小鼠模型，与我们已有的压力超负荷（主动脉缩窄）小鼠模型在心脏结构、功能、基因组、蛋白质谱水平上和药物干预上进行比较，研究丝裂原活化蛋白激酶家族（ERK1/2，p38，JNK）、钙相关信号[钙调神经磷酸酶（CaN）]、钙/钙调素依赖性蛋白激酶Ⅱ（CaMKⅡ）、蛋白激酶 B（Akt）、非 G 蛋白依赖的 arrestin 偏爱性信号（β-arrestin-2）的活性或表达水平的差异。我们发现在术后 2 周，压力超负荷和容量超负荷心脏射血分数较假手术组心脏没有明显差异，提示均处于代偿期。两类超负荷心脏的心脏/体重比均明显增加，但是压力超负荷心脏的室壁厚度明显大于容量超负荷心脏，压力超负荷心腔内径明显小于容量超负荷心腔内径。压力超负荷心脏的血管周围纤维化和间质纤维化均异常增高，但容量超负荷心脏的血管周围纤维化不明显，与假手术组处于同水平，在室间隔区的间质纤维化程度则轻度升高。

在分子水平，ERK1/2、p38、JNK、CaN、β-arrestin-2 在压力超负荷心肌磷酸化水平或表达水平明显升高，但在容量超负荷心肌中不明显；Akt 的磷酸化水平在压力超负荷组也明显升高，但在容量超负荷组的磷酸化水平甚至低于假手术组；CaMKⅡ在压力超负荷和容量超负荷心肌中磷酸化水平均升高。

在此基础上，我们首先重点观察了 CaN。压力超负荷和容量超负荷分别作用于心动周期的收缩期和舒张期。钙离子作为第二信使，在心肌细胞的兴奋-收缩耦联中起关键作用，越来越多的研究表明，钙离子参与病理条件下心肌重构及心力衰竭的发生发展过程。CaN 最早是从牛脑内分离纯化出来的一种蛋白磷酸酶，由一个催化亚基和一个调节亚基组成的异二聚体，受钙/钙调蛋白的调节，在心肌及骨骼肌中表达较高。当心肌细胞受到压力超负荷刺激时，血管紧张素Ⅱ、异丙肾上腺素等生化因子随之表达升高，心肌细胞膜上的相关受体、整合素和离子通道接收机械和化学负荷信号并将其转化为特定的化学信号，促进细胞外钙离子内流增加或肌质网钙释放增加，使胞内钙浓度升高，钙离子与钙调蛋白结合后激活 CaN，进而使活化 T 细胞核因子（NFAT）去磷酸化转位入核，通过与核内的转录因子如锌指转录因子 4（GATA4）、肌细胞增强因子 2（MEF2）等作用，上调多种心肌肥大相关基因特异性表达，最终引起心肌细胞蛋白合成增加、心肌细胞肥大、心肌纤维化加重，导致病理性心肌重构。我们曾报道，抑制 CaN 活性可以预防或减轻压力超负荷心肌细胞肥大、缓解心肌纤维化、改善心功能，而过表达 CaN 可加剧心肌重构。我们目前的研究结果提示，CaN 的调控在机械应力超负荷所致心肌重构中发挥重要作用，并且可能介导压力超负荷和容量超负荷所致心肌重构和疗效的差异。

我们另一个重点观察的信号因子是 Akt。Akt 作为一种丝/苏氨酸蛋白激酶，是心脏众多病理生理信号的重要调节枢纽，控制着糖原合成、能量代谢、心肌肌力、心肌细胞存活、心肌正常生长/病理性肥大的等过程。Akt 信号失控会导致心脏重构甚至最终引起失代偿。通过抑制蛋白磷酸酶 PHLPP1（Akt 的特异性抑制剂）进而激活 Akt 信号会促进游泳所致的心脏生理性肥大，但会减轻压力超负荷引起的病理性肥大。我们观察到在容量超负荷后 1 周，心肌 Akt 磷酸化程度并不减轻，但在术后 2~8 周均降低，而在术后 2 周，心功能尚能维持，提示了 Akt 信号可能在容量超负荷心脏从代偿期到心功能不全的过程中起了作用。

压力超负荷和容量超负荷分别作用于心动周期的不同时段，引起向心性和离心性的心脏肥大。但是，由于均为机械应力超负荷诱发，压力超负荷和容量超负荷心脏肥大在病因和病理改变上，并非泾渭分明的两类心脏重构，而是呈现相互交叉的特点，而且在病变的不同阶段其肥大信号呈现动态变化。目前我们的工作揭示了一些肥大相关信号在两类超负荷心脏重构中的差异，并初步提出了 CaN 和 Akt 可能分别是针对两类超负荷精准化治疗的靶点。对其上下游调控因子在两类超负荷心脏重构中的调控差异，尚需进行抽丝剥茧式的深入研究。

参考文献

Bartelds B, Borgdorff MA, Smit-van Oosten A, et al. 2011. Differential responses of the right ventricle to abnormal loading conditions in mice: pressure *vs*. volume load. *Eur J Heart Fail*, 13: 1275-1282.

Moc C, Taylor AE, Chesini GP, et al. 2015. Physiological activation of Akt by PHLPP1 deletion protects against pathological hypertrophy. *Cardiovasc Res*, 105: 160-170.

Olsen NT, Dimaano VL, Fritz-Hansen T, et al. 2013. Hypertrophy signaling pathways in experimental chronic aortic regurgitation. *J Cardiovasc Transl Res*, 6: 852-860.

Te Riet L, van Esch JH, Roks AJ, et al. 2015. Hypertension: Renin-Angiotensin-aldosterone system alterations. *Circ Res*, 116: 960-975.

Wu J, You J, Wang S, et al. 2014. Insights into the activation and inhibition of angiotensin II type 1 receptor in the mechanically loaded heart. *Circ J*, 78: 1283-1289.

11. 生物可吸收支架的临床应用现状及展望

上海同济大学附属东方医院　叶　梓　刘学波

生物可吸收支架(bioresorbable vascular scaffolds,BVS)作为近年来新兴的一种冠心病治疗工具,因其临床研究的不断完善、深入,在大数据的支撑下正在越来越广泛的被临床医师及患者所接受。BVS可以在介入治疗术后的一段时期内对血管腔提供机械性支撑同时向管壁释放抗增殖药物抑制平滑肌细胞增生,随后逐渐降解消失。因此,BVS不仅可以解决眼前的冠脉狭窄问题,由于数年后支架梁的降解,使得血管自身功能的恢复不会受到影响,这也是它区别于药物涂层洗脱支架(drug eluting stent,DES)的地方。本文旨在总结近年来以BVS为核心的一些重大的、有意义的临床研究结果,并对其今后的临床应用前景进行展望。

一、BVS的临床应用及研究现状

在过去的10多年间,经过大量动物实验及临床研究的证实,目前已有2种获得CE认证的完全生物可降解支架,包括DESolve支架(Elixir,US)和Abbott BVS(Abbott Vascular,US),其中Abbott BVS是目前唯一开展大规模临床研究并拥有最多临床前及临床数据支撑的可降解支架。Abbott BVS的支架平台采用的是多聚左旋乳酸(PLLA),以P-D,L-LA作为载药涂层,搭载了雷帕霉素为抗增殖药物。下文中主要介绍该支架的临床研究结果及进展。

1.BVS的临床研究现状　2006年,John A. Ormiston等首次在人类冠脉中置入了完全可降解支架,作为ABSORB系列实验的第一例入选患者,开启了BVS新时代的大门。随后这项First-in-Man研究共招募了30名受试者,临床实验结果显示1年随访期时主要心血管不良事件(MACE)发生率为3.3%(为1例非Q波形成性心肌梗死),2年随访时无心源性死亡及缺血驱动的靶病变重建或明确的支架血栓形成,仅1例非Q波形成性心肌梗死。而在支架相关数据方面,6个月时QCA测量支架内管腔丢失0.44mm,进一步的IVUS分析发现这一丢失主要来源于支架面积的缩小(较术后即刻减小约11.8%),2年期时的QCA结果与6个月时无明显的统计学差异,意即支架内管腔丢失的原因可能来自于早期的支架弹性回缩。针对这一结果,Tanimoto S等将ABSORB试验数据与以同样为雷帕霉素为抗增殖药物的DES为评价对象的SPIRIT试验数据进行对比发现,虽然统计学上无显著性差异,但ABSORB支架的即刻弹性回缩程度较DES大。基于此,Abbott公司对支架构型进行了调整,采用MULTI-LINK VISION®设计,这一改变使得BVS具有更强的径向支撑力、更小的弹性回缩,同时延长了自身的降解过程。

其后,为了验证BVS在应用中其疗效不劣于药物洗脱支架,团队依次进行了ABSORB Ⅱ、ABSORB CHINA、ABSORB JAPAN等系列研究。以ABSORB China为例,共纳入480例患者,241例患者随机进入BVS组,239例患者进入CoCr-EES组。两组间即刻的手术成功及器械成功率相当,根据所提供数据,BVS组球囊预扩张压力高于EES组,这也与BVS在操作时要求充分预处理病变相符,而两组在后扩张压力方面无异。随访数据方面,作为主要终点时间的靶节段内晚期管腔丢失(in segment late lumen loss),BVS组稍高于EES组(0.19mm±0.38mm *vs.* 0.13±0.38mm),但非劣效性检验结果显示BVS组在维持晚期管腔大小方面不劣于EES组。另外,两组在临床事件发生率上(包括靶病变失败、心肌梗死、心源性死亡等)无统计学差异。明确/可疑支架内血栓发生率,BVS组稍高于DES组(0.4% *vs.*0),但差异无统计学意义。ABSORB II、ABSORB JAPAN试验结果与ABSORB CHINA类似,但需要注意的是ABSORB JAPAN及ABSORB III试验中急性支架内血栓发生率较其他试验高,对于这一点,研究者给出的解释是操作不当导致,如未充分后扩或过度后扩导致了边缘夹层所出现的机械并发症导致了支架内血栓形成。

对于特定临床情况,例如急性ST段抬高型心肌梗死(STEMI)患者中应用BVS,试验结果也令人乐观。

PRAGUE-19 研究首先验证了 BVS 在 STEMI 患者中应用的安全性。试验共入选了 142 例 STEMI 患者,依据相关入排标准,最终共 41 例患者置入了 BVS 支架,无论是从 PCI 术后即刻数据,还是 1 年期、2 年期随访方面,都获得了令人满意的疗效。在术后即刻接受了 OCT 检测的 21 例患者中,支架梁贴壁等情况都较为理想,虽然边缘夹层检出率达到了 38%,但均为不会引起临床症状的小的边缘夹层。之后的 TROFI Ⅱ 试验中,将 STEMI 患者进行随机分组,分别进入 BVS 组和 EES 组,比较了 6 个月时两组的愈合积分(healing score,HS;指基于支架相关特性的积分,积分越低内膜愈合程度越高)和临床不良事件的发生率,发现 BVS 组积分低于 EES 组,非劣效性检验方面不劣于 BVS 组不劣于 EES 组,且 EES 组的愈合积分的主要权重来源于支架贴壁不良和内膜覆盖欠佳;两组在临床不良事件发生率无明显统计学差异,均为较低水平。

除了支架及管腔"硬指标"方面的良好结果外,不可忽视的是 BVS 同时还可协助修复血管自身的舒缩功能。Brugaletta S 等分析了 ABSORB 研究中在接受造影检查时行血管舒张试验的 26 例患者的 QCA 及 IVUS 数据(12 个月随访期的有 18 例,24 个月随访期的有 8 例)。结果发现,无论是对内皮依赖性的血管扩张剂乙酰胆碱,还是对非内皮依赖性血管扩张剂硝酸甘油,24 个月时 BVS 阶段内管腔对这些血管活性药物的扩张反应均较 12 个月时有了明显改善,这一改善与远端参考节段改善程度相似,且与 IVUS 中代表 BVS 的特征性回声区的大小呈明显负相关。这可能是由于 BVS 的结构完整性、张力等物理特性随着时间的推移,其对血管活性药物介导的血管舒缩反应的阻力逐渐降低所致,这一点与被金属支架"永久禁锢"的血管明显不同,这也可能是它较金属支架的优势所在。

2.OCT 在 BVS 时代的应用 BVS 因其特有的支架材料使得其在 X 射线下不能显影,而在 IVUS 中表现为特征的双轨样结构,但由于自身的声学特性以及 IVUS 有限的分辨率,使得对支架进行进一步观察、研究受到限制。光学相干断层成像技术(optical coherence tomography, OCT)因其极高的分辨率,能够提供媲美组织学的图像清晰度。无论是评估斑块性质,指导术前、术后手术策略,鉴别术后并发症和评估术后远期效果,都具有极大的价值。BVS 在 OCT 检测中的典型图像特征表现为:高信号的框架内的无信号区域,支架梁后方无明显信号衰减(图 1-5)。因此 OCT 可以精确的测量支架梁的厚度、支架核心面积、管腔面积、血流面积等,可以判断是否存在支架断裂、支架贴壁不良等,以及在随访中观察支架梁的降解并对支架梁周围组织进行分析。对于 BVS 进行 OCT 测量方面,Garcia-Garcia HM 等提出了较为详尽的参数及测量方法(表 1-13)。

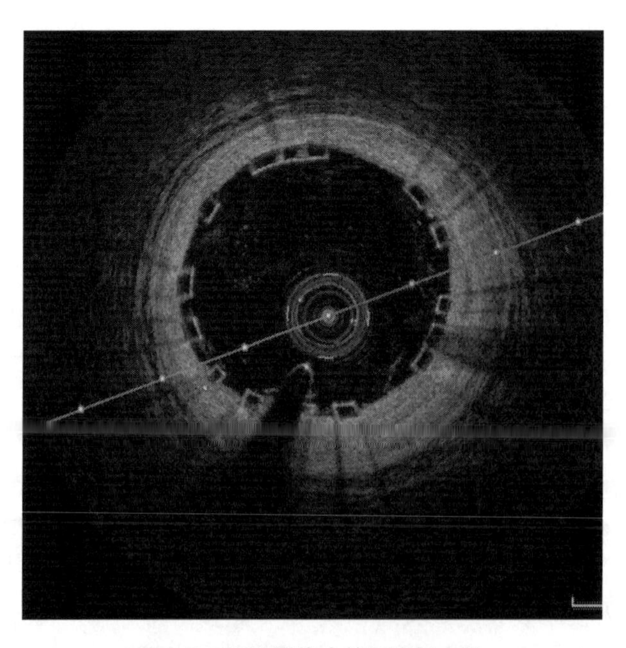

图 1-5 OCT 影像中的可降解支架

表 1-13　BVS 特殊参数的测量

参数	测量方法/定义
支架面积	基线时:支架小梁近管壁侧(黑色核心边界或高亮信号框架)中点连线所围成的区域的面积 随访时:支架小梁黑色核心背离管腔侧边界中点的连线所围成的区域的面积
血流面积	(支架面积+未贴壁面积)-(管腔内支架小梁面积+脱垂组织的面积+管腔内充盈缺损面积)
新生内膜面积	①若所有小梁已贴壁:支架面积-(管腔面积+黑色核心面积) ②若存在小梁未贴壁:(支架面积+未贴壁面积+未贴壁小梁周围组织面积)-(管腔面积+小梁面积)
内膜覆盖厚度	从支架小梁背离管壁侧至管腔的距离-小梁厚度

John A. Ormiston 等对 ABSORB Cohort B 中 23 例接受了 6 个月时及 2 年时的连续 OCT 检查结果进行了详尽的分析，主要评价了支架内膜增生情况及支架梁自身的变化，结果发现虽然较 6 个月时管腔内膜有了明显增生，但由于支架梁的降解，使支架出现了类似自膨胀的情况而出现了适应性重构，但管腔大小并没有出现明显的损失。

Cuculi F 等通过对 14 例患者的 15 例可降解支架内血栓形成(Scaffold thrombosis，ScT)的临床基线、造影及 OCT 检查结果进行了分析，发现早期支架血栓和晚期、极晚期支架血栓的发病机制不同。早期 ScT 有 8 例，有 2 例是由于中断了双重抗血小板治疗(dual antiplatelet therapy, DAPT)治疗，4 例是与操作相关(主要是支架与血管尺寸不匹配或是支架膨胀不良所致)，而另外 2 例血栓形成原因不明；在 7 例晚期(>1 个月，5 例)和极晚期(>1 年，2 例)的 ScT 病例中，其中 5 例的 OCT 检查发现内膜新生血管及支架梁周围低信号区的存在，1 例患者的 OCT 检查发现了严重的支架贴壁不良，而另 1 例患者并未见明显异常。对于其中 3 例患者抽吸后的血栓成分进行病理分析，发现炎症细胞未见明显增多。因此作者认为早期 ScT 的发生与金属支架的支架内血栓形成机制上并无明显差异，都是由于不合理的中断了抗血小板聚集的治疗或是与操作相关的机械并发症所引起；而对于晚期和极晚期 ScT，OCT 影像上支架梁周围的低信号区似乎是这类病例不可忽视的图像特点。这一图像特征在其他的生物可吸收支架的 OCT 研究中也有体现，进一步的组织学研究提示支架梁周围低信号区与可能与小梁周围组织炎症相关，另有证据认为与聚乳酸水解因其的血管内膜水肿相关，这种水肿的持续存在使内膜易损性增加，可能是引起晚期支架血栓的机制之一。

在 Bourantas CV 等的一项观察性研究中，作者重点关注了 BVS 对对原位病变性质的影响。研究纳入了 46 例置入了 BVS 的患者以及 20 例置入了裸金属支架(bare metal stent, BMS)的患者，对这些患者行系列 OCT 检查。虽然在 BMS 组和 BVS 组均有较基线时薄纤维帽、大脂核斑块(thin-capped fibroatheroma, TCFA)的减少(由于新生内膜对病变的覆盖)，但在出现这一改变的同时，BMS 组是以牺牲管腔为代价的，而 BVS 组由于在支架降解过程中有伴随着的病变消退的适应性扩张，管腔大小得到了很好的维持，因此作者认为对于高危病变，如 TCFA 病变，BVS 可以起到很好的“封印”作用。

3.可降解支架目前存在的问题　首先，在进行手术操作时，由于 BVS 材料的特殊性，其顺应性虽优于金属支架，但由于支架梁厚度及支架通过外径问题导致其在钙化、扭曲病变中的应用受到极大的限制。另外，前述参数还影响到了它在小血管病变中的表现，初期有部分临床试验中 BVS 曾用于 2.5mm 左右血管中，但由于靶病变失败率过高，最终小血管病变成为了 BVS 置入的相对禁忌，目前的临床试验中主要是应用在直径≥2.75mm 的血管中。

其次，Cassese S 等对 6 个以 Abbott BVS 为主要评价对象的临床试验，包括 ABSORB Ⅱ、ABSORB Ⅲ、ABSORB CHINA、ABSORB JAPAN、TROFI Ⅱ以及 EVERBIO Ⅱ的试验结果数据进行了荟萃分析。6 项临床试验共纳入 3738 例患者，随机进入 BVS 治疗组(Abbott BVS)和 DES 治疗组(包括 Xience V、Xience Prime、Xience Expedition 及 PE 支架)。其中一项试验中涉及可降解涂层支架的部分由于不涉及此次荟萃分析的主旨,故该部分患者试验数据被剔除。通过对比它们的主要终点事件发生率、次级终点事件发生率等,作者发现靶病变失败率 BVS 组与 DES 组无明显差异;支架内血栓的发生率、心肌梗死的发生率,BVS 组高于 DES 组,但均无统计学差异;若按照发生时间进行亚组分析,BVS 组亚急性支架内血栓发生率明显高于 DES 组(OR:3.11;P=0.02)。另外,BVS 组晚期管腔丢失情况较 DES 组更为明显,但两组间靶病变失败率并无明显差异。荟萃分析所给出的结果恰恰也是目前 BVS 面临的问题所在:较高的支架内血栓发生率(尤其是 PCI 术后 30d 内)、晚期管腔丢失更甚以及前文中所提及的支架弹性回缩。尽管在对可吸收支架的构型做了进一步改良但由于其材料的物理特性,难以避免地出现了径向支撑力不足的问题,这也是目前仍需要进一步解决的问题之一。近期 Puricel 等分析了多中心的 BVS 数据,包括手术相关数据及临床事件,发现 12 个月内 ScT 发生率约为 3%,术后即刻最小支架内直径与支架血栓发生高度相关(对于 2.5~3.0mm的 BVS,最小支架内直径<2.4mm 及>3.5mm 支架,最小支架内直径<2.8mm 为独立预测因子);团队还进一步分析了当手术中采取了 BVS 特异性的手术策略(采用与参考血管直径相匹配的非顺应性球囊进行预扩;仅对完全扩张的病变植入 BVS;以 10~12atm 释放 BVS;后扩最大压力不超过 14~16 atm,最大直径不超过支架直径 0.5mm),ScT 发生率就从 3.0%降至 1.1%。因此,对于支架内血栓的发生,从优化手术操作上是可以达到一定程度的避免的。除此之外,荟萃分析的最后还提到,这 6 项较大规模的临床试验的入选病变均是相对简单的病变,应用在这类病变中其血栓发生率尚高于 DES,对今后更大范围的应用不免令介入医师担忧。

二、BVS 临床应用的展望

首先是针对支架本身的改进是目前主要的研发重点,如何进一步降低支架梁的厚度,改善它的通过性能是目前需要攻克的难点。但需要注意的是,尽管较 ABSORB BVS 1.0,BVS 1.1 自身支架构型已经做了进一步改进,但临床试验数据中仍可见到不可忽视的支架弹性回缩问题,由于材料的特殊性,使得其自身的支撑力劣于金属材料的支架,如果进一步降低支架梁的厚度,也有可能会降低自身的支撑力。而由于 BVS 的操作要点中包括了要对支架充分后扩,降低支架梁厚度后支架梁是否仍能很好承受非顺应球囊的高压力后扩也是必须要考量的因素。

其次是由于 BVS 特殊的优势,使得它可以在一些特殊病变中有用武之地。例如,自发性冠脉夹层患者通常无传统意义上的冠状动脉粥样硬化性疾病且呈自限性,恰好使 BVS 的“暂时性支撑后逐渐降解”这一优势得到充分的体现。目前仅少数几例病例报告,期待今后较大规模的临床研究的验证。

最后,目前 BVS 置入后的 DAPT 仍旧沿用的是 DES 时期的方案。尽管在 ABSORB Ⅱ中,研究者采取了最低限度的 6 个月的双抗治疗,但需要注意的是试验中本身入选的都是相对稳定的、病变较简单的冠心病患者。这类患者相对低危,6 个月的双抗治疗可能已足够充分,但由于 BVS 在临床应用的进一步推广,病变及患者疾病状态更为复杂,这一建议仍需更加严谨的对待。对于 BVS 的双抗治疗方案是否需要做进一步更新,配合新型抗血小板药物如替格瑞洛的出现是否有更加安全可靠的药物治疗方案,都需要更大规模的临床试验来进行验证。

参考文献

Brugaletta S, Heo JH, Garcia-Garcia HM, et al.2012.Endothelial-dependent vasomotion in a coronary segment treated by ABSORB everolimus-eluting bioresorbable vascular scaffold system is related to plaque composition at the time of bioresorption of the polymer: indirect finding of vascular reparative therapy? Eur Heart J,33:1325-1333.

Ellis S, Kereiakes D, Metzger D, et al.2015. Everolimus-eluting bioresorbable scaffolds for coronary artery disease. N Eng J Med, 12,373:1905-1915.

Gao R, Yang Y, Han Y, et al.2015. Bioresorbable vascular scaffolds versus metallic stents in patients with coronary artery disease: ABSORB china trial. J Am Coll Cardiol. 66:2298-2309.

Sabate M, Windecker S, Iniguez A, et al.2016. Everolimus-eluting bioresorbable stent *vs*. durable polymer everolimus-eluting metallic stent in patients with ST-segment elevation myocardial infarction: results of the randomized ABSORB ST-segment elevation myocardial infarction-TROFI II trial. Eur Heart J,37:229-240.

Serruys PW, Garcia-Garcia HM, Onuma Y.2012. From metallic cages to transient bioresorbable scaffolds: change in paradigm of coronary revascularization in the upcoming decade? Eur Heart J, 33:16-25b.

Toušek P, Kočka V, Malý M, et al.2016. Two-year follow-up after bioresorbable vascular scaffold implantation in STEMI patients-Results from PRAGUEV19 study. Int J Cardiol,209:20-21.

12. 基于 CT 的血流储备分数(FFR_{CT})的研究进展

北京大学人民医院 刘 健 熊玮珏 王伟民

传统冠心病冠脉狭窄的诊断与治疗多依赖侵入性冠脉造影(invasive coronary angiography,ICA)检查,诊断的金标准为血流储备分数(fractional flow reserve,FFR)。近年来出现了一种检测冠状动脉狭窄的新手段,该方法基于冠状动脉 CT 血管造影(CTA)图像,采用计算流体力学的方法来仿真冠状动脉内的血流动力学,获得冠脉充血状态下的压力分布,然后计算冠脉狭窄远端与主动脉压力的比值,无创获得 FFR 数值即 FFR_{CT}。FFR_{CT}是一种崭新的无创技术,它将 CTA 与 FFR 各自的优势相结合,从结构和功能两方面全面评估冠状动脉狭窄。日本学者 Kimura 等研究表明,使用 CTA-FFR_{CT}指导的 PCI 比单用 CAG 降低 32% 的医疗花销,术后 1 年的心血管事件发生率减少了 19%。

基于冠状动脉 CTA 图像计算 FFR 包括 5 个基本过程:①基于 CTA 图像,构建精确的患者个性化心外膜冠状动脉的解剖模型;②确定正常(假设血管没有狭窄)静息状态下冠脉总流量和各分支流量;③确定静息状态下冠脉微循环的阻力;④量化最大充血状态下冠脉微循环阻力的变化;⑤数值计算冠脉内流体的控制方程(N-S 方程),获得静息和充血状态冠脉内的流速、压力等,计算 FFR。这种将解剖学、生理学和计算流体动力学相结合的方法,使得计算最大充血状态冠状动脉内的血流量和压力成为可能。腺苷等血管扩张药物可以降低冠脉微循环阻力的作用,模拟冠状动脉最大充血状态。

鉴于 FFR_{CT}的理论重要性和临床上的迫切需求,TAYLOR 等在 HeartFlowNXT 中奠定了 FFR_{CT}数值计算的基础。Taylor 领导的研究团队进行了国际上最大规模的 FFR_{CT}研究,代表了 FFR_{CT}的最高研究水平。他们提出如上所述的 FFR_{CT}计算方法后,先后开展了 DISCOVER-FLOW、DeFACTO 和 HeartFlowNXT 3 个大规模的研究项目,通过临床试验证明 FFR_{CT}能够准确诊断和排除造成心肌功能性缺血的冠脉狭窄病变。最终,2014 年 11 月 26 日,美国食品与药物管理局(FDA)审批通过了 HeartFlow 基于 CTA 计算血流储备分数软件系统(FFR_{CT})的上市申请。

DISCOVER-FLOW(diagnosis of ischemia-causing stenoses obtained via noninvasive fractional flow reserve)是一项多中心、前瞻性评价 FFR_{CT}准确性的早期研究,它将 FFR_{CT}与有创 FFR 进行比较,共评价了来自4 个中心 103 例患者的 159 支冠脉血管。结果显示,FFR_{CT}与 FFR 具有良好的一致性(r=0. 717)。缺血指标定义为 FFR ≤ 0. 80,FFRCT 的诊断准确性、敏感性、特异性、阳性预测值和阴性预测值分别为 84. 3%、87. 9%、82. 9%、73. 9%、92. 9%。这显示 FFR_{CT}可以成为诊断功能性缺血可靠的无创影像学方法。

DeFACTO(determination of fractional flow reserve by anatomic computed tomographic angiography)发表了国际多中心的 FFR_{CT}与 CTA 评价心肌缺血准确性对比的研究报告。报告包括了来自 5 个国家、17 个中心、252 例患者的 407 支冠脉血管。结果显示,FFR_{CT}优于 CTA 评价冠脉狭窄性心肌缺血的准确性(73% *vs.* 64%),敏感性(90% *vs.*84%),特异性(54% *vs.*42%),阳性预测值(67% *vs.*61%),阴性预测值(84% *vs.* 72%)。对于中等程度冠脉狭窄(40% ~70%),FFRCT 的准确性比 CTA 提高了两倍(37% ~82%),而敏感性并不降低。

2013 年 10 月,HeartFlowNXT 在 Transcatheter Cardiovascular Therapeutics(TCT)会议上报道了最新的 FFR_{CT}研究成果。该研究是迄今最大规模的 FFR_{CT}研究,也代表了 FFR_{CT}的当今最高研究水平。该研究纳入了欧洲、亚洲、澳大利亚等 10 个中心的冠心患者 254 例、冠脉血管 484 支,重点研究了中度狭窄程度患者的 FFR_{CT}。结果显示 FFR_{CT}比 CTA 更准确(79% *vs.*34%)。

以上3项验证性试验比较了FFR_{CT}与侵入性FFR的效果，此后日本、丹麦、美国、意大利等多个国家和国内同济医院、中山医院的学者陆续进行了以上3个试验的类似试验，验证了FFR_{CT}确有良好的可重复性，其结果真实、可靠。2015年9月公开的PLATFROM研究则首次前瞻性评价FFR_{CT}在真实世界中的应用价值。该研究是一项多中心、对照、前瞻性临床试验，入选了欧洲11家中心共585例胸痛患者，分为计划侵入性检查和计划非侵入性检查2组，每组患者进一步分为2个队列，即常规诊断路径和FFRCT指导策略。结果显示，在计划侵入性冠脉造影（ICA）的患者中，常规路径组73%的患者接受ICA而未发现明显阻塞，FFR_{CT}组仅占12%。根据FFR_{CT}结果，61%的患者取消了ICA检查。两种策略最终接受血运重建的比例相当。主要研究终点为90d时行导管检查和（或）发生阻塞性CAD［冠脉造影定量分析（QCA）或FFR≤0.80］；次要研究终点为死亡、心肌梗死（MI）、消化性溃疡（UA）和辐射（花费以及生活质量）。结果显示对于计划行ICA患者，与标准ICA相比，应用CT/FFR_{CT}与ICA时非阻塞性CAD发生率降低相关（12% *vs.* 73%）。在次要研究终点方面，辐射或血运重建率方面各组间无差异。应用FFR_{CT}导致61%的ICA取消，且可为PCI/CABG提供更多功能性数据。

过去HeartFlow采用商业软件进行冠脉血流动力学计算，对1例FFRCT的计算时间为1d（包括图像处理和撰写临床报告），对于临床上的紧急病例，这个时间显得太长了。近期Coenen等已研发出了原型软件，可以将平均计算时间缩短至10～52min，而不降低排除缺血病变的准确性。新软件根据冠脉粥样硬化程度、病变节段不同需要不同的计算时间，目前该软件还未做商用。Renker等也开发出一套同时提高计算准确性（32%～84%）和患者/病变特异性（34%～85%）的算法。这些运行算法的改进尝试为未来FFR_{CT}的广泛临床推广提供了可能。

最新的FFR_{CT}研究开始指向病变特异性的缺血诊断。传统ICA只能对局部的狭窄严重参数进行评估，对于弥漫性的冠脉粥样硬化存在的漏估的可能，不能较真实地评价病变与缺血之间的关系。研究表明病变长度、空间结构及3项主要粥样硬化斑块特征（atherosclerotic plaque characteristics，APCs）即适应性正性重塑（adaptive positive remodeling，APR）、超声信号衰减斑块（low attenuating plaque，LAP）及点状钙化（spotty calcification，SC）会对冠脉局部是否缺血产生影响，APCs的存在会增加缺血的可能，存在两个及以上的APCs缺血事件的发生率将增加13倍。检查弥漫性冠脉粥样硬化及以上病变特点是CTA相对ICA独有的优势。目前，尚有CREDENCE研究（computed tomographic evaluation of atherosclerotic determinants of myocardial ischemia）等致力于研究斑块特征与心肌缺血之间的关系、进一步揭示心肌功能性缺血的影响因素。

在国内，FFR_{CT}的研究才刚刚兴起，与国外研究水平差距较大。程云章等利用有限体积法对冠状动脉进行了血流动力学数值模拟，探讨了不同狭窄程 度的冠状动脉简化模型在舒张期血液的压力分布，并以此计算出FFR值，阐明冠状动脉不同狭窄程度与FFR值之间的关系。但其冠状动脉模型是简化的，不是个性化的，计算的边界条件也不是生理真实的，计算结果只有一定的统计学意义，因此该方法不具备临床诊断的方法学意义。涂胜贤等建立了基于三维定量冠脉造影图像（quantitative coronary angiography，QCA）构建冠脉模型，由心肌梗死溶栓（thrombolysis in myocardial infarction，TIMI）帧数计数来确定充血状态冠脉平均流量的FFR数值计算方法。该方法中，冠脉流量是通过造影剂在一定体积血管内的传播时间（帧数计数）来得到的，是生理真实和准确的，所以FFR计算精度很高，具有临床诊断意义。但是，QCA和TIMI都是有创的，所以这种方法本质上并不是无创的。

FFR_{CT}亦存在一定局限性。冠状动脉最小管腔直径会影响计算模拟血流动力学的准确性，局部边界阻力、血液黏度、血流压力梯度和病变长度也会影响FFR_{CT}对病变性质的判断；FFR_{CT}对中等程度狭窄（40%～70%）的心肌缺血诊断的准确率一直不够高（84.3%），这些将会是以后着力解决的问题。此外，采集的CTA图像质量情况对FFR_{CT}的准确性、敏感性有一定影响，运动、信噪比、对位不准、钙化等产生的图像伪影会影响图像质量，进而影响对冠脉病变的分析。对于存在钙化的病变FFR_{CT}的准确性可能下降，但由于FFR_{CT}是通过大量监测数据运用计算流体力学的方法获得的，而不单纯依赖所采集的图像质量，其准确性还是高于同一病变条件下的 CTA 检查。此外，目前进行 FFR_{CT}检查前需药物控制心率至 60 次/分以下并舌下含服硝酸甘油或使用腺苷等药物以实现减慢心率并扩张冠脉，以此模拟最大充血状态下的压力情况，没有考虑到冠状动脉正常血管、病变血管与微循环血管对血管扩张药物反应性是不同的，很多患者无法耐受腺苷等药物，以此方法检测可能会低估冠脉血管缺血的程度。FFR_{CT}的使用须依靠 CTA 的影像资料，因此 CTA 禁忌证患者（急性冠状动脉综合征、造影剂过敏、心律失常等）FFR 同样不适用。时至今日，所有验证 FFR_{CT}诊断效果的研究入组均未包括 CABG/PCI 术后患者，限制 FFR_{CT}在此类患者的临床应用；此外，FFR_{CT}诊断中度狭窄（40% ~70%）型心肌缺血的准确性不高（84.3%）的问题仍然没有解决。所以，FFR_{CT}的计算精度需进一步提高，以满足临床诊断的需要。目前正在进行的大型研究如 ADVANCE（assessing diagnostic value of non-invasive FFRCT in coronary care）和 FAME（fractional flow reserve versus angiography for multivessel evaluation），旨在考量 FFR_{CT}指导的治疗对临床转归、成本-效益的影响。这些研究将进一步促进和推广 FFR_{CT}的临床应用。

参考文献

陆怡菡，曾蒙苏.2014.FFR_(CT)：无创冠脉血流储备分数检测方式.中国医学计算机成像杂志，02：200-204.

Kimura T，Shiomi H，Kuribayashi S，et al.2015.Cost analysis of non-invasive fractional flow reserve derived from coronary computed tomographic angiography in Japan.Cardiovasc Interv Ther，30（1）：38-44.

Koo BK，Erglis A，Doh JH，et al.2011.Diagnosis of ischemia-causing coronary stenoses by noninvasive fractional flow reserve computed from coronary computed tomographic angiograms results from the prospective multicenter DISCOVER-FLOW（diagnosis of ischemia-causing stenoses obtained via noninvasive fractional flow reserve）Study.J Am Coll Cardiol，58（19）：1989-1997.

Min JK，Leipsic J，Pencina MJ，et al.2012.Diagnostic accuracy of fractional flow reserve from anatomic CT angiography.JAMA，308（12）：1237-1245.

Min JK，Taylor CA，Achenbach S，et al.2015.Noninvasive fractional flow Reserve derived from coronary CT Angiography：clinical data and scientific principles.JACC Cardiovasc Imaging，8（10）：1209-1222.

Nørgaard BL，Leipsic J，Gaur S，et al.2014.Diagnostic performance of noninvasive fractional flow reserve derived from coronary computed tomography angiography in suspected coronary artery disease：the NXT trial（Analysis of Coronary Blood Flow Using CT Angiography：Next Steps）.J Am Coll Cardiol，63（12）：1145-1155.

Patel MR.2012.Detecting obstructive coronary disease with CT angiography and noninvasive fractional flow reserve.JAMA，308（12）：1269-1270.

Taylor CA，Fonte TA，Min JK.2013.Computational fluid dynamics applied to cardiac computed tomography for noninvasive quantification of fractional flow reserve：scientific basis.J Am Coll Cardiol，61（22）：2233-2241.

Zarins CK，Taylor CA，Min JK.2013.Computed fractional flow reserve（FFTCT）derived from coronary CT angiography.J Cardiovasc Transl Res，6（5）：708-714.

13. OCT 对动脉粥样硬化易损斑块的评估及临床意义

哈尔滨医科大学附属第二医院 于 波

尽管对于冠心病的诊断手段、危险因素的控制等不断提高使病死率有明显下降的趋势，然而冠心病仍然居全球致病率与致死率之首。过去的几十年里，由于腔内影像学手段的发展，大大提高对于冠心病病理生理过程的认识，由此引发对于治疗策略、疾病预后的固有观念正在发生变革。尽管有一系列非侵入性影像学技术，如多层 CT(multidetector computerized tomography)，但由于侵入性血管内影像学技术能更好地识别动脉粥样硬化斑块，例如斑块定位、斑块内成分鉴别等令其优势更为突出。与血管内超声(intravascular ultrasound，IVUS)、虚拟组织学(virtual histology，VH-IVUS)、近红外光谱成像(nearinfrared spectroscopy，NIRS)相比，光学相干断层成像技术(optical coherence tomography，OCT)分辨率最高(10~15 μm)。它能够在体实时对于动脉粥样硬化斑块成分，如新生血管、胆固醇结晶，易损斑块(如 TCFA，巨噬细胞等)准确定性或者定量分析。这对于评价冠心病患者罪犯病变类型、非罪犯血管稳定性评价、动脉粥样硬化斑块进展是十分重要的。

一、OCT 定义的易损斑块

在这里需要强调，所有腔内影像学技术对于动脉粥样硬化易损斑块的描述都是源于病理尸检的定义。Virmani 教授在 2000 年通过对大量病理斑块性质的分析提出，导致急性冠脉综合征产生的病理机制是“易损斑块”(thin-cap fibroatheroma，TCFA)。大多数易损斑块的表现为大脂质核心，表面覆盖薄纤维帽(纤维帽厚度<65μm)，同时纤维帽附近有大量的巨噬细胞浸润。

PROSPECT 研究入选的非罪犯血管 TCFA 即沿用病理的诊断标准。研究结果提示，应用 VH-IVUS 检测动脉粥样硬化高危斑块类型中的 TCFA 与 3 年临床主要不良事件相关。OCT 定义的 TCFA 表现为大脂质核心斑块(脂质角度超过 90°)，表面纤维帽厚度小于 65μm。然而，我们需要在这里强调，纤维帽厚度的界值在所有影像学研究中均采用病理定义。由于病理组织固定过程中的组织缩水会出现斑块成分，包括纤维帽测量的误差。因此，有研究结果显示 OCT 薄纤维帽的界值或有变动(80μm 或 65μm)。对于易损斑块 TCFA 纤维帽的 OCT 定义，仍有待进一步研究结果给予充分的证据。

OCT 对于脂质角度的判定及定量分析明显优于纤维帽厚度，Kim 等的 OCT 研究结果发现对于纤维帽厚度的测量存在分析者间差异，而脂质角度则表现更多的一致性。需要提醒的是当大量巨噬细胞存在情况下，可能会影响 OCT 对于脂质斑块定性及范围的评价导致高估了脂质斑块的发生情况。

斑块内其他成分共同参与动脉粥样硬化斑块的稳定性的变化。而在所有影像学技术中，OCT 的综合优势越发明显。2003 年，Tearney 等便证实在体 OCT 能够识别斑块内巨噬细胞，试图采用组织特异性分析定量巨噬细胞的密度。在他们的研究中，应用 OCT 识别的巨噬细胞与组织病理相关性很强($r=0.84$，$P<0.0001$)。提示易损斑块内巨噬细胞含量增加，炎症反应增强。然而，我们并未在后续的临床研究看到更多关于巨噬细胞的结果。可能原因是 OCT 作为光信号，对于巨噬细胞聚集的高发射亮带证据缺乏，同时由于 OCT 的探测深度限制，若巨噬细胞存在，但位于斑块内则 OCT 无法对其定性。如不能准确识别巨噬细胞，后续的组织特异性分析结果亦不可靠或仅限于体外研究。当然，OCT 的巨大优势在于对于斑块内各种成分的敏感性和特异性均明显高于其他影像学技术，如斑块内血栓成分，浅表钙化，微通道和胆固醇结晶。这些斑块内围观结构在一定时期内会影响斑块稳定性的快速变化，从而诱发脂质斑块进展及斑块破裂。

二、OCT 易损斑块与急性冠脉综合征

病理研究结果显示造成急性冠脉综合征(acute coronary syndrome,ACS)最常见的病理学机制斑块破裂、斑块侵蚀和钙化结节。然而,传统影像学(如冠脉造影和IVUS)由于其分辨率较低,对上述病变的识别率较低或无法识别。以至于长久以来,对于急性冠脉综合征的定义等同于斑块破裂。最近一项 OCT 研究对 ACS 的罪犯斑块进行了系统的分类和定义,并首次对斑块侵蚀和钙化结节进行了 OCT 定义,这对其他研究者对 ACS 发病机制的研究具有重要的指导作用。OCT 定义下的斑块破裂、斑块侵蚀及钙化结节分别占 ACS 罪犯病变的 43.7%、31.0%、7.9%。可见,既往对于易损斑块的定义已经难以满足目前对于急性冠脉综合征病理生理过程的认识。如何更好确立易损斑块的诊断标准、丰富易损斑块的斑块特征需要更多的影像学研究结果的积累。

1. 斑块破裂　目前一致认为,斑块破裂(plaque rupture)的定义为脂质斑块的纤维帽连续性中断(disruption),继而使斑块内致血栓核心暴露到血流中。斑块破裂通常出现在薄纤维帽粥样斑块(thin cap fibroatheroma,TCFA)中,可表现为纤维帽的断裂或内膜的撕裂。当进行 OCT 成像时,注入晶体液体或造影剂时,这些破裂区域在 OCT 图像上表现为低信号的空洞或空腔(cavity)。早期一项应用 OCT 在体评价 ACS 患者罪犯病变特征的研究发现,斑块破裂的前体为 TCFA,与 SAP 相比,ACS 患者 TCFA 发生的频率明显较高(AMI 为 72%,UAP 为 50%,SAP 为 20%;$P=0.012$)。Burkle 等比较了 116 例静息时死亡的男性和 25 个剧烈运动或情绪紧张时死亡的男性中斑块破裂的发生率及形态学特征。25 个因剧烈运动或情绪紧张死亡的男性中,有 17 例(68%)可以观察到斑块破裂,116 例休息中死亡男患者中有 27 例(23%)观察到斑块破裂($P<0.01$)。与静息组相比,压力组破裂斑块的平均最小纤维帽厚度更小。压力组斑块破裂口主要位于斑块的中间,然而,静息组斑块破裂口主要位于斑块的肩部。然而,一项 OCT 的在体研究得出的结果与之相反,研究发现,与压力组相比,静息组破裂斑块纤维帽更薄(50μm *vs* 90μm,$P=0.002$),压力组破裂斑块主要位于斑块肩部(57% *vs* 93%,$P=0.017$)。此外,不仅 TCFA,而且 ThCFA 也可能发生破裂,该研究提示:与斑块肩部所承受的最大压力相比,FCT 是决定斑块不稳定性的更重要因素。压力存在的时候,即使 ThCFA 厚度达到 150μm,斑块肩部也有可能发生斑块破裂。

2. 斑块侵蚀　OCT 对斑块侵蚀(plaque erosion)的定义和分类主要基于纤维帽的完整性和血栓的存在与否,并结合斑块侵蚀的病理学特征和 OCT 的成像优势,将斑块侵蚀分为明确的斑块侵蚀和可能的斑块侵蚀(表 1-14)。

表 1-14　ACS 患者常见罪犯病变的 OCT 分类及定义

病变类型	定义
斑块侵蚀	纤维帽完整,无斑块破裂;伴或不伴血栓形成;斑块类型多为纤维斑块,脂质斑块,或内膜增厚,钙化斑块较少见
明确的斑块侵蚀	纤维帽完整;伴血栓;血栓所覆盖斑块结构可识别
可能的斑块侵蚀	不伴血栓;斑块表面不规则 伴血栓;血栓所覆盖斑块结构不可识别;但血栓近端或远端临近处未见浅表钙化或脂质
斑块破裂	脂质斑块伴纤维帽破裂;伴或不伴血栓;多数伴有空腔形成
钙化结节	纤维帽破裂;钙化斑块伴结节样钙化突入管腔内;伴血栓形成;浅表钙化;血栓的近端和(或)远端钙化严重

急性心肌梗死、心脏性猝死的患者中,斑块侵蚀占冠脉血栓的 25%~40%。1994 年,van der Wal 就无斑块破裂的血栓首次介绍了"斑块侵蚀"这一术语。死于急性心肌梗死的患者中,40% 发现斑块侵蚀,60% 发现斑块破裂。然而,对 298 例未经溶栓和 PCI 治疗的心肌梗死死亡患者尸检发现:斑块侵蚀的发生率为

25%，斑块破裂的发生率为75%。与男性相比，斑块侵蚀在女性中更常见(37.4% *vs* 18.5%，P=0.0004)。Farb等研究了96例冠状动脉猝死的患者，其目的是对比斑块破裂和斑块侵蚀相关冠脉血栓的发生率及形态学特征。50例发现急性血栓患者中，22例(44%)为斑块侵蚀，28例(56%)为斑块破裂。与斑块破裂相比，斑块侵蚀在年轻女患中更常见，此类患者中管腔面积狭窄较轻，钙化、巨噬细胞更少见。另一项关于241例心脏性猝死的尸检研究中，斑块侵蚀约占40%，同样的，斑块侵蚀在年轻女性以及50岁以下男性中更常见，且斑块侵蚀与吸烟相关，尤其是在绝经前女性中。关于斑块侵蚀机制的在体研究是非常局限。我们应用OCT分析了126例ACS患者，发现斑块侵蚀的发病率为31%(明确的斑块侵蚀：18%，可能的斑块侵蚀：13%)(图1-6)。

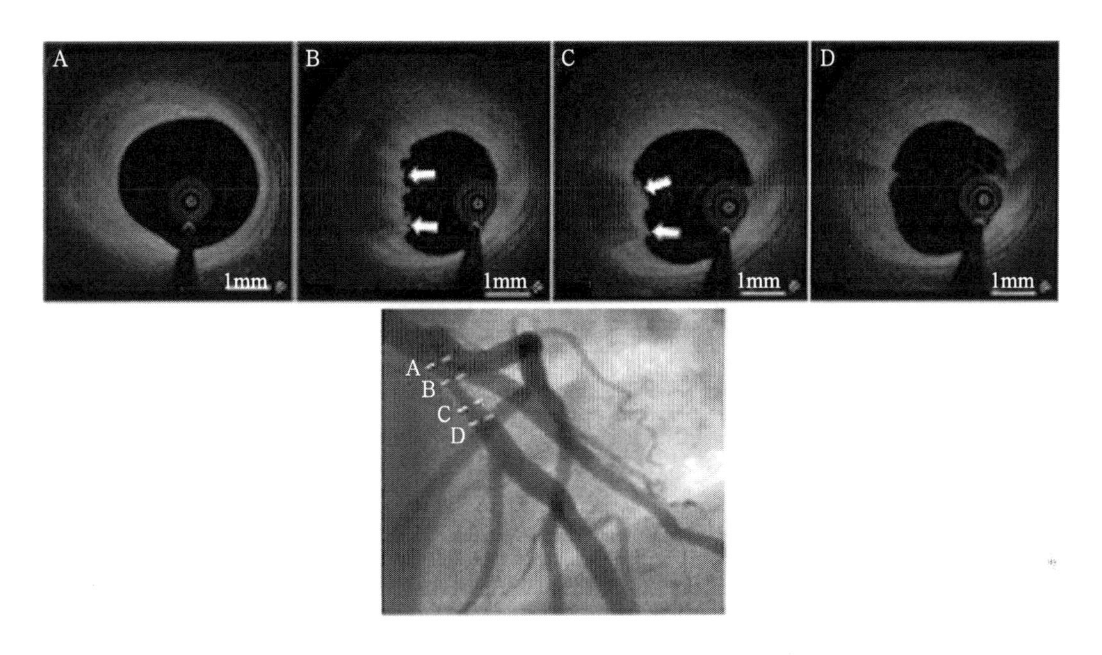

图1-6 斑块侵蚀的造影与OCT图像

与斑块破裂不同，病理学上斑块侵蚀的斑块特征主要包括：病理性内膜增生的早期病变，纤维斑块、伴厚纤维帽的脂质斑块，这些斑块坏死核心较小、钙化少、斑块负荷较小。这些发现也被一些在体影像学研究证实：与斑块破裂相比，斑块侵蚀中脂质斑块的检出率低。值得注意的是，斑块侵蚀中，纤维斑块与脂质斑块的分布相似(44% *vs* 56%)。然而，与斑块破裂相比，斑块侵蚀发生在脂质斑块时，其纤维帽更厚，脂质角度更小，脂质斑块长度更短。与之前报道的斑块侵蚀部位多伴有炎症反应的研究相比，此研究中斑块侵蚀部位以巨噬细胞、淋巴细胞浸润为特征的炎症反应少见，血栓下内膜富含平滑肌细胞。尸检研究显示，斑块侵蚀中85%以上冠脉血栓的特征表现为：炎症细胞溶解愈合晚期，平滑肌和(或)内皮细胞浸润，或表现为伴有不同程度血小板或纤维覆盖的平滑肌细胞和蛋白聚糖积聚。在另一个尸检研究中，与斑块破裂相比，由斑块侵蚀引起的冠脉血栓中，髓过氧化物酶阳性细胞的密度更高。此外，与斑块破裂导致的ACS患者相比，斑块侵蚀导致的ACS患者循环血液中髓过氧化物酶的水平也更高。这也提示：在没有侵入性检查时，也许可以通过检测炎症标志物来做出斑块侵蚀的诊断。然而，这还需要大量的前瞻性研究来发现可以区分斑块侵蚀以及潜在的斑块侵蚀的比较敏感的血清标志物。

通过这些研究发现，斑块破裂与斑块侵蚀的病理学特征与临床特点有很大不同，这也提示，导致斑块破裂、斑块侵蚀的病理生理学机制不同，由此推断斑块破裂与斑块侵蚀的治疗方式也应不同。斑块破裂多引起病变部位血栓量较大，相比之下，斑块侵蚀引起的病变部位血栓负荷更小，血管壁结构相对完整，管腔更大。对于斑块侵蚀患者,如果溶栓或血栓抽吸后管腔没有明显受累,有可能抗栓治疗比支架植入对病变稳定更有效。然而,还需要更多的证据来验证这一假设。

3. 钙化结节　钙化结节(calcified nodules)的定义是单个或多个钙化的区域,突出到管腔内部伴纤维帽的破裂,经常形成尖锐突出的角,伴有血栓形成。作为继斑块破裂和斑块侵蚀,引起冠状动脉血栓的第三大常见原因,“钙化结节”的概念由 Virmani 等于 2000 年首次介绍。这是一种突出向管腔内的破裂的结节性钙化并覆有血栓的病变。它是由分散的钙化碎片组成,这些碎片与纤维混合组成小的钙化结节,并伴有少量的血栓。基于上述病理学形态,OCT 图像上钙化结节的定义为发生纤维帽破裂的钙化斑块,这些钙化斑块主要特征为结节样钙化突出到管腔内,浅表钙化,病变近端或远端可见严重钙化。需要注意的是,钙化结节的诊断是需要钙化突向管腔并伴有血栓覆盖,而有薄纤维帽但是并无血栓的结节性钙化并不能诊断为钙化结节。

病理学报告显示在急性冠脉血栓导致的心脏性猝死或心肌梗死患者中,2%~7%是由钙化结节造成的。影像学研究也同样发现 8%的 ACS 患者中,罪犯病变为钙化结节(图 1-7)。在 PROSPECT 研究中,应用 IVUS 对钙化结节(定义为不规则和突出管腔表面)的形态学特征进行分析,结果显示伴三支血管病变的 ACS 患者钙化结节发生率更高。本研究分析了 250 例患者的 1573 支动脉,发现了 314 个钙化结节,钙化结节在冠脉血管中的发生率为 17%,在患者中的发生率为 30%。值得注意的是在 PROSPECT 研究中并没有区分“有血栓覆盖的钙化结节”和“没有血栓覆盖的钙化结节”。之前在尸解研究中,钙化结节定义为伴有腔内血栓形成的破裂钙化。然而,VH-IVUS 不能识别体积较小的血栓,那些没有血栓覆盖的结节性钙化需要与钙化结节进行区分。因此,在 PROSPECT 研究中,被 IVUS 定义为“钙化结节”的斑块有很多,但

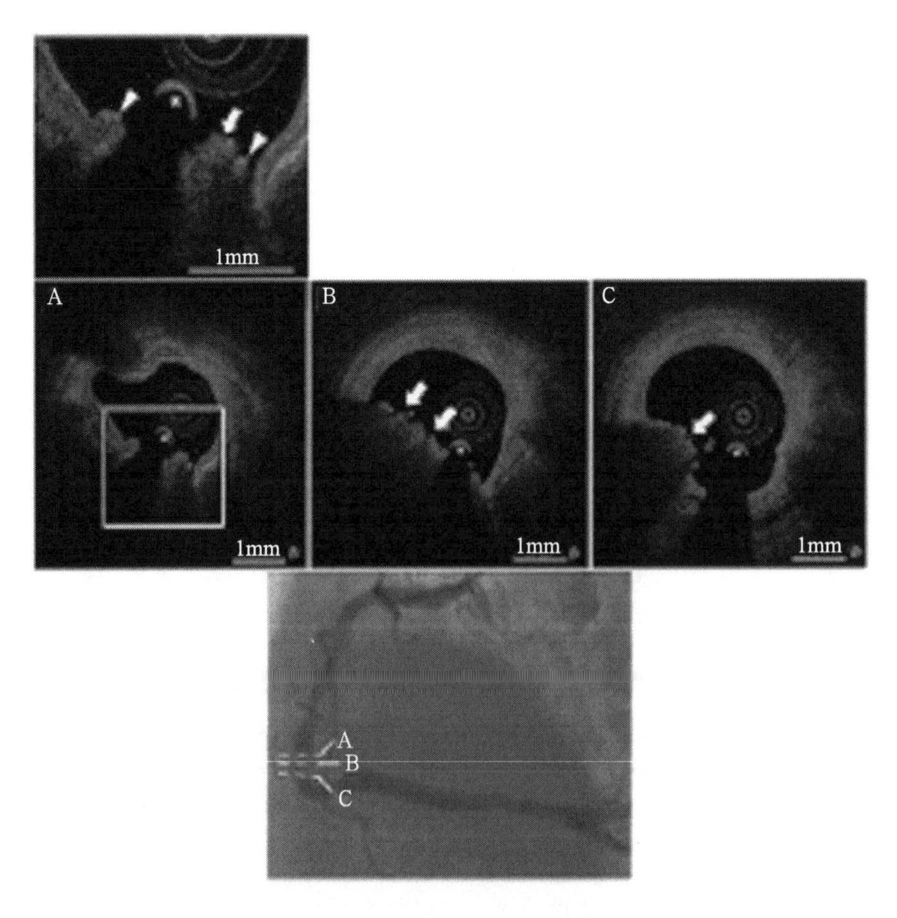

图 1-7　钙化结节的造影与 OCT 图像

是这些斑块不一定会引起心血管事件。虽然钙化结节的形成机制还不是很清楚,但是一些钙化的针状体之间经常有一些纤维,周围伴随少量的破骨细胞和炎症细胞,这提示一些伴有斑块内出血的破裂的钙化板和碎片可能是钙化结节形成的关键。钙化结节经常发生在钙化比较严重的弯曲的冠状动脉,老年患者和男性患者,这种病变经常在右冠和左前降发现。钙化结节经常偏心的,并且发生在缺少内皮覆盖的结节性钙化,常与未导致管腔闭塞的血栓形成有关。

三、OCT在指导冠心病介入诊治中的作用

ACS的主要原因是斑块破裂,紧随其后的是斑块侵蚀,较少的是钙化结节。血管内OCT对研究ACS的发病机制提供了前所未有的帮助,应用OCT区分斑块破裂还是斑块侵蚀,对不同类的患者给予不同的治疗方案。虽然更加深入的临床研究还需要研究很多,但OCT对研究ACS的发病机制、动脉粥样硬化易损斑块诊治无疑地占据着重要的地位。

参考文献

Ferrante G, Nakano M, Prati F, et al.2010.High levels of systemic myeloperoxidase are associated with coronary plaque erosion in patients with acute coronary syndromes: A clinicopathological study.Circulation, 122: 2505-2513.

Jia H, Abtahian F, Aguirre AD, et al.2013.In vivo diagnosis of plaque erosion and calcified nodule in patients with acute coronary syndrome by intravascular optical coherence tomography.J Am Coll Cardiol, 62: 1748-1758.

Kim SJ, Lee H, Kato K, et al.2012.Reproducibility of in vivo measurements for fibrous cap thickness and lipid arc by OCT.JACC Cardiovasc Imaging, 5(10): 1072-1074.

Kramer MC, Rittersma SZ, de Winter RJ, et al.2010.Relationship of thrombus healing to underlying plaque morphology in sudden coronary death.J Am Coll Cardiol, 55: 122-132.

Tian J, Ren X, Vergallo R, et al.2014.Distinct morphological features of ruptured culprit plaque for acute coronary events compared to those with silent rupture and thin-cap fibroatheroma: a combined optical coherence tomography and intravascular ultrasound study.J Am Coll Cardiol, 63(21): 2209-2216.

Xu Y, Mintz GS, Tam A, et al.2012.Prevalence, distribution, predictors, and outcomes of patients with calcified nodules in native coronary arteries: A 3-vessel intravascular ultrasound analysis from providing regional observations to study predictors of events in the coronary tree(prospect).Circulation, 126: 537-545.

14. 如何在冠心病中灵活运用运动平板试验

上海交通大学附属胸科医院　徐迎佳

运动平板试验(exercise treadmill test,ETT,以下简称平板试验)是冠心病诊断中常用的一种无创检查方法。由于其操作简单,安全性高,因此常常作为初筛试验对疑似或确诊的冠心病患者进行诊断、危险评估和分级等。虽然平板试验应用至今已有近40年的历史,但仍有许多临床医师和生理学家通过改良诊断标准,试图从试验的结果中挖掘出更多有价值的信息。目前,平板试验的诊断标准不仅仅局限于运动中心电图ST-T段的变化,运动过程中患者的心率、体能、血压、主观症状甚至结合计算机技术对心电图波形细微变化的分析,都从不同程度上提高了平板试验在诊断和预后方面的敏感性和特异性。新兴的冠脉检查技术层出不穷,但平板试验在冠心病的诊治中仍有其不可替代的重要作用。本章节通过几个常见问题的阐述,指导临床医师规范、灵活地使用平板试验。

一、何时需要平板试验

平板试验的主要用途是评估可能、已确诊冠心病患者的诊断、病情严重程度和预后,以指导下一步预防措施、治疗计划的制订。平板试验的适用人群主要包括近期出现不稳定型心绞痛症状但没有临床心肌缺血证据的中-低危患者,近期症状有变化的确诊冠心病患者,以及那些无症状但临床证据疑似心肌缺血(如心电图出现完全性左束支传导阻滞、ST段压低但小于1mm)的患者。作为初筛手段,平板试验对冠心病中危患者的诊断价值和后续诊疗指导意义最大。而对冠心病高风险人群(如男性>50岁或女性>60岁患者出现典型心绞痛),可以考虑直接进行心血管造影检查。

二、平板试验有哪些注意事项

平板试验对患者的基础状况有一定的要求。如果患者无法完成平板试验所要求的最低运动强度,试验的准确性就会大打折扣。试验开始之前,医师可以根据患者的日常活动能力或者通过Duke活动状态指数(Duke activity status index,DASI,表1-15)估计患者的体能状况,以决定是否进行试验。患者静息状态心电图也有一定要求,如果基线心电图出现完全性左束支传导阻滞,起搏性室性心律,预激综合征或ST段压低超过1mm,不宜进行平板运动试验。

表1-15　Duke活动状态指数问卷

你是否能够	是	否	得分
1.生活自理(如吃饭、穿衣、洗澡、如厕)?			2.75
2.在室内走动,比如你的家里?			1.75
3.在平地上行走一到两个街区?			2.75
4.爬一段楼梯或者爬坡?			5.50
5.跑一小段距离?			8.00
6.在家里干一些轻体力活,比如擦灰或洗碗?			2.70
7.在家里干一些中度体力活动,比如扫地或搬东西?			3.50
8.在家里干一些重体力活,比如擦地板或者搬运家具?			8.00

续表

你是否能够	是	否	得分
9.打理庭院,比如除草,修剪枝叶?			4.50
10.发生性行为?			5.25
11.参与中等强度的娱乐活动,比如保龄球、乒乓球、跳舞、高尔夫			6.00
12.参与剧烈运动如游泳、网球、足球、棒球、滑雪?			7.50
把选择“是”选项的分数相加,再除以3.5得到DASI运动当量			

平板试验的绝对禁忌证有急性心肌梗死(包括新出现的左束支传导阻滞LBBB)、高危不稳定心绞痛患者、有症状的严重主动脉狭窄、引起症状或血流动力学不稳定的无法控制的心律失常、病情不稳定的心力衰竭、急性心肌炎或心内膜炎、急性肺栓塞和急性主动脉夹层。相对禁忌包括冠脉左主支狭窄、严重肺高压、电解质异常、肥厚型梗阻性心肌病和无法控制的心律失常。存在相对禁忌时,如果医师认为确诊心肌缺血的收益大于进行试验的风险,仍可进行实验。

在平板试验的过程中,患者必须达到按年龄预计的最大心率85%以上才具有诊断价值。因此,如果患者平时服用控制心室率的药物如β受体阻滞剂,应在实验开始的前一天停药(若1天2次则停用前一晚和当日早上的剂量,若1天1次停用当天早上的剂量)。在试验前12h应该尽量避免剧烈运动。

一般来说,平板试验是安全的,但仍然有极小的概率出现心肌梗死(1∶5000)和死亡(1∶10 000)。严重心律失常有时发生在运动终止后,因而强调运动停止后必须继续监测数分钟。

三、试验的流程

试验开始前先给患者记录12导联基线心电图,同时询问病史并且测量静息血压。试验开始让患者在跑步机上行走,启始设定较小的坡度和速度,每隔2~3min增加一次速度和坡度。在此过程中心电图和血压都被记录下来。试验在到达目标运动量后停止,如果期间患者出现胸痛、眩晕、呼吸短促或某些心电图和血压的阳性征象,也会酌情予以中止。心电图会记录到试验结束后5~10min,观察患者恢复期的生理变化。

四、试验中关注的指标

1. 心电图波形

(1)ST-T段改变:毫无疑问,ST-T段改变一直以来都是平板试验诊断的关键所在。目前认为试验过程中患者R波占优势的导联出现明显的ST段压低(定义为ST段在J点后60ms处水平或下斜压低>1mm或上斜压低>1.5mm)可诊断为心肌缺血。运动开始后ST段压低出现越早,在恢复期的持续时间越长以及诱发ST段压低的运动量越低,患者的预后越差。无论男女,低运动负荷下(<5METs)出现显著的ST段阳性反应(在除aVR外的无q波的导联出现ST段压低>2mm或ST抬高>1mm)或持续到恢复期5min之后,都可诊断为冠心病高危患者。

而近期Uthamalingam S等对454例同时接受过平板试验和心血管介入手术的患者进行回顾性多因素分析发现,平板试验中出现aVR导联ST段抬高是左主支或前降支开口处狭窄的最有效的预测因素,aVR导联出现1mm的抬高,预测左主支或前降支开口处狭窄的敏感性达到75%,特异性达到了81%。

运动诱导的心肌缺血是冠脉狭窄和心肌需氧量上升共同作用的结果,而心肌需氧量的上升也会导致心率加快。基于这个观点,有研究者认为运动诱导的ST段压低和心率变化之间存在着一定的关系。通过对运动过程中患者ST段压低值和心率两者之间进行线性回归求得ST段/心率曲线的斜率(ST/HR slope)或计算ST段/心率指数(ST/HR index),可对ST段压低的结果进行修正。ST/HR指数的计算方法是:最大运动量ST值(J点后60ms测量)-直立ST值)/(最大运动量心率-直立心率),结果大于1.6 μV/bpm为阳性。国外已有多项临床研究显示,ST/HR指数显著提高了平板实验诊断冠心病和预测患者死亡率的敏感性,再加上简单易算,使其具有很高的应用价值。

(2)QRS宽度:心肌缺血会导致心肌传导速度下降,所以有人假设运动前后QRS宽度变化也是心肌缺血的标志。有研究者对运动过程中心电图QRS波宽度的细微改变进行分析,发现QRS延长对女性冠心病和介入术后再狭窄都有较好的诊断价值。但这个指标需要计算机进行辅助分析,应用面比较狭窄。

(3)QRS波幅:针对平板实验中QRS振幅的分析方法中,Athens QRS分数(Athens QRS score)是比较常用的一种。该方法先分别测量运动前和运动中aVF和V5导联的合成振幅(R波高度减去相应Q和S的高度),用运动中的振幅减去运动前的振幅,再把两个导联的结果相加得到最终分数。Michaelides A等研究发现该方法的阴性结果与冠心病相关,是独立于ST段压低的预测指标。对判断心室壁的活动异常的广泛程度有一定价值。

(4)恢复期的变化:有研究者发现,运动诱导的心肌缺血患者在进行平板运动试验后ST段改变和心率都会逐渐恢复,但两者之间并不是同步的。若以受试者运动及恢复期记录的心率和ST段电压值为坐标轴绘成折线图就可发现,正常人的图形形成一个顺时针的环,而有冠心病的患者折线走向为逆时针,提示ST段的恢复落后于心率。Bigi等先分别计算运动期和恢复期心率-ST折线下的面积,再把两个面积相减,结果称为负荷-恢复指数。研究发现这个指数在分辨心肌梗死后广泛病变,预测心肌梗死后死亡率和预测伴有胸痛的高血压患者的病死率方面比传统诊断标准如ST段改变或ST/HR指数更准确。

2. 体能　有大量文献证明平板试验中无症状患者达标之前所完成的运动量是预测全因死亡和心血管事件死亡率的重要独立指标。Snader CE等选择了3000例进行过运动负荷SPECT心肌灌注成像的临床患者进行分析,证明体能和SPECT显示的心肌灌注缺损在预测全因死亡方面具有同等效力。体能通常以代谢当量(METs)衡量,1代谢当量约等于每分钟摄取氧气3.5ml/kg。患者的体能与年龄和性别都有很大的关系,因此在临床应用中患者体能的评估标准需要结合以上两个因素进行调整。通常先根据患者的年龄和性别计算[女性:METS=14.7-(0.13×年龄),男性:METs=14.7-(0.11×年龄)]其预期最大体能,若患者实际体能低于预期的85%,则全因死亡和死于冠心病的风险都大幅增加。

3. 心脏变时效应　人体运动时,或在各种生理及病理因素的作用下,心率能够跟随机体代谢需要的增加而适宜增加的功能称为心脏变时效应。运动早期心率增加是中枢对副交感神经的抑制消除和交感张力增加的结果,随后由于中枢对交感的刺激使循环儿茶酚胺浓度上升,这些因素共同刺激窦房结加快心率。

变时功能不全是指运动过程中心率增加不足。有研究指出随着心力衰竭的进展,窦房结对交感刺激的敏感度下降,心脏变时效应也逐渐受损。针对普通人群和临床患者的研究证明变时效应损害可用于预测心血管事件和全因死亡率。

临床中通过记录患者运动中的最大心率来评估患者的心脏变时效应。由于运动中的心率峰值会随年龄下降,不同年龄的最大心率标准需要通过计算得出。经典的公式是最大心率=220-年龄,也有指南指出将女性的计算公式改为206-(0.88×年龄)。在实验过程中若患者的最大心率小于预计最大心率的85%,则患者患有阻塞性冠心病的概率增加,预后较差。

然而有研究者认为这个公式没有考虑到患者的静息心率,于是提出了心率储备的概念。先计算患者的预计心率储备,即预计最大心率减去静息心率。随后记录患者在最大运动量时心率的增加量及其占预计心率储备的百分比,称之为变时指数。患者变时指数<80%就可认为变时功能不全。有研究显示变时指数在预测患者的病死率方面比传统的预计最大心率法准确性高。

4. 心率恢复　运动后数分钟内,患者心率开始下降。在休息的第1min,若心率下降<12bpm则认为患者心率恢复不正常。在多项研究中,平板试验后患者心率恢复减慢与病死率的增加有关,是独立于左室收缩功能,体能,血管造影结果的预测因素。心率恢复不正常也被认为是自主功能失调和胰岛素抵抗的征象。现在尚不清楚心率恢复与死亡率有何关系。有人认为这是一种易于出现致命性心律失常的体质。有

研究显示对比其他死因,心率恢复缓慢对预测心源性猝死最为有效。

5. 血压反应 运动时的血压主要随心排血量和外周循环阻力而改变。由于心排血量增加,收缩压在运动时通常上升,而舒张压基本不变或略有下降。如果患者运动时收缩压上升不足(<20~30mmHg)甚至下降,则可能是由于主动脉排出受阻、严重左室功能不全、心肌缺血或特定药物(β受体阻滞剂)造成。通常来说,患者出现运动诱导的血压降低,医生应该马上考虑患者存在严重心脏疾病如左主支或三支以上冠脉病变。然而,某些情况比如脱水,降压药物或是长时间高强度运动也可在运动时诱发血压降低。

6. 平板试验的危险评分 危险评分(Risk Score)系统整合了平板实验中的多项参数信息,提高诊断的准确性。Duke平板分数(DTS)是其中应用最广泛的方法,结合了患者的体能、ST段改变以及主观症状的信息。算法:DTS=运动时间-(5×ST段偏移量)-(4×心绞痛指数)。运动时间单位为分钟,使用标准Bruce方案。ST段偏移是运动中任意导联(aVR之外)出现的最大ST段净偏移量。心绞痛指数0代表无心绞痛,1代表出现心绞痛但不影响运动,2代表心绞痛已限制运动。根据分数将患者分为低危(DTS≥5),中危(DTS:10到4),高危(DTS≤11)。若患者存在中等以上风险,应当行进一步检查。

DTS评分是一项出色的预后指标。低危者年死亡率约0.25%,高危者年病死率约5%。DTS对预计未来出现心肌梗死、再次介入手术和缺血性心脏病的风险很有价值,但在老年患者(>75岁)中价值较低。

五、平板试验结果不明确如何选择下一步检查

平板试验的结果不明确,主要有以下几个原因。

1. 运动量不足 患者在实验过程中未能达到平板实验的目标心率。

2. 基线心电图改变 患者基础心电图出现ST段压低但小于1mm,诊断特异性降低。

3. 运动心电图改变快速恢复正常 患者在运动过程中出现的ST段改变在恢复期快速消失(<1min)。

4. 患者症状与实验结果不符 如高危患者在运动中出现典型心绞痛症状但心电图无阳性变化。患者不存在瓣膜病变或心力衰竭,但在运动过程中出现血压反应不足(收缩压上升<25mmHg)。

表1-16列举了几种最常用的检查技术在诊断冠心病方面的特点。

表1-16 几种最常用的检查技术在诊断冠心病方面的特点

名称	敏感性(95% CI)	特异性(95% CI)	优势	局限性
运动心脏超声	80%~85%	84%~86%	可观察到心室壁的活动异常;没有辐射;可进行药物负荷实验	肥胖及阻塞性肺病的患者图像质量差;静息状态下有心室壁运动异常的患者诊断准确性低;无法检测到非阻塞性动脉粥样硬化
核医学(SPECT/PET)	85%~90%	70%~75%	可检测心肌血流灌注情况;可确定缺血心肌的范围	肥胖或乳腺组织较多的女性患者信号衰减严重;全心灌注不足的患者会出现假阴性结果;无法检测到非阻塞性动脉粥样硬化;辐射量大
心脏磁共振	79%~88%	81%~91%	可以在无辐射的条件下从任意角度获取心脏结构,功能,形态学的高分辨率图像;可确定缺血心肌的范围	技术复杂;不可用于铁磁物(如起搏器)携带者、幽闭恐惧症者和肌酐清除率<30ml/min的患者

续表

名称	敏感性（95% CI）	特异性（95% CI）	优势	局限性
冠脉 CT 血管造影	85%～99%	64%～90%	阴性结果有很高预测价值，可用于排除冠心病；可显示冠脉粥样斑块的范围和严重程度，可诊断出非阻塞性冠心病	对于心肌缺血的阳性预测值较低；患者存在广泛的钙化斑块时，诊断特异性较低；辐射量高

医师在进行取舍时，可以从以下几个问题开始考虑。

1. 为什么心电图平板试验的结果不明确　如果是因为患者无法达到相应的心率，可以考虑使用药物负荷试验或 CTA。如果是因为患者心电图结果模棱两可，可以使用 SPECT 重复实验或者运动心脏超声。

2. 下一步检查的目的是什么　决定下一步检查方案时，医师需要明确检查的目的：只有当某项检查的结果足以改变患者的治疗方案时，才值得行进一步检查。因此，对于某些低危，尤其是无症状的患者，若能在平板试验中通过其体能和其他临床资料判断其预后很好，那么即使 ECG 结果不明确，也无需进一步检查。对于中-低危患者，CTA 可用于排除冠心病。如果 CTA 证实患者有非阻塞性的冠状动脉硬化，医师可指导其采取相应的预防措施。而对于高危患者，通过心肌灌注成像的信息，医师可了解患者心肌缺血的范围及严重程度，对于优化患者的治疗方案十分有益。

3. 患者的个体差异　患者的个体差异在诊疗方案的选择上有着举足轻重的地位。如对于肥胖或阻塞性肺病患者，选择药物负荷的 PET 或 MRI 可有效避免信号衰减。年轻患者（<45 岁）尤其是女性，对于辐射暴露的伤害最为敏感。在这些患者中应该尽量避免使用 CTA 或者核医学技术。

在临床中，根据患者个人的特殊情况，往往还需要上述的检查来提供额外的信息。如心脏超声可以了解心室功能及瓣膜的情况，MRI 则对诊断心包炎和心肌炎有独特的价值。

综上所述，一份规范的平板试验报告结果，不应该仅仅包含 ST 段变化和风险评分，还要包括体能、变时效应、心率恢复速率、血压反应等对预后有价值的信息。需要特别说明的是，平板运动实验的阴性结果具有较高的预测价值，而对于结果不明确的患者，确诊还需要其他检查技术的辅助。目前可用的检查手段比较丰富，但需要医师结合患者的个体情况合理选择，充分发挥每项技术各自的优势。近期，WOMEN 实验将 824 例疑似冠心病的女性患者分为两组，对比平板实验和运动心肌灌注成像技术（MPI）在诊断方面的准确性，结果显示两组无明显区别，这更加巩固了运动平板试验作为冠心病患者初筛检查的地位。

参考文献

Kwok JM, Miller TD, Hodge DO, et al. 2002. Prognostic value of the Duke Treadmill Score in the elderly. J Am Coll Cardiol, 39: 1475-1481.

McLellan A, Prior D. 2012. Cardiac stress testing-stress electrocardiography and stress echocardiography. Aust Fam Physician, 41(3): 119-122.

Panzer C, Lauer MS, Brieke A, et al. 2002. Association of fasting plasma glucose with heart rate recovery in healthy adults: a population-based study. Diabetes, 51: 803-807.

Shaw LJ, Mieres JH, Hendel RH, et al. 2011. Comparative effectiveness of exercise electrocardiography with or without myocardial perfusion single photon emission computed tomography in women with suspected coronary artery disease: results from the What Is the Optimal Method for Ischemia Evaluation in Women (WOMEN) trial. Circulation, 124: 1239-1249.

Uthamalingam S, Zheng H, et al. 2011. Exercise-induced ST-segment elevation in ECG lead aVR is a useful indicator of significant left main or ostial LAD coronary artery stenosis. JACC Cardiovasc Imaging, 4(2): 176-186.

Vivekananthan DP, Blackstone EH, Pothier CE, et al. 2003. Heart rate recovery after exercise is a predictor of mortality, independent of the angiographic severity of coronary disease. J Am Coll Cardiol, 42: 831-838.

15. AHA/ACC/ASH 冠心病患者高血压治疗的科学声明

广东省人民医院　周颖玲

2015 年 3 月，美国心脏协会（AHA）、美国心脏病学会（ACC）和美国高血压学会（ASH）联合发布了《冠心病患者高血压治疗的科学声明》。这一科学声明是对《2007 年 AHA 降压治疗防治缺血性心脏病科学声明》的更新；以此同时，这一科学声明也是对美国高血压指南 JNC8 中的相关建议提出新的指导意见，尤其是在血压目标值及降压治疗药物选择方面。

众所周知，高血压是冠心病、脑卒中及肾衰竭的独立危险因素。与单纯高血压患者相比，高血压合并冠心病患者已存在心血管并发症，因此，降压药物的选择及降压治疗目标的确定需从预防心血管事件再发角度进行综合考虑。以循证医学为依据的《2015 年冠心病患者高血压治疗的科学声明》对指导临床医务工作者进行临床科学实践具有重要指导价值，有利于减少高血压合并冠心病患者再发心血管事件风险，具有重要现实意义。结合《2015 年冠心病患者高血压治疗的科学声明》，本文将从如下 6 个方面对这一科学声明进行阐述。

一、高血压合并冠心病流行病学特点

流行病学资料表明，美国成年高血压患者总数约 6500 万人，以此同时，将近 25%美国成人为高血压前期患者，高血压前期与心血管风险也具有一定相关性，高血压已成为美国乃至全世界范围内心血管疾病最主要危险因素。流行病学数据表明，60 岁以上老年高血压患者由于大动脉弹性降低，主要表现为单纯收缩压升高，50 岁以下中青年高血压则主要表现舒张压升高。对于中青年高血压患者，有研究结果提示舒张压升高与冠心病风险具有相关性，而脉压则是 60 岁以上老年高血压患者发生心血管事件主要预测因子之一，舒张压降低增加冠心病风险。荟萃分析结果表明，所有年龄段患者血压为 115/75～185/115 mmHg 时，收缩压每升高 20 mmHg 或舒张压每升高 10 mmHg，患者发生严重心肌缺血风险将升高 2 倍。在收缩压值相同的情况下，心血管事件绝对风险随着年龄增长也呈现出增加的趋势，如既往有研究表明，与 40～49 岁患者相比，80～89 岁冠心病患者在收缩压相似情况下其心血管风险增加约 16 倍。而降低血压可以减少心血管事件风险。因此，提高冠心病患者血压控制率将有利于减少心血管相关死亡，提高患者生存率。

二、高血压合并冠心病患者再发心血管事件防治

荟萃分析研究结果表明，对于单纯高血压患者，将血压值控制在目标范围内是血压管理的主要目标，血压的长期达标将有利于减少心肌梗死和脑卒中等心血管事件发生风险，对于降压药物选择，目前没有明确证据支持何种类型药物绝对优于另外一种。

然而，对于已发生冠心病等心血管事件高血压患者，基于药物不同作用机制及现有研究证据，目前认为不同类型降压药物对减少心血管事件发生存在差异，因此，应当对高血压合并冠心病患者进行综合评估，以指南为依据选择最佳药物治疗方案、确定血压控制水平。目前常用 5 大类降压药物，存在心脏保护类效应（class effect）作用的药物包括噻嗪类利尿药（Thiazide）、血管紧张素转化酶抑制药（ACEI）和血管紧张素受体拮抗药（ARB），钙离子拮抗药（CCB）和 β 受体拮抗药（BB）目前认为不存在药物类效应这一作用。《2015 年冠心病患者高血压治疗的科学声明》对这 5 类降压药物在防治高血压合并冠心病患者再发心血管事件方面做了详细阐述。

MRC（Medical Research Council）、SHEP（Systolic Hypertension in the Elderly Program）、HYVET（Hypertension in the Very Elderly Trial)、ALLHAT(Antihypertensive and Lipid-Lowering Treatment to Prevent Heart Attack Trial)等大型临床研究结果证实噻嗪类利尿药如氯噻酮和吲达帕胺在有效降低血压同时,还能够减少心血管事件,不增加糖脂代谢紊乱发生率。ACEI类药物能够显著降低高血压合并冠心病患者再发心血管事件风险已被大型临床研究如HOPE(The Heart Outcomes Prevention Evaluation Study)、EUROPA和PEACE等证实,目前指南推荐在排除禁忌证后,ACEI类药物应当作为冠心病患者首选基础用药。对于ACEI类药物不能耐受患者,指南推荐可以使用ARB类药物替代。多项临床研究如VALUE(In the Valsartan Antihypertensive Long-term Use Evaluation)、VALIANT(In the Valsartan in Acute Myocardial Infarction Trial)和TRANSCEND(In the Telmisartan Randomised Assessment Study in ACE Intolerant Subjects With Cardiovascular Disease)研究结果也证实ARB类药物能够降低缺血性心脏病风险、减少脑血管事件发生、减少蛋白尿和延缓糖尿病肾病的进展。然而,目前没有充分证据证实ACEI联合ARB能够进一步减少高血压合并冠心病患者心血管风险。ONTARGET(Ongoing Telmisartan Alone and in combination with Ramipril Global Endpoint Trial,雷米普利联合替米沙坦)研究表明,替米沙坦获益不劣于雷米普利,但二者联合使用将显著增加不良事件发生率。CCB类药物(尤其是非二氢吡啶类)具有抑制心肌收缩力和影响心肌组织电传导作用。ALLHAT研究结果表明,在心血管事件一级预防方面,氨氯地平获益与氯噻酮和赖诺普利相当;而NORDIL(In the Nordic Diltiazem study)研究结果也表明地尔硫䓬在降低心血管事件方面获益与利尿剂和BB相似。因此,CCB可用于高血压合并稳定型心绞痛一线用药,但目前没有充分证据支持CCB能够使高血压合并冠心病患者明确获益。与CCB类药物相似,BB也具有影响心肌收缩力和心肌组织电传导作用,然而,BB具有抑制交感神经激活、改善心肌梗死后心肌组织重构、减少恶性心律失常发生作用,因此,BB类药物如美托洛尔、卡维地洛和比索洛尔被指南推荐用于高血压合并心肌梗死后患者首选基础用药。

三、血压目标值

《2015年冠心病患者高血压治疗的科学声明》指出,为减少心血管事件再发风险,将高血压合并冠心病患者血压目标值设为低于140/90 mmHg是合理的(Ⅱa,B级);而对于冠心病、有心肌梗死、脑卒中、短暂性脑缺血发作或冠心病等危症(颈动脉疾病、外周动脉疾病、腹主动脉瘤)的患者,将血压目标值设为低于130/80 mmHg也是可取的(Ⅱb,B级);对于存在心肌缺血、以舒张压升高为主的冠心病患者,降压速度因适当减慢,以避免心肌组织血供进一步减少;对于合并糖尿病或60岁以上患者,舒张压低于60 mmHg时,降压治疗应当谨慎;对于脉压差增大的老年高血压患者,降低收缩压的同时将会导致舒张压进一步降低,此时应当注意患者血压降低同时有无伴随心肌缺血症状加重(Ⅱa,C级)。总而言之,对于高血压合并冠心病患者血压控制目标,应于循证医学为依据基础上,结合患者具体情况选择恰当血压目标值。

四、冠心病和稳定型心绞痛患者高血压管理

(1)慢性稳定型心绞痛患者高血压治疗方案:①对于陈旧性心肌梗死患者,选择BB可以起到减低血压作用同时,减少心绞痛发作和改善心脏重构;②对于既往有陈旧性心肌梗死、左心功能下降、糖尿病或慢性肾功能不全患者,排除禁忌证后可考虑首选ACEI或ARB;③噻嗪类利尿剂尤其适用于合并心力衰竭患者(Ⅰ,A级);④对于不合并上述任何一种疾病患者,联合使用BB、ACEI、ARB或噻嗪类利尿剂也是合理的(Ⅱa,B级)。

(2)如果存在使用BB禁忌证或无法耐受,在不合并心力衰竭情况下,可考虑使用非二氢吡啶类CCB(如地尔硫䓬或维拉帕米)(Ⅱa,B级)。

(3)如果在上述药物治疗基础上,患者心绞痛症状不缓解或血压难以控制,可以考虑在ACEI、BB或噻嗪类利尿剂治疗基础上,加用长效钙拮抗剂(如地尔硫䓬);BB联合非二氢吡啶类CCB时,需注意两者联用对心肌收缩力的抑制及减慢心肌组织电传导(Ⅱa,B级)。

(4)稳定型心绞痛患者,血压值应小于140/90mmHg(Ⅰ,A级);如果有脑卒中或短暂性脑缺血发作病

史,或存在冠心病等危症时,血压值小于130/80mmHg也是合理的(Ⅱb,B级)。

(5)血压较高患者,应当在血压控制后,再加用抗血小板或抗凝药物,以减少颅内出血风险。

五、急性冠脉综合征患者高血压管理

(1)对于无禁忌证且可以耐受BB的患者,ACS发病24h内应当给予短效、无内在拟交感活性BB(如酒石酸美托洛尔或比索洛尔)(Ⅰ,A级)。若心肌缺血症状持续不能缓解或血压无法控制,可考虑使用静脉BB(如艾司洛尔)(Ⅱa,B级)。对于存在血流动力学不稳定、心力衰竭或心源性休克早期患者,应当延缓BB使用,待患者病情稳定后再重新评估(Ⅰ,A级)。

(2)对于存在右室心肌梗死且血流动力学不稳定患者,应避免使用硝酸盐类药物,以免低血压发作,导致心肌缺血加重。如血压不低,且存在心功能不全时,可考虑使用硝酸盐类药物降低血压,改善肺水肿(Ⅰ,C级)。

(3)若存在BB使用禁忌证或不能耐受时,无心功能不全时,可使用非二氢吡啶类CCB(地尔硫䓬或维拉帕米)缓解心绞痛。若心肌缺血症状持续不能缓解或血压无法控制时,可在CBB基础上,加用ACEI和CCB类药物(Ⅱa,B级)。

(4)如果患者有心肌梗死、持续性高血压、左心功能异常或糖尿病时,应加用ACEI(Ⅰ,A级)或ARB(Ⅰ,B级)。对于射血分数保留心力衰竭及未合并糖尿病的ACS患者,使用ACEI是合理的(Ⅱa,A级)。

(5)对于心肌梗死、左室功能异常或糖尿病患者,在BB和ACEI治疗基础上,可加用醛固酮受体拮抗药,需注意监测肾功能和血钾水平(Ⅰ,A级)。

(6)ACS合并心力衰竭或CKD4期或以上时,在BB和ACEI治疗基础上,因首选加用襻利尿药,若血压仍持续升高,可加用噻嗪类利尿药(Ⅰ,B级)。

(7)对于血流动力学稳定ACS患者,目标血压应控制在小于140/90mmHg(Ⅱa,C级)。降压速度不宜过快,以免舒张压过低,影响冠脉灌注,加重心肌缺血。

六、缺血性心力衰竭患者高血压治疗

(1)缺血性心力衰竭合并高血压时,应当积极控制危险因素,如戒烟、限盐、减肥和治疗基础疾病(Ⅰ,C级)。

(2)缺血性心力衰竭合并高血压患者,应该使用ACEI或ARB、BB和醛固酮受体拮抗药改善预后(Ⅰ,A级)。

(3)存在心力衰竭症状患者,在ACEI或ARB和BB治疗基础上,应当加用襻利尿药或噻嗪类利尿药(Ⅰ,C级)。

(4)在降压治疗方面,ACEI和ARB对射血分数降低心力衰竭患者疗效相当(Ⅰ,A级)。

(5)对射血分数降低心力衰竭患者,加用醛固酮受体拮抗剂时,应监测血钾和肾功能;对于难治性高血压患者,可联合使用噻嗪类利尿药和醛固酮受体拮抗药(Ⅰ, A级)。

(6)对于射血分数保留心力衰竭合并高血压患者,建议同时控制收缩压和舒张压(Ⅰ,A级)、控制心房颤动心室率(Ⅰ,C级)及肺水肿(Ⅰ,C级)。

(7)目标血压值建议控制在低于140/90mmHg,但可考虑进一步降低至130/80mmHg。对于脉压差大的老年人,降低收缩压时可能引起舒张压降低,引起心肌缺血加重、心力衰竭恶化(Ⅱa,B级)。

七、结论

总而言之,《2015年冠心病患者高血压治疗的科学声明》是在循证医学为依据的基础上对既往指南进行的更新,对冠心病合并高血压患者血压管理给予了具体的指导意见,对临床实践具有重要的价值。

参考文献

Beckett NS, Peters R, Fletcher AE, et al. 2008.Treatment of hypertension in patients 80 years of age or older. N Engl J Med. 358(18): 1887-1898.

Mancia G, Schumacher H, Redon J, et al. 2011.Blood pressure targets recommended by guidelines and incidence of cardiovascular and renal events in the Ongoing Telmisartan Alone and In Combination With Ramipril Global Endpoint Trial (ONTARGET). Circulation.124(16): 1727-1736.

Rosendorff C, Lackland DT, Allison M, et al. 2015. Treatment of hypertension in patients with coronary artery disease: a scientific statement from the American Heart Association, American College of Cardiology, and American Society of Hypertension. Circulation. 131(19): e435-470.

Taylor J. 2013. 2013 ESH/ESC guidelines for the management of arterial hypertension. Eur Heart J. 34(28): 2108-2109.

第2章

高血压、高血脂、糖尿病、心力衰竭

1. 血压控制目标值的争议和再评估

上海市高血压研究所　上海交通大学附属瑞金医院　许建忠　王继光

什么是合理的降压治疗血压目标值？哪些因素影响并决定了降压治疗的血压目标值？是高血压治疗中重要的临床问题。目前的共识是，通常应将高血压患者的血压控制在140/90mmHg以下，以降低心脑血管疾病的风险。但在老年患者以及合并糖尿病、冠心病、脑卒中和慢性肾脏疾病时，则仍有较大争议。

一、老年患者的降压目标值争议

老年患者的主要争议是“老年”的定义。2014美国JNC8指南将≥60岁定义老年，建议当血压≥150/90mmHg时才启动降压药物治疗，降压的目标值为<150/90mmHg。与JNC8有所不同，2014美国高血压学会（ASH）/国际高血压学会（ISH）、2013欧洲高血压学会（ESH）、2011英国国际临床诊治规范中心（NICE）等指南则推荐，80岁以上的老年高血压患者，当收缩压≥160mmHg时，启动药物治疗，如果身体和精神状况允许，可将收缩压降低到140~150mmHg。2014日本高血压学会（JSH）指南则推荐，65岁以上高血压患者血压≥160/90mmHg启动药物治疗。65~74岁患者的降压目标值为<140/90mmHg；75岁以上老年患者，血压目标值为<150/90mmHg，如能耐受可降至<140/90mmHg。

JNC8推荐60岁的主要根据是Syst-Eur、SHEP、HYVET、JATOS，VALISH和CARDIO-SIS等6个随机对照的临床试验研究，6项研究中的降压治疗的血压目标值均为<150mmHg。有学者对此提出质疑，认为前3项安慰剂对照的临床试验（Syst-Eur、SHEP和HYVET）仅纳入了2级以上收缩期高血压（收缩压≥160mmHg）患者，并不能排除1级高血压患者也能够从降压治疗中获益。后3项试验（JATOS、VALISH和CARDIO-SIS），则因为没有安慰剂对照组，也难以回答1级高血压降压治疗的疗效和安全性问题。

2014 ASH/ISH、2013 ESH及2014 JSH同样认为证明老年高血压治疗获益的研究都是在收缩压≥160mmHg的2级以上高血压患者中进行的，但在ALLHAT、ACCOMPLISH、VALUE等活性药物相互对比的试验中也纳入了大量60~80岁的高血压患者，其入选标准与治疗目标血压均为140/90 mmHg。因此建议当年龄在60~80岁之间时，应将血压降低到≤140/90mmHg。但考虑到HYVET研究的所有入选患者均在80岁以上，治疗组收缩压降至144 mmHg，全因死亡率下降21%，致死性卒中下降39%，心力衰竭下降64%，全部心血管事件下降34%。因此，只在80岁以上高血压患者中，推荐降压治疗的目标值为150/90 mmHg。

我国2010年高血压指南则以65岁定义老年，将<150/90mmHg作为治疗的起始及目标值。主要依据是在我国进行的两项老年高血压治疗试验STONE、Syst-China均以收缩压<150mmHg为治疗目标。但65岁只是参考了世界卫生组织有关老年的定义，并无科学依据。但最近进行的FEVER研究的事后

分析显示，将老年高血压患者的收缩压降至 138mmHg 时仍有心血管获益，因此，提出如能耐受可降至<140/90 mmHg。

二、高血压合并糖尿病的降压目标值争议

在合并糖尿病的高血压患者人群中，降压目标值的差异最大，从高到低，JNC8 为<140/90mmHg，2013 ESH 为<140/85mmHg，我国 2010 年指南及 2014 JSH 指南则均为<130/80mmHg。

JNC8 将收缩压目标值确定为<140mmHg 主要基于 SHEP、Syst-Eur 和 UKPDS 等研究。在这些研究中，合并糖尿病的高血压患者收缩压目标值降至 150mmHg 以下，心脑血管事件风险明显下降。目前仍缺乏糖尿病患者收缩压<140mmHg 与<150mmHg 相比较的临床试验研究。在 ACCORD 研究中，与收缩压<140mmHg相比，将收缩压降至 120mmHg 以下主要心血管终点事件的风险未见显著下降。JNC8 因此将收缩压目标值定为<140mmHg；同时 JNC8 认为 ADVANCE 研究并未设定患者入选的血压标准，也没有设定降压目标值，该研究不适合评价合并糖尿病高血压患者的降压目标。

2013 ESH 将舒张压目标值定为<85mmHg 的证据主要来自 HOT 及 UKPDS 研究。JNC8 认为 HOT 研究只是小样本的亚组分析，证据不强；UKPDS 研究虽然比较了舒张压<85mmHg 与<105mmHg 的结果，证实<85mmHg 组心脑血管事件及病死率明显下降，但不能直接推断舒张压<85mmHg 优于<90mmHg，因此仍建议降低到<90mmHg。

中国与日本高血压指南仍将糖尿病的血压目标值定为<130/80mmHg，主要理由是东亚人群高血压的主要风险为脑卒中，而在 ACCORD 研究中，将收缩压降至 120mmHg 时脑卒中的风险显著下降。

三、高血压合并冠心病的降压目标值

高血压是冠心病重要的危险因素，冠心病患者心血管事件发生与死亡风险随血压升高而增加。降压治疗可降低缺血性心脏病的发生风险。但冠脉系统供血情况特殊，主要发生在舒张期，因此一直以来都存在 J 形曲线的问题，特别是舒张压。

近来，INVEST 等研究进行了一系列事后分析。INVEST 研究发现，合并冠心病的高血压患者血压降低时，心血管病风险也较低，但当舒张压低至 70 mmHg 时风险反而增加。TNT 研究也发现，舒张压与心血管事件之间呈 U 型曲线关系（以 70 mmHg 为转折点）。

2013 欧洲高血压指南因此将冠心病患者的血压目标值定为 SBP<140mmHg。JNC8 未单独推荐冠心病合并高血压的降压目标值。2015 年美国 AHA/ACC/ASH 联合发布了冠心病患者高血压治疗指南，对于大多数冠心病合并高血压的患者，包括稳定型心绞痛、急性冠脉综合征、冠心病心力衰竭患者，降压治疗的目标值为 140/90 mmHg；对于既往有心肌梗死、卒中/一过性脑缺血发作（TIA）、外周动脉疾病或腹主动脉瘤的冠心病患者，目标值为 130/80 mmHg。对于舒张压升高且有心肌缺血证据的冠心病患者，应缓慢降压；若患者年龄超过 60 岁且伴糖尿病，舒张压不应低于 60 mmHg。

四、高血压合并肾脏病的降压目标值

高血压合并慢性肾病患者的血压控制目标值也有一些争议。2010 年中国高血压防治指南仍推荐<130/80mmHg；如果是非糖尿病肾病，2014 JSH 指南仅在大量蛋白尿时，推荐<130/80mmHg；不管糖尿病还是非糖尿病肾病，2013 ESH 仅在大量蛋白尿时，推荐收缩压<130mmHg；而在 JNC8 与 2014 ASH/ISH 指南中，不论有无大量蛋白尿，仅推荐<140/90mmHg。

这些指南从原来的<130/80mmHg 改为<140/90mmHg 或增加蛋白尿条件的主要原因是，在进一步分析多年来的临床试验（包括 MDRD、AASK、REIN-2 研究等）及其荟萃分析时发现，慢性肾病患者严格控制血压的受益并不明显。因此，不再建议更加强化的血压管理。

五、SPRINT 研究对降压目标值的启示

2015 年末公布的 SPRINT 研究，再次激起了关于降压目标值的讨论。SPRINT 共纳入 9361 例高血压患者，在未服用降压药物或最多使用 2 种降压药物的情况下收缩压 130~180 mmHg，至少有一项心血管疾病危险因素，排除合并糖尿病、既往卒中史或终末期肾病患者（估计的肾小球滤过率<20ml/min）。将患者随机分为强化降压组（收缩压目标值<120 mmHg）和标准降压组（收缩压目标值<140 mmHg）。研究结果表明，强化降压组和标准降压组之间血压很快出现差异，整个随访期间强化降压组与标准降压组的平均收缩压分别为 121.5 mmHg 与 134.6 mmHg，强化降压组主要复合心血管终点事件发生率显著低于标准降压组（1.65%/年 *vs* 2.19%/年，$P<0.001$），强化降压组全因死亡率亦显著降低（RR：0.73，$P=0.003$）。但强化降压组严重低血压不良事件、电解质异常、急性肾损伤或衰竭等发生率显著高于标准降压组。进一步亚组分析提示，既往有心血管疾病或者慢性肾病的患者，强化降压的获益与无心血管疾病或者慢性肾病的患者相似；75 岁以上亚组获益更加显著。

SPRINT 的研究结果鼓舞人心，但 120mmHg 收缩压的强化降压治疗目标可能过低，因此难以实现，可能只适合在个体化治疗中予以推荐。未来应进行收缩压 140mmHg 与 130mmHg 比较的随机对照临床试验。很可能，收缩压降低到 130mmHg 时获益更大，又不显著增加不良反应，取得治疗获益与风险的最佳平衡。

六、小结

就高血压患者群体而言，我们可以探讨，指南也可以推荐，每个高血压患者都能够获益的降压治疗血压目标值。只是在达到这一目标值时，每个患者获益的大小或幅度可能有所不同。只有在个体水平上，才有可能在达到普遍获益的目标血压值的基础上，进一步试图达到最佳血压目标值。这需要综合考虑每个患者的整体临床情况，包括降压治疗过程中的各种情况，找到适合该患者的最佳目标血压水平。

参 考 文 献

James PA, Oparil S, Carter BL, et al. 2014. 2014 evidence-based guideline for the management of high blood pressure in adults: report from the panel members appointed to the Eighth Joint National Committee (JNC 8). JAMA, 311(5): 507-520.

Mancia G, Fagard R, Narkiewicz K, et al. 2013. 2013 ESH/ESC guidelines for the management of arterial hypertension: the Task Force for the Management of Arterial Hypertension of the European Society of Hypertension (ESH) and of the European Society of Cardiology (ESC). Eur Heart J, 34(28): 2159-2219.

Shimamoto K, Ando K, Fujita T, et al. 2014. The Japanese Society of Hypertension Guidelines for the Management of Hypertension (JSH 2014). Hypertens Res, 37(4): 253-390.

Weber MA, Schiffrin EL, White WB, et al. 2014. Clinical practice guidelines for the management of hypertension in the community: a statement by the American Society of Hypertension and the International Society of Hypertension. J Clin Hypertens (Greenwich), 16(1): 14-26.

Wright JT, Williamson JD, Whelton PK, et al. 2015. A Randomized Trial of Intensive versus Standard Blood-Pressure Control. N Engl J Med, 373(22): 2103-2116.

2. SPRINT研究对临床降压实践的影响

上海市高血压研究所　上海交通大学附属瑞金医院　许建忠　高平进

高血压降压目标值的探讨一直是近年来的关注热点。2015AHA年会上，在期盼与争议中正式公布了SPRINT研究结果，再次引发了关于降压目标值的讨论。

一、SPRINT研究简介及解析

SPRINT研究旨在探索高血压人群的最佳降压目标，在这项随机、单盲的多中心试验中，纳入9361例SBP(SBP)≥130 mmHg、年龄50岁以上的高血压患者，而且至少包括一项其他危险因素，如临床或亚临床心血管疾病、慢性肾病[eGFR 20~59 ml/(min·1.73m^2)]；不包含有卒中病史、糖尿病、大量蛋白尿、多囊肾、终末期肾病[eGFR<20 ml/(min·1.73m^2)]人群。将受试者随机分入强化降压组(目标SBP120 mmHg)、标准降压组(目标SBP140 mmHg)。主要复合终点包括心肌梗死(MI)、其他急性冠脉综合征(ACS)、卒中、心力衰竭或心血管死亡。因强化降压组患者获益更大，研究提前结束，实际平均随访3.26年。

在整个研究期间，两组的平均SBP分别为121.5 mmHg、134.6 mmHg，强化降压组、标准降压组分别平均使用2.8种、1.8种抗高血压药物治疗。研究结束时，强化降压组的复合终点事件发生率比标准降压组低25%(每年1.65% *vs.*2.19%，$P<0.001$)，全因死亡率降低27%(155例 *vs.*210例，$P=0.003$)，心血管死亡率降低43%(37例 *vs.*65例，$P=0.005$)。对于单个终点，同样支持强化降压治疗，其中减少最多的事件是心力衰竭，下降38%；MI和卒中减少幅度较小，分别下降17%与11%，两组的ACS结果无差异。对于任何严重不良事件，强化降压组与标准降压组的发生率无明显差异(38.3% *vs.*37.1%)。然而，相对于标准降压组，强化降压组低血压(2.4% *vs.*1.4%)、晕厥(2.3% *vs.*1.7%)、电解质紊乱(3.1% *vs.*2.3%)、急性肾损伤或肾衰竭(4.1% *vs.*2.5%)明显较多。同样，所有治疗相关的不良事件发生率，强化降压组也明显更多(4.7% *vs.*2.5%，$P<0.001$)。

SPRINT证实，将SBP从140mmHg降至120mmHg以下，对合并CVD、CKD或≥75岁老年及心血管高危的高血压患者，能大幅降低MI、ACS、卒中、心力衰竭或心血管死亡及全因死亡，这意味着更严格血压控制能延长患者寿命，其中心力衰竭发生率显著降低38%，心血管死亡显著降低43%，卒中减少11%。研究强烈提示对50岁以上高危高血压患者，降压目标为SBP<120mmHg可使患者更早更大获益。在年龄>75岁的高血压患者中，将收缩压从140 mmHg降至120 mmHg以下，主要心血管终点事件也显著降低33%、全因死亡率显著降低32%，表明即使是>75岁的老年患者，更严格的降压目标也能与较低龄患者同样获益。

但是，需要指出的是，强化降压的安全性与标准治疗组相比，其低血压、晕厥、低血钠和低血钾及急性肾损伤/衰竭发生率明显增高。晕厥和急性肾损伤/衰竭可能与血压显著降低及可逆性肾灌注不良或肾缺血有关。进一步分析显示，SBP降至<120mmHg并不加重高血压合并CKD患者临床肾不良转归，但无CKD患者可能增加可逆性肾损伤发生。强化组低血钠和低血钾发生也明显增加。但是，SPRINT依然证实，强化降压其临床获益大于潜在不利。

二、SPRINT争议焦点

SPRINT研究自发表以来，在国内外引起热议，在研究设计上，有学者提出有些“硬伤”。首先是提前终止试验，这可能高估了研究结果；其次这是一个非双盲研究，且没有纳入糖尿病患者也为学者们所诟病；其他如未用动态血压评估研究结果，强化降压组不良事件过多等。而支持者则认为该研究结果可靠：对于小型的研究,可能因为过早停止研究导致高估试验结果,不过这点并不适用于超过500例的首要终点事件的SPRINT研究;缺乏双盲在涉及血压目标值的研究是不可避免的,其可减少结构化的评估及不良事件的发生。至于未纳入糖尿病患者,研究者指出5年前公布的ACCORD研究已回答了糖尿病患者的降压问题,拟通过SPRINT研究回答老年患者、心血管病及肾病患者的降压问题。

正因为如此,有学者提出SPRINT研究与ACCORD研究可以形成互补。但无论如何,SPRINT结果挑战了ACCORD研究,后者的研究对象是糖尿病合并高血压的患者,但其结果发现,强化降压并没有使这些患者的复合终点事件下降。比较这两个研究有以下几点需要注意:SPRINT研究排除了糖尿病患者,其研究样本量与ACCORD相比近乎翻倍,且全部参数达到统计学效力;而ACCORD研究设计更为复杂,事件发生率只达到预期的一半。在SPRINT研究中,纳入了年龄大于80岁的患者远多于ACCORD研究,研究平均年龄为68岁,而ACCORD为62岁;ACCORD研究其降压方面患者的危险因素相对降低。此外ACCORD研究没有较大的统计效力,所得到的结果可信区间范围较宽。当然,ACCORD研究是析因分析设计,与SPRINT研究相比,其结果解读更加复杂。另一个很重要的设计上的不同是利尿剂的应用,ACCORD应用了氢氯噻嗪,而SPRINT研究则选用了氯噻酮。如何看待SPRINT与ACCORD这两项设计理念相似的研究得出不一致的结论?仍有待于深入讨论,也有学者提出有必要再次进行糖尿病患者的降压疗效试验。

三、SPRINT对临床实践的影响

尽管SPRINT研究强化降压(收缩压<120 mmHg)带来了获益,但这并不意味着<120 mmHg可以作为降压目标值。因为每一个临床试验的观察人群是受限的,仅凭一个特定的研究人群改变临床实践是不可取的。目标值的耐受取决于多种因素,如年龄、一般状况及并发症等,应对患者进行个体化评估,而不是单纯强调目标值。SPRINT研究设定的两组目标值差异较大(相差20mmHg),显然更容易发现事件差异,但并不能明确理想的目标血压值是120mmHg。也许125 mmHg、130mmHg、甚至135 mmHg也能观察到同样的保护作用。由于SPRINT研究仅设计了2个点,其结果并不能回答终点事件与血压之间是否为直线关系,且<120mmHg是否存在J曲线现象亦不得而知。因此,对于理想目标血压值的判定,还需更多的研究,而强化降压至120mmHg以下目前证据并不充分。

目前正在进行的ESH-CHL-SHOT研究是欧洲高血压学会与中国高血压联盟联合发起的一项前瞻性、多中心的“卒中后患者最佳血压控制方案的随机临床研究”,旨在探讨预防卒中复发的最佳血压水平和最佳低密度脂蛋白胆固醇水平。与SPRINT研究不同的是,该研究设定了3个目标血压组(收缩压135~145mmHg、125~135mmHg及<125mmHg)和2个目标LDL-C组(1.8~2.8mmol/L和<1.8 mmol/L)。如果3组结果理想,将可以回答终点事件与血压之间是否存在直线关系及J曲线现象;但SHOT研究组间血压差值相对小(10mmHg),不容易获得3组事件差异。我们期待SHOT研究的结果,同时也期待更多的临床研究问世。

近期,Lancet杂志发表大型荟萃分析发现,强化降压为高血压患者带来更多获益。分析纳入123项大型降压试验的613 815例患者,结果表明血压降至130 mmHg能够减少患者的主要预后事件,且与基线血压水平无关,这似乎与SPRINT结果相似,但毕竟还有10mmHg之差,且是事后分析,不能相提并论。

总之,降压是硬道理,但究竟低到多少合适,目前没有临床试验可以回答这一问题,近年来的指南只是给出了宽松的范围<140/90mmHg。SPRINT研究结果提出了新的挑战,虽然<120mmHg的强化降压目标值并不适合所有高血压患者,但强化降压治疗、早期达标使患者获益的理念是正确的,未来指南更新有关降压目标值的建议将会重视这些证据。同时,无论怎样设定降压目标值,强调个体化治疗原则应不会改变。

参考文献

Cushman WC, Evans GW, Byington RP, et al. 2010. Effects of intensive blood-pressure control in type 2 diabetes mellitus. N Engl J

Med,362(17):1575-1585.

Esler M.2016.SPRINT,or false start,toward a lower universal treated blood pressure target in hypertension.Hypertension,67(2):266-267.

Ettehad D,Emdin CA,Kiran A,et al.2016.Blood pressure lowering for prevention of cardiovascular disease and death:a systematic review and meta-analysis.Lancet,387(10022):957-967.

Jones DW,Weatherly L,Hall JE.2016.SPRINT:what remains unanswered and where do we go from here? Hypertension,67(2):261-262.

Perkovic V,Rodgers A.2015.Redefining blood-pressure targets——SPRINT starts the marathon.N Engl J Med,373(22):2175-2178.

Wright JT,Williamson JD,Whelton PK,et al.2015.A Randomized Trial of Intensive versus Standard Blood-Pressure Control.N Engl J Med,373(22):2103-2116.

3. 血管紧张素受体脑啡肽抑制剂 Entresto 治疗心力衰竭的研究进展

第二军医大学附属长征医院　艾思迪　梁　春

2015 年 7 月 7 日，美国药品食品监督局（FDA）批准 Entresto（诺华，含 Sacubitril 97mg 和缬沙坦 103mg）用于治疗慢性心力衰竭（纽约分级Ⅱ～Ⅳ级）伴有射血分数降低的患者，以降低病死率及住院率。Entresto 在被服用至体内后降解为脑啡肽抑制剂前体药物 Sacubitril（AHU377）及缬沙坦，Sacubitril 随即转化为脑啡肽抑制剂 LBQ657。此消息一出立即引起国内外的广泛关注，被誉为是近年心力衰竭治疗领域新的里程碑，目前 Entresto 还未在国内上市应用，我们就该药的研究进展做一综述。

一、Entresto 治疗心力衰竭的作用机制

肾素-血管紧张素-醛固酮系统（RAAS）在心血管疾病，尤其是心力衰竭的病理生理进展中扮演着极为重要的角色。RAAS 抑制剂通过抑制血管收缩、心肌细胞肥厚及心肌纤维化，来改善心力衰竭患者的临床症状并改善预后。CONSENSUS 试验确立了 ACE 抑制剂是低左室射血分数心力衰竭治疗的基石药物。而抑制钠尿肽的降解是阻断 RAAS 的替代方式，钠尿肽可抑制 RAAS 的活性，降低血浆中肾素浓度并抑制血管紧张素Ⅱ刺激醛固酮释放，从而抑制心肌增殖及肥厚。脑啡肽是一种内皮来源并与膜结合的酶，能够降解心房钠尿肽、脑钠尿肽及 C-钠尿肽，脑啡肽抑制剂不仅导致血管紧张素Ⅱ升高，可激活血管紧张素Ⅱ受体 2 及 7 亚型，但其能够促进内皮素-1 及血管紧张素Ⅱ生成，因此内啡肽抑制剂可导致血压升高而不是血压降低。此外，脑啡肽抑制剂能抑制血管紧张素转化酶和氨基肽酶，并减少缓激肽的降解，导致血管扩张及血管通透性增加，易引起血管性水肿，而与血管紧张素受体拮抗剂联用可降低血管性水肿的风险。因此，脑啡肽抑制剂与 RAAS 抑制剂的联合治疗心力衰竭可以达到疗效增加，副作用减少的互补效果。

二、Entresto 的系列临床研究证据

1. *高血压药物试验*　共 1328 名轻度至中度的高血压患者接受 8 周治疗，随机双盲分为 8 组：Entresto 100mg、200mg、400mg；缬沙坦 80mg、160mg、320mg；sacubitril（AHU377）200mg 及安慰剂。8 周治疗后，Entresto 组平均收缩压降低量明显多于缬沙坦组（$P<0.0001$）；其中，Entresto 200mg 组平均收缩压降低量明显多于缬沙坦 160mg 组（$P=0.0023$），Entresto 400mg 组平均收缩压降低量明显多于缬沙坦 320mg 组（$P=0.0055$）。Entresto 组患者均能良好耐受，未出现血管性水肿的病例报道，因此，与缬沙坦相比，Entresto 的降压作用更强，而且耐受性好。

2. *PARAMOUNT 试验*　是 Entresto 研究的二期临床试验，试验纳入人群为射血分数大于 45%，纽约心功能分级为Ⅱ～Ⅲ及且 NT-proBNP>400pg/ml 的患者（NT-proBNP 不可作为脑啡肽降解的底物，因此在 Entresto 治疗时仍可作为心力衰竭的标志物）。经过随机分组后，152 例患者接受缬沙坦 160mg 每日 2 次治疗，149 例患者接受 Entresto 200mg 每日 2 次治疗。12 周治疗后，Entresto 治疗组收缩压降低程度明显多于缬沙坦组（9.3±14 *vs* 2.9±17mmHg，$P=0.001$），在降低 NT-proBNP 方面 Entresto 也明显优于缬沙坦（$P=0.005$）；36 周治疗后，Entresto 治疗组患者左心房体积较缬沙坦治疗组明显减小（$P=0.003$），无心房纤维性颤动患者服用 Entresto 后心房体积缩小更加明显，Entresto 治疗组纽约分级改善状况也较缬沙坦组更加明显（$P=0.05$）。这项研究提示对于心力衰竭而射血分数尚无明显降低患者，Entresto 较缬沙坦相比能够明显降低 NT-proBNP，并能够改善心房重构。

3. *PARADIGM-HF 试验*　FDA 批准 Entresto 是基于 PARADIGM-HF 试验。该试验的目的是探究 sacu-

bitril 联合缬沙坦治疗心力衰竭是否优于依那普利,尤其在减少心血管疾病死亡及因心力衰竭住院事件上。纳入患者为纽约心功能Ⅱ、Ⅲ、Ⅳ级同时心脏射血分数低于40%的心功能不全患者,共8442例,随机分为Entresto组(口服Entresto,每日2次)及依那普利组(口服依那普利10mg,每日2次)。试验的主要终点事件是死于心血管疾病或因心力衰竭住院。随访时间中位数是27个月,患者接受最长治疗时间是4.3年。最终,Entresto组914例(21.8%)患者及依那普利组1117例(26.5%)患者出现终点事件($P<0.001$;Entresto组558例(13.3%)患者及依那普利组693例(16.5%)患者死于心血管事件($P<0.001$);与依那普利相比,Entresto能够减少21%的因心力衰竭住院事件($P<0.001$),并明显降低患者心力衰竭分级并减少活动限制($P=0.001$)。PARADIGM-HF试验结论说明Entresto在降低患者因心力衰竭住院及死亡风险上明显优于依那普利。

2014年,Fiona等就血管紧张素受体脑啡肽抑制剂与RAAS抑制剂(ACEI或ARB)疗效对照的4个临床研究进行了Meta分析,共纳入15043例患者。荟萃分析结果显示:与ACEI或ARB相比,血管紧张素受体脑啡肽抑制剂更有利于降低肾功能损害的风险($P=0.01$)。

三、Entresto临床应用和注意事项

Entresto的推荐初始剂量是100mg(49/51mg),每日2次,2~4周后如果能够耐受应倍增至靶剂量,即200mg(97/103mg)每日2次;口服Entresto前须停用ACE抑制剂至少36h;重度肾功能不全[eGFR<30ml/(min·1.73m^2)]或中度肝损伤(Child-Pugh B级)患者初始剂量为50mg(24/26mg)每日2次,然后每2—4周剂量倍增;重度肝损伤患者不推荐服用Entresto。

药物不良反应及与其他药物相互作用:Entresto常见的药物不良反应包括低血压、高血钾、咳嗽、眩晕及肾衰竭等。在PARADIGM-HF试验中,共有4203例患者接受Entresto治疗,其中3271例患者接受治疗超过1年,Entresto组患者因药物不良反应停药的比例明显小于依那普利组(10.7% *vs* 12.2%,$P=0.03$)。此外,Entresto可能引起血管性水肿,在PARADIGM-HF试验中,Entresto组有0.5%患者出现血管性水肿,而依那普利组有0.2%患者出现血管性水肿。口服Entresto时禁止同时口服ACE抑制剂,否则会增加血管性水肿的危险。同时服用保钾类利尿剂或补血钾可能导致高钾血症,尤其是肾功能不全、糖尿病或低醛固酮症的患者;同时口服Entresto和非甾体类消炎药可能导致肾功能受损及急性肾损伤。同时口服ARB类药物及锂制剂曾发生锂中毒。

综上所述,Entresto是脑啡肽抑制剂sacubitril及ARB类药物缬沙坦的复合药物。现有试验证明Entresto降血压作用明显优于缬沙坦,在治疗心力衰竭方面,无论是在射血分数正常还是降低时,Entresto在降低心血管死亡及住院风险上均优于依那普利及缬沙坦。而在射血分数正常时,Entresto较缬沙坦明显改善心肌重构;与ACEI或ARB类药物相比,Entresto对肾损伤的风险更小,但用药时须警惕低血压及血管性水肿等不良反应。因此,有专家评论,Entresto有可能改写心力衰竭治疗指南,将代替ACE抑制剂或ARB成为治疗心力衰竭的一线用药。

参考文献

Bodey, F, Hopper I, Krum H.2015.Neprilysin inhibitors preserve renal function in heart failure.International Journal of Cardiology, 179:329-330.

Fala,L.2015.Entresto(Sacubitril/Valsartan):first-in-class angiotensin receptor neprilysin inhibitor FDA approved for patients with heart failure.Am Health Drug Benefits,8(6):330-334.

McMurray JJ,et al.2014.Angiotensin-neprilysin inhibition versus enalapril in heart failure.N Engl J Med,371(11):993-1004.

McMurray JJ,et al.Dual angiotensin receptor and neprilysin inhibition as an alternative to angiotensin-converting enzyme inhibition in patients with chronic systolic heart failure:rationale for and design of the Prospective comparison of ARNI with ACEI to Determine Impact on Global Mortality and morbidity in Heart Failure trial(PARADIGM-HF).Eur J Heart Fail,15(9):1062-1073.

Ruilope,LM,et al.2010.Blood-pressure reduction with LCZ696,a novel dual-acting inhibitor of the angiotensin II receptor and neprilysin:a randomised,double-blind,placebo-controlled,active comparator study.Lancet,375(9722):1255-1266.

Solomon,SD,et al.2012.The angiotensin receptor neprilysin inhibitor LCZ696 in heart failure with preserved ejection fraction:a phase 2 double-blind randomised controlled trial.The Lancet,380(9851):1387-1395.

Vardeny,O,Tacheny T,Solomon SD.2013.First-in-class angiotensin receptor neprilysin inhibitor in heart failure.Clin Pharmacol Ther,94(4):445-448.

Voors,AA,Dorhout B,vander meer P.2013.The potential role of valsartan + AHU377(LCZ696)in the treatment of heart failure.Expert Opin Investig Drugs,22(8):1041-1047.

4. 利尿剂在高血压治疗中的地位重塑——PATHWAY系列研究结果的临床价值

复旦大学附属华山医院　李　勇

口服利尿剂是最早被证实为能够有效降低血压并可长期维持较低血压水平的降压药物种类之一，同时，利尿剂经多个随机对照研究证实能够通过有效控制血压，从而显著降低高血压患者心血管临床终点事件发生率，改善心血管预后的药物。在临床实践中，利尿剂，尤其是噻嗪类利尿剂是临床最常用的降压药物之一，也是各国高血压诊治指南推荐的一线降压药物。然而，随着新的有效降压药物如长效钙拮抗剂和血管紧张素转换酶抑制剂/血管紧张素受体拮抗剂等出现，并在临床研究中显示出其独到的药理学及抗高血压病理生理进展的特点，在高血压靶器官保护、水钠代谢及新发糖尿病方面的优势，利尿剂在高血压治疗中的地位引起了较多的争议。

2015年9月，在伦敦召开的欧洲心脏病学学会大会上，系列PATHWAY研究公布结果，为利尿剂在高血压临床治疗中的地位，尤其是螺内酯和保钾利尿剂阿米洛利与氢氯噻嗪联合治疗在高血压控制及安全性耐受性方面的临床价值，提供了新的依据。

一、PATHWAY-2研究：螺内酯是治疗抵抗性高血压的基础药物

抵抗性高血压的定义：尽管采用了最大推荐/耐受剂量的三类降压药物（血管紧张素转换酶抑制剂或血管紧张素受体拮抗剂+钙拮抗剂+利尿剂）联合治疗，高血压患者的血压却未能降至目标血压。目前大多数临床高血压诊疗指南建议进一步加用另一种利尿剂，α阻滞剂或β阻滞剂。那么，哪一类降压药物会是“最佳第四药”呢？利尿剂可能是较好的选择，因为抵抗性高血压患者总是无例外地存在明显的水钠潴留，但也有可能最好的降压药物因人而异。

PATHWAY-2研究考察对抵抗性高血压患者的血压控制，加用螺内酯是否优越于加用其他非利尿剂降压药。PATHWAY-2研究采用预先分组、随机顺序，双盲、安慰剂对照、交叉研究设计，分别进入螺内酯25~50mg，比索洛尔（5~10mg）、多沙唑嗪控释片（4~8mg）及安慰剂治疗12周（其中6周加倍剂量），436例患者进入筛选，335例进入随机分组，314例难治性高血压（非糖尿病患者收缩压>140mmHg，糖尿病患者收缩压>135mmHg）患者，在基础降压治疗基础上，顺序接受螺内酯、比索洛尔、多沙唑嗪或安慰剂治疗。230例患者完成所有四个药物治疗循环。主要终点为家庭自测收缩压的进一步降低幅度。按意向治疗分析的统计结果表明：与安慰剂相比，螺内酯治疗后进一步平均降压幅度达-8.70mmHg（$P<0.0001$），并优越于多沙唑嗪（-4.03mmHg，$P<0.0001$）及比索洛尔（-4.48mmHg，$P<0.0001$）。次要终点为诊室收缩压，螺内酯组显示与主要终点一致：与安慰剂组相比，螺内酯组患者诊室收缩压进一步降低9.92mmHg（$P<0.001$）；与比索洛尔/多沙唑嗪相比，进一步使诊室收缩压降低4.44mmHg（$P<0.001$）。家庭自测血压控制（<135mmHg）率方面，螺内酯、比索洛尔、多沙唑嗪及安慰剂组的控制率分别为：57.8%、41.7%、43.6%、24.4%，螺内酯组的血压控制率显著高于其他三组（$P<0.001$）。四组不良反应发生率无显著差异。

PATHWAY-2研究第一次证实了螺内酯（25~50mg/d）在治疗难治性高血压方面相对于其他药物绝对优势。对于难治性高血压的控制率几乎达到60%，显著高于其他几组。且其耐受性良好，并未增加不良事件的发生。该研究结果表明，作为一种老药，螺内酯在难治性高血压中显示出较大的优势，而且非常安全。螺内酯是难治性高血压最有效的药物的这一结果可能会影响指南的推荐，而且今后难治性高血压的定义或许会修改为，即使应用了螺内酯，血压仍不能被有效控制的高血压。

二、PATHWAY-3 研究:氢氯噻嗪联合保钾利尿剂治疗高血压有效且安全

近 40 年来,噻嗪类利尿剂如氢氯噻嗪已经成为第一线的抗高血压治疗药物,但由于临床医师顾虑新发糖尿病的风险增高,噻嗪类利尿剂的临床应用呈降低的趋势。而噻嗪类利尿剂增加新发糖尿病的危险被认为可能与其排钾增加而致血钾水平降低有关。保钾利尿剂如阿米洛利可能有助于解除抵消这种不利作用。氢氯噻嗪与阿米洛利的半剂量组合可能中和它们对血钾水平的影响,同时协同增强排钠作用,从而获得比单独使用氢氯噻嗪或阿米洛利更大的降压效果。PATHWAY-3 研究旨在确定保钾利尿剂是否可改善高血压患者的糖耐量,同时确定联合使用氢氯噻嗪和保钾利尿剂是否比单用氢氯噻嗪或阿米洛利更多改善降压治疗的疗效和耐受性。

PATHWAY-3 研究纳入 399 例肥胖的高血压患者(平均年龄 61~63 岁),其存在利尿剂治疗的指征,并至少有一个以上代谢综合征的组分。受试患者随机分组进入接受阿米洛利 10mg (*n*/132), 氢氯噻嗪 25 mg (*n*/134) 或半剂量的阿米洛利+氢氯噻嗪复方制剂 (*n*/133),治疗观察 12 周后,各组均加倍剂量再治疗观察 12 周。

结果显示,在主要终点方面,单用阿米洛利和单用氢氯噻嗪治疗组的葡萄糖耐量试验均较基线变化存在差异,前者血糖下降,后者血糖升高,2 组血糖水平差异为 0.55 mmol/L(*P*/0.009);而半剂量阿米洛利和氢氯噻嗪联合组的血糖水平无明显变化,与单用氢氯噻嗪治疗组相比,差异显著(0.42 mmol/L,*P*/0.048)。在降压疗效方面,单用阿米洛利或单用氢氯噻嗪治疗后,平均血压降低幅度分别为 14.7mmHg 和 14.0mmHg。阿米洛利和氢氯噻嗪联合治疗组降压效果最佳,显著优于单用氢氯噻嗪组,血压水平进一步平均降低 3.4mmHg(P/0.007)。阿米洛利和氢氯噻嗪联合治疗对血糖及血钾水平无显著影响。阿米洛利的耐受性良好,尽管患者可能已经使用着血管紧张素转换酶抑制剂或血管紧张素受体拮抗剂,阿米洛利治疗后,无受试者的血浆水平超过 5.5mmol/L。PATHWAY-3 研究结果,提示 HCTZ-阿米洛利半量联用有效降低血压,且不增加不良反应。

PATHWAY-3 研究结果为临床高血压处理提供了一种更好的治疗选择,即对于存在胰岛素抵抗的患者,采用阿米洛利和氢氯噻嗪半剂量组合可实现疗效和安全性的“双赢”。

三、结语

40 多年来的流行病学资料、观察性队列及随机对照研究的结果显示,血压水平越高,心血管预后越差。治疗高血压患者须降压达标,并维持长期血压达标控制,对改善高血压患者心血管预后至关重要。降压治疗的临床获益主要来源于血压降低本身。已经有足够多临床试验证据表明,越早越积极的降压治疗就能更长时间维持良好的血压控制,不够强化的降压治疗意味着降压达标不充分。

PATHWAY-2 研究和 PATHWAY-3 研究表明,联合螺内酯可能是抵抗性高血压的最佳药物选择之一;与单用氢氯噻嗪相比,联合使用氢氯噻嗪和阿米洛利可增强降压疗效,同时具有更好的耐受性和安全性。

在真实临床实践中,超过 60% 以上的高血压患者需要同时使用 2 种以上抗高血压药物治疗,才能将血压控制达标。采用血管紧张素转换酶抑制剂/血管紧张素受体拮抗剂联合利尿剂或钙拮抗剂仍然是降压治疗的优选方案。与 β 阻滞剂和 α 阻滞剂相比,选用螺内酯或氢氯噻嗪+阿米洛利可能获得更好降压疗效,以及优越的安全性和依从性。

5. 冠心病患者血 LDL-C 目标值的争议和再评价

上海交通大学附属瑞金医院 陆国平

降血胆固醇治疗是按个体危险分层(低危、中危、高危和极高危)所确定的各自 LDL-C 目标值实施的。如目前认定冠心病患者是动脉粥样硬化性心血管疾病(ASCVD),属于极高危,其 LDL-C 须<1.8mmol/L(<70mg/d),广大临床医生都熟知和习惯。但是,2013 年 ACC/AHA 发布的地降低动脉粥样硬化心血管疾病成人胆固醇治疗指南取消了降胆固醇治疗的目标值,而且他们的理由也很充分。他们认为,尽管目标值的做法过去坚持了 15 年,但仍然有很大的局限性。ACC/AHA 指南针对目标值的做法提出了 3 点质疑:①目前的随机对照临床试验(RCT)的证据不能说明目标值是多少;②也不知道更低的目标值是否能带来 ASCVD 风险的进一步降低;③如果非要追求一个特定的目标值,反而可能会带来更多的潜在的不良事件。

胡大一和赵水平教授等组成的中国胆固醇教育计划专家组认为:取消 LDL-C 目标值会带来一系列问题。首先就是临床医生被误导,LDL-C 值取消会影响患者服用降脂药的依从性;不能判断降脂药对具体患者的降脂疗效(他汀降脂疗效个体差异大)的评价。而且最关键的是忽略了他汀类降脂疗效的局限性(他汀"6 原则":他汀剂量倍增,LDL-C 降低仅多 6%)。欧洲专家对于美国的 ACC/AHA 指南取消目标值也发表了看法:认为目标值对于临床医生的日常实践非常重要。从降脂的角度而言,往往应该强调长期的坚持治疗,这点很重要。LDL-C 目标值可以让医生很准确地评价降脂疗效。美国脂质协会(NLA)完全不赞成 ACC/AHA 和英国 NICE 的观点,认为应该保留目标值,因为这不仅是医生的习惯,而且能提高患者服用降脂药的依从性。在国内,《中国胆固醇教育计划》专家共识是坚持目标值,而且认为该做法还是有证据支持的。我们的血压、血糖都有目标值,为什么血脂把目标值取消掉。而且我国取消目标值更没有证据。保留目标值却有很多的好处,是很实用的。我们要坚持目标值。

争议之一就是冠心病患者 LDL-C 目标值的确定:是 LDL-C<1.8mmol/L(70mg/dl),还是 LDL-C<2.1mmol/L(80mg/dl)?

2004 年,ATP Ⅲ补充说明中提到,高危人群如 CHD 或 CHD 等危症,还是以 LDL-C 降至 2.6mmol/L(100mg/dl)以下为目标值,而将 1.8mmol/L(70mg/dl)作为"可选目标值"。并对低、中、高危人群设定了不同的 LDL-C 起始目标值、生活方式干预值及药物治疗目标值。2009 年加拿大成人血脂异常及心血管疾病防治指南定的目标值是 LDL-C<2.0mmol/L(77mg/dl)。2013 年加拿大还是保持 LDL-C<2.0mmol/L(77mg/dl)为目标值。日本最新的指南,对于 ASCVD 二级预防设定的降脂目标值是 LDL-C<2.6 mmol/L(100 mg/dl)。2013 年国际动脉粥样协会设定的 LDL-C 目标值分别是:一级预防 LDL-C<2.6 mmol/L、二级预防 LDL-C<1.8 mmol/L,但强调每个地区应根据实际情况设定目标值。当然将 LDL-C<1.8 mmol/L 作为最佳的目标值是可以接受的。美国脂质协会将非-高密度脂蛋白-胆固醇放在前面,把 LDL-C 放在后面,极高危人群的目标值是 LDL-C<1.8 mmol/L。

中国正在修订 2007 版的中国成人血脂防治指南.赵水平,陆国平和彭道泉教授等教授坚持 ASCVD,包括冠心病患者二级预防的 LDL-C 目标值是<2.1mmol/L(80mg/dl)。

高血压降压有目标值(140/90mmHg),血压一旦达标后,不必进一步降低,因为血压降至太低有害。同样,糖尿病降血糖也设有目标值,血糖一旦达标后,同样不宜进一步降得太低,因为血糖降得太低也有害。然而,降胆固醇治疗不同于上述降压和降糖治疗,提出降胆固醇"基本目标值",是降胆固醇治疗要求达到的"基本线",在此基础上 LDL-C 还可进一步降低,因为迄今为止,LDL-C 降至太低的危害未知,这就是"基本目标值"提出的意义。

坚持这一 LDL-C 目标值理由如下:①与 2007 年版中国成人血脂防治指南推荐保持连续性,极高危者

LDL-C<2. 1mmol/L(80mg/dl),不至于差别太大。②极高危险者范围扩大包括所有 ASCVD 者。我们原来设定的极高危患者范围只包括急性冠脉综合征、缺血性心血管疾病和糖尿病患者,所以新指南显然有明显的进步。③有大规模 RCT(TNT 研究)结果支持,而这个目标就是 LDL-C 降到 2. 1 mmol/L。④中国人群 LDL-C 基础值低于西方人,我们降低 LDL-C 并不是很大,但临床获益却非常明显。⑤亚洲其他国家(日本)指南推荐极高危者目标值 LDL-C<2. 6mmol/L(100mg/dl)。与日本的 2. 6 mmol/L 相比,我们设定 2. 1 mmol/L还是激进了些。⑥制订指南的目的,要求临床“可及性”好,能够达到。⑦考虑中国的现状,目前的经济资源、医疗资源确实还不支持我们对于某一个病症过度花费。LDL-C 从 3. 4 mmol/L 降到 2. 6 mmol/L,从2. 6 mmol/L降到 2. 1 mmol/L,从 2. 1 mmol/L 降到 1. 8 mmol/L,要花的代价会越来越大,然而 LDL-C 从 2. 1 mmol/L 降 1. 8 mmol/L 所带来的效果及临床实际获益并不会太大,而代价可能会较大。

我们的指南修订还是要考虑降胆固醇的成本效益。据统计,所有的强化降胆固醇临床研究虽然有统计学意义,但成本巨大。如果 LDL-C 目标值从<2. 1 mmol/L(80mg/dl)降低到<1. 8 mmol/L(70mg/dl),相对事件获益只有 3% ~4%,成本却需要增加 2~4 倍。强化他汀的研究显示,通过增加 8 倍剂量的他汀的临床获益,每预防一例事件需要花费 400 万~600 万元人民币,不符合中国国情。中国是一个还不富裕的国家,我们更应该考虑成本。所以,指南修订要引进卫生经济学指标。这也是最具中国特色指南的亮点。

其实,坚持 LDL-C<2. 1mmol/L,80mg/dl 目标值是有循证证据的。这来自于 RCT 研究的证据。比如,TNT 研究,对于研究对象为稳定型冠心病患者,与 LDL-C 降到 101mg/dl 组比较,LDL-C 降到 77mg/dl 组主要心血管事件(定义为冠心病死亡,非致死性非手术相关心肌梗死,心搏骤停后复苏,致死性或非致死性卒中)降低 22%;又比如 IDEAL 研究,研究对象同样为稳定型冠心病患者,与 LDL-C 降到 100mg/dl 组比较,LDL-C 降到 83mg/dl 组主要冠脉事件(定义为:冠脉死亡,非致死性急性心肌梗死或心搏骤停复苏)降低 11%,尽管没有达到统计学差异($P=0.07$),但下降趋势明显.如果 IDEAL 研究采用 TNT 研究的终点事件定义,IDEAL 研究同样可得到有统计学意义的事件降低。如果 IDEAL 研究的阿伐他汀组的患者全部使用 80mg/d(13% 的患者因不能耐受 80mg/d,改为 40mg/d),该组的 LDL-C 降到小于 80mg/dl 是完全可能的,那二组的事件发生率就可达到统计学差异。既然同一研究人群,LDL-C 小于 80mg/dl 组较小于 100mg/dl 组有更多的事件降低,或更多的获益,该值作为极高危人群的目标值是有证据的。

其次,与 LDL-C<100mg/dl 组比较,LDL-C<70mg/dl 和 LDL-C<80mg/dl 均可得到显著的事件降低,从整体角度看,设定 LDL-C<80mg/dl 更合理。

叶平,李勇和李建军等教授坚持:ASCVD 二级预防的 LDL-C 目标值定为<1. 8mmol/L(<70mg/dl)。目前为止,国际的各项指南,对于 ASCVD 都是 LDL-C<1. 8mmol/L(<70mg/dl),现在推荐所有 ASCVD 患者 LDL-C<1. 8mmol/L(<70mg/dl 的时机还是成熟的)。

理由:①大势所趋,自从 2004 年 ATP Ⅲ更新版提出极高危患者的 LDL-C 目标值为<1. 8mmol/L(<70mg/dl)后,2011 年 ESC 血脂指南,2013IAS 血脂全球建议以及 NLA 血脂指南均明确推荐 ASCVD 的 LDL-C 目标值为<1. 8mmol/L(<70mg/dl),2014CCEP 专家也建议 ASCVD 患者的 LDL-C 目标值<1. 8mmol/L(<70mg/dl);②证据充分,JUPITOR 研究和 IMPROVE-IT 研究已经明确,LDL-C 降低至 1. 4mmol/L 左右仍然进一步获益并且安全。将目标值从 2007 版指南的 2. 1mmol/L 下调至 1. 8mmol/L 并非激进,而是谨慎的与时俱进。符合低一些好一些的理念。③适合中国临床实践,中国人群基线 LDL-C 水平显著低于欧美人群。近 50% 的基线 LDL-C 在 2. 6mmol/L 以下,约 30% 的为 2. 6~3. 4mmol/L。因此,大多数(80%)的患者接受常规剂量的他汀治疗即可达到<1. 8mmol/L(<70mg/dl)的目标值,不会增加卫生经济学负担。④广为接受,LDL-C 目标值低于 1. 8mmol/L(<70mg/dl),已经为广大临床医生接受。自 2011 年以来,尤其是 2013 年以来通过反复多种形式会议解读 ESC 指南,IAS 建议,NLA 指南以及 CCEP 专家建议,越来越多的临床医生已经接受了 ASCVD 的 LDL-C 目标值为 1. 8mmol/L(<70mg/dl)。如果新的指南仍然与 2007 版指南保持不变,为 2. 1mmol/L(<80mg/dl),反而可能会让临床医生在临床实践中莫衷一是,根据中国多数专家的意见,ASCVD 包括冠心病患者其 LDL-C 目标值为<1. 8mmol/L(<70mg/dl),但其 LDL-C 基本目标值<2. 1mmol/L(80mg/dl)仍是有效、安全、合理,符合中国国情的治疗选择。

参考文献

中国成人血脂异常防治指南制订联合委员会.2005.中国成人血脂异常防治指南.中华心血管病杂志,35:1-30.

Expert Dyslipidemia Panel, Grundy SM.2013. An International Atherosclerosis Society Position Paper: Global recommendations for the management of dyslipidemia. J Clin Lipidol, 7(6):561-565.

Jacobson TA, Ito MK, Maki KC, et al. 2015. National Lipid Association Recommendations. Journal of clinical lipidology, 9(2): 129-169.

Pedersen TR, Faergeman O, Kastelein JJ, et al. 2005. High-dose atorvastatin *vs* usual-dose simvastatin for secondary prevention after myocardial infarction: the IDEAL study: a randomized controlled trial. JAMA, 294:2437-2444.

Stone NJ, Robinson JG, Lichtenstein AH, et al. 2014. 2013 ACC/AHA guideline on the treatment of blood cholesterol to reduce atherosclerotic cardiovascular risk in adults: a report of the American College of Cardiology/American Heart Association Task Force on Practice Guidelines. *Journal of the American College of Cardiology*, 63:2889-2934.

Zhao SP, Yu BL, Peng DQ, et al. 2014. The effect of moderate-dose versus double-dose statins on patients with acute coronary syndrome in China: Results of the CHILLAS trial. Atherosclerosis, 233(2):707-712.

6. 鱼油或ω-3多聚不饱和脂肪酸：保健品还是药物？

上海市第八人民医院　万　静　陈　锐　顾水明

早在20世纪，人们就发现寒带居民低心血管疾病发生率与他们长期食用富含二十碳五烯酸（EPA）和二十二碳六烯酸（DHA）的深海鱼类有关，因此深海鱼油深受人们尤其心血管疾病患者的青睐。早期研究发现不饱和脂肪酸具有抑制血小板、抗炎、调节血脂、降压、抗心律失常等作用，然而近年的大型临床研究并未证实其在心血管疾病二级预防中能使患者额外获益。尤其近年受食疗相对药疗更健康及媒体养生观念的影响，不饱和脂肪酸是否真的有利于心血管健康又重新受到人们关注。

一、ω-3多聚不饱和脂肪酸的来源和功能

深海鱼油是从海洋脊椎动物体内提炼出来的油脂统称，主要成分是EPA和DHA，其母体为酰基链上含18个碳原子的亚麻酸，在n-3位置去饱和化后，再通过相似的酶进一步延长形成廿烷类。此外，在藻类、浮游植物和一些绿色植物的叶绿体中，亚油酸在n-3位置去饱和化后，再经过酶类的作用也能形成廿烷酸。这些廿烷类均属ω-3多聚不饱和脂肪酸（ω-3 PUFA），以EPA和DHA为代表，主要存在于人体的大脑、心脏和睾丸细胞膜的磷脂中。DHA和EPA在体内能抑制脂肪酸合成系列酶，增加脂蛋白酯酶活性，促进低密度脂蛋白代谢。DHA和EPA分子链中含有多个酮基和共轭双键，这些基团可以帮助清除自由基。DHA和EPA还有抗炎、抗栓、促进神经细胞发育等作用。然而，ω-3 PUFA在人体不能合成，只能从食物摄取，因此如何补充、补充多少就显得非常重要。ω-3 PUFA曾被认为是一种保健品，近年来，人们关于其与心血管疾病的关系及在心血管疾病中的治疗作用也进行了很多探索。

二、ω-3多聚不饱和脂肪酸与心血管疾病发生呈负相关

人们首先观察了富含不饱和脂肪酸自然饮食与心血管疾病的关系。日本是一个邻海国家，自然饮食中鱼类占的比例高，因此，Sekikawa等比较了日本中年男性和美国中年男性循环ω-3 PUFA水平与冠状动脉钙化的关系，发现日本中年人循环ω-3 PUFA水平是美国人的150%，与美国人相比，日本人新发冠状动脉钙化的发生率显著降低。Yokoyama M等研究了在消耗大量鱼类的日本高脂血症患者中EPA对主要心血管事件的影响。研究共纳入18645例总胆固醇大于6.5mmol/L的患者，随机分为EPA组和对照组，EPA组每日摄入1800mgEPA+他汀类药物，对照组只使用他汀类药物，共随访5年。主要终点事件包括心源性猝死、致命性和非致命性心肌梗死，以及其他一些非致命性事件包括不稳定心绞痛，血管成形术，支架术等。研究结果显示EPA组不稳定型心绞痛和非致命性心血管事件显著减少，有冠心病史接受EPA治疗的患者与对照组相比主要心血管事件降低19%。他们的研究提示在高脂血症的日本患者中，EPA治疗可以减少心血管事件尤其是非致命性心血管事件发生。

三、ω-3多聚不饱和脂肪酸降低心血管死亡率的观察性研究

心血管疾病是导致死亡的重要原因之一。由于不饱和脂肪酸与心血管疾病发病呈负相关，其与病死率的关系也引起了关注。早在1989年，Burr ML等就设计了一项随机对照临床研究，观察不同种类饮食对心肌梗死患者病死率的影响。他们入选2033例男性心肌梗死患者，随机给予富含鱼油、脂肪和纤维的饮食，2年后发现虽然三种饮食对再梗死和病死率的影响无显著差异，但鱼油饮食组全因死亡率降低29%。然而该研究在患者入选等方面存在偏倚。随后，于1999年开展的GISSI研究在研究设计和患者入选方面

更具有代表性。GISSI 研究验证了 ω-3 PUFA 对近期心肌梗死患者病死率的影响，共纳入11 323例患者，在药物治疗和生活方式改变基础上，随机给予 ω-3 PUFA 1g 和/或维生素 E300mg/d，3 个月时就发现 ω-3 PUFA 组病死率开始降低，4 个月时差异开始具有统计学差异，研究持续 3.5 年后结束，最终显示 ω-3 PUFA 组总体死亡率减少 20%，心血管疾病死亡率减少 30%，猝死率减少 45%。同时开展的医生健康研究和其他前瞻性临床研究，也分别表明 ω-3 PUFA 能降低心血管疾病猝死的风险。关于 ω-3 PUFA 降低心血管疾病死亡率的机制也进行了深入的基础研究，有研究发现可能与其抑制钠通道和钙通道，从而影响心肌细胞的电生理特性、减少心室颤动等恶性心律失常发生有关，也有研究表明可能与其抗炎、改善内皮功能有关。

四、冠心病二级预防时代 ω-3 多聚不饱和脂肪酸治疗作用的探索

随着近年冠心病再血管化及规范药物治疗的普及，对于已经接受了规范治疗的冠心病患者，鱼油或 ω-3 PUFA 是否能增加额外的临床获益成为焦点。Kromhout D 等设计了一项多中心、双盲，随机对照研究，观察了 EPA 和 DHA 以及亚麻酸对已经发生过一次心肌梗死的患者心血管事件发生率的影响。该研究共纳入 4837 例患者，年龄 60~80 岁，曾发生过一次心肌梗死并正在接受降压、抗栓以及降脂等规范治疗，随机接受为期 40 个月低剂量 EPA-DHA 或亚麻酸（ALA）治疗：EPA-DHA（每日摄入 400mg EPA+DHA），ALA（每日摄入 2gALA），EPA-DH-ALA，安慰剂。主要观察终点为致命性和非致命性心血管事件。研究结果显示 EPA-DHA 和 ALA 组都没有减少主要终点事件的发生（EPA-DHA 组主要终点 HR = 1.01；95% CI：0.87~1.17；P = 0.93；ALA 组主要终点 HR = 0.91；95% CI：0.78~1.05；P = 0.20）。在女性中，ALA 组与安慰剂组和 EPA-DHA 组相比主要心血管事件发生率降低（主要终点 HR = 0.73；95% CI：0.51~1.03；P = 0.07）。他们的研究表明在已经发生过一次心肌梗死并正在接受降压、抗栓以及降脂治疗的患者中低剂量的增加 EPA-DHA 或 ALA 不能显著降低主要心血管事件的发生。2014 年 JAMA 在线公布了 AREDS2 研究的结果，该研究采用析因设计，对饮食中添加长链 ω-3 PUFA 或黄斑叶黄素类是否减少心血管疾病的发生率进行了研究，共纳入 4203 例年龄在 50~85 岁、单眼罹患中期或晚期年龄相关性黄斑变性的患者，中位随访时间 4.8 年。患者每日补充长链 ω-3 多不饱和脂肪酸［350 mg（DHA）+650 mg（EPA）］、黄斑叶黄素类（10 mg 叶黄素+2 mg 玉米黄素），或接受相应安慰剂治疗，所有患者同时接受 AREDS 维生素和矿物质的背景治疗。主要研究终点为心肌梗死、卒中，以及由心力衰竭、血管重建术或不稳定型心绞痛导致的心血管死亡组成。研究表明接受 ω-3 PUFA 或黄斑叶黄素类治疗患者的心血管风险或次级心血管结局均无减少，其中 ω-3 PUFA 治疗组主要终点风险比 HR 为 0.95（95%CI：0.78~1.17），黄斑叶黄素类治疗组主要终点风险比 HR 为 0.94（95%CI：0.77~1.15）。AREDS2 研究提示，在日常补充矿物质和维生素外，补充长链 ω-3 PUFA 或黄斑叶黄素类不能降低老年黄斑变性患者的心血管病风险。OMEGA 研究是一项针对心肌梗死患者基于现代指南指导治疗基础上，观察高度纯化 ω-3 PUFA 临床效应的多中心随机双盲安慰剂对照研究。该研究共纳入 3851 例心肌梗死患者，随机给予 ω-3 PUFA 1g/d 或安慰剂，观察 1 年时间，发现 ω-3 PUFA 治疗组和安慰剂组心源性猝死率、总体死亡率、主要心脑血管事件和在血管化治疗均无显著差异。他们的研究提示，在现代冠心病治疗指南指导基础上，额外给予 ω-3 PUFA 并没有显示额外的心血管获益。

然而，关于深海鱼油或 ω-3 PUFA 的临床获益，为什么早期的临床前瞻性队列研究与近期的临床试验结果不一致？引起了激烈的争论。究其原因可能主要与临床试验的设计和质控密切相关：①相对早期的临床观察，近期设计的临床试验往往都建立在强化药物治疗基础上：以早期的 GISSI 试验和近期的 ORIGIN 及 OMEGA 研究为代表，在冠心病二级预防中，规范的抗血小板、调脂、ACEI 和 β 受体阻滞剂等的应用可能减弱了鱼油的额外获益，因此，GISSI 试验发现鱼油获益，而 ORIGIN 和 OMEGA 研究结果并未证实。②基本的饮食背景不同：由于媒体宣传和公众对健康关注度的提高，近期临床试验中，患者在入选前饮食中鱼类或鱼油的比例普遍高于既往临床研究。以美国中年人为例，1990 年饮食中摄入鱼油的比例不足 5%，而到 2006 年，鱼油摄入比例高达 20%。同时，ω-3 PUFA 的心血管效应并不呈直线关系，因此这些因素可能也是近期临床研究中入选者已经有一定量鱼油摄入，额外补充的 ω-3 PUFA 不能产生显著临床

获益的原因之一。③临床研究的终点不同:早期的临床研究多以死亡率为观察终点,而近期的临床设计则以致死性和非致死性事件的复合终点为多。

五、关于 ω-3 多聚不饱和脂肪酸的合理使用

值得注意的是目前临床研究中 ω-3 PUFA 使用均为中低剂量。ω-3 PUFA 虽然对正常人体生理功能具有重要调节作用,但也不是多多益善,有研究报道高剂量 ω-3 PUFA 摄入有导致脂肪肝和胰岛素抵抗的风险。因此,虽然不同国家及营养学机构发布的指南并未统一,但对 ω-3 PUFA 成年人摄取量均有推荐意见:2001 年 Eurodiet 推荐 ALA 2. 0g/d,EPA+DHA 0. 2g/d;2008 年 WAPM 推荐 DHA 0. 2~0. 3g/d;2010 年 FAO/WHO 推荐 EPA+DHA 0. 25~2. 0g/d;2010 年 EFSA 推荐 EPA+DHA 0. 25~2. 0g/d。

然而,关于 ω-3 PUFA 对心血管疾病的治疗作用仍无定论。在 2013 年 NICE 发布的心肌梗死二级预防指南中,推荐鱼可以作为地中海型饮食的一部分,但不推荐常规食用油性鱼类单纯用于预防再次心肌梗死为目的,不推荐单纯用 ω-3 PUFA 胶囊或 ω-3 PUFA 脂肪酸补充饮食预防再次心肌梗死。2013 年 7 月,国际动脉粥样硬化学会(International Atherosclerosis Society,IAS)更新了其对高水平血胆固醇和血脂异常治疗的推荐,发布了《IAS 意见书:血脂异常管理的全球推荐》。在一级预防中,建议多食富含 ω-3 PUFA 的饮食;对于二级预防,建议当 LDL-C 治疗后已经达标,但是 Non-HDL-C 及 TG 仍超标可考虑加贝特类、烟酸或 ω-3 PUFA 脂肪酸联合治疗。2015 年美国心脏学会(AHA)发布《冠状动脉旁路移植术后二级预防科学声明》,关于 ω-3 PUFA 和抗氧化维生素预防 CABG 术后房颤的作用指出,目前抗氧化维生素和 ω-3 PUFA 降低心房颤动风险尚无足够证据支持,可考虑补充 ω-3 PUFA 和抗氧化维生素来预防 CABG 术后的心房颤动,但在将其纳入 CABG 术后降低发生心房颤动风险的常规治疗之前,还需更有力的临床证据。

总之,基于 ω-3 PUFA 的生理作用,含有适量鱼油的饮食是有益心血管健康的饮食结构,但对于心血管疾病二级预防,尤其是对规范药物治疗时代冠心病的二级预防,现有的临床研究并未证实额外摄入鱼油或 ω-3 PUFA 能增加额外的心血管获益,现阶段共识中 ω-3 PUFA 尚未用于心血管疾病规范治疗。关于是否补充、如何补充 ω-3 PUFA 可使得患者获益? ω-3 PUFA 的主要成分 DHA 和 EPA 间的最佳比例如何?这些问题都需要进一步基础和临床研究探索。

参 考 文 献

Jung UJ,Torrejon C,Tighe AP,et al.2008.N-3 Fatty acids and cardiovascular disease:mechanisms underlying beneficial effects.Am J Clin Nutr,87(6):2003S-2009S.

Kim HJ,Giovannucci E,Rosner B,et al.2014.Longitudinal and secular trends in dietary supplement use:Nurses´ Health Study and Health Professionals Follow-Up Study,1986-2006. J Acad Nutr Diet,114(3):436-443.

Kromhout D,Giltay EJ,Geleijnse JM.Alpha Omega Trial Group.2010.n-3 fatty acids and cardiovascular events after myocardial infarction.N Engl J Med,363(21):2015-2026.

Kulik A,Zimmerman L,American Heart Association Council on Cardiovascular Surgery and Anesthesia.2015.Secondary prevention after coronary artery bypass graft surgery:a scientific statement from the American Heart Association. Circulation,131(10):927-964.

ORIGIN Trial Investigators,Bosch J,Gerstein HC,Dagenais GR,et al.2012.N-3 fatty acids and cardiovascular outcomes in patients with dysglycemia.N Engl J Med,367:309-318.

Rauch B,Schiele R,Senges J;OMEGA Study Group.2010.OMEGA,a randomized,placebo-controlled trial to test the effect of highly purified omega-3 fatty acids on top of modern guideline-adjusted therapy after myocardial infarction. Circulation,122(21):2152-2110.

Sekikawa A,Miura K,Lee S,et al.2014.ERA JUMP Study Group.Long chain n-3 polyunsaturated fatty acids and incidence rate of coronary artery calcification in Japanese men in Japan and white men in the USA:population based prospective cohort study.Heart,100(7):569-573.

7. PCSK9抑制剂的研究进展

上海健康医学院附属周浦医院　陈莎莎　李新明

低密度脂蛋白胆固醇(low-density lipoprotein cholesterol,LDL-C)是最重要的心血管疾病的独立危险因素之一,因此成为降低心血管疾病发生和发展风险的重要靶点。在过去的20年中,他汀类药物成功地通过减少血清LDL-C来降低了心血管疾病事件的风险,充分证实了低LDL-C可以有效地减少心血管疾病的发生率及病死率。然而,因为他汀类药物的不良反应,比如横纹肌溶解、肌痛和肝功能障碍,一部分患者无法耐受足量的他汀治疗;也有一部分患者,比如家族性高胆固醇血症(familial hypercholesterolaemia,FH),即使使用最高剂量的强力他汀类药物,也无法将血清LDL-C水平控制在理想范围。不同于他汀类药物竞争性抑制胆固醇合成限速酶(3-羟基-3-甲基戊二酸辅酶A还原酶,HMG-CoA)使细胞内胆固醇合成减少,反馈性刺激细胞膜表面的LDL-C受体数量增加,从而降低血清中LDL-C水平的机制,前蛋白转化酶枯草溶菌素9(proproteinconvertase subtilisin/kexin type 9,PCSK9)抑制剂可以说是一类全新的通过直接增加LDL-C受体数量来降低血清LDL-C水平的"靶向药物"。本节主要对PCSK9抑制剂的作用机制及相关药物临床应用的研究进展作一讲解。

一、PCSK9抑制剂的作用机制

1. *PCSK9*基因突变及其临床表型　*PCSK9*基因大小为3617dp,包含有12个外显子,共编码692个氨基酸,在肝、胃肠道、肾及神经系统表达较为丰富。PCSK9分子由信号序列、功能前区、催化区及含有半胱氨酸和组氨酸的C末端组成。

*PCSK9*基因是继低密度脂蛋白受体(low-density lipoprotein receptor,LDL-R)基因和脂蛋白B(apolipoprotein B,Apo B)基因之后,第3个被确定为与常染色体显性遗传FH有关的基因,而FH患者的血清高LDL-C水平极大地增加了心血管疾病风险。在不存在LDL-R和Apo B基因突变的常染色体显性遗传FH患者中,有10%~25%是由*PCSK9*基因功能获得性突变所致。

相反,*PCSK9*基因的功能缺失性突变在不同人群中均表现为降低血清LDL-C浓度。有研究表明:具有PCSK9基因功能缺失性突变的人较普通人群的血清LDL-C浓度低28%。健康人群中,突变纯合子(常染色体双链均有*PCSK9*基因功能缺失性突变)的血清LDL-C浓度可低至14~16mg/dl。美国社区动脉粥样硬化研究纳入9523名白人和3633名黑人,随访15年,结果提示:突变杂合子(仅一条染色体的*PCSK9*基因发生功能缺失性突变)的LDL-C浓度降低15%(白人)和28%(黑人),并且与心血管事件发生率的减低有关,是减少冠心病发病率的保护因素,尤其在黑人人群中[白人HR为0.5(0.32,0.79)],黑人HR为0.11[(0.02,0.81)]。同样,*PCSK9*基因功能缺失性突变杂合子的外周动脉疾病和颈动脉内中膜增厚发生率较普通人群明显降低。

2. PCSK9抑制剂降低血清LDL-C水平的总体作用机制　肝细胞表面存在LDL-R,与血浆中的LDL-C结合后形成内吞小体进入细胞内,细胞内溶酶体将内吞小体中的LDL-C分解后,释放出LDL-C回到肝细胞表面继续结合其他LDL-C。

但是,肝脏分泌的前蛋白转化酶枯草溶菌素9一部分可以直接作用于肝细胞表面的LDL-R,与LDL-R形成复合体,再与LDL-C结合后形成内吞小体进入胞内,此时溶酶体会将PCSK9、LDL-L联同LDL-R全部降解掉,使LDL-R无法再重新回到细胞表面,从而减少了LDL-R数量,使血浆LDL-C升高。另外还有一部分PCSK9进入体循环,并与存在于不同器官的LDL-R结合,包括肝脏、肠道、肾、肺、胰腺以及脂肪组织。既往研究证实,血浆中PCSK9浓度与LDL-R呈反比,与LDL-C浓度正相关。

因此，PCSK9 抑制剂通过不同途径减少血浆中 PCSK9，使其不能与 LDL-R 结合，从而使减少 LDL-R 被细胞内溶酶体降解，增加细胞表面 LDL-R 数量，进一步降低血浆中 LDL-C 浓度。

3. *PCSK9 抑制剂与 HMG-CoA 抑制剂的关系* HMG-CoA 抑制剂，即他汀类药物，通过竞争性抑制内源性胆固醇合成限速酶来降低内源性胆固醇浓度，并通过胆固醇调节因子蛋白途径增加 LDL-R 数量，从而反射性使血浆内 PCSK9 浓度升高 14% ~47%，存在剂量依赖关系，与用药时间成正比。故而有学者认为抑制 PCSK9，可能获得 HMG-CoA 抑制剂治疗之外的降低 LDL-C 浓度效果，并有动物实验证实，PCSK9 基因的功能缺失性突变可以提高研究对象对 HMG-CoA 抑制剂的应答，协同增强降低 LDL-C 效果。

4. *PCSK9 抑制剂的种类* 目前，以 PCSK9 为靶标的药物种类主要有单克隆抗体、小分子干扰 RNA 寡核苷酸、反义寡核苷酸。研究较为成熟，并被欧洲药品管理局（European Medicines Agency，EMA）及美国食品药品管理局（Food and Drug Administration，FDA）批准上市的是两个单克隆抗体类药物：Alirocumab 和 Evolocumab，其余的药物均尚处临床研究或临床前研究阶段，详见表 2-1。

表 2-1 不同类型的 PCSK9 抑制剂

药物名称（厂商）	生物制剂种类	适应证	研究阶段	获得 EMA 批准时间	获得 FDA 批准时间
Alirocumab（赛诺菲/再生元，法国/美国）	单克隆抗体	高胆固醇血症	完成临床 3 期	2015-07 获得欧洲 CHMP 批准建议	2015-07
Evolocumab（安进，美国）	单克隆抗体	高胆固醇血症	完成临床 3 期	2015-07	2015-08
Bococizumab（辉瑞/里纳特，美国/美国）	单克隆抗体	高胆固醇血症	正在进行临床 3 期	—	—
LGT-209（诺华，瑞士）	单克隆抗体	高胆固醇血症	临床 2 期	—	—
MPSK3169A，RG7652（基因泰特，美国）	单克隆抗体	高胆固醇血症	临床 2 期	—	—
ALN-PCS02（Alnylam 制药，美国）	小分子干扰 RNA 寡核苷酸	高胆固醇血症	临床 1 期	—	—
未正式命名 TBD（Idera 制药，美国）	反义寡核苷酸	高胆固醇血症	临床 1 期	—	—

二、单克隆抗体类 PCSK9 抑制剂

1. *单克隆抗体类 PCSK9 抑制剂的有效性* 单克隆抗体是目前 PCSK9 抑制剂中最常见也是研究最为成熟的生物制剂。2009 年，Chan 等发现了第一种单克隆抗体类 PCSK9 抑制剂，它可以与 PCSK9 结合占领 PCSK9 与 LDL-R 耦联的必要区域，并研究发现这个抗 PCSK9 抗体在鼠及灵长类动物中，可以增加肝细胞表面 LDL-R 数量，有效降低 30% 血浆中 LDL-C 的浓度。之后的动物研究陆续发现了不同种类的单克隆抗体，这些抗体可降低猴子血浆 LDL-C 浓度 20% ~50%，其作用均存在剂量依赖性，并且药效可持续数周。这些临床前研究为单克隆抗体类 PCSK9 抑制剂进入临床试验阶段奠定了基础。

一般情况下，PCSK9 分子一部分以游离态存在于血浆中，另一部分则已经与 LDL-R 结合。在注射单克隆抗体类 PCSK9 抑制剂后即刻，抗体迅速与游离态 PCSK9 分子结合，使血浆中游离态 PCSK9 浓度下

降,从而减少游离 PCSK9 与 LDL-R 结合,增加细胞表面 LDL-R 数量,达到清除更多 LDL-C,降低血浆 LDL-C 浓度的目的。随着血浆内抗体的分解,浓度的下降,游离态 PCSK9 逐渐增多,随之增多的即是 LDL-C 浓度。单克隆抗体类 PCSK9 抑制剂降低人血浆 LDL-C 浓度的有效性在临床Ⅰ期健康志愿受试者研究中已证实。

后续的已经完成的众多临床Ⅲ期研究均表明:与安慰剂或活性对照药物对比,在不同治疗背景、不同人群(包括)及不同治疗强度下,单克隆抗体类 PCSK9 抑制剂均显著降低血浆 LDL-C 浓度,其疗效具有剂量依赖性,与年龄、性别、地区、体重指数(Body Mass Idex,BMI)以及初始 LDL-C 无关。具体研究情况见表 2-2。

表 2-2 单克隆抗体类 PCSK9 抑制剂相关临床Ⅲ期研究

研究名称	药品名称	研究设计	入选病例数	随访(周)	LDL-C 与基线比较百分比(%)	TG(%)	HDL-C(%)	Non-HDL-C(%)
ODYSSEY Mono	Aliroc-umab	未接受他汀治疗的高胆固醇患者,与依折麦布组对比	103	24	-31.6	-1.2	4.4	-25.5
ODYSSEY COMBO Ⅰ	Aliroc-umab	最大剂量他汀治疗降脂仍不佳的高胆固醇患者,加用 Alirocumab	311	24	-45.9	-0.6	7.3	-37.5
ODYSSEY COMBO Ⅱ	Aliroc-umab	最大剂量他汀治疗降脂仍不佳的高胆固醇患者,加用 Alirocumab	707	24	-29.7	-0.3	8.1	-22.9
ODYSSEY LONG TERM	Aliroc-umab	现行降脂治疗效果不佳的高胆固醇患者,加用 Alirocumab	2341	24	-61.9	-17.3	4.6	-52.3
DESCART-ES	Evoloc-umab	阿托伐他汀或阿托伐他汀加依折麦布控制不佳的高脂患者,加用 420mg(每4周1次)	901	52	-57.0	-11.5	5.4	-50.3
LAPLACE-2	Evoloc-umab	中等强度或高强度他汀治疗的高胆固醇患者,加用 140mg(每2周1次)或 420mg(每3周1次);与加用依折麦布或安慰剂对比	2067	12	-59.2 -70.6	-9.3 -31.4	3.2 9.8	-54.9 -66.6
GAUSS-2	Evoloc-umab	他汀不耐受的高胆固醇患者,予 140mg(每2周1次)或 420mg(每3周1次)治疗;与依折麦布对比	307	12	68.8 -69.7	—	3.6 4.8	—

续表

研究名称	药品名称	研究设计	入选病例数	随访（周）	LDL-C与基线比较百分比（%）	TG（%）	HDL-C(%)	Non-HDL-C(%)
MENDEL-2	Evoloc-umab	未他汀治疗的高胆固醇患者，予140mg(每2周1次)或420mg(每3周1次)治疗；与依折麦布对比	614	12	-54.8 -57.1	-6.2 -17.7	5.9 9.3	-49.8 -51.2
RUTHERF-ORD-2	Evoloc-umab	杂合子家族性高胆固醇血症患者，予140mg(每2周1次)或420mg(每3周1次)治疗	329	12	-59.2 -61.3	-11.6 -19.6	9.1 9.2	-54.8 -55
TESLA Part B	Evoloc-umab	纯合子家族性高胆固醇患者，不处于血浆清除疗程中，420mg(每3周1次)治疗	49	12	-30.9	0.3	-0.1	—

2. *单克隆抗体类PCSK9抑制剂的安全性与耐受性* 在既往的单克隆抗体类PCSK9抑制剂3期临床研究中，36%~75%发生不良反应，但仅2%~6%的患者为严重不良事件，由于不良事件导致停药的占2%~10%，其发生率与研究中的对照组无显著差别。其中，仅少于2%服用单克隆抗体类PCSK9抑制剂的患者出现肝转氨酶升高超出正常上限的3倍；出现肌酸激酶升高者同样比较少见。

除了肝转氨酶及肌酸激酶的升高，影响单克隆抗体类PCSK9抑制剂耐受性的另一最重要因素是注射部位反应。在ODYSSEY Mono研究中，52例患者接受了Alirocumab的治疗，仅1例患者发生了注射部位反应，对照组51例患者其中2例发生注射部位反应。OSLER研究最长随访52周，38例患者发生注射部位反应，仅1例因此停止了用药。同样，在DESCARTES研究中，5.7%(34/599)的患者发生注射部位反应，仅1例终止了治疗；对照组中5%(15/302)的患者发生反应。ODYSSEY COMBO Ⅱ研究中有85%的患者1年后仍持续使用Alirocumab，提示单克隆抗体类PCSK9抑制剂是一种耐受性良好的肠道外降LDL-C的治疗方式。

3. *单克隆抗体类PCSK9抑制剂的适应证* 目前，单克隆抗体类PCSK9抑制剂的适应证主要包括：家族性高胆固醇血症患者，高强度他汀治疗LDL-C仍不能达标的患者，以及他汀药物不耐受的患者。

杂合子家族性高胆固醇血症(heterozygous familial hypercholesterolaemia，HeFH)是较为常见的遗传性疾病，以血浆LDL-C高浓度为特征，其发生率为1/200~1/500。血浆高LDL-C导致该病患者早发动脉粥样硬化性心血管疾病，女性平均发病年龄为51~52岁，男性为42~46岁，若HeFH患者已经合并存在冠心病或糖尿病，LDL-C浓度控制目标为70mg/dl。然而，近80%的HeHF患者尚未将LDL-C浓度控制到100mg/dl以下。纯合子家族性高胆固醇血症(homozygous familial hypercholesterolaemia，HoFH)则是更严重的FH，该病患者心血管病发病年龄早至20岁左右。因此，FH患者非常适合予以单克隆抗体类PCSK9抑制剂治疗。

此外，一些非FH的高胆固醇血症患者，即使使用最大剂量的高强度他汀治疗，仍无法将LDL-C浓度降脂目标范围。众多研究已经证实，心血管事件的发生率与血浆LDL-C浓度有直接关系，这些LDL-C控制不佳患者的心血管事件发生风险显著提高。再者，对于已经获得一定降脂效果的患者，IMPROVE-IT研究表明：更低的LDL-C水平(70mg/dl降至54mg/dl)显著减少心血管事件发生率，使患者获益。而单克隆抗体类 PCSK9 抑制剂可以进一步降低存在他汀治疗背景患者的 LDL-C 水平,同样适用于已经在进行他汀治疗的患者,尤其是血浆 LDL-C 浓度尚未达标者。

当然,对于高胆固醇血症患者,他汀类药物可以有效降低 LDL-C 水平,减少心血管并发症,目前仍有一线治疗。但是,一些患者因肌痛、肝酶升高和横纹肌溶解等原因无法耐受他汀治疗。因为临床医师对他汀不耐受的定义和处理方式不同,至今其发生率并不明确。仅个别报道数据显示:12% 接受他汀治疗的患者最终停药,其中 62% 是因为他汀治疗相关的不良反应。因此,单克隆抗体类 PCSK9 抑制剂为这些不耐受他汀治疗的患者提供了新的治疗选择。

4. *单克隆抗体类 PCSK9 抑制剂临床应用尚待解决的问题* 单克隆抗体类 PCSK9 抑制剂的给药途径为皮下注射,注射部位反应仍是尚未解决的问题,一定程度上会影响药物的耐受性。再者,单克隆抗体类 PCSK9 抑制剂单次给药剂量较大,以 Evolocumab 为例,单次给药为 6ml,即使将其拆解为 3ml 注射 2 次或 2ml 注射 3 次,皮下注射的疼痛也并未得到解决,在后续的"真实世界"治疗中必定会有其局限。另一方面,一部分患者无法自行进行皮下注射给药,那么这些患者就需要至少每月 1 次为了用药到医院,也可能影响其依从性。

虽然在既往Ⅲ期临床研究中,单克隆抗体类 PCSK9 抑制剂的安全性得到了证明,也没有显示出随着随访时间增加(最长随访时间为 52 周),其相关不良事件显著增多的趋势。但毕竟大多数研究的随访时间都在 1 年内,因此超过 1 年的安全性还需进一步评估。目前,一些延长随访的临床Ⅲ期研究也正在进行中,如:ODYSSEY OUTCOMES、GLAGOV、FOURIER 和 TAUSSIG 研究等。对于此类药物的长期安全性有待这些研究结果证实。

三、小分子干扰 RNA 寡核苷酸类 PCSK9 抑制剂

小分子干扰 RNA 寡核苷酸类 PCSK9 抑制剂为单链结构,可被包裹于纳米脂粒中,通过静脉注射的方式进入体内,与 PCSK9 分子的信使 RNA 结合,从而干扰 PCSK9 分子的合成,减少其数量,最终使 LDL-R 数量增多,降低血浆 LDL-C 浓度。

静脉注射小分子干扰 RNA 寡核苷酸类 PCSK9 抑制剂至大鼠体内,可沉默 50% 以上的 PCSK9 信使 RNA,并显著降低血浆中游离态 PCSK9,将血浆 LDL-C 浓度降低 30%。该研究进一步在灵长类动物体内得到了类似的结果,LDL-C 水平降低了 56% ~70%,并且其效果持续数周。

2014 年,小分子干扰 RNA 寡核苷酸类 PCSK9 抑制剂的Ⅰ期临床试验结果发表在 Lancet 杂志,研究对象为健康志愿受试者,接受静脉注射小分子干扰 RNA 寡核苷酸类 PCSK9 抑制剂受试者血浆中的 PCSK9 分子浓度较基线下降了 70%,LDL-C 浓度较基线水平下降了 40%。Ⅰ期临床初步证明了其有效性,后续进一步的临床试验也在进行中。

四、反义寡核苷酸类 PCSK9 抑制剂

反义寡核苷酸(antisense oligonucleotides, ASO)类 PCSK9 抑制剂是一段短小的核苷酸序列,同样以 PCSK9 分子的信使 RNA 为靶标,通过结合信使 RNA,干扰 PCSK9 分子的合成[51]。

有动物实验报道:在大鼠体内,ASO 类 PCSK9 抑制剂可以减少 92% 的信使 RNA,并降低 30% 血浆 LDL-C 浓度。在猴子体内,ASO 降低 85% 血浆中游离 PCSK9 浓度,以及 50% LCL-C 浓度。2013 年,ASO 类 PCSK9 抑制剂的Ⅰ期临床研究提前完成,其在人体的有效性也得到了一定程度的证实,但是目前尚无进一步研究的报道。

五、总结

PCSK9 抑制剂从基因发现到临床Ⅲ期相关研究短短 10 余年,实现了实验室发现到临床应用的转化。PCSK9 抑制剂的强效降脂作用(降低 50% ~70% 血浆 LDL-C 浓度)已得到证实,正在进行的临床Ⅲ期研究结果,将进一步提供其长期安全性的证据。PCSK9 抑制剂有望成为难治性高脂血症的有效药物治疗措施。

当然,现阶段的 PCSK9 抑制剂仍有其局限性,希望能随着新生物制剂种类及新剂型的开发,解决相关问题。

参考文献

Blom DJ,Hala T,Bolognese M,et al.2014.DESCARTES Investigators.A 52-week placebocontrolledtrial of evolocumab in hyperlipidemia.N Engl J Med,370:1809-1819.

Boekholdt SM,Arsenault BJ,Mora S,et al.2012.Association of LDL cholesterol,non-HDL cholesterol,and apolipoprotein B levels with risk of cardiovascular events among patients treated with statins:a meta-analysis.JAMA,307:1302-1309.

Koren MJ,Lundqvist P,Bolognese M,et al.2014.Anti-PCSK9 Monotherapy for Hypercholesterolemia The MENDEL-2 Randomized,Controlled Phase III Clinical Trial of Evolocumab.Journal of the American College of Cardiology,63:2531-2540.

Koren MJ,Roth EM,McKenney JM,et al.2015.Safety and efficacy of alirocumab 150 mg every 2 weeks,a fully human proproteinconvertase subtilisin/kexin type 9 monoclonal antibody:A Phase II pooled analysis.Postgrad Med,127:125-132.

Raal FJ, Honarpour N, Blom DJ, et al. 2015. Inhibition of PCSK9 withevolocumab in homozygous familial hypercholesterolaemia (TESLA Part B):a randomised,double-blind,placebocontrolled trial.Lancet,385:341-350.

Raal FJ,Stein EA,Dufour R,et al.2015.PCSK9 inhibition with evolocumab(AMG 145)in heterozygous familial hypercholesterolaemia (RUTHERFORD-2):a randomised,double-blind,placebocontrolledtrial.Lancet,385:331-340.

Robinson JG,Farnier M,Krempf M,et al.2015.Efficacy andsafety of alirocumab in reducing lipids and cardiovascular events.N Engl J Med,372:1489-1499.

Robinson JG,Nedergaard BS,Rogers WJ,et al.2014.LAPLACE-2Investigators.Effect of evolocumab or ezetimibe added to moderate-or highintensitystatin therapy on LDL-C lowering in patients with hypercholesterolemia:the LAPLACE-2 randomized clinical trial.JAMA,311:1870-1882.

Roth EM,Taskinen MR,Ginsberg HN,et al.2014.Monotherapy with the PCSK9 inhibitor alirocumabversus ezetimibe in patients with hypercholesterolemia:results of a 24 week,double-blind,randomized Phase 3 trial.Int J Cardiol,176:55-61.

Sniderman AD,Williams K,Contois JH,et al.2011.A meta-analysis of low-density lipoprotein cholesterol,non-highdensitylipoprotein cholesterol,and apolipoprotein B as markers of cardiovascularrisk.CircCardiovascQual Outcomes,4:337-345.

Stroes E,Colquhoun D,Sullivan D,et al.2014.Anti-PCSK9 Antibody Effectively Lowers Cholesterol in Patients With Statin Intolerance:The GAUSS-2 Randomized,Placebo-Controlled Phase 3 Clinical Trial of Evolocumab.Journal of the American College of Cardiology,63:2541-2548.

8. 依折麦布的最新试验证据

复旦大学附属华山医院　金　波　罗心平

低密度脂蛋白胆固醇(LDL-C)升高是动脉粥样硬化性心血管疾病(ASCVD)的独立危险因素,他汀类药物通过抑制 HMG-CoA 还原酶阻断肝内胆固醇合成,降低 LDL-C 水平,其预防心血管事件的作用已得到广泛证实。依折麦布(Ezetimibe)是第一个选择性肠道胆固醇吸收抑制剂,单独使用时有效降低 LDL-C 水平,与他汀类药物联合应用可以进一步降低 LDL-C 水平。2002 年,美国食品药品管理局(FDA)批准依折麦布临床用于治疗高胆固醇血症,主要降低 LDL-C 水平,而 LDL-C 是 ASCVD 防治的首要目标。目前依折麦布的降脂效能已经明确,但其是否可以逆转动脉粥样硬化的病理进程,减少心血管终点事件仍然存在争议。

一、依折麦布的药理作用机制

依折麦布是一种新型的调脂药,为选择性肠道胆固醇吸收抑制剂,口服后被迅速吸收,合成具有药理活性的依折麦布-葡萄糖醛酸,经肝肠循环到达小肠,主要作用于小肠黏膜刷状缘胆固醇转运蛋白(NPC1L1),有效地抑制外源性胆固醇和植物固醇的吸收,从而降低小肠中的胆固醇向肝转运,使肝胆固醇贮量减少,从而降低血浆总胆固醇(TC)和 LDL-C 水平。依折麦布选择性抑制小肠吸收胆固醇,并不影响小肠对脂肪酸、胆汁酸、孕酮、乙炔雌二醇及脂溶性维生素 A、D 的吸收。依折麦布与他汀类药物分别作用于胆固醇代谢的外源性和内源性 2 个不同途径,当二者合用时,可以产生协同作用,进一步降低血浆 LDL-C 水平,优于两种药物的单独应用。依折麦布不通过 CYP450 酶系代谢,与多类药物无相互作用,大大提高了临床应用的耐受性和安全性。在亚裔人群中,大剂量、高强度他汀类药物治疗的安全性也正引起越来越多的关注,依折麦布的应用为更安全有效地降低 LDL-C 提供了新策略。

二、依折麦布的降脂作用

依折麦布主要与他汀类药物联合应用于临床,评价单独应用依折麦布降脂效能的临床试验相对较少。一项纳入 2722 例患者的荟萃分析显示,依折麦布 10mg 组较安慰剂组平均降低 LDL-C 18. 58 %,降低 TC 13. 46 %,降低甘油三酯(TG)8. 06 %,升高高密度脂蛋白胆固醇(HDL-C)3 %。研究证实,依折麦布与他汀类药物联合应用可以进一步提高降脂效能。一项纳入 5039 例患者的荟萃分析表明,对于单用他汀类药物 LDL-C 未达标患者,加用依折麦布 10mg,患者 TC 和 LDL-C 水平分别进一步降低 16. 1% 和 23. 6%,HDL-C 水平升高 1. 7 %,联合用药组血脂达标率显著增加。临床上依折麦布与不同种类、不同剂量他汀类药物联合应用的降脂效能存在差异,当依折麦布与贝特类或烟酸类药物合用时,亦展现出较好的协同降脂效应。

二、依折麦布联合他汀类药物的相关临床试验评价

1. 依折麦布对动脉粥样硬化斑块的作用　鉴于依折麦布在降低 LDL-C 方面的出色表现,人们期待进一步验证其对动脉粥样硬化的作用。ENHANCE 研究比较辛伐他汀 80mg 联合依折麦布 10mg 强化降脂治疗对颈动脉内-中膜厚度(cIMT)影响,该研究共入选 720 例家族性高胆固醇血症患者,随访期为 2 年,旨在验证依折麦布在延缓动脉粥样硬化进展中的作用。ENHANCE 研究显示,联合用药组较辛伐他汀组 LDL-C 水平下降幅度更大(55. 6 % *vs* 39. 1%,$P<0.01$),但两组间 cIMT 变化值无统计学差异。ENHANCE 研究的阴性结果引起了广泛的讨论,部分学者质疑该研究设计存在缺陷,多数患者在入选前已服用他汀类药物

治疗，因此 cIMT 基线水相对较低，在此基础上，依折麦布进一步缩小动脉粥样硬化斑块的效应相对不明显。与之类似的 CASHMERE 研究，入选人群 cIMT 基线水平亦较低，结果亦为阴性；而 ASAP 研究和 VYCTOR 研究则表明，对于较高 cIMT 基线水平患者，无论使用他汀类药物或联合应用依折麦布，所带来的降低 LDL-C 的效应均可以显著减小 cIMT 值。

SANDS 研究共入选 427 例 2 型糖尿病患者，比较强化降脂治疗（单用高剂量他汀或合用依折麦布/他汀）和标准降脂治疗对于 cIMT 值的影响，随访期为 3 年，入选人群 cIMT 基线水平相对较高，证实联合应用依折麦布强化降脂治疗，斑块增长的趋势被显著抑制，达到缩小斑块的效应。需要指出的是，cIMT 值只是评价动脉粥样硬化的一项替代指标。ORION 研究用核磁共振成像替代传统超声技术来检测颈动脉斑块的属性，发现瑞舒伐他汀 40~80mg 治疗后，颈动脉斑块的体积并无显著变化，但斑块的脂质核心平均缩小 41.4 %（$P=0.005$）。药物降脂作用不仅仅是缩小斑块，其更有意义的作用则在于稳定斑块，减少心血管终点事件的发生。

2. *依折麦布对于心血管终点事件的作用*　迄今为止，动脉粥样硬化的胆固醇理论已被广泛认同，自 1994 年 4S 研究开始，调脂治疗进入以他汀类药物为核心的全新时代。尽管使用他汀类药物降脂治疗可以显著降低心血管事件发生率，并且降得“越低越好”，但对于联合应用依折麦布强化降脂治疗能否进一步降低心血管事件风险，循证医学的证据尚不充分。

SEAS 研究是第一项评估联合他汀和依折麦布降脂治疗对于心血管终点事件影响的临床试验，该研究旨在评价通过强化降脂治疗是否可以延缓主动脉瓣狭窄的病理进程，结果表明治疗组较安慰剂组一级终点事件发生率无统计学差异，其中复合瓣膜事件发生率无显著差异，但缺血性心血管事件发生率降低 4.4%，该研究证实他汀/依折麦布联合降脂治疗无法延缓主动脉瓣狭窄的病理进程。

SHARP 研究是首次探讨在慢性肾脏病患者中通过降脂治疗是否可以预防心血管事件的大规模随机对照临床试验。该研究显示，依折麦布 10mg/辛伐他汀 20mg 组较安慰剂组发生动脉粥样硬化性事件减少 17 %，依折麦布和辛伐他汀联合治疗与应用大剂量他汀类药物降低 LDL-C 产生的益处相似，其获益程度与 LDL-C 降低的绝对幅度成正比，该项研究首次证实依折麦布和辛伐他汀联合应用于难以耐受较大剂量他汀类药物治疗的慢性肾病患者，可以显著降低 ASCVD 事件的风险。

IMPROVE-IT 研究是一项基于欧洲和北美人群的国际多中心、双盲、随机对照临床试验，2014 年 11 月在 AHA 会议上公布研究结果，正式结果于 2015 年 6 月发表在《新英格兰医学杂志》上，引发心血管界的高度关注。该临床试验入选对象为18 144例急性冠脉综合征（ACS）患者，随机分为辛伐他汀 40/80mg 组和辛伐他汀 40mg+依折麦布 10mg 组，平均随访时间 7 年，联合治疗组 LDL-C 水平低于辛伐他汀组（53.7 mg/dL *vs* 69.5 mg/dL），一级终点的 Kaplan-Meier 曲线显示联合治疗组事件率为 32.7 %，辛伐他汀组事件率为 34.7 %，主要终点事件降低 6.4 %（$P=0.016$），其中心肌梗死降低 13 %（13.1 % *vs* 14.8 %，$P=0.002$），缺血性卒中降低 21 %（3.4 % *vs* 4.1 %，$P=0.008$），但并未降低全因死亡率（15.4 % *vs* 15.3 %，$P=0.782$）。IMPROVE-IT 研究表明，联合应用依折麦布可以进一步降低 LDL-C 水平，减少 ASCVD 事件，不良反应均无统计学差异，明确了依折麦布的有效性和安全性，再次论证了胆固醇理论及 LDL 学说，为未来的指南更新提供参考价值。

鉴于联合应用依折麦布并未显示令人满意的结果，临床主要终点事件的绝对减少比例仅为 2 %，且对全因死亡率无显著影响，美国 FDA 顾问委员会于 2015 年 12 月 15 日投票否决了他汀类药物治疗中联合依折麦布用以降低 ACS 患者心血管事件风险的申请，该委员会认为目前该项研究尚不足以作为扩大依折麦布药物适应证的合理依据。2015 年降胆固醇药物联合应用中国专家建议指出，基于 IMPROVE-IT、SHARP 研究和降胆固醇治疗协作组荟萃分析结果，ASCVD 极高危人群可考虑初始联合依折麦布 10mg 与常规剂量他汀类药物降胆固醇治疗，从而使 LDL-C 尽早并长期达标。

四、他汀后时代依折麦布的应用前景

强化降脂治疗是 ASCVD 防治的关键环节，临床常用的调脂药物主要有他汀类、贝特类、烟酸类和胆固醇吸收抑制剂,这些药物分别从抑制胆固醇合成、促进转化、加速分解和阻止吸收方面发挥作用。他汀类药物20年循证历程奠定了其抗动脉粥样硬化的基石地位。2013年ACC/AHA指南优先推荐坚持生活方式转变和他汀类药物强化降脂治疗,指出非他汀类降脂药物治疗获益尚不明确,可以应用于无法耐受高强度他汀类药物或高强度他汀类药物治疗LDL-C仍未达标的患者,形成"强化他汀"治疗的原则。

IMPROVE-IT研究首次证实了他汀类联合非他汀类降脂药物可以有效降低ASCVD事件风险,而他汀类药物联合烟酸的试验研究却未能证实临床获益,这将对我们目前的临床实践产生重大影响。随着研究的不断深入,依折麦布的调脂效能和心血管获益有望被证实。尽管依折麦布具有调脂之外的作用及安全性良好的优势,但相关临床试验仍然较少,他汀后时代我们对依折麦布的作用机制及循证医学证据尚有待进一步研究。有理由相信,未来新的血脂管理指南将会被改写,联合降脂治疗可能成为今后的发展趋势,"强化降脂"的理念将成为ASCVD防治的主旋律。

参考文献

Baigent C, Landray MJ, Reith C, et al. 2011. The effects of lowering LDL cholesterol with simvastatin plus ezetimibe in patients with chronic kidney disease (Study of Heart and Renal Protection): a randomised placebo-controlled trial. Lancet, 377: 2181-2192.

Bohula EA, Giugliano RP, Cannon CP, et al. 2015. Achievement of dual low-density lipoprotein cholesterol and high-sensitivity C-reactive protein targets more frequent with the addition of ezetimibe to simvastatin and associated with better outcomes in IMPROVE-IT. Circulation, 132: 1224-1233.

Cannon CP, Blazing MA, Giugliano RP, et al. 2015. Ezetimibe Added to Statin Therapy after Acute Coronary Syndromes. N Engl J Med, 372: 2387-2397.

Fleg JL, Mete M, Howard BV, et al. 2008. Effect of statins alone *vs* statins plus ezetimibe on carotid atherosclerosis in type 2 diabetes: the SANDS (Stop Atherosclerosis in Native Diabetics Study) trial. J Am Coll Cardiol, 52: 2198-2205.

Rossebø AB, Pedersen TR, Boman K, et al. 2008. Intensive lipid lowering with simvastatin and ezetimibe in aortic stenosis. N Engl J Med, 359: 1343-1356.

Underhill HR, Yuan C, Zhao XQ, et al. 2008. Effect of rosuvastatin therapy on carotid plaque morphology and composition in moderately hypercholesterolemic patients: a high-resolution magnetic resonance imaging trial. Am Heart J, 155: 584 e 1-8.

9. CETP 抑制剂山穷水尽了吗?

上海交通大学附属胸科医院　施鸿毓

大量的证据证实血浆高密度脂蛋白(HDL)与动脉粥样硬化心血管疾病(ASCVD)之间存在明显的负相关联系。即使在他汀类药物治疗使低密度脂蛋白(LDL)水平降低到极低水平后,这种联系仍然存在,而且,这可能是 ASCVD 残余风险的主要原因。近年来,大量的研究着眼于升高 HDL,其中胆固醇酯转运蛋白(cholesteryl ester transfer protein,CETP)抑制剂受到了广泛的关注。然而,最近几个 CETP 抑制剂的研究屡遭滑铁卢,给该领域的研究笼上了阴影。

一、CETP 在脂质代谢中的作用

CETP 是脂质转运/脂多糖结合蛋白(LT/LBP)家族的一个成员,还包括磷脂转运蛋白(PLTP)、脂多糖结合蛋白(LBP)和杀菌通透性增加蛋白(BPIP),存在于人类、非人类灵长类动物、兔子及仓鼠的血浆中,但在其他大部分动物种类中并不存在。CETP 促进胆固醇酯及甘油三酯在血浆脂蛋白之间的双向转运,维持各种血浆脂蛋白的比例平衡。因为血浆中大部分胆固醇酯形成高密度脂蛋白(HDL),且大部分甘油三酯以极低密度脂蛋白(VLDL)或乳糜微粒的形式进入血液,因此,CETP 的这种作用最终的净作用是促进胆固醇酯从 HDL 向具有强烈致动脉粥样硬化的非 HDL 成分转化,以及富含甘油三酯的 VLDL 和乳糜微粒向 HDL 和低密度脂蛋白(LDL)转化。抑制 CETP 功能可阻止这种负性的转化,从而增加 HDL 胆固醇的浓度,降低非 HDL 胆固醇的浓度。

二、CETP 抑制剂对人血脂的影响

抑制 CETP 的功能对血浆血脂水平具有重要的影响。目前已有的 CETP 抑制剂对人血脂水平的影响见表 2-3。所有这些 CETP 抑制剂均可明显升高 HDL 胆固醇和脂蛋白 A-I(Apo A-I)。除了 Dalcetrapib 外,其他抑制剂都降低 LDL-C 和脂蛋白 B(Apo B)。而对 LP(a),已有的证据提示 Anacetrapib 和 TA-8995 可显著降低 LP(a)的水平。

表 2-3　不同 CETP 抑制剂对血脂的作用

CETP 抑制剂	HDL-C	Apo A-I	LDL-C	Apo B	LP(a)
Torcetrapib	+72%	+25%	−24%	−13%	NA
Dalcetrapib	+30%	+10%	无改变	无改变	NA
Anacetrapib	+140%	+45%	−30%	−21%	−39%
Evacetrapib	+130%	+40%	−30%	−25%	NA
TA-8995	+180%	+60%	−45%	−35%	−35%

然而,CETP 抑制剂升高 HDL 的同时,会不会降低 HDL 的功能? 而 HDL 的功能被认为是其减少 ASCVD 风险的主要原因,尤其是在多个临床研究失败之后,这种担忧更显得并非杞人忧天。体外的研究证实抑制 CETP 功能提高了 HDL 水平的同时,并不会降低 HDL 的功能。Torcetrapib、Anacetrapib 和 TA-8995 治疗的人群分离而来的 HDL 自巨噬细胞胆固醇外流的能力正常或增强。ILLUMINATE 研究的析因分析提示 torcetrapib 治疗的人群 HDL 水平仍是 ASCVD 事件的负性预测因子,这也提示 CETP 抑制剂并不会降低 HDL 功能。类似的结果在 ILLUSTRATE 研究中也可见到。

三、CETP 对 ASCVD 的影响

人类基因学研究提示 CETP 具有促动脉粥样硬化的作用，抑制 CETP 的功能可减少 ASCVD 的风险。大型荟萃分析及队列研究证实 CETP 基因多态性与 ASCVD 风险有关，CETP 活性降低的表型日后发生 ASCVD 的风险更低。国人 Niu W 等的荟萃分析包括 34 个研究，17 813例冠心病患者和22 203例对照组，结果发现与 rs708272-B2 等位基因相比，B1 基因者的冠心病风险明显降低。与 rs708272-B2B2 基因型携带者相比，rs708272-B1B1 基因型携带者或 B1 等位基因携带者的循环 CETP 水平有下降的趋势。孟德尔随机分析中，与 B2B2 基因型相比，B1B1 基因型和 B1 等位基因型降低循环 CETP 0.2ug/ml，显著降低 CHD 风险大 25%（OR=0.75，95% CI：0.19～0.91）和 17%（OR=0.83，95% CI：0.41～0.96）。

最近发表的哥本哈根城市心脏研究（Copenhagen City Heart Study）观察了10 261例人群，随访≤34 年，发现>3000 例心血管事件和 3807 例死亡。两种常见的 CETP 功能降低的基因多态性与缺血性心脏病、心肌梗死、缺血性脑血管疾病和缺血性卒中的风险降低有关。此外，受影响的等位基因数量越多，对 CVDAS 风险的影响越大。具有这些基因多态性的人群活得更长，而未发现明显的负性事件。

在动物模型中同样发现抑制 CETP 功能对动脉粥样硬化的作用。与大部分其他种类动物不同，兔子血浆中 CETP 水平很高，且很容易产生饮食诱导的动脉粥样硬化。在兔子动物模型中抑制 CETP 可显著减少饮食诱导的动脉粥样硬化。这些发现提示在人类中 CETP 抑制剂可能具有抗动脉粥样硬化的作用。

四、CETP 抑制剂的临床研究

鉴于 CETP 抑制剂对血脂的重要作用及流行病学研究、动物模型的研究结果，大部分人对 CETP 抑制剂的前景非常看好。然而，迄今为止，投入Ⅲ期临床研究的 Torcetrapib、Dalcetrapib、Evacetrapib 均未发现预期的结果，而 Anacetrapib 的临床研究仍在进行中，其结果尚未可知。

1. Torcetrapib　作为第一个 CETP 抑制剂，Torcetrapib 一开始备受瞩目。它可显著升高 HDL 水平达 72%，中等降低 LDL 水平达 24%。然而，有关临床研究却未能得到预期的结果（表 2-4）。在 RADIANCE-1 和 RADICANCE-2 研究中，针对家族性高脂血症和混合型高脂血症患者，与单纯阿托伐他汀治疗相比，加用 Torcetrapib 未能进一步改善颈动脉内膜中膜厚度。

表 2-4　CETP 抑制剂 Torcetrapib 的临床研究

	ILLUMINATE	ILLUSTRATE	RADIANCE 1	RADIANCE 2
入选人群	高危人群	冠心病	杂合子家族性高胆固醇血症	混合型高脂血症
样本量	15 067	1188	850	752
治疗组	Torcetrapib+阿托伐他汀 *vs.* 阿托伐他汀	Torcetrapib+阿托伐他汀 *vs.* 阿托伐他汀	Torcetrapib+阿托伐他汀 *vs.* 阿托伐他汀	Torcetrapib+阿托伐他汀 *vs.* 阿托伐他汀
随访时间（年）	1.5	2	2	2
主要终点结果	与安慰剂相比，Torcetrapib 显著增加心源性死亡、非致命性 MI、卒中或不稳定心绞痛住院发生率：6.2% *vs* 5.0%，HR=1.25（95% CI：1.09～1.44）	与安慰剂相比，Torcetrapib 治疗对 IVUS 测定动脉粥样硬化容积百分比没有影响：0.12% *vs.* 0.19%（*P*=0.72）	与安慰剂相比，Torcetrapib 治疗对年颈动脉内膜-中膜厚度改变没有影响：0.0047 *vs.* 0.0053mm（*P*=0.87）	与安慰剂相比，Torcetrapib 治疗对年颈动脉内膜-中膜厚度改变没有影响：0.025 *vs.* 0.030mm（*P*=0.46）

ILLUSTRATE 研究中也发现同样的结果。该研究共入选了 1188 例冠心病患者,所有患者入选后均需接受 IVUS 检查以了解冠脉病变的基本状况。在接受 2~10 周的阿托伐他汀治疗后,患者被随机分为 torcetrapib(60mg/d)+阿托伐他汀治疗或安慰剂+阿托伐他汀治疗,2 年后再次行 IVUS 检查观察患者冠脉斑块的进展情况。结果显示,与对照组相比,torcetrapib 组患者的 HDL 水平升高了 61%,LDL 水平降低了 20%。但 IVUS 的检查结果却发现,与对照组相比,torcetrapib 治疗并不能明显降低冠脉斑块的容积。

压倒 Torcetrapib 的最后一根稻草是 ILLUMINATE 试验。该试验结果令人大跌眼镜,Torcetrapib 不但未能降低心血管事件,反而增加其风险。该研究入选了15 067例高危他汀类药物治疗的患者,随机分为阿托伐他汀组和阿托伐他汀+Torcetrapib 联合治疗组。虽然与阿托伐他汀组相比,联合治疗组显著升高 HDL 达 72%,降低 LDL 达 25%,但在终点事件中,显著增加心血管事件(HR=1.25,95% CI:1.09~1.44,P=0.001)和全因死亡(HR=1.58,95% CI:1.14~2.19,P=0.001)。由于 Torcetrapib 治疗显著增加死亡风险,在 18 个月后,该试验被提前终止。

Torcetrapib 引起的风险增加的原因目前尚未明了,但可能是该药物脱靶效应(off target)的结果,包括升高血压、增加醛固酮的合成与分泌,升高血管壁内皮素-1 水平。联合治疗组的收缩压升高 5.4mmHg。这些脱靶效应在前面几个研究也同样存在。

2. Dalcetrapib　继 Torcetrapib 之后,另一个 CETP 抑制剂 Dalcetrapib 也进行了一系列研究(表 2-5)。同样,Dalcetrapib 也可一定程度上升高 HDL,但对 LDL 没有影响,关键是该抑制剂并没有 Torcetrapib 研究观察到的升高血压等脱靶效应。该药的结果更能说明单纯升高 HDL 的价值。

表 2-5　CETP 抑制剂 Dalcetrapib 的临床研究

	Dal-OUTCOME	Dal-PLAQUE	Dal-Vessel
入选人群	高危患者	冠心病患者或冠心病高危者	高危患者
样本量	15 981	130	476
治疗组	Dalcetrapib *vs.* 安慰剂	Dalcetrapib *vs.* 安慰剂	Dalcetrapib *vs.* 安慰剂
随访时间(年)	2.6	2	2
主要终点结果	与安慰剂相比,Dalcetrapib 治疗对心源性死亡、非致命性 MI、缺血性卒中、不稳定型心绞痛或心源性猝死没有明显改变:8.3% *vs.* 8.0%,HR=1.04(95% CI:0.93~1.16)	与安慰剂相比,Dalcetrapib 治疗减缓 MRI 测定的颈动脉总血管面积增加:-4.01mm^2(95% CI:7.23~0.80,P=0.04);而 MRI 测定颈动脉壁面积、动脉壁厚度或标准化管壁指数没有差异;PET 测定血管炎症没有差异	两组肱动脉血流介导的血管舒张与基线的变化没有差异;循环炎症标志物与基线的变化没有差异;Dalcetrapib 治疗增加脂蛋白相关的磷酸酶 A_2 总量与基线的变化:17.4%(P<0.001)

Dal-Vessle 试验入选了 476 例高危患者,在正规他汀治疗基础上,随机分为 Dalcetrapib 治疗或安慰剂。在长达 36 周的随访后,与安慰剂组相比,Dalcetrapib 治疗显著抑制 CETP 活性,升高 HDL 水平,对 LDL 没有明显影响;在血管终点中并未明显升高 ABPM 测定的血压,对血流介导的肱动脉扩张(FMD)没有影响;在炎症终点中,除了 Lp-PLA(2)质量升高 17%外,对其他炎症标志、氧化应激和血液凝聚无明显影响。该研究对 Dalcetrapib 的耐受性和安全性给予了肯定。

同样,在非侵入性影像学研究中,Dal-PLAQUE 研究入选了 130 例冠心病或高危患者,在标准治疗基础上,随机分为 Dalcetrapib 治疗组或安慰剂组。在 24 个月随访中,未发现 Dalcetrapib 对血管的负面作用。与安慰剂组相比,Dalcetrapib 治疗延缓了 MRI 测定的总血管面积的增加,但对其他指标没有影响。由于上述两个研究的样本量有限,无法得出对临床预后的影响,但从其结果看,至少安全性和耐受性良好,大样本量针对远期预后的研究值得期待。

然而,其后的Dal-OUTCOME试验未能得出预期的对远期终点的结果。该研究入选了15 871例发生过急性冠脉综合征不久的患者,在正规药物治疗基础上,随机分为Dalcetrapib治疗组和安慰剂组。Dalcetrapib治疗增加HDL胆固醇水平达30%,但对LDL胆固醇和apo B影响甚微。随访31个月后,中期分析结果提示,与安慰剂相比,Dalcetrapib未能改变心血管负性事件危险(累计发生率分别为8.0%和8.3%,HR=1.04,95% CI:0.93~1.16,$P=0.52$)或总死亡率。与安慰剂相比,Dalcetrapib升高CRP水平0.2mg/L,平均收缩压0.6mmHg(P值均小于0.001)。有鉴于此,该研究被提前终止,成为第二个失败的CETP抑制剂。

分析Dal-OUTCOME试验的失败的原因可能有几个方面。首先,Dalcetrapib不降低LDL胆固醇水平。第二,Dalcetrapib升高HDL水平幅度有限,仅30%的升高可能无法转为临床获益。第三,入选对象可能不是最合适的人群。该研究入选的都是刚发生ACS事件后不久的患者,大部分患者HDL功能受损,这可能也是阴性结果的一个原因。在该试验对照组的分析中,与稳定型ASCVD患者不同,ACS后患者HDL胆固醇水平与ASCVD事件没有无关。

3. Evacetrapib　目前关于Evacetrapib的数据不多,仅有的数据提示Evacetrapib无论单药治疗或联合他汀类治疗具有强大的降低LDL和升高HDL水平的作用,但对甘油三酯影响甚微。而且Evacetrapib的作用具有明显剂量依赖效果,而短期的应用未发现明显的负性事件。该抑制剂对ASCVD的远期效果一直被期待,然而评价该药在ASCVD的作用的ACCELERATE试验最近被提前终止了。ACCELERATE研究入选了近12 500例高危、他汀治疗的患者。随机分为Evacetrapib组或安慰剂组,原计划随访3年。这个试验同样在2年后被提早终止,因为即使研究继续完成3年的随访也不太可能会出现阳性结果。该研究将在2016年的ACC上公布。试验失败的原因尚未可知,但随访时间过短以至于不足以发现该药的益处。在早期他汀类药物的临床试验中,他汀类治疗的益处大多在2年后才显示出来。其中一个例子为CARE试验。该研究在2年时并未显示出普伐他汀治疗减少冠状动脉事件的作用,而到5年时显著减少致命和非致命冠状动脉事件达24%。如果CARE试验在2年时即终止,估计其结论也会是阴性的。

4. Anacetrapib　经历了前面几个试验前仆后继的失败之后,Anacetrapib也许是CETP抑制剂最后的希望了。从目前的证据看,Anacetrapib具有类似Evacetrapib的强大的升高HDL、降低LDL水平的作用,而且安全性和耐受性良好。DEFINE试验研究了Anacetrapib治疗18个月对高危他汀类治疗患者的脂质控制的有效性和安全性($n=1623$)。Anacetrapib显著降低非HDL胆固醇水平达32%,增加HDL胆固醇水平达138%,对血压、电解质或醛固醇水平没有影响。该试验样本量较少,不足以检验Anacetrapib的临床预后益处。从该研究可见,Anacetrapib治疗对LDL和HDL具有强大的有益的作用,不良反应可接受,在有限的效力中,该研究并未发现Torcetrapib治疗发现的各种不良反应。

目前仍在进行的REVEAL试验将入选>30000例高危患者,随机接受Anacetrapib或安慰剂治疗,预计随访4年,将最终确定CETP抑制剂减少ASCVD风险的命运。

五、结论

尽管来自流行病学、人类基因研究的结果均提示CETP具有促动脉粥样硬化的作用,抑制CETP可减少ASCVD风险。然而,3个不同的CETP抑制剂的随机对照试验却无法证明CETP抑制剂减少ASCVD事件的益处。这些研究失败的原因很多。其中药物脱靶效应(Torcetrapib)或试验设计(Dal-OUTCOME和ACCELERATE)可能是其中的原因。CETP抑制剂能否减少ASCVD风险仍需进一步的研究。REVEAL试验的结果将为这些争论敲下定锤之音。

参考文献

Barter PJ, Rye KA.2015.Targeting high-density lipoproteins to reduce cardiovascular risk: what is the evidence? Clin Ther, 37(12):

2716-2731.

Barter PJ, Rye KA. 2016. Cholesteryl ester transfer protein inhibition is not yet dead-pro. Arterioscler Thromb Vasc Biol, 36(3): 439-441.

Fayad ZA, Mani V, Woodward M, et al. 2011. Safety and efficacy of dalcetrapib on atherosclerotic disease using novel non-invasive multimodality imaging(dal-PLAQUE): a randomised clinical trial. Lancet, 378(9802): 1547-1559.

Johannsen TH, Frikke-Schmidt R, Schou J, et al. 2012. Genetic inhibition of CETP, ischemic vascular disease and mortality, and possible adverse effects. J Am Coll Cardiol, 60(20): 2041-2048.

Lüscher TF, Taddei S, Kaski JC, T, et al. 2012. Vascular effects and safety of dalcetrapib in patients with or at risk of coronary heart disease: the dal-VESSEL randomized clinical trial. Eur Heart J, 33(7): 857-865.

Niu W, Qi Y. 2015. Circulating cholesteryl ester transfer protein and coronary heart disease: mendelian randomization meta-analysis. Circ Cardiovasc Genet, 8(1): 114-121.

10. EMPA-REG OUTCOME 研究解读:具有划时代意义的降糖治疗试验——对糖尿病降糖治疗变革的思索

阜外心血管病医院　乔树宾　冯新星

在2015年的欧洲糖尿病年会上,EMPA-REG OUTCOME研究作为一个重磅研究隆重推出,被誉为2015年糖尿病领域最重要的研究,也被众多国内外学者称为糖尿病领域继UKPDS(united kingdom prospective diabetes study)研究之后又一个里程碑研究。糖尿病降糖治疗领域虽日新月异,但也经历了颇多的曲折,EMPA-REG OUTCOME研究正是在对糖尿病治疗领域不断探索中取得历史性突破的。

一、降糖治疗与糖尿病慢性并发症的争论

胰岛素的发现与成功提取挽救了1型糖尿病患者的生命,也为糖尿病急性并发症的治疗提供了最有效的武器,是世界医学发展的里程碑事件。随之而来的问题是,降糖治疗是否能够改善糖尿病患者慢性并发症的预后,一直争论不断。1993年,糖尿病控制与并发症研究(diabetes control and complications trial, DCCT)作为第一项评估强化血糖控制对心血管终点事件影响的随机化对照试验,结果显示1型糖尿病强化降糖治疗可以使糖尿病视网膜病变减少76%,白蛋白尿的发生减少54%,临床神经病变减少60%。由于该研究整体心血管事件过少,降糖治疗的心血管获益未能明确,但微血管获益显著。之后2型糖尿病降糖治疗的第一个里程碑研究UKPDS研究横空出世,该研究旨在探讨强化血糖控制能否预防2型糖尿病并发症。结果显示,强化降糖治疗组与常规治疗组相比(HbA1c:7.0% *vs* 7.9%),各种微血管事件减少25%,大血管事件虽未有显著性下降但有下降趋势。亚组分析显示以二甲双胍治疗的超重的2型糖尿病患者心肌梗死发生的风险降低39%,糖尿病相关的死亡风险降低42%。该研究揭示了降糖治疗在改善2型糖尿病微血管并发症预后具有显著意义,从根本上结束了人们对降糖治疗是否能够改善糖尿病慢性并发症预后的争论。与此同时,UKPDS研究使二甲双胍从此走上了一线治疗的历史舞台。

二、降糖治疗与心血管获益的困惑

UKPDS研究的成功使糖尿病研究者受到极大鼓舞,开始进一步探索如果将血糖进一步降低,是否能够使2型糖尿病患者心血管显著获益成为可能,至此以心血管获益为终点的糖尿病临床研究如火如荼。

强化血糖控制与2型糖尿病患者的血管转归研究(action in diabetes and vascular disease:preterax and diamicron modified Release controlled evaluation, ADVANCE)显示强化降糖降低微血管事件发生率,但大血管事件并未显著减少。美国退伍军人糖尿病研究(veterans affairs diabetes trial, VADT)结果也显示出强化降糖组无显著降低心肌梗死、卒中或心血管死亡等主要终点事件。糖尿病控制心血管危险行动(action to control cardiovascular risk in diabetes, ACCORD)则因为强化血糖控制组较高病死率的发生而提前终止。

以上3项研究的结果公布使糖尿病降糖治疗蒙上了前所未有的阴影。与此同时,Nissen教授在《新英格兰医学杂志》上发表的研究结果分析认为罗格列酮可能与心肌梗死和心血管死亡的风险增加有关,更使降糖治疗的研究雪上加霜。研究者开始对2型糖尿病降糖治疗表现出前所未有的失望。但随之而来的两项研究似乎又听到了不同的声音。DCCT后续的随访研究EDIC(epidemiology of diabetes interventions and complications study)显示出强化治疗组所有心血管事件减少42%,非致死性心肌梗死、卒中、心脏性死亡减少57%。UKPDS研究结束10年后的延长期随访研究结果显示,原强化降糖组患者任何糖尿病终点事件

进一步减少 9%,微血管事件减少 24%,心肌梗死减少 15%,全因死亡率降低 13%。上述研究提出代谢记忆效应,回答了早期血糖控制的远期心血管获益的问题。但以上的随访研究的结果证据等级显然要比最初 DCCT、UKPDS 研究的等级低,而且没有真正回答长期降糖治疗与心血管获益的问题。

三、降糖治疗重归理性

当降糖药物的心血管安全性逐渐开始受到挑战后,FDA 要求所有新上市的降糖药物均进行心血管安全性的研究,以此为背景降糖治疗心血管安全性的研究开始不断涌现。

ORIGIN(outcome reduction with an initial glargine intervention)研究入选了 12 537 例糖调节受损或 2 型糖尿病同时合并其他心血管危险因素的人群,分为甘精胰岛素治疗组和标准治疗组,随访 6.2 年,结果发现甘精胰岛素治疗组并未增加心血管不良事件的发生。该研究提示临床合理应用胰岛素并不会增加心血管不良事件。

SAVOR(saxagliptin and cardiovascular outcomes)研究于 2013 年在《新格兰医学杂志》上发表,该研究入选了16 492例糖尿病合并心血管病或心血管危险因素的人群,随机分为沙格列汀治疗组和安慰剂组,随访 2.1 年,结果表明沙格列汀治疗组相对于安慰剂组心血管死亡、心肌梗死、缺血性卒中、因不稳定型心绞痛住院、因血运重建住院均无明显增加,只有因心力衰竭住院风险有所增加。

EXAMINE(examination of cardiovascular outcomes with alogliptin versus standard of care)研究入选了 5380 例近期发生急性冠脉综合征的 2 型糖尿病患者,在常规降糖治疗基础上,随机分为阿格列汀治疗组和安慰剂组,试验的主要终点包括心血管疾病死亡、非致命性心肌梗死、非致命性卒中,随访 1.5 年,研究结果显示阿格列汀组相对于安慰剂组未增加主要心血管不良事件。

2015 年公布的 TECOS(the trial evaluating cardiovascular outcomes with sitagliptin)研究是一项伴心血管疾病的 2 型糖尿病患者在接受常规治疗基础上,加用西格列汀对此类患者心血管事件影响的随机、双盲、安慰剂对照研究。该研究共入选了14 671例患者,平均随访 3 年,结果显示,西格列汀不增加此类患者心血管死亡、非致死性心肌梗死、非致死性卒中或不稳定型心绞痛住院的复合终点事件风险,也不增加心力衰竭住院或其他不良反应事件的风险。

上述的研究重新拨开了人们心中的迷雾,有力地证明了合理降糖并不会增加心血管事件的事实。研究者开始重新反思,一方面,越来越多的证据提示降糖对心血管的益处是一个长期的过程,合理的血糖控制能改善心血管疾病预后,过于激进的血糖控制则可能增加心血管病风险。另一方面,降糖药物本身的作用特点不同对研究结果可能有不同影响已经逐渐被研究者所认可。因此,有理由相信具有心血管保护作用、低血糖风险小、对体重影响小又能有良好降糖效能的药物很可能会有更好的心血管获益。

四、EMPA-REG OUTCOME 研究将梦想照进现实

受到之前研究的启发,新一代降糖药物 SGLT-2 类降糖药物开始进入人们的视野,恩格列净(Empagliflozin)是其中代表药物之一。2015 年在欧洲糖尿病年会公布了 EMPA-REG OUTCOME 研究结果,该研究在全球 42 个国家 590 个中心共入选了 7020 例糖尿病合并心血管疾病(冠心病、脑卒中、外周血管疾病)患者,在原有糖尿病常规治疗基础上,随机分为恩格列净低剂量组、恩格列净高剂量组和安慰剂组,主要终点定义为心血管死亡、非致死性心肌梗死、非致死性脑卒中,平均随访 3.1 年,研究结果显示恩格列净组相对于安慰剂组心血管死亡减少了 38%,全因死亡率减少了 32%,因心力衰竭住院的风险减少了 35%。恩格列净组相对于安慰剂组在心肌梗死和脑卒中发生率方面无显著差异。在不良事件方面恩格列净组相对于安慰剂组仅生殖系统感染率有所增加,在其他不良事件方面均无显著性差异。

该研究是目前第一个真正在糖尿病降糖治疗领域心血管死亡和全因死亡有显著下降的大规模临床研究,也是糖尿病领域又一里程碑的研究。耶鲁大学医学院糖尿病中心 Silvio E Inzucchi 教授称该研究是 2015 年糖尿病领域最重要的研究,不仅由于其研究结果令人吃惊,同时也是第一项证实某种药物能够产生死亡获益糖尿病临床研究,有内分泌学家及糖尿病学家都在寻找其中的潜在机制,以及哪些因素介导了

这些获益,这项研究有可能开创糖尿病研究的新纪元。

对于该研究心血管获益机制的解读,目前认为来源于恩格列净所具有的多方面心脏保护作用机制:包括对动脉僵硬度、心功能、心脏需氧量的改善及对心肾效应等多方面的影响。另外,恩格列净对血糖、血压、体重、内脏脂肪、尿微量白蛋白、尿酸等多种心血管危险因素的改善也是心血管获益的重要原因。

五、对 EMPA-REG OUTCOME 研究的思考

EMPA-REG OUTCOME 研究入选患者均是合并心血管疾病的 2 型糖尿病患者,恩格列净组与对照组均充分应用了他汀类、ACEI/ARB、β 受体阻滞剂、阿司匹林、螺内酯等显著改善心血管预后的药物,远不是 20 年前的 UKPDS 研究时期的治疗困境,无论是 2 型糖尿病还是心血管疾病相较过去治疗与干预均有了翻天覆地的变化。在这样的基础上,恩格列净组相对于安慰剂组仍然取得了心血管死亡、全因死亡的显著改善,以及因心力衰竭住院风险的显著下降,确实令人振奋。该研究结果有两方面的启示作用:①降糖治疗对改善心血管的预后的重要性不容置疑,之前的降糖药物之所以未能取得心血管获益充分证据,一方面可能与随访时间相对较短相关,另一方面与药物本身的作用特点相关。②改善 2 型糖尿病患者心血管预后的核心是多因素的综合干预,在强调降糖治疗同时不能忽视其他因素的科学干预。

六、展望

2016 年 6 月 LEADER 研究结果即将公布,CANVAS 研究和 DECLARE 研究结果预计将于 2017 年揭晓,糖尿病的降糖治疗未来充满期待。

参 考 文 献

Bernard Zinman, Christoph Wanner, John M.Lachin, et al.2015.Empagliflozin, cardiovascular outcomes, and mortality in type 2 diabetes.N Engl J Med, 373:2017-2028.

Cardoso CR, Ferreira MT, Leite NC, et al.2013.Prognostic impact of aortic stiff-ness in high-risk type 2 diabetic patients:the Rio de Janeiro Type 2 Diabetes Cohort Study.Diabetes Care 36, 3772-3778

Cherney DZ, Perkins BA, Soleyman-lou N, et al.2014.The effect of empagliflozin on arterial stiffness and heart rate variability in subjects with uncomplicated type 1 diabetes mellitus.Cardiovasc Diabetol, 13:28.

Green JB, Bethel MA, Armstrong PW, et al.2015.Effect of sitagliptin on cardiovascular outcomes in type 2 iabetes.N Engl J Med, 373 (3):232-242.

Inzucchi SE, Zinman B, Wanner C, et al.2015.SGLT-2 inhibitors and cardiovascular risk:proposed pathways and review of ongoing outcome trials.Diab Vasc Dis Res, 12:90-100.

Scirica BM, Bhatt DL, Braunwald E, et al.2013.Saxagliptin and cardiovascular outcomes in patients with type 2 diabetes mellitus.N Engl J Med, 369:1317-1326.

White WB, Cannon CP, Heller SR, et al.2013. Alogliptin after acute coronary syndrome in patients with type 2 diabetes.N Engl J Med, 369:1327-1335.

11. DPP-4 抑制剂的心血管安全性研究现状

上海交通大学医学院附属新华医院　沈成兴

2 型糖尿病(T2DM)是因胰岛素缺乏或抵抗所致血糖升高为主要表现的代谢紊乱性疾病,导致微血管和大血管并发症,治疗目的是将血糖水平控制于接近正常水平并能够预防或延缓血管并发症。然而传统的降糖药物,包括磺脲类以及噻唑烷二酮类药物已被证实可能引发心血管不良反应。因此,降糖药物的心血管安全性越来越受到重视和关注。新型降糖药物二肽基肽酶 4(DPP-4)抑制剂可提高体内胰高糖素样肽-1(GLP-1)和葡萄糖依赖性促胰岛素分泌多肽(GIP)的浓度并延长其活性,进而促进葡萄糖依赖性胰岛素分泌,从而发挥良好的降糖作用,目前国内已上市的 DDP-4 抑制剂包括西格列汀、维格列汀、沙格列汀、利格列汀和阿格列汀几个“列汀”家族。其安全性现状本文将一一阐述。

一、降糖新药的心血管安全性评估指导意见

2007 年 Nissen 等在 *New England Journal of Medicine* 发表荟萃分析显示罗格列酮可增加 2 型糖尿病患者心肌梗死和心源性死亡危险,之后 Singh 等在 *JAMA* 发表荟萃分析再次得出罗格列酮可明显增加心肌梗死和心力衰竭风险的结论。由此引发了关于抗糖尿病药物心血管安全性的争议和讨论。有鉴于此,2008 年,美国食品药品监督管理局(FDA)发布了 2 型糖尿病新药研制中评估药物心血管安全性的指导意见。其中,对于处于计划阶段的新药临床研究推荐:①在Ⅱ、Ⅲ期药物临床试验中,要求建立独立的心血管事件终点评审委员会,以前瞻性盲法裁定心血管事件;②Ⅱ、Ⅲ期药物临床试验应当合理设计并严谨执行,确保在试验结束后可为荟萃分析提供可靠数据;③应当提供研究方案对拟定荟萃分析的统计学方法进行描述,包括拟定评价的终点指标;④应当对药物Ⅱ期和Ⅲ期临床试验中主要心血管事件进行荟萃分析,如果可能,应当针对亚组患者(例如:年龄、性别、种族)进行相似性和(或)差异性比较。对于已完成的研究,在提交新药上市申请之前,推荐:①应比较研究组和对照组之间主要心血管事件发生率,从而明确所估计新药风险比的双侧 95% 置信区间上限低于 1.8;②在上市前申请中,如果临床试验数据显示所估计新药风险比的双侧 95% 置信区间上限介于 1.3 和 1.8 之间,则在新药上市后尚需进行前瞻性心血管安全性研究;③如果新药上市前申请的研究结果显示药物风险比的双侧 95% 置信区间的上限低于 1.3,并且总体风险/获益分析支持批准该申请,则不需要新药上市后的心血管安全性评价试验。

二、DDP-4 抑制剂降糖作用简述

DPP-4 抑制剂通过抑制 DDP-4 活性,减少体内 GLP-1 和 GIP 降解,提高两者的水平和活性,进而促进葡萄糖依赖的胰岛素分泌,从而发挥降糖作用。其次,GLP-1 还能抑制胰高血糖素分泌,并有减慢胃排空,增加饱腹感的作用。此外,由于 GLP-1 的促胰岛素和抑制胰高糖素效应为血糖依赖性,当血糖恢复至正常水平附近时,其作用减弱,故 GLP-1 通常不引起低血糖不良反应。DDP-4 抑制剂既可以单用,也可以与其他降糖药物(包括二甲双胍、磺脲类、噻唑烷二酮类)及胰岛素联用。研究显示,DDP-4 抑制剂的降糖效果与其他类型口服降糖药类似,并且在血糖获益情况下不伴体重和低血糖风险的增加。

三、2 型糖尿病患者应用 DDP-4 抑制剂的心血管安全性研究

1. 西格列汀(sitagliptin,捷诺维)　2010 年,*BMC Endocrine Disorders* 发表了关于西格列汀的荟萃分析,此研究经筛选纳入了 2009 年 7 月之前 19 项随机、双盲、对照研究,用药周期为 12 周~2 年,共纳入 10 246例 2 型糖尿病患者,其中服用西格列汀者 5429 例,100mg/d(暴露组),4817 例服用其他降糖药者作

为对照(非暴露组)。暴露组分:①西格列汀单药治疗;②西格列汀与二甲双胍或吡格列酮联用作为起始治疗;③在患者原有的治疗方案中加入西格列汀以进一步使血糖达标。用以评价西格列汀心血管安全性的心血管不良事件主要包括缺血事件(急性心肌梗死、心绞痛、冠心病、心肌梗死、心肌缺血)及心血管死亡。结果显示西格列汀暴露组主要心血管不良事件发生率为0.6%(患者/年),非暴露组为0.9%,组间差异95% CI(-0.7,0.1);西格列汀暴露组相对于非暴露组的危险比为0.68,95% CI为(0.41,1.12)。这项荟萃分析显示西格列汀并不增加2型糖尿病患者心血管事件的风险。2013年,Engel SS等的分析共纳入25项随机双盲对照研究,共有14 611患者进入研究,分为应用西格列汀组(暴露组)和安慰剂组(非暴露组),用药时间至少12周(12~104周),终点事件为主要负性心血管事件(包括缺血事件和心血管死亡)。分析结果显示西格列汀组终点事件率为0.80/100人年,而安慰剂组终点事件率为0.76/100人年,发生率比值1.01,95% CI(0.55,1.86),研究结果显示2型糖尿病患者加用西格列汀不增加患者心血管风险。2015年,*New England Journal of Medicine* 发表了关于2型糖尿病患者长期加用西格列汀对心血管事件影响的大型随机双盲临床试验研究。该研究共纳入14 671例2型糖尿病患者,随机分为原有药物治疗加用西格列汀组和原有治疗加安慰剂组,平均随访3年,首要心血管复合终点包括心血管病所致死亡、非致死性心肌梗死、非致死性卒中、因不稳定型心绞痛住院。研究结果显示:西格列汀组达到首要终点的患者为839例(11.4%,4.06/100人年),安慰剂组为851例(11.6%,4.17/100人年),西格列汀组心血管安全性不劣于安慰剂组(HR=0.98,95% CI:0.88~1.09;$P<0.001$);心力衰竭风险在两组之间无显著差异(HR=1.00,95% CI:0.83~1.20;$P=0.98$)。因此,目前的研究数据显示西格列汀并不增加2型糖尿病患者的心血管事件风险。

2. 维格列汀(vildagliptin,佳维乐)　2010年,*Diabetes, Obesity and Metabolism* 发表了一项荟萃分析,此研究包括了25项维格列汀(单药或与其他降糖药物联用)Ⅲ期药物临床试验,维格列汀50mg,每日4次(1393例),50mg,每日2次(6116例),服用周期为12周~2年以上,对照组(安慰剂或其他降糖药)共6061例,心脑血管事件包括急性冠脉综合征、短暂性脑缺血、卒中及心脑血管疾病死亡。结果显示维格列汀组(每日1次服药,RR=0.88;95% CI:0.37~2.11);每日2次服药(RR=0.84;95% CI:0.62~1.14)相对于对照组混合终点事件的RRs<1。通过按年龄、性别、心脑血管危险分层后的亚组分析所获得的结果仍显示,服用50mg维格列汀1日1次或1日2次不会增加心脑血管事件风险。2015年,*Diabetes, Obesity and Metabolism* 再次发表了一项荟萃分析,该研究纳入了40个随机双盲对照Ⅲ、Ⅳ临床试验,共17 446例患者(平均年龄57岁,体重指数BMI 30.5,HbA1c 8.1%,糖尿病病史5.5年),评估了服用维格列汀的心血管事件和心力衰竭的风险,共9599患者服用维格列汀,7847例患者服用其他药物。结果显示主要心血管病事件(MACE)在维格列汀组为0.86%,而对照组为1.20%(RR=0.82;95% CI:0.61~1.11)。心力衰竭事件在维格列汀组0.43%,对照组为0.45%,(RR=1.08;95% CI:0.68~1.70)。该研究显示维格列汀不增加2型糖尿病患者心血管病主要事件风险,也不增加心力衰竭的风险。

3. 沙格列汀(saxagliptin,安立泽)　2014年,*Cardiovascular Diabetology* 发表了沙格列汀临床试验的荟萃分析,共纳入20项随机对照试验,涉及9156例2型糖尿病患者,分为沙格列汀组和非沙格列汀组,主要心血管事件包括心血管死亡、心肌梗死、卒中,此外心力衰竭风险也列入评估。结果显示服用沙格列汀不增加患者的主要心血管事件,也不增加心力衰竭风险。最近,Tohh PP发表文章概述了沙格列汀的心血管安全性,该文章综合分析了2015年前已发表的有关沙格列汀的各项临床试验事后分析数据,结果显示不论患者是否伴有心血管病史,也不论患者是否有心血管病危险因素,沙格列汀均不增加患者的心血管事件发生率。

4. 利格列汀(linagliptin,欧唐宁)　2015年,*Cardiovascular Diabetology* 发表利格列汀临床试验荟萃分析,共纳入19个随机双盲对照试验,涉及患者9459例,分为利格列汀组和对照组(非利格列汀组),首要终点为心血管主要事件(MACE),包括:心血管死亡、心肌梗死、卒中及因不稳定型心绞痛住院,因心力衰竭住院也被纳入评估,其中5847例患者服用利格列汀(5mg:5687例,10mg:160例),对照组3612例(格列美脲775例,伏格列波糖162例,安慰剂2675例)。研究结果显示MACE事件利格列汀组13.4/1000人年,对照组 18.9/1000 人年(HR=0.78,95% CI:0.55~1.12),心力衰竭住院(HR=1.04,95% CI:0.43~2.47)。由此显示,2 型糖尿病患者应用利格列汀不增加心血管事件风险。

5. 阿格列汀(alogliptin,尼欣那) 2015 年,*Diabetes*,*Obesity and Metabolism* 发表阿格列汀临床试验汇总分析(pooled analysis),共纳入 11 项Ⅱ、Ⅲ期临床试验原始数据,4168 例患者服用阿格列汀 12.5mg/d 或 25mg/d,对照组包括 691 例服用安慰剂的患者和 1169 例接受其他降糖药物治疗(二甲双胍、磺脲类或噻唑烷二酮类)的患者,主要心血管事件(MACE)包括心血管死亡、非致死性心肌梗死和非致死性卒中。研究结果显示阿格列汀组 MACE 发生率与对照组无明显差别,(HR=0.635,95% CI:0.0~1.41)。

四、合并心血管病或心血管高危因素的 2 型糖尿病患者应用 DDP-4 抑制剂的心血管安全性

为数众多的临床随机对照试验已经证实无明确心血管病史的 2 型糖尿病患者使用 DDP-4 抑制剂具有良好心血管安全性。而对于合并有心血管病或有多项心血管高危因素的 2 型糖尿病患者,也已有大型前瞻性随机对照临床试验结果支持 DDP-4 抑制剂的心血管安全性。SAVOR TIMI53 试验评估了沙格列汀在 2 型糖尿病合并有心血管病史或多项危险因素患者中的安全性,共纳入16 459例患者,中位随访时间 2.1 年,结果发现沙格列汀有 613 例(7.3%)和对照组 609 例(7.2%)发生主要心血管事件,(HR=1.00,有效性 $P=0.99$,非劣效性 $P<0.001$)。因此,SAVOR TIMI53 试验证实沙格列汀不增加糖尿病伴明确心血管病史患者的心血管病风险,但后续分析显示沙格列汀增加患者因心力衰竭而住院的概率。EXAMINE 试验评估了近期(15~90d)伴有急性冠脉综合征的 2 型糖尿病患者服用阿格列汀的心血管安全性,该研究为随机对照研究,共入选 5380 例患者,分为阿格列汀治疗或其他降糖药物治疗,平均随访 18 个月(最长 40 个月),复合终点事件为心血管死亡、非致死性心肌梗死和非致死性卒中,结果显示阿格列汀也不增加主要心血管事件。此外,EXAMINE 研究还发现阿格列汀不增加 2 型糖尿病合并近期急性冠脉综合征患者的心力衰竭风险。而评价西格列汀在糖尿病合并心血管病史患者的大型随机对照双盲研究(TECOS 研究)共入选14 671例糖尿病患者(受试者为具有心肌梗死、卒中、冠状动脉血运重建、颈动脉和外周血管疾病病史,且正在接受口服降血糖药物或胰岛素联合/不联合二甲双胍治疗的 2 型糖尿病患者)。TECOS 研究的主要终点为主要心血管事件(MACE),平均随访 3 年。2015 年 6 月,美国糖尿病学会科学年会上公布了 TECOS 研究的心血管安全性结果,显示两个治疗组间 MACE 发生率分别为 11% 和 12%,而西格列汀组主要终点发生风险比为 0.98,(95% CI:0.88~1.09),并且,西格列汀组不增加心力衰竭的风险。TECOS 研究显示对于具有高危急性心血管事件风险的 2 型糖尿病患者,DPP-4 抑制剂西格列汀对心血管结局的影响是中性的,既不增加风险,也不带来获益。此外,评估利格列汀对于合并有心血管病史或高危因素患者心血管安全性的随机双盲头对头对照研究(CAROLINA 试验)已于 2012 年完成病例入选(6051 例),通过主要心血管事件 MACE 评估药物心血管病风险,期待在不久的将来公布试验结果。

五、小结

DDP-4 抑制剂在糖尿病治疗中的心血管安全性已经逐步得到验证。随着 SAVOR-TIMI53 研究、EXAMINE 研究、TECOS 研究结果的陆续公布,DPP-4 抑制剂的心血管安全性得到了进一步认可,但在合并有心血管病史的糖尿病患者中,DDP-4 抑制剂对心力衰竭风险影响的研究结果并不一致,仍需要大规模临床试验的进一步验证。此外,真实情况下的临床实践中,患者的合并症及病情复杂程度常超过临床试验中的情况,故我们在临床应用此类药物时仍需严格遵循指征。

参考文献

Fakhoury WK,Lereun C,Wright D.2010.A meta-analysis of placebo-controlled clinical trials assessing the efficacy and safety of incretin-based medications in patients with type 2 diabetes.*Pharmacology*,86:44-57.

Green JB, Bethel MA, Armstrong PW, et al. 2015. Effect of sitagliptin on cardiovascular outcomes in type 2 diabetes. *The New England Journal of Medicine* ,373:232-242.

Monami M, Iacomelli I, Marchionni N, et al. 2010. Dipeptydil peptidase-4 inhibitors in type 2 diabetes: A meta-analysis of randomized clinical trials. *Nutrition, metabolism, and cardiovascular diseases: NMCD* ,20:224-235.

Mulvihill EE, Drucker DJ. 2014. Pharmacology, physiology, and mechanisms of action of dipeptidyl peptidase-4 inhibitors. *Endocrine reviews* ,35:992-1019.

Phung OJ, Scholle JM, Talwar M, et al. 2010. Effect of noninsulin antidiabetic drugs added to metformin therapy on glycemic control, weight gain, and hypoglycemia in type 2 diabetes. *JAMA* .303:1410-1418.

Williams-Herman D, Engel SS, Round E, et al. 2010. Safety and tolerability of sitagliptin in clinical studies: A pooled analysis of data from 10,246 patients with type 2 diabetes. *BMC endocrine disorders* .10:7.

12. ELIXA 研究解读

上海中医药大学附属普陀医院　刘宗军　桑震池

2015 年 6 月，第 75 届美国糖尿病协会科学年会(ADA2015)在美国波士顿如期召开，会议期间公布以布莱根妇女医院的 Marc Pfeffer 博士作为主要研究者的 ELIXA(利司那肽治疗 2 型糖尿病合并急性冠脉综合征患者心血管事件的评估)试验结果，结果显示对于合并急性冠脉综合征的 2 型糖尿病成人患者，GLP-1(胰高血糖素样肽)受体激动剂利司那肽在降低 HbA1c(糖化血红蛋白)的同时未显示出心血管风险或获益。

一、研究简介

ELIXA 是一项全球性的随机、双盲、安慰剂对照试验，是全球首个评估 GLP-1 受体激动剂在心血管方面安全性的临床试验研究。该研究由 49 个国家参与，入选 6068 例 2 型糖尿病合并急性冠脉综合征患者，分别使用利司那肽(Lixisenatide 20 μg/d)(每日 1 次)与安慰剂治疗，比较利司那肽与安慰剂治疗后约 2 年的心血管事件，包括：心血管死亡、非致命性心肌梗死、非致命性卒中、因心绞痛住院治疗、冠状动脉血运重建住院治疗及心力衰竭住院治疗。

该研究经过平均 25 个月的随访，利司那肽和安慰剂治疗组的心血管结局相似，主要终点事件：心血管(CV)死亡、心肌梗死(MI)、卒中或心绞痛住院的风险比(OR)为 1.02(13.4% *vs*.13.2%)，心力衰竭住院 OR 为 0.96，全因死亡 OR 为 0.94，均无明显差异。同时随访过程中发现，相比安慰剂组，利司那肽组患者的 HbA1c 水平适度降低(对比基线时下降 0.27%，$P<0.0001$)，平均体重降低 0.7kg，血压降低 0.8mmgHg，心率未受治疗影响。该结果提示，利司那肽可安全降低具高心血管事件风险的 2 型糖尿病患者的血糖水平。

二、研究点评

胰高血糖素样肽(GLP)，包括胰高血糖素样肽-1(GLP-1)和胰高血糖素样肽-2(GLP-2)，主要是由食物刺激小肠表皮细胞分泌的单肽类化合物。二者均来源于胰高血糖素原，后者是由 158 个氨基酸组成，在不同的部位被切割成不同的肽链，因为 GLP-1 具有促进胰岛素分泌，保护胰岛 B 细胞，抑制胰高血糖素分泌，抑制胃排空，降低食欲的药理作用，临床可用于 2 型糖尿病和肥胖症的治疗。

目前临床常用的 GLP-1 包括艾塞那肽、利拉鲁肽、利司那肽，在降低 HbA1c 方面，利拉鲁肽、艾塞那肽降低糖化血红蛋白能力相当，明显优于利司那肽；在降血糖方面，利拉鲁肽降低空腹血糖的能力优于艾塞那肽和利司那肽，利司那肽降低餐后血糖能力优于利拉鲁肽和艾塞那肽；在降低体重方面，利拉鲁肽与艾塞那肽降低体重能力相当，明显优于利司那肽；在低血糖发生率方面，3 种 GLP-1 受体激动剂低血糖发生率均较低。

既往动物研究显示，在心肌梗死和缺血再灌注损伤动物模型中，天然 GLP-1 和 GLP-1 受体激动剂具有心血管保护作用；而在一些小样本安慰剂对照研究中，GLP-1 受体激动剂被证实具有减少心肌梗死面积的作用。在 Best 等的回顾性研究中发现使用 GLP-1 受体激动剂与其他降糖药物相比，使心血管事件风险减少 19%；此外，一项荟萃分析显示使用 GLP-1 受体激动剂与安慰剂或其他降糖药物相比，具有明显减少心血管事件的作用。尽管有类似的这些研究结果，但总体而言，关于 GLP-1 受体激动剂临床应用的安全性和有效性的大规模前瞻性研究尚十分缺乏，因此，ELIXA 研究结果受到广泛的关注。

在此次 ELIXA 研究中利司那肽治疗未能降低糖尿病合并急性冠脉综合征患者主要心血管终点事件

风险可能有以下几方面原因。

(1)由于该试验并没有以降血糖为主要研究目标,两组患者都接受了血糖控制治疗,所以与安慰剂组相比,利司那肽组患者糖化血红蛋白仅下降了0.27%,而这种差异并不可能产生心血管获益。

(2)GLP-1激动剂利司那肽本身可能并无心血管保护作用。

(3)本研究中利司那肽组患者平均体重降低0.7kg,血压降低0.8mmgHg,但这种差异均很小,其对临床结局的影响十分有限。

(4)该研究的设计为事件驱动,由于事件数已达到研究终点,所以仅进行了2年的时间,但2年时间对于心血管事件的评估可能尚不足够。

三、研究的局限性及今后的展望

我们注意到由于利司那肽目前尚未在美国上市,而FDA要求任何一种新型降血糖药物都需要证实其在心血管高危人群中的安全性,而ELIXA研究也恰恰是为了满足FDA要求而设计的,从这一点来说ELIXA研究应该已经达到了其研究目的,但是,很难在如此短时间的临床试验中证实利司那肽治疗是否具有心血管获益。

此外,ELIXA研究入选患者平均年龄60岁,30%为女性,76%为白种人,平均BMI为30kg/m^2,平均空腹血糖为149mg/dl,平均HbA1c水平为7.7%,平均病程为9年,研究结果是否存在人种差异性及年龄、性别特异性的问题尚需要进一步研究来证实。

GLP-1受体激动剂类药物最大的优点是低血糖发生风险低、不增加体重,ELIXA研究中与安慰剂组相比,利司那肽组胰腺炎、胰腺癌和其他肿瘤发生率不增加,药物相关的全身过敏反应不增加,而这些优点对于其临床应用将产生积极的作用。

同时该研究中发现利司那肽在既往有过心力衰竭的患者中也是安全的,研究中有心力衰竭病史患者与无心力衰竭病史患者相比,随访期间心力衰竭再住院率无明显统计学差异(10% *vs.*2.4%,$P>0.05$),但在因心力衰竭再次住院的患者中其全因死亡率高于未因心力衰竭再次住院患者,这一结果需要今后进一步的研究证实。

当然针对ELIXA研究结果,也有人提出了质疑,质疑者提出该研究仅在意向治疗分析和治疗分析中未发现利司那肽增加心血管事件风险,但研究者在入选患者中有部分患者仅接受了短期药物治疗,而这部分患者可能会稀释药物干预的不良后果,这些患者在统计时包含在了意向治疗分析和治疗分析中,可能会影响最后结果,符合方案集分析会剔除这部分患者,其统计结果非常重要。此外,也有质疑者认为ELIXA研究中有22%患者入选研究前曾有心肌梗死病史,这部分患者将对研究结果产生影响,但在研究中进一步分析可以发现这部分既往曾有心肌梗死病史的患者尽管主要心血管复合终点偏高(每100病人/年中11.5 *vs.*4.9),但并未达到统计学差异(HR=1.01)。但不管你怎样,ELIXA研究是第一次针对利司那肽在2型糖尿病合并急性冠脉综合征患者中的大规模安全性研究,其结果将对今后的研究及临床用药产生深远的影响。

参考文献

Best JH,Hoogwerf BJ,Herman WH,et al.2011.Risk of cardiovascular disease events in patients with type 2 diabetes prescribed theglucagon-like peptide 1(GLP-1)receptor agonist exenatide twice daily or other glucose-lowering therapies:a retrospective analysis of the LifeLink database.Diabetes Care,34:90-95.

Derosa G,Maffioli P.2016.Lixisenatide in Type 2 Diabetes and Acute Coronary Syndrome.N Engl J Med,374(11):1095.

Lønborg J,Vejlstrup N,Kelbæk H,et al.2012.Exenatide reduces reperfusion injury in patients with ST-segment elevation myocardial infarction.Eur Heart J,33:1491-1499.

Monami M,Dicembrini I,Nardini C,et al.2014.Effects of glucagon-like peptide-1 receptor agonists on cardiovascular risk:a meta-analysis of randomized clinical trials.Diabetes Obes Metab,16(1):38-47.

Pfeffer MA,Claggett B,Diaz R,ELIXA Investigators.2015.Lixisenatide in patients with type 2 diabetes and acute coronary syndrome. N Engl J Med,373(23):2247-2257.

Pfeffer MA,Claggett B,Probstfield JL.2016.Lixisenatide in type 2 diabetes and acute coronary syndrome.N Engl J Med,374(11): 1095-1096.

Timmers L,Henriques JP,de Kleijn DP,et al.2009.Exenatide reduces infarct size and improves cardiac function in a porcine model of ischemia and reperfusion injury.J Am Coll Cardiol,501-510.

Tsutsumi Y,Tsujimoto Y,Ikenoue T.2016.Lixisenatide in Type 2 Diabetes and Acute Coronary Syndrome.N Engl J Med,374(11): 1094-1095.

Wohlfart P,Linz W,Hubschle T,et al.2013.Cardioprotective effects of lixisenatide in rat myocardial ischemia-reperfusion injury studies.J Transl Med,11:84.

Woo JS,Kim W,Ha SJ,et al.2013.Cardioprotective effects of exenatide in patients with ST-segment-elevation myocardial infarction undergoing primary percutaneous coronary intervention:results of exenatide myocardial protection in revascularization study.Arterioscler Thromb Vasc Biol,33:2252-2260.

13. 心力衰竭心脏康复机遇与挑战

同济大学附属同济医院　蒋金法　沈玉芹　王乐民

1964 年,WHO 对心脏康复的定义:确保心脏病患者获得最佳的体力、精神、社会功能的所有方法的总和,以便患者通过自己的努力在社会上尽可能恢复正常的功能,过一种主动的生活。心脏康复的内容包括运动训练、医学评估、心理和营养咨询、教育及危险因素控制等方面的综合医疗,其中运动训练是心脏康复的重要组成部分,称为奠基石,运动训练也称之为运动康复。运动康复也是心脏康复的难点,因为对于心血管疾病患者,尤其心力衰竭(简称心力衰竭)患者来讲,运动康复存在一定的风险,因此运动前的正确评估、制订合理有效的运动处方、运动方案的正确实施至关重要。

经过 30 余年的发展,国际上心力衰竭运动康复经历了禁忌证、质疑阶段、认可并获得指南 IA 推荐三大阶段。而国内近 8~9 年来,心力衰竭运动康复经历了被关注到经过心肺运动试验评估后实施、推动心力衰竭运动康复发展阶段,目前得到国内越来越多的同仁关注。为了进一步推动及指导心力衰竭运动康复的开展,于 2014 年 9 月由中国康复医学会心血管病专业委员会和中国老年学学会心脑血管病专业委员会联合发布《慢性稳定性心力衰竭运动康复中国专家共识》。

显然,心力衰竭的心脏康复发展有了前所未有的机遇,但是同时又迎来了更大的挑战。首先,让我们关注心力衰竭运动康复的临床终点获益,因为临床终点获益是所有治疗手段最最重要的治疗效果。迄今为止,HF-ACTION(heart failure:a controlled trial investigating outcomes of exercise training)是全球首个纳入病例数最多、随机、对照的研究,共纳入 2331 例 LVEF<35%,NYHA II-IV 的 CHF 患者(其中 40% 患者曾置入 ICD,18% 患者曾置入双室起搏器),随访时间中位数为 30 个月,结果显示运动康复降低全因死亡和住院风险的联合终点达 7%(P=0.13),经校正基线的相关因素(心肺运动持续的时间、左室射血分数、Beck 抑郁评分、心房颤动)后,运动康复降低全因死亡和住院风险的联合终点达 11%(P=0.03),降低心血管原因死亡和心力衰竭原因住院风险的联合终点达 15%(P=0.03)。还有一些单中心的小样本研究也有降低病死率的结果。但是 2014 年 Cochran 发布的关于心力衰竭运动康复的系统分析结果显示,共纳入 33 个研究 4740 例收缩性心力衰竭患者(NYHA Ⅱ-Ⅲ),运动组与非运动组心力衰竭患者随访 1 年内的病死率无显著性差异(纳入 25 个研究,共 1871 例患者,RR=0.93,95% CI:0.69~1.27),而随访超过 1 年后运动组心力衰竭患者较非运动组心力衰竭患者病死率有下降趋势(纳入 25 个研究,共 1871 例患者,RR=0.93,95% CI:0.69~1.27)。Cochran 系统分析还得出运动可降低心力衰竭患者全因住院率(纳入 15 个研究,1328 例患者,RR=0.75,95% CI:0.62~0.92)及心力衰竭原因住院率(纳入 12 个研究,1036 例患者,RR=0.61,95% CI:0.46~0.80),此外,Cochran 系统分析还得出运动可改善心力衰竭患者的生活质量。Keteyian 等学者荟萃分析结果:运动康复可提高心力衰竭患者运动耐力、调节自主神经功能、改善内皮功能,可能改善心室重构等。而目前我国尚无一项关于心力衰竭运动康复的随机对照、多中心注册研究,因此,迫切需要此类关于中国心力衰竭运动康复的多中心、随机对照注册研究的诞生。

依从性差是心力衰竭患者运动康复过程中普遍存在的问题。HF-ACTION 研究 1 年随访,完全依从的患者仅有 38%,部分依从者 14%。从心力衰竭患者转介、评估到制订运动方案、实施运动方案的整个过程中需要很大的人力,但是运动效果不一,最主要的问题是患者的依从性问题,因此,提高依从性具有重要意义。心力衰竭患者运动康复依从性差有多方面的原因:心力衰竭乏力、气短症状限制、年龄大、体弱、合并症较多、认知障碍、抑郁情绪(心力衰竭患者抑郁患病率达 30%)、经济条件、地域交通限制等诸多因素。提高依从性的方法:加强宣教(可利用心脏康复俱乐部或网络媒体平台宣传运动效益与风险)、促进患者自我效能感及自信心、促进实现患者预期结果、改善设施条件以减少障碍、借助移动医疗设施发展远程监护以利于家庭运动康复。

Keteyian 等学者还发现 HF-ACTION 研究显示了心力衰竭患者中等量运动量(每周 3~7 代谢当量小时)可使风险降低达 30%,且在这个范围内随着运动量的增加,获益最大。Swank 等学者从 HF-ACTION 研究中分析得出类似的结果,心力衰竭患者经过运动康复后,Peak VO_2的增加量与改善预后密切相关。既然如此,是否运动强度越大越好呢？高强度间歇运动(high intensity interval training,HIIT)是目前研究热点,据 Wisloff 等学者报道,心力衰竭患者经过 12 周的 HIIT(10min 50%~60% 峰值 VO_2的热身运动,相当于 60%~70% 峰值 HR,4min 90%~95% 峰值 HR 高强度有氧运动-3min 70%~75% 峰值 HR 中等强度有氧运动,3min 50%~70% 峰值 HR 整理运动)较中等强度连续运动(moderate continuous training,MCT)心力衰竭患者(70% peak HR)显著性改善峰值 VO_2,HIIT 较 MCT 增加峰值 VO_2达 32%;仅 HIIT 可显著性降低左心室舒张末容量及左心室收缩末容量分别达 18% 和 25%;HIIT 可增加 LVEF 达 30%、降低脑利钠肽前体(Pro-BNP)、改善内皮功能及线粒体功能。HIIT 还可降低 E/Ea,增加左心室等容舒张时间,而 MCT 未发现此作用效果。而 Tschentscher 等学者研究发现 HIIT 和中等强度连续运动作用效果相当,HIIT 并不优于 MCT。鉴于此,何种运动强度效果较佳,有待于多中心随机对照研究以进一步研究。还有,运动模式的组合,上述均为单一的有氧运动,抗组运动及柔韧性运动均为有氧运动的有效补充,他们之间如何组合以达到较好的效果,也有待于进一步的研究。

HF-ACTION 研究结果还显示了性别、人种因素影响作用效果,女性患者、黑种人获益较大,尤其是女性患者较男性患者显著性降低全因死亡和全因住院风险(P=0.027)。

对于另一种心力衰竭,即舒张性心力衰竭运动康复现状又是如何？舒张性心力衰竭亦称为左室射血分数保留的心力衰竭(heart failure preserved ejection fraction,HFpEF)同样具有高发病率和高病死率特点,而缺乏药物的确切疗效。Taylor 等学者荟萃分析结果显示运动康复可改善 HFpEF 患者运动耐力、生活质量、舒张功能(E/E′)。但是对左室舒张末容量及静息 LVEF 无明显改善,对病死率及再住院率无显著性差异。但是,目前有关 HFpEF 运动康复的研究仍然非常有限,中国需要 HFpEF 运动康复的多中心、随机对照注册研究以进一步证实。

心力衰竭心脏康复另一个挑战是积极探索新模式,以改善临床终点、提高生活质量、降低医疗开支。中西医结合模式是心力衰竭心脏康复新模式,是真正具有中国特色的模式,可以恰到好处地把中医的整体、全局观与西医的微观、局部结合起来,做到中西医的优势互补。譬如:在药物治疗中加入中医药元素,运动康复中引入中国传统的太极拳、八段锦等,饮食可辅以药膳等,针灸也是有效的方式等。同时必须重视人文医学在心力衰竭康复中的作用,坚持以患者为核心的人文思想,真正实现医患关系的和谐。

总之,只有对心力衰竭患者在多学科的共同管理下,包括药物、营养、运动、心理、危险因素的干预,才能发挥更好的治疗效果,达到真正意义上的全面心脏康复。

参考文献

沈玉芹,蒋金法,王乐民,等.2011.有氧运动康复对慢性心力衰竭患者运动耐力的影响.中华医学杂志,91(38):2678-2682.

沈玉芹,蒋金法,王乐民,等.2011.有氧运动康复对慢性心力衰竭患者运动心排量及相关参数的影响.中华心血管病杂志,39(8):700-705.

中国康复医学会心血管病专业委员会,中国老年学学会心脑血管病专业委员会.2014.慢性稳定性心力衰竭运动康复中国专家共识.中华心血管病杂志,9:714-720.

Keteyian SJ,Leifer ES,Houston-Miller N,et al.for the HF-ACTION Investigators.2012.Relation between volume of exercise and clinical outcomes in patients with heart failure.J Am Coll Cardiol,60:1899-1905.

Keteyian SJ,Piña IL,Hibner BA,et al.2010.Clinical role of exercise training in the management of patients with chronic heart failure. J Cardiopulm Rehabil Prev,30:67-76.

O'Connor CM,Whellan DJ,Lee KL,et al.2009.Efficacy and safety of exercise training in patients with chronic heart failure:HF-ACTION randomized controlled trial.JAMA,301:1439-1450.

Swank AM, Horton J, Fleg JL, et al.for the HF-ACTION Investigators.2012.Modest increase in peak VO_2 is related to better clinical outcomes in chronic heart failure patients: results from heart failure and a controlled trial to investigate outcomes of exercise training.Circ Heart Fail, 579-585.

Taylor RS, Sagar VA, Davies EJ, et al. 2014. Exercisebased rehabilitation for heart failure. Cochrane Database Syst Rev, (4): CD003331.

Tschentscher M, Eichinger J, Egger A, et al.2016.High-intensity interval training is not superior to other forms of endurance training during cardiac rehabilitation.European Journal of Preventive Cardiology, 23(1): 14-20.

Yancy CW, Jessup M, Bozkurt B, et al. 2013. 2013 ACCF/AHA guideline for the management of heart failure: A report of the American College of Cardiology Foundation/American Heart Association task force on practice guidelines, JACC, 62: e147-e239.

14. 慢性心力衰竭中西医结合治疗进展

复旦大学附属华山医院　施海明

心力衰竭是各种心血管疾病发展的最后阶段，已成为世界范围内主要公共卫生问题。美国患心力衰竭患者约500万，每年新增50万人，世界范围内约有1500万慢性心力衰竭患者。据我国50家医院住院病例调查，心力衰竭住院率占同期心血管病的20%；死亡比占40%。

自2001年欧美心力衰竭指南确立以肾素-血管紧张素系统（RAAS）阻断剂、β受体阻滞剂为核心的慢性收缩性心力衰竭治疗策略以来，心力衰竭的药物治疗长期无突破性进展。2014年ESC年会发布的PARADIGM-HF研究在心力衰竭研究领域激起一层涟漪。

PARADIGM-HF研究旨在探讨慢性心力衰竭治疗新药物LCZ696能否替代传统的血管紧张素转换酶抑制剂（ACEI）或血管紧张素受体拮抗剂（ARB）。格拉斯哥大学John JV McMurray牵头的PARADIGM-HF（前瞻性比较ARNI与ACEI以确定其对心力衰竭死亡率及发病率影响）研究假设LCZ696 200mg，每日2次改善射血分数降低的心力衰竭（HFrEF）患者临床结局作用优于依那普利10 mg，每日2次。该研究是一项随机、双盲、平行、活性药物对照、事件驱动的优效性试验。在历经单盲活性药物导入期确保受试患者能耐受两种研究药物后，进入双盲研究阶段，1∶1随机分为LCZ696组与依那普利组。主要终点是心血管死亡或因心力衰竭住院的复合终点。该研究入选标准为年龄≥18岁，NYHA Ⅱ～Ⅳ级，EF≤40%（2010年12月15日后修订为≤35%），BNP≥150pg/ml或NT-proBNP≥600pg/ml，如果12个月内因心力衰竭住过院的，则BNP≥100pg/ml或NT-proBNP≥400pg/ml，正在接受ACEI或ARB治疗的患者，入组前需经过4周以上的筛选，要求接受稳定剂量的β受体阻滞剂和相当于10mg以上依那普利的ACEI或ARB；收缩压≥95mmHg，eGFR≥30ml/（min·1.73m^2），血钾≤5.4mEq/L。随机予以依那普利10mg，每日2次或LCZ696 200mg Bid治疗（200mg LCZ696相当于160mg缬沙坦）。研究共从47个国家985个中心随机入选8442例患者，平均年龄64±11岁，男性占78%，NYHA分级Ⅱ级及Ⅲ级者分别占70%和24%，平均LVEF 29%±6%，应用β受体阻滞剂及醛固酮受体拮抗剂者分别占93%和56%。结果中位随访至27个月提前终止研究，2014年3月31日宣布“数据监查委员会（DMC）基于PARADIGM-HF研究中期分析结果推荐提前结束研究”。结果显示，与依那普利20 mg/d相比，接受LCZ696 400 mg/d治疗者的主要终点发生率显著降低，主要终点事件减少20%（21.8% *vs.* 26.5%；HR＝0.73～0.87；$P<0.001$）；心血管死亡减少20%（13.3%对16.5%；HR＝0.71～0.89；$P<0.001$）；全因死亡减少16%（17.0% *vs.* 19.8%；HR＝0.76～0.93；$P<0.001$）；心力衰竭住院率降低21%（$P<0.001$）；每治疗21例患者可其减少1例主要终点事件。安全性方面，LCZ696耐受性较好，与依那普利相比较少引起咳嗽、高血钾、肾损伤或因不良反应停药，不增加严重血管性水肿风险。结论认为，与单纯阻断RAS相比，对血管紧张素受体及脑啡肽酶双重抑制能更有效改善HFrEF患者预后。

研究还发现，利用堪萨斯州心肌病问卷（Kansas City Cardiomyopathy Questionnaire，KCCQ）临床总分进行评估，LCZ696组患者的改善心力衰竭症状和体力活动受限也显著优于依那普利组（$P=0.001$）。但是对于新发心房颤动和肾功能降低[eGFR降低50%或者降低＞30 ml/（min·1.73 m^2）以及降至＜60 ml/（min·1.73 m^2）或者发生终末期肾病]的发生，两组患者并没有统计学差异。接受LCZ696治疗的组别比依那普利组更可能发生有症状性低血压（14.0% *vs.* 9.2%，$P<0.001$），但很少患者因此而停止治疗。相比于依那普利，LCZ696患者更少发生肾功能损害、高血钾和咳嗽（$P<0.05$）。两组发生血管性水肿没有显著差异（LCZ696 19例 *vs.* 依那普利10例，$P=0.13$），未发生气道梗阻或需要机械气道通气。

可见，LCZ696在降低心血管死亡和心力衰竭住院方面是显著优于ACEI的。在心血管死亡方面，

LCZ696较依那普利的巨大获益至少和依那普利长期治疗相较于安慰剂的获益是相同的。作为迄今为止在心力衰竭领域最大规模的临床研究，PARADIGM提供了血管紧张素受体和中性肽链内切酶双重抑制剂较单独RAS-I治疗慢性心力衰竭患者更多获益的证据。

LCZ696是一种血管紧张素受体-中性肽链内切酶（或称为脑啡肽酶，NEP）抑制剂，它包含2个组成部分：缬沙坦的一部分和AHU377的一部分。缬沙坦是临床常用的一种ARB，AHU377是一种脑啡肽酶抑制剂（sacubitril）。血管紧张素受体-脑啡肽酶抑制剂（ARNI）LCZ696可阻断血管紧张素Ⅱ的作用，抑制降解钠尿肽及其他血管活性肽的脑啡肽酶。

在心力衰竭时，交感神经系统、肾素-血管紧张素-醛固酮系统、内皮素系统处于过度激活状态，产生心脏毒性作用，并加速心脏功能向恶性化方向发展。利钠肽则能多环节抑制这些神经激素系统。已上市的药物重组人BNP的作用机理是作用于效应器细胞膜上利钠肽A型受体，该受体与鸟苷酸环化酶耦联，鸟苷酸环化酶激活后使三磷酸鸟苷（GTP）转化为环一磷酸鸟苷（cGMP），作为第二信使，cGMP再激活下行酶信号通路-cGMP依赖的蛋白激酶（PKG-1），从而发挥广泛的生物活性作用，如均衡扩张血管、尿钠排泄、神经激素抑制和拮抗心脏重塑，以及心肌细胞保护作用。在失代偿心力衰竭急性期通过均衡扩张血管，利尿排钠，对抗神经激素过渡激活产生的心脏毒作用，迅速降低心脏前后负荷和容量负荷，纠正心力衰竭患者血流动力学紊乱，改善呼吸困难和全身症状体征；并且没有正性肌力作用和正性心率作用，不增加心肌耗氧量，不诱发心律失常。另一方面，脑利钠肽是天然的抗心脏重塑剂，能直接阻抑心脏组织纤维化基因表达的上调，抑制心肌纤维母细胞合成胶原纤维，促进细胞外基质降解，维持心脏组织弹性，改善僵硬度，逆转左室重塑，到达全面心脏保护作用。然而，重组人BNP为静脉针剂，无法在慢性心力衰竭患者长期常规应用。

NEP在全身组织都有表达，但主要富含于近端肾小管细胞的刷状缘，其主要功能是降解多种血管活性肽，如Ang-Ⅰ、Ang-Ⅱ、内皮素-1但也降解利钠肽和缓激肽。因此，NEP抑制剂的心血管作用是中性的，临床研究已证实，使用小分子NEP抑制剂（thiorphan and candoxatril）单独阻断NEP无疗效。然而，在正常及心血管病模型，NEP抑制剂确实可升高血浆利钠肽水平，增强利钠、利尿。ACEI/NEP抑制剂双联药物omapatrilat可以避免Ang-Ⅱ水平升高，协同增强利钠、扩血管作用，在高血压及心力衰竭治疗中取得明显疗效。但ACE和NEP的双重抑制导致缓激肽水平过高，血管神经性水肿显著增多。然而，ARB可阻断AT-I受体而不影响缓激肽的降解，因此，以ARB与NEP联合更为合理。PARADIGM-HF研究证实LCZ696耐受性较好，与依那普利相比较少引起咳嗽、高血钾、肾损伤或因不良反应停药，不增加严重血管性水肿风险。

PARADIGM-HF研究是慢性心力衰竭治疗中重要的里程碑，LCZ696双重阻断RAS和利钠肽的降解所获得的临床疗效的惊喜，必将影响以后心力衰竭指南的修订和心力衰竭治疗流程。

然而，一味地以死亡率“论英雄”的药物评价手段，有悖于现代医学理念。在人均寿命已显著延长的今天，生命的价值与意义较生命的长度更为重要。即如何提高生命的质量，提高患者的运动耐量、参与社会活动的能力，应该是医学的重要目标。结合哲学与科学于一体的中西医结合治疗更注重于患者自我舒适度的改善与生活质量的提高，更符合现代的医学理念。

中医学中虽无心力衰竭的病名，但运用辩证的理论，心力衰竭属中医本虚标实之症，均有气虚或阳虚的主症。实验医学证实，中医临床常用的补气、温阳中药具有增强心肌收缩力、改善心功能的功效，可用于心力衰竭的治疗。早年我们应用Swan-Ganz漂浮导管观察黄芪注射液经静脉推注对重度心力衰竭患者心功能参数的影响，结果显示，黄芪注射后可提高患者Co约0.8L/min，提高SV约10ml，60min达峰值效应。麝香保心丸虽临床用于治疗冠心病心绞痛，但其组方中含有人参提取物和肉桂，具有补气温阳的功效，因此，临床上亦可用于心力衰竭的治疗。我们荟萃了24项随机麝香保心丸治疗慢性心力衰竭的对照临床试验，共1960例慢性心力衰竭患者被纳入荟萃分析，麝香保心丸组990例，对照组970例。结果显示，麝香保心丸组LVEF较对照组提高4.5%（95% CI：3.21～5.78，$P<0.00001$），CO较对照组提高0.81L/min（95% CI：0.59～1.02，$P<0.00001$），LVESD较对照组减小2.25mm（95% CI：-3.38～-1.12，$P<0.0001$），血

清 BNP 较对照组降低 130. 27pg/mL(95% CI:-232. 90~-27. 65,P=0. 01),治疗组 6 分钟步行距离较对照组增加 42. 67m(95% CI:32. 97~52. 36,P<0. 00001)。2013 年,芪苈强心胶囊治疗慢性心力衰竭有效性与安全性的随机、双盲、安慰剂平行对照、多中心临床试验结果在 JACC 杂志发表,样本量虽然较小(512 例),但该研究严格按照现代医学的临床试验要求设计、评估、随访,因此为心血管领域的顶级杂志所接受。该研究结果显示,在充分西药治疗的基础上,芪苈强心胶囊(含黄芪、人参、附子等补气温阳中药)4 粒,每天三次,12 周的治疗,较对照组显著降低血清 NT-proBNP,显著改善患者下肢水肿、夜间睡眠、气喘、乏力疲劳、日常活动等症状(明尼苏达生活质量评分),治疗组提高 6min 步行距离较对照组多 22m。

可见,中西医结合治疗将更有效地提高慢性心力衰竭患者的活动能力和生活质量,但目前循证证据较少,尚有待广大有志于中西医结合研究的能人志士进行更深入的基础和临床科学研究,提供更过硬的、令人信服的循证证据。

参 考 文 献

金波,吴帮卫,庄心宇,等.2015.麝香保心丸治疗慢性心力衰竭的 Mata 分析.中国临床保健杂志,18(2):132-136.

J Gu,et al.2010.Pharmacokinetics and Pharmacodynamics of LCZ696,a Novel Dual-Acting Angiotensin Receptor-Neprilysin Inhibitor (ARNi).Journal of Clinical Pharmacology,50:401-414.

J Minguet,et al.2015.LCZ696:a new paradigm for the treatment of heart failure? Expert Opin.Pharmacother,16(3):435-446.

John JV McMurray,et al.2014.Angiotensin-Neprilysin Inhibition versus Enalapril in Heart Failure.N Engl J Med,371(11):993.

Li X,Zhang J,Huang J,et al.2013.R,A multicenter randomized double-blind parallel-group placebo-controlled study of the effects of qili qiangxin capsules in patients with chronic heart failure.JACC,62(12):1065.

S Mangiafico,et al.2013.Neutral endopeptidase inhibition and the natriuretic peptide system:an evolving strategy in cardiovascular therapeutics.European Heart Journal,34:886-893.

第3章

心 律 失 常

1. 心房颤动非药物治疗进展

上海交通大学附属第一人民医院　上海市第一人民医院
陈松文　刘少稳

心房颤动(房颤)是临床实践中最常见的持续性快速性心律失常,其并发症多且严重,因此需要积极的合理治疗。房颤治疗的3个主要方面包括:①降低血栓栓塞风险;②控制心室率;③维持正常窦性心律。目前随着对房颤认知的不断深入,房颤治疗方式逐渐增多,可以简单地分为药物治疗与非药物治疗两大方向。近年来,在房颤非的药物治疗方面进展较多,包括导管消融、微创外科手术、杂交手术、左心耳封堵等,本文将就房颤非药物治疗方面的进展做一综述。

一、节律控制

维持窦性心律是房颤(尤其是阵发性房颤)的主要治疗目标之一。窦性心律是正常的心脏节律,如能够维持窦性心律则对患者更为有利。虽然早先AFFIRM及RACE等研究结果提示在药物治疗时,室率控制在临床预后上不次于,甚至略优于节律控制。但是,近期的多个临床研究均提示通过非药物治疗方式来维持窦性心律能够改善房颤患者预后,降低死亡率、卒中风险等。因此,临床上节律控制的非药物治疗方式进展较多,且为指南所推荐。

1. 导管消融　自1998年Haissaguerre等发现房颤由肺静脉触发开始,经过多年的探索,目前房颤导管消融的术式历经数种改进,其消融策略主要包括:肺静脉消融/隔离、线性消融和碎裂电位消融,其中肺静脉电隔离被公认为房颤导管消融的基石。目前导管消融在房颤治疗中的地位已经得到多个国际指南的认可并做出相应的推荐。在2014年AHA/ACC/HRS房颤指南中对于房颤导管消融适应证推荐为:至少一种Ⅰ类或Ⅲ类抗心律失常药物治疗无效或不能耐受的症状性房颤,其中阵发性房颤为Ⅰ类推荐(A级证据),而持续性房颤为Ⅱa类推荐(B级证据),长程持续性房颤为Ⅱb类推荐(B级证据);而未使用抗心律失常药物治疗的症状性房颤患者的推荐级别有所降低,其中阵发性房颤为Ⅱa类推荐(B级证据),持续性房颤为Ⅱb类推荐(C级证据),长程持续性房颤也为Ⅱb类推荐(C级证据)。但随着MANTRA-PAF以及RAAFT-2研究的公布,在症状性阵发性房颤患者中,尽管部分射频消融治疗组的患者需要再次手术,但是导管消融作为一线治疗优于抗心律失常药物(Ⅰ类或Ⅲ类抗心律失常药物),而且这种优势随时间延长而增加。此外,最近的一项瑞典注册和配对研究发现,在房颤患者中,与药物治疗相比,经导管消融治疗患者的缺血性卒中发生率(HR=0.69,95% CI:0.51~0.93)及死亡率(HR=0.50,95% CI:0.37~0.62)均显著降低,而且在卒中高危(CHA_2DS_2-VASc评分≥2分)患者更为明显。因此,随着更多的研究数据公布,相信在将来房颤导管消融的推荐力度有可能得到更进一步提升。

(1)阵发性房颤及肺静脉电隔离:对于阵发性房颤来说,导管消融主要是针对其相关触发灶进行消融隔离,肺静脉电隔离已被证实为导管消融的基石并作为标准术式,近期文献研究发现,在肺静脉隔离之后如果肺静脉出现自发电位则术后成功率高;而如果没有明确的肺静脉触发灶,则需要注意肺静脉之外的其他触发灶,如上腔静脉、冠状静脉窦、左心耳等。

在房颤导管消融过程中,形成持久性透壁性损伤是保证消融近期及远期效果的关键,而稳定的导管贴靠是实现安全有效损伤的前提。压力监测导管作为近年上市的新型射频消融导管,术中实时监测导管远端与心肌组织间的贴靠;通过压力信息的反馈,可以使术者更好地操控导管,达到安全有效消融。SMART-AF 等研究提示,应用压力监测导管在术中可以减少肺静脉残余电传导及肺静脉电传导恢复等,而且可以显著提高手术成功率。而最新的荟萃分析显示,与传统消融导管相比,压力监测导管不仅能够显著降低消融术后房颤的复发率,且可以显著降低并发症发生率,同时还可以减少手术操作时间及 X 线曝光时间。因此,在将来压力监测导管的应用有望成为房颤导管消融的标准方案。

环肺静脉消融后复发房性心律失常往往与肺静脉电传导恢复相关,可能因消融线上存在裂隙或消融未透壁所致。既往有研究在肺静脉隔离术后行三磷腺苷(ATP)激发试验,诱导肺静脉电传导恢复,并对肺静脉电位恢复者补充消融,再次达到肺静脉隔离以提高术后成功率。新近发表的 ADVICE 研究共纳入了534 例症状性房颤患者,于肺静脉隔离后接受静注腺苷治疗以识别隐匿传导,其中 284 例有隐匿传导的患者随机接受腺苷引导的再消融或不再接受消融治疗,随访 1 年的结果显示:接受腺苷引导再消融的隐匿传导患者 1 年未复发比例为 69.4%,未接受再消融患者的未复发比例为 42.3%(绝对风险降低 27.1%,95% CI:15.9~38.2;$P<0.001$;HR=0.44;95% CI:0.31~0.64)。据此,研究者认为阵发性房颤患者消融过程中采用腺苷识别肺静脉隐匿电传导并进行再次消融可进一步提高房颤导管消融的疗效。然而,在 2015 年 ESC 大会上,类似的 UNDERATP 研究却显示预后未见改善,该研究纳入仅行肺静脉隔离或加用 ATP 激发试验的患者各 1000 余例,导管消融术后随访 1 年,结果显示两组患者的主要终点事件无显著差异,按房颤的不同类型进行亚组分析后,主要终点事件差异仍无显著性。虽然 ATP 在房颤肺静脉电隔离中的作用仍然有争议,但是肺静脉电传导恢复是大部分房颤术后复发的主要原因,未来导管消融技术应尽量减少肺静脉隐匿电传导,从而减少肺静脉隔离术后复发。

(2)非阵发性房颤消融进展:对于阵发性房颤来说,肺静脉电隔离已被证实为导管消融的基石并作为标准术式。但是对于持续性房颤来说,理想的消融术式仍然存在争议。新近发表的 STAR AF Ⅱ研究中,将持续性房颤患者随机分组为单独肺静脉电隔离、肺静脉电隔离加顶部线及二尖瓣峡部线消融、肺静脉电隔离加碎裂电位消融;在 18 个月的随访期间,三组之间的房颤复发率没有显著区别(59% *vs* 49% *vs* 46%;$P=0.15$)。而新近发表的一篇荟萃分析也认为对于持续性房颤来说,与单独进行肺静脉隔离相比,加碎裂电位消融或左房线性消融并不能显著减少术后心律失常的复发;相反的,会增加手术时间及曝光时间。但仔细研读这些文献,可以发现部分研究存在入选偏倚,因此尚无法定论持续性房颤是否只需要单纯肺静脉隔离。以我中心及国内多家中心目前的经验积累,必要的线性消融以及碎裂电位消融对于提高持续性房颤术中转复窦性心律、并在术后维持正常窦性心律中起着重要作用,甚至是不可或缺的。

此外,左房后壁(在胚胎学上和肺静脉同源)常存在自发电活动,亦可能参与房颤维持。近期,LIBERATION 试验(NCT01660100)将关注于进一步消融左房后壁的心律失常基质,并进行左房后壁隔离。初步研究结果显示,在肺静脉隔离基础上附加的左房后壁隔离可以更为有效(两组均进行了上腔静脉隔离);随访 3 年后,附加左房后壁隔离组的手术成功率高于对照组,但是远期复发仍然比较高。

由此可见,目前对于持续性以及长期持续性房颤的导管消融,尚未确定最佳消融策略。可以预见,关于非阵发性房颤消融策略的争论仍会继续,如何更为有效地干预心房基质仍是下一步探索的重点。

(3)冷冻球囊消融进展:导管消融可以采用不同的能量,如射频、冷冻等;目前临床上比较常用的消融能量是射频能量,前述大多数进展是在射频消融治疗基础上获得的。然而逐点式消融对术者导管操作水平的要求较高,且需要较长的学习曲线;此外,射频消融如操作不当,仍有一定的严重并发症(肺静脉狭窄、血栓栓塞、左房食道瘘等)发生率,这些因素限制了该技术的普及推广。近年来,冷冻球囊消融作为一项重要的技术开始应用于房颤肺静脉隔离,与传统的射频消融相比,冷冻球囊消融安全性较高,理论上允许单一步骤完成肺静脉隔离,其设备要求较低、单次消融、学习曲线短等优势为冷冻球囊消融提供了一个有利的前景。

冷冻球囊消融肺静脉治疗阵发性房颤的有效性为STOP AF研究所证实,与药物治疗相比,冷冻球囊消融治疗的一年成功率高(69.9%),而严重的手术相关并发症发生率约3.1%。早期膈神经损伤发生率约11%,但是绝大部分(86%)在12个月后恢复。此外,一代球囊的荟萃分析显示,在一年随访期间内,房颤手术成功率为73%。而在其他研究中,二代球囊的手术成功率则可以超过80%,但是伴随着治疗成功率的提高,相应的并发症也进一步增加,常见的如膈神经损伤、医源性房间隔缺损等。既往认为冷冻球囊消融的安全性较高,几乎不发生左心房食道瘘和肺静脉狭窄这些严重并发症,但是随着二代冷冻球囊的应用,目前亦有左心房食道瘘和肺静脉狭窄的个案报道。

一般来说,因为球囊自身设计原因,冷冻球囊消融适合于阵发性房颤进行单纯肺静脉电隔离。但是,近期亦有报道冷冻球囊用于肺静脉之外的心房基质改良,并且有相应的临床研究认为冷冻球囊消融(二代球囊)治疗持续性房颤的手术效果也比较良好,其一年成功率67%,甚至可以高达82%。在这些文献研究中,不少进行冷冻球囊消融治疗的持续性房颤患者的持续时间短,部分将持续性房颤定义为持续时间超过48h(未超过7d)且拟进行药物复律或电复律的房颤。因此,入选偏倚以及缺少长期随访研究数据仍将限制冷冻球囊在持续性房颤中的应用。

目前已经有多项研究评价冷冻消融与射频消融的治疗效果,结果显示,冷冻消融肺静脉电隔离的急性成功率及远期房颤成功率均与射频消融相似。FreezeAF研究的结果提示在阵发性房颤患者中,冷冻消融的效果并不劣于射频消融。此外,FIRE AND ICE试验将通过大型随机对照研究来评价冷冻消融与射频消融何种更适合阵发性房颤患者。而目前则没有针对持续性房颤进行直接对照的临床研究设计。

由上可见,冷冻球囊消融作为房颤导管消融治疗的一种新手段,目前更适合于肺静脉形态比较典型的阵发性房颤患者,对于持续性房颤以及非肺静脉相关的阵发性房颤,其应用可能会受到较大限制。

2. 外科手术　早在1985年,Guiraudon等就提出了“Corridor”术式治疗房颤,该术式虽可控制心室率,但并不转复房颤,不改善血流动力学,对血栓栓塞并发症无影响。迷宫手术自1987年Cox等提出以来,几经改良,逐渐演变为成熟的迷宫Ⅲ术式,并已成为房颤外科治疗的金标准。其主要理论基础是通过切割缝合的方法在心房内制造并产生一系列透壁性瘢痕性损伤,以此来去除异常房颤节律传播所需要的折返环路;左心耳切除同时也是迷宫手术的一部分。目前多数报道证实迷宫术对房颤治疗有良好效果,报道的10年成功率在89.3%。传统的迷宫Ⅲ手术因疗效肯定,转复率高成为外科手术治疗房颤的金标准;但由于需要做多个心房切口,手术操作复杂,术后并发症多,增加了手术死亡率,阻碍了该术式在临床上的广泛应用。

随着材料科学的不断进步,使用各种能源技术产生透壁心肌损伤进而取代传统手术切缝技术成为可能。这种由于技术和设备改良形成的治疗房颤的外科新术式,即迷宫Ⅳ手术。由于采用了消融线连接技术而不是之前的切缝隔离技术,从隔离肺静脉的两侧开始,不仅大大缩短了手术时间,而且简化了手术操作,减少了并发症,降低了死亡率,使得该项技术得以在临床上较之前应用更为广泛。外科微创消融有效改变了导管消融治疗大心房房颤患者效果不佳的现状,并且针对心脏特殊部位和结构(如左心耳部位、自主神经节丛)进行直观、有针对性的治疗,明显提高了消融效果。

使用导管消融代替传统的切割缝合在心房内造成瘢痕,其采用的能量可以是射频能量,冷冻能量或者微波能量。近期发表的一项研究显示,虽然右侧胸腔镜下进行微波或单极消融治疗孤立性房颤是安全可行的,但是疗效差,其术后1年的成功率仅为44.4%,而5年成功率则只有10.8%。而在采用右胸小切口进行外科射频消融治疗的房颤患者中,手术成功率为63%~93%,甚至长程持续性房颤的1年成功率也可以达到86%。因此,目前临床上使用最多的还是双极射频热损伤或者冷冻损伤,主要是考虑手术的安全性及损伤的透壁性。

虽然外科微创消融治疗房颤较经典迷宫手术具有创伤小、操作简单、手术时间缩短等优势，但是其疗效亦有所降低；而且外科微创消融在隔离一些组织时比较困难，由于消融线之间残存的心肌连接缝隙导致术后容易复发心房扑动、房性心动过速等心律失常。因此，目前外科微创消融治疗的推荐力度较导管消融有所降低。

3. 杂交手术　内科导管消融和外科微创消融手术在治疗房颤方面有着各自的优势和不足。导管消融具有微创、可重复的优点，但透壁性损伤差，成功率相对较低，尤其是在心脏明显扩大的长程持续性房颤可能需要多次消融；微创外科手术单次消融确切、透壁性损伤好、成功率高，术中切除左心耳还可降低血栓发生率，但创伤相对较大，不适合多次操作，而且在处理一些线性消融时比较困难。近来部分学者对于杂交消融策略越来越感兴趣，因其可以整合如下一些优势：外科消融后透壁性损伤比较牢靠、切除左心耳后可靠的卒中预防、导管消融精细可靠的标测及验证。杂交消融手术是一种心外膜和心内膜消融的结合，通过外科医师和内科电生理医师之间合作，其手术时机的选择可以包括：① 同期杂交，在手术室内同时进行内外科处理，能一次达到最佳治疗效果，但存在治疗费用较高、手术时间长等缺点；② 分期杂交，即导管消融术和外科微创手术两次操作间隔一段时间，可一定程度上弥补同期手术的不足，如单一治疗取得效果，患者就可能免于第二次治疗。

早期发表的几项杂交手术的研究资料提示外科消融后续以内科消融是安全有效的，且手术成功率显著提高，尤其是在持续性房颤甚至可以达到90%的成功率。但是近期发表的一组数据则提示杂交手术增加并发症的发生率，且对于大左心房的持续性房颤患者来说并没有明显改善其手术预后，因为该研究中22 例接受杂交手术有 3 例患者死亡（13.6%，1 例为卒中，1 例为左心房-食管瘘，1 例为心搏骤停）。深究该组数据可以发现该研究的手术是在早期开展的，而且之前曾于 2013 年发表在 Heart Rhythm 杂志上但被撤回（具体原因不详）。

近期发表的一项研究表明杂交手术的总体成功率为 71%（随访中位时间 147d），其中分期杂交手术较同期杂交手术在发现不完全性肺静脉电隔离上具有优势（OR = 6，95% CI：2～17；P = 0.001），但是并不改善术后房性心律失常的初次发作（HR = 1.0，95% CI：0.4～2.4，P = 0.9）。新近发表的一项研究认为杂交手术可以在大部分持续性房颤患者中取得稳定窦律，而如果根据术后房颤负荷将进行杂交手术治疗的患者分为应答组（房颤负荷<0.5%）和非应答组（≥0.5%），则可以发现应答组的左房容积下降及左房功能的改善，而且左室收缩功能也得到显著的改善。当然，杂交手术之后仍然有复发患者，而在这部分复发患者则可以进行再次的内科导管消融治疗，近期的数据显示长程持续性房颤患者在杂交手术后复发的心律失常 57% 为规律的房性心动过速；36% 的患者可以发现原先消融损伤电传导恢复，其中仅 9% 的肺静脉电传导恢复（0.36 根肺静脉/人）、仅 7% 的 Box 消融不完全；由此可见，房颤杂交手术后肺静脉长期隔离成功率高且消融损伤比较持久，而复发的心律失常大多为左房房扑可以通过导管消融治疗。

由上可见，房颤杂交手术将内外科消融手术优势互补，在某种程度上改变了以往内、外科“单打独斗”的作战模式，建立了一种新的治疗模式，将会产生多学科合作的房颤治疗团队，为持续性房颤（尤其是长程持续性房颤、左心房扩大、射血分数减退、既往导管消融失败等患者）取得最佳的长期窦性心律控制提供了较好的选择。

二、室率控制

既往 AFFIRM 及 RACE 等研究提示在房颤患者中，室率控制改善患者临床预后不次于、甚至略优于节律控制。室率控制一般优先考虑应用药物，但是，在最大化优化药物治疗后，仍然有一部分患者的心室率不能够得到有效控制。而快速性房颤可以导致各种后果，包括心悸、呼吸困难、胸痛等症状，并可导致心动过速性心肌病。因此，这部分室率控制不佳的患者可以考虑行房室结消融以造成完全性或不完全性房室传导阻滞来控制心室率，但是往往需要同时进行永久性起搏器置入以避免心动过缓。早期研究认为，房室结消融并进行永久性起搏器置入可以显著提高患者的生活质量，且长期生存率和长期药物治疗类似；该治疗方式改善生活质量和左室功能的改变没有关系，因为左室功能通常没有得到明显的改善。同时该治疗方式还可以减少医生访视、入院治疗、心力衰竭发作的次数,并可以在一定程度上提高射血分数。但是需要注意的是,右室电极的置入可能导致双心室电机械不同步,而进一步造成左室功能受损,进而降低心脏功能而增加死亡率。在这种情况下,可以增加左室电极进行再同步化治疗,可有效改善并在很大程度上逆转单纯右室起搏的弊端。

对于合并心力衰竭的房颤患者,如有心脏再同步治疗指征的话,对这部分患者进行房室结消融在理论上可以提高双心室起搏的比例,进而改善患者症状。既往的荟萃分析提示,对行心脏再同步化治疗合并心力衰竭的房颤患者,进行房室结消融可以降低全因死亡率(RR=0.42,$P<0.001$)及心血管死亡率(RR=0.44,$P=0.008$)。近期的一个小样本研究提示,在合并心力衰竭的房颤患者中,进行房室结消融并再同步化起搏治疗,与使用药物控制节律与单纯心室率控制相比没有明显的优势。随着房颤导管消融技术的开展,目前更多的证据支持对于合并心力衰竭的患者,进行肺静脉隔离的长期随访结果比进行房室结消融及起搏治疗更有优势。

由上可见,房室结消融控制心室率属于有创性而且需要置入永久起搏器,而近年来非药物治疗在节律控制上取得长足进步,因此,该姑息治疗方案的应用范围逐渐缩小,仅在药物不能有效控制心率或者节律控制无效或者患者不能耐受药物治疗、且患者不宜行导管消融治疗时才会作为备选方案。

三、降低血栓栓塞风险

房颤是老年人及心脏病患者中最常见的持续性心律失常,与缺血性卒中的发生关系密切;因此,卒中的预防是房颤的核心治疗策略之一。既往研究发现,房颤并发卒中的主要原因是左心耳内血栓的形成和脱落,在非瓣膜病性房颤卒中患者中,高达90%的栓子来源于左心耳。因此,封堵左心耳、防止左心耳血栓形成与脱落,是预防房颤患者缺血性卒中发生的一个非药物治疗方式。

最早的左心耳封堵研究(PLAATO)报道至今已有十几年时间,其结果表明左心耳封堵使卒中风险降低42%。而第一个有关左心耳封堵与华法林预防房颤卒中的前瞻性随机对照研究PROTECT AF提示,左心耳封堵预防房颤血栓栓塞事件的疗效不次于、甚至优于华法林;该研究结果显示,Watchman置入成功率91%,平均随访2.3年,Watchman封堵组血栓事件发生率3.0/年,与预计血栓事件发生率比较,可降低卒中相对风险29%。该研究后续随访3.8年的结果提示,左心耳封堵组与华法林抗凝组的事件发生率分别为8.4%和13.95%,主要事件率分别为2.3和3.8/100患者年,符合预定非劣性和优越性标准;此外,左心耳封堵组与华法林组比较,心血管病死亡率(3.7% *vs* 9.0%,$P=0.005$)和全因死亡率(12.3% *vs* 18.0%,$P=0.04$)均显著降低,分别降低了60%与34%;据此认为左心耳封堵预防房颤卒中效果优于华法林。

但由于PROTECT AF研究入选了1/3 $CHADS_2$评分为1分的房颤患者,且左心耳封堵术后部分患者长期应用双联抗血小板或华法林治疗,都可能影响了这一研究的结果,为了克服这些不足就有了设计更严谨的PREVAIL研究。但PREVAIL随访18个月的数据显示,左心耳封堵组与华法林组相比有更多的缺血性卒中发生率,该研究的长期随访结果还有待观察。

目前Watchman已经通过美国FDA批准,也有很多其他装置正在研究之中,并已开展了多中心临床研究,大多数研究结果肯定了这些装置的安全性及有效性。因此,目前多个指南已经提及左心耳封堵治疗作为房颤抗血栓治疗的一个非药物治疗方式,但是目前的推荐力度并不高,目前主要推荐用于不能耐受长期抗凝治疗而卒中风险高的房颤患者。其推荐力度较低的主要原因在于缺乏长期的随访数据,此外左心耳封堵后对左心房的血流动力学的影响仍需长期随访观察。而且近来有研究发现,在CHA_2DS_2-VASc评分>3分的房颤和非房颤人群中,卒中的发生率相近。因此,左心耳封堵在房颤卒中预防中的作用仍有待评估。

四、改善生活质量

目前较多研究表明房颤还可以因心律失常相关的症状,如心悸、胸闷、头晕及心力衰竭样症状,从而显著地影响患者的生活质量。一项以护士为主导的房颤综合管理研究表明,健康管理可以显著提高患者的房颤相关知识水平,改善其SF-36生活质量评分,减轻焦虑和抑郁。通过对患者进行健康管理或教育,可以提高患者对疾病的认识及对治疗的依从性,最终达到改善患者生活质量的目的。因此,对房颤患者实施规范化的健康管理也越来越引起当前各大指南的重视。

此外,房颤非药物治疗方式还包括电复律、抗房颤起搏器、心房除颤器、低水平迷走神经刺激等干预方式,但这些治疗方式近几年或没有明显的进展或因为临床应用限制多,故本文不再进一步展开。

综上所述,房颤的非药物治疗方法很多,近几年房颤的非药物治疗方式在导管消融、外科微创消融、杂交手术、左心耳封堵等方面的进展比较突出,而且一些治疗方式已经获得临床指南的大力肯定及推荐。但大部分方法都只能解决某一方面的问题,每一方法都有其优缺点。因此,在看待这些进展的同时,需要综合考虑不同治疗方式的优劣,为患者提供合理规范而优化的治疗方式。

参考文献

Akca F, Janse P, Theuns D A, et al.2015.A prospective study on safety of catheter ablation procedures: contact force guided ablation could reduce the risk of cardiac perforation.Int J Cardiol, 179: 441-448.

Calkins H, Kuck K H, Cappato R, et al.2012.2012 HRS/EHRA/ECAS expert consensus statement on catheter and surgical ablation of atrial fibrillation: recommendations for patient selection, procedural techniques, patient management and follow-up, definitions, endpoints, and research trial design.J Interv Card Electrophysiol, 33(2): 171-257.

Chen S, Wu H, Chen G, et al.2015.Clinical implications of and factors influencing dissociated pulmonary vein potentials.J Cardiol, 66(2): 155-160.

Cosedis N J, Johannessen A, Raatikainen P, et al.2012.Radiofrequency ablation as initial therapy in paroxysmal atrial fibrillation.N Engl J Med, 367(17): 1587-1595.

Friberg L, Tabrizi F, Englund A.2016.Catheter ablation for atrial fibrillation is associated with lower incidence of stroke and death: data from Swedish health registries.Eur Heart J.

Hunter R J, Mccready J, Diab I, et al.2012.Maintenance of sinus rhythm with an ablation strategy in patients with atrial fibrillation is associated with a lower risk of stroke and death.Heart, 98(1): 48-53.

January C T, Wann L S, Alpert J S, et al.2014.2014 AHA/ACC/HRS guideline for the management of patients with atrial fibrillation: executive summary: a report of the American College of Cardiology/American Heart Association Task Force on practice guidelines and the Heart Rhythm Society.Circulation, 130(23): 2071-2104.

Morillo C A, Verma A, Connolly S J, et al.2014.Radiofrequency ablation *vs* antiarrhythmic drugs as first-line treatment of paroxysmal atrial fibrillation(RAAFT-2): a randomized trial.JAMA, 311(7): 692-700.

Natale A, Reddy V Y, Monir G, et al.2014.Paroxysmal AF catheter ablation with a contact force sensing catheter: results of the prospective, multicenter SMART-AF trial.J Am Coll Cardiol, 64(7): 647-656.

Raatikainen M J, Hakalahti A, Uusimaa P, et al. 2015. Radiofrequency catheter ablation maintains its efficacy better than antiarrhythmic medication in patients with paroxysmal atrial fibrillation: On-treatment analysis of the randomized controlled MANTRA-PAF trial.Int J Cardiol, 198: 108-114.

Themistoclakis S, Raviele A, China P, et al.2014.Prospective European survey on atrial fibrillation ablation: clinical characteristics of patients and ablation strategies used in different countries.J Cardiovasc Electrophysiol, 25(10): 1074-1081.

Ullah W, Hunter R J, Baker V, et al.2015.Factors affecting catheter contact in the human left atrium and their impact on ablation efficacy.J Cardiovasc Electrophysiol, 26(2): 129-136.

Van Gelder I C, Hagens V E, Bosker H A, et al.2002.A comparison of rate control and rhythm control in patients with recurrent persistent atrial fibrillation.N Engl J Med, 347(23): 1834-1840.

Walfridsson H, Walfridsson U, Nielsen J C, et al.2015.Radiofrequency ablation as initial therapy in paroxysmal atrial fibrillation: results on health-related quality of life and symptom burden.The MANTRA-PAF trial.Europace, 17(2): 215-221.

Wyse D G, Waldo A L, Dimarco J P, et al.2002.A comparison of rate control and rhythm control in patients with atrial fibrillation.N Engl J Med, 347(23): 1825-1833.

2. 内外科杂交手术治疗心房颤动

第二军医大学长海医院 李 莉

随着心房颤动(房颤)电生理研究的不断深入,房颤治疗的手段也不断创新。近年来微创外科与心内导管消融技术杂交同步治疗房颤的理念成为国内外关注的热点,杂交手术也初步显示了高效、安全、可行的优势。本文就此讨论杂交手术的现状与进展。

一、胸腔镜辅助微创与导管射频消融治疗的对比

阵发性房颤导管消融的成功率在有经验的中心已经可以维持在80%以上,Ouyang等报道的环肺静脉线性消融术应用双LASSO技术达到肺静脉完全电学隔离治疗持续性心房颤动的成功率高达95%,但远期随访结果不理想,其复发的主要原因是由于环肺静脉线性消融术后消融径线上电传导缝隙的残余。对持续性房颤、长期持续性房颤的经导管左心房线性消融术成功率亦超过70%,但要完成多个透壁性线性损伤也是比较困难的。2011年JACC报道了导管消融治疗房颤的5年随访结果。研究显示:单次导管消融术后的无心律失常生存率,1年、2年、5年分别为40%、37%、29%,大多数复发出现在术后6个月内。慢性持续性房颤病人的复发率比阵发性或持续性病例要高(HR=1.9,95% CI:1.0~3.5;P=0.0462)。总计导管消融175次,中位数为每例患者为2次。最后一次导管消融术后的无心律失常生存率,1年、2年、5年分别为87%、81%、63%。心脏瓣膜病(HR=6.0,95% CI:2.0~17.6;P=0.0012)与非缺血性扩张型心肌病(HR=34.0,95% CI:6.3~182.1;P=0.0001)与房颤复发相关。3个病例(3%)重大合并症(心脏压塞需转流)。结论:在被选的房颤病例中,导管消融术后常需重复治疗,以期获得满意的长期疗效。虽然大多数房颤复发出现在最初的6~12个月,无心律失常生存率在其后显现缓慢但稳定的下降趋势。经过20多年的探索,外科房颤消融已经完成了Cox迷宫术式向微创术的转变,通过胸腔镜辅助采用射频消融钳完成肺静脉隔离和多径线的消融,微创手术大大降低了房颤外科治疗的风险。2005年,Wolf最先报道了胸腔镜辅助下微创房颤外科消融手术。术式包括双侧肺静脉隔离消融、Marshall韧带离断、左心耳切除、心外膜部分去神经化治疗等,平均随访6个月,成功率为91.3%。外科手术直视下可以使用胸腔镜专用的直线切割缝合器完整切除左心耳。Marshall韧带是连接左上肺静脉和左心耳的心包结构,它的存在使隔离后起搏点与左心房仍会交通导致房颤复发。因此切断Marshall韧带是外科微创手术的重要步骤。以上两点都是导管消融难以达到的。2010年Yilmaz报道了全腔镜下肺静脉隔离并神经节消融与左心耳切除术治疗房颤的研究结果。研究采用双侧胸腔镜辅助术式,应用双极射频能量隔离双侧肺静脉、消融GP神经节,并切除左心耳。研究显示:30例病例中,阵发性房颤占63%,持续性房颤占27%,永久性房颤占10%。平均左房直径为(42.1±7.4)mm,平均房颤患病时间为(79.0±63.9)月。随访11.6月,房颤治愈率为77%。经皮导管肺静脉隔离术后复发的病例中,在随访期间的治愈率为43%。平均手术时间为(137.4±24.7)分。全部病例于手术室拔管,并于术后12h内离开复苏室。平均住院天数为(5.1±1.8)d。无脑血管意外或起搏器置入,无死亡病例。有几项研究对比了房颤消融和导管消融,结果显示微创外科的消融成功率明显高于导管射频消融。但是二尖瓣峡部消融是房颤微创消融最具挑战的技术难点,由于易损伤冠状动脉回旋支,在这个位置仅靠心外膜消融很难达到电传导的双向阻滞,降低了手术的成功率。因此,同时采用经心内膜的导管消融和经胸腔镜辅助的心外膜消融的杂交手术可以克服上述弊端,提高手术成功率,减少术后房颤的复发。

二、房颤杂交手术的应用现状

2012年,JACC报道了Pison的26例房颤杂交手术的一年随访。26例分别为阵发性、持续性房颤、长

期持续性房颤的患者,均有抗心律失常药物治疗一年无效,其中11例有经导管射频消融治疗后房颤复发的病史,26例均同期完成了杂交手术,无手术并发症,随访期(470±154)d。阵发性房颤治疗成功率93%,持续性房颤成功率90%。2012年,Europace报道了Pison的欧洲24个电生理研究治疗中心的房颤杂交手术调查。其结果显示:2011年有11个中心(46%)完成了不同手术经线的外科房颤手术。7所医院(64%)完成了非体外循、环下的经胸腔镜微创房颤手术。8个中心是将经心内膜房颤消融失败的病例作为经胸腔镜房颤微创治疗的重要适应证。各中心报道的阵发性房颤的微创外科手术成功率是10%~100%,持续性房颤的成功率是0~95%。手术中最常见的并发症是血胸和气胸,发生率为10%。调查显示房颤微创外科治疗的适应证、手术技术、手术经线、随访及访视结果都存在较大差异。目前房颤外科微创途径多采用肺静脉隔离加交感神经结消融的术式。2011年Krul报道了31例房颤患者(阵发性房颤6例,持续性房颤13例,长期持续性房颤2例),经胸腔镜行肺静脉隔离和交感神经结消融的术式,在电生理标测下判定消融线的双向传导阻滞。随访一年房颤治愈率86%,也无房扑、房速,不用抗心律失常药物。杂交手术的互补优势体现在以下几方面:①心内/外膜消融可获得最佳的心房电隔离的透壁性和连续性;②发挥技术优势共同攻克难点;③减少手术副损伤和并发症。

三、房颤杂交手术的方法

(1)手术在全麻下行双腔气管内插管,选择肺通气管理。同时插入食道超声探头做食道超声检测左房血栓。在右胸腋中线第5肋间隙和腋前线第7肋间隙分别设置两个12mm观察孔。在腋前线第三肋间隙设置5mm工作孔。在膈神经前切开心包,钝性分离横窦、斜窦。

(2)经股静脉入路在放射线透视下置电生理标测导管于希氏束、冠状窦。穿间隔置入8F鞘至左房。肝素化后行左心房造影,用Lasso导管标测肺静脉。用双极消融钳(Atricure)隔离右肺静脉4~6次(图3-1)。每次钳夹消融持续15s,功率输出10~15W,隔离左肺静脉亦用同样的方法(图3-2)。

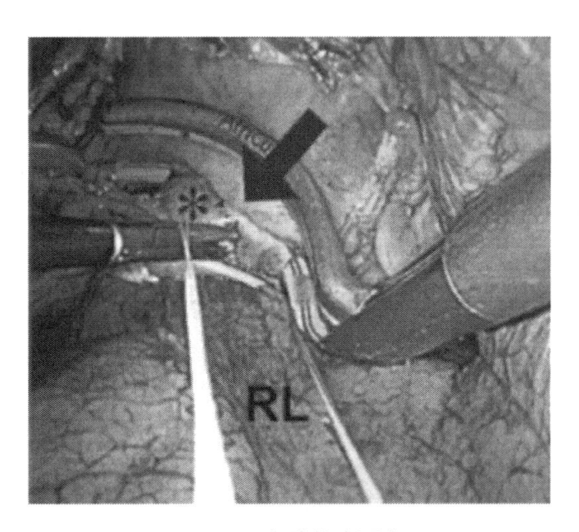

图3-1 右肺静脉隔离

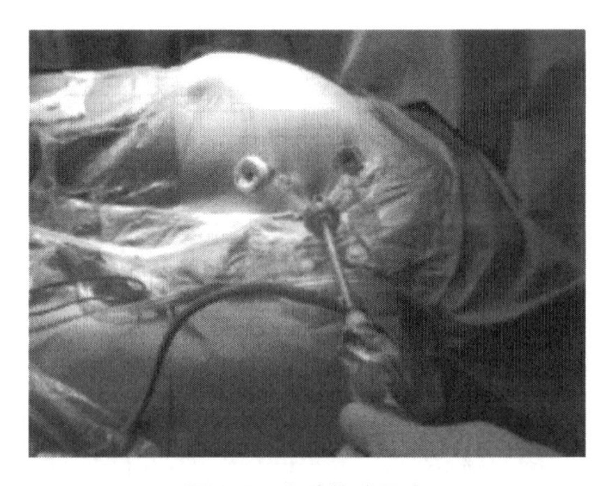

图3-2 左肺静脉隔离

(3)用Lasso导管起搏标测肺静脉(输出10mA,脉宽2ms),证实肺静脉电位传出阻滞。在肺静脉全部隔离后的窦律情况下,设最短周长1:1起搏冠状窦,持续10s,诱发房颤。连续做5次房颤诱发刺激,如果房颤持续超过60s,即判定为房颤复发。如果房颤能诱发或不中止,即加做线性消融。

(4)线性消融 包括:①顶部线,连接左右肺静脉隔离圈的顶部。②下部线,连接左右肺静脉隔离圈的下部。③如果右房扩大,还要加两条附加线:钳夹上腔静脉做隔离线;在上腔静脉和下腔静脉之间用消融笔做一条消融线。

(5)左房经肺静脉隔离和线性消融后,仍不能达到传出传入双向阻滞,可在放射线下做心内膜导管消融传导缝隙。所有病例都需心内膜标测导管证实存在二尖瓣环与冠状窦之间的双向传导阻滞。

(6)仅有极少数患者需做二尖瓣峡部线,可用双极钳或消融笔自左下肺静脉隔离线开始至冠状窦心室侧。

(7)切除左心耳,可采用双极钳切除闭锁。

(8)心外膜缝合,双侧胸膜腔置引流管,心包腔不需置引流管。

四、房颤杂交手术的特点

房颤杂交手术与经皮导管消融相比有更高的成功率,阵发性房颤一年随访成功率为91%,且不用抗心律失常药。而经皮导管消融要达到同样的效果则31%的患者需二次手术消融。实验研究证实如果采用单极射频消融术在肺静脉隔离术后4个月,几乎有80%的病例会部分恢复肺静脉电位传导。因为单极射频消融只能于心内膜面或心外膜面分别进行,双极射频消融则通过钳夹心肌组织可同时进行心内膜面和心外膜面消融,可以在有血流的情况下造成持续性的线性损伤,从而确保了组织的透壁性。同时在心脏跳动情况下,电生理标测可以发现房扑、房速的触发点和折返环,做到一次性心律失常的彻底消融。

房颤杂交手术与传统的外科手术相比,明显的减少了创伤降低了手术风险。不需要体外循环,不需要开胸的胸骨正中切口,也不需要右胸侧切口。目前的外科消融技术,即使是双极射频消融钳也无法做到在心脏跳动下的完整的透壁性损伤,而心内膜导管消融则可以在标测下找到电隔离的缝隙,克服外科消融的缺点。

五、小结

房颤杂交手术步骤主要包括双侧肺静脉的电隔离、左房线性消融的透壁完整、心外膜部分去神经化及左心耳的切除。手术操作均在电生理监测加电视屏幕监视下进行,操作直观、简便有效,消融线路清晰准确。保证了微创射频消融术的高效性和安全性,为房颤治疗拓展了新的方法,更有效、更安全、适应证更广泛。手术后的房颤复发也将为抗心律失常药物或再次经心内膜导管消融解决。由于手术例数少,尚无更长期随访的报道,对心房收缩功能的影响尚无准确的评估。由于杂交手术需全麻和更大范围的消融,手术的安全性和远期效果尚需扩大样本进一步评估。

参考文献

Kim TH, Park JK, et al. 2015. Linear ablation in addition to circumferential pulmonary vein isolation (Dallas lesion set) does not improve clinical outcome in patients with paroxysmal atrial fibrillation: a prospective randomized study. Europace, 17(3): 388-395.

Krul SP, Driessen AH, van Boven WJ, et al. 2011. Thoracoscopic video-assisted pulmonary vein antrum isolation, ganglionated plexus ablation, and periprocedural confirmation of ablation lesions: first results of a hybrid surgical-electrophysiological approach for atrial fibrillation. Circ Arrhythm Electrophysiol, 4: 262-270.

Lockwood D, Nakagawa H, Peyton MD, et al. 2009. Linear left atrial lesions in minimally invasive surgical ablation of persistent atrial fibrillation: techniques for assessing conduction block across surgical lesions. Heart Rhythm, 6: S50-63.

Nault I, Miyazaki S, Forclaz A, et al. 2010. Drugs *vs.* ablation for the treatment of atrial fibrillation: the evidence supporting catheter ablation. Eur Heart J, 31: 1046-1054.

Pison L, Dagres N, Lewalter T, et al. 2012. Surgical and hybrid atrial fibrillation ablation procedures. Europace, 14: 939-941.

Pison L, Meir ML, Opstal J, et al. 2012. Hybrid thoracoscopic surgical and transvenous catheter ablation of atrial fibrillation, JACC, 60: 54-61.

Wang JG, Xin M, Han J, et al. 2014. Ablation in selective patients with long-standing persistent atrial fibrillation: medium-term results of the Dallas lesion set. Eur Cardiothorac Surg, 46(2): 213-220.

3. 非肺静脉起源心房颤动的导管消融

上海交通大学附属胸科医院　赵　亮

自 1998 年 Haissaguerre 在《新英格兰医学杂志》发表关于肺静脉起源心房颤动（房颤）学说以来，近 20 年来，房颤导管消融理论和技术的长足进步，均以肺静脉肌袖及其电位为基础，历年来国内外关于房颤导管消融的临床指南，也将肺静脉电隔离作为各种术式的基石。然而，在临床中，我们仍然会发现非肺静脉起源房颤的众多病例，如阵发性房颤复发患者，再次手术时发现各肺静脉已无电位，另如阵发性房颤患者术中隔离肺静脉后，仍可由其他部位的期前收缩触发房颤发生。国内外一系列研究报道，非肺静脉起源房颤的发生率为 15% ~ 20%，单纯电隔离肺静脉电位对于这部分患者可能无效，这也是目前阵发性房颤应用环肺静脉电隔离术的有效率无法进一步提升的重要原因之一。

一、非肺静脉起源房颤的常见部位

上腔静脉由胚胎时期窦静脉（右窦角）发育而来，由于胎窦前体包含有各种起搏细胞，且腔静脉内均有心房肌细胞的延续，同时发现上腔静脉壁内肌袖要比下腔静脉明显，因此上腔静脉壁内的心房肌细胞存在异位起搏的能力。另外以往的动物体外实验表明，上腔静脉与心房交界处存在缓慢传导区，这个区域的动作电位呈现“轻度舒张期的缓慢除极化”，在特定的环境可以诱发快速性心律失常。

界嵴起自上腔静脉口前方，沿右房外侧壁下降，至下腔静脉口前方，由胚胎时期的静脉窦右角和原始心房发育而来，由许多与其长轴平行的肌束组成，肌束内心肌纤维纵向有序紧密排列，具有功能性或解剖性横向传导阻滞的特性，界嵴两侧的梳状肌有多个分支，易于和界嵴一起构成小折返；并且窦房结位于界嵴的上部后方，后结间束在界嵴内下行，这些结构特点决定了界嵴是常见的房颤起源部位，可为自律性、触发性，也可为折返性的机制。

冠状静脉窦口的血管壁周围被发育中残存的条束状肌袖所包绕，肌袖在冠状静脉窦口与右房的心肌相延续，并向冠状静脉窦远端延伸。冠状静脉窦口的肌袖和右房心肌相交织，这些肌纤维走行上的差异形成各向异性传导的基础，使得微折返和自律性易于发生。冠状静脉窦口附近即 Koch 三角基底部有类慢反应细胞，也可产生自律性或触发活动。

Marshall 韧带由胚胎发育中的左窦角静脉的远端闭锁而形成，走行在心房壁层的左侧，其组成中除了心包的脏层外，尚含有心肌细胞、脂肪组织、小血管和较多的交感神经纤维。因 Marshall 韧带中富含交感神经纤维，因此交感兴奋能提高 Marshall 束的自律性，能够导致此区域的自律性和触发活动，另外 Marshall 韧带与冠状静脉窦及心房肌组织的复杂连接也可能是折返的基础。

左心房其他部位亦可成为房颤的起源部位，如左心房间隔面、游离壁及左心耳。这些部位能够成为房颤起源灶与心房肌的原发性或继发性纤维化相关，形成局部微折返进而在特定的情况下诱发房颤；而左心耳是原始胚胎左心房的残余，位于左上肺静脉和左心室之间，残存的致心律失常组织可能是房颤的起源。

二、房性期前收缩 P 波心电图特点对非肺静脉起源房颤的诊断价值

在动态心电图或心脏电生理检查中常可发现部分房颤由特定的房性期前收缩（简称房早）引起，这些房早形成的心电图 P 波常有其自身的特点，对临床预判起源部位有一定的价值。

上腔静脉在解剖位置上较窦房结更高，因此其起源的房早房早 P 波在下壁导联均表现为正向，且 P 波在Ⅱ导联上较窦性心律 P 波振幅更高；在 V_1 导联与窦性 P 波相比，正向波幅度降低、负向波加深；Ⅰ导联 P 波正向和 aVL 导联负向，可与右肺静脉起源期前收缩相鉴别。

界嵴起源房早形成的P波在Ⅰ导联和aVL导联为正向波,下壁导联为正向波,起源于界嵴偏下部者aVF导联P波呈正负双向,aVR导联为负向波,V_1导联以负向波为主;窦性心律时V_1导联呈正向者,房早时呈正负双向波。

冠状静脉窦口位于心房较低的解剖部位,其起源的房早形成的P波在下壁导联均呈明显负向波,Ⅰ导联呈等电位线或低幅正向波,而aVL导联呈正向波,多数病例V_1导联P波前半部分为等电位线,后半部分为正向波,其余胸前导联P波由右向左逐渐移行为负向。这种P波形态和逆钟向典型房扑F波形态特征基本一致。

左心耳处于左心房相对靠前靠上的解剖位置,因此,相较于起源于肺静脉的房早形成的P波在V_1~V_6导联均为直立,起源于左心耳的房早形成的P波在V_1导联为直立或正负双向,在V_2~V_6导联为等电位线;而在下壁导联P波较前者更为振幅高而直立。右心耳起源房早形成的P波在V_1导联P波均为负向,V_1~V_6导联由负向逐渐转变为正向,在下壁导联大多为正向或双向,Ⅰ导联大多为低平或较低振幅正向,aVR导联为负向或低平,在aVL导联可有多种形态。

三、非肺静脉起源房颤的诱发

在临床电生理检查中,对于非肺静脉起源房颤的诱发往往是药物和电刺激两者的结合,以往的研究中各个中心均有自己的诱发方案,可资借鉴。

Chen SA等在对非肺静脉起源房颤的诱发中,采用药物和电刺激相交叉的方法:首先观察有无自发的非肺静脉起源的房早诱发房颤,如存在,则标测这种房早;如不存在,则给予异丙肾上腺素(1~4 μg/min),同时进行S_1S_1快速心房刺激,中间间隔短阵的间歇。如果房颤未被诱发,则重复上述方法,直至房颤被诱发。一旦房颤诱发并且持续,则行电复律,并严密观察复律后自发性的房早,如存在持续性的房早,则对这种期前收缩进行标测。

心脏自主神经系统与房颤发作关系非常密切。ATP可以直接激活心脏自主神经系统,同时它的代谢产物-腺苷可以激活Ik_{Ad}。外流通道并降低ICa_L反应性,从而使心肌细胞超级化,缩短动作电位时程和有效不应期。异丙肾上腺素可以提高细胞内每浓度,从而增加心率,缩短心肌细胞不应期。两药合用可以诱发房颤,肺静脉隔离后肺静脉内的电活动受到抑制,然而,同时肺静脉以外区域诱发房颤的能力增强了。常用的方案是腺苷和异丙肾上腺素的联合应用,如异丙肾上腺素20μg/min,待患者基础心率提升10%左右时,予弹丸式静脉注射20mg ATP诱发房颤。如果无房颤诱发,ATP将再注射1次。根据参考电极上最早的心房电位或异位P波的起始对房颤触发灶进行定位。

四、非肺静脉起源房颤的标测及电生理特点

非肺静脉起源房颤的标测相对较为复杂、耗时,常需结合房早时的三维激动标测及腔内多个标测电极的联合应用来判断起源的部位。

右心房的标测可放置希氏束电极,十极标测电极于冠状窦及界嵴,并放置环状标测电极于上腔静脉(图3-3)。如需鉴别上腔静脉与右上肺静脉起源,还需放置环状标测电极于上腔静脉。左心房内的标测通常需放置环状标测电极于肺静脉、左心耳。另外,目前多个公司推出的高密度标测系统及电极,如EnSiteNavX系统,Pentaray标测电极等均有助于对房颤的起源部位进行标测。

上腔静脉的是非肺静脉起源的最常见部位,图1中可见窦律时位于上腔静脉内的标测电极记录到两个电位,呈现心房电位→上腔静脉电位的激动顺序;诱发房颤的第一个期前收缩时,出现电位翻转,呈现上腔静脉电位→心房电位的激动顺序(箭头所示),并且第一个上腔静脉电位明显领先于右上肺静脉、希氏束及冠状静脉窦电位。

界嵴起源期前收缩及房颤。图3-4中期前收缩起源于界嵴下部,可见下壁导联P波负向,Ⅰ导联和aVL导联为正向波,冠状静脉窦电极A波近端领先于远端。窦律时呈现心房电位→界嵴电位的激动顺序;诱发房颤的第一个期前收缩时,出现电位翻转,呈现界嵴电位→心房电位的激动顺序(箭头所示),并且第

一个界嵴电位明显领先于冠状静脉窦近端电位,并在消融后此电位消失(D)。

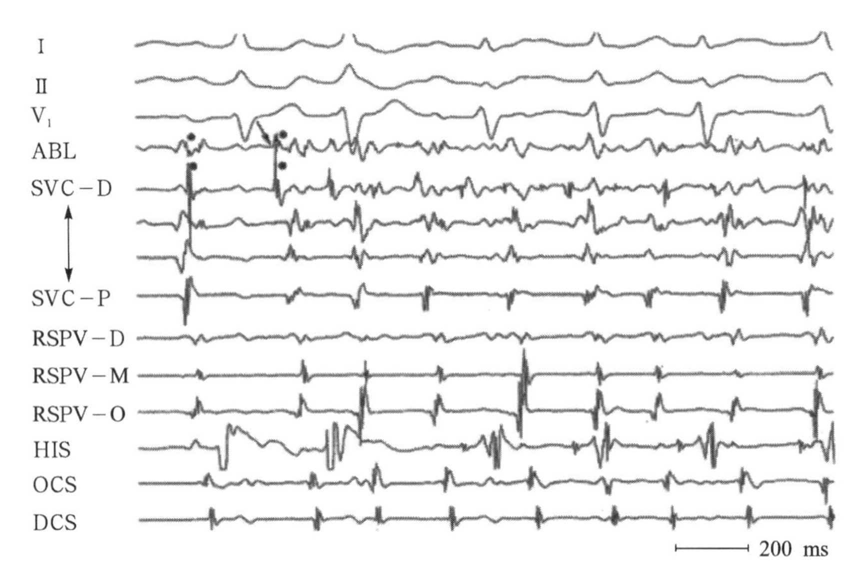

图 3-3 上腔静脉起源房颤

SVC. 上腔静脉;RSPV. 右上肺静脉;HIS. 希氏束;CS. 冠状静脉窦(引自 Circulaiton,2000,102:67-74.)

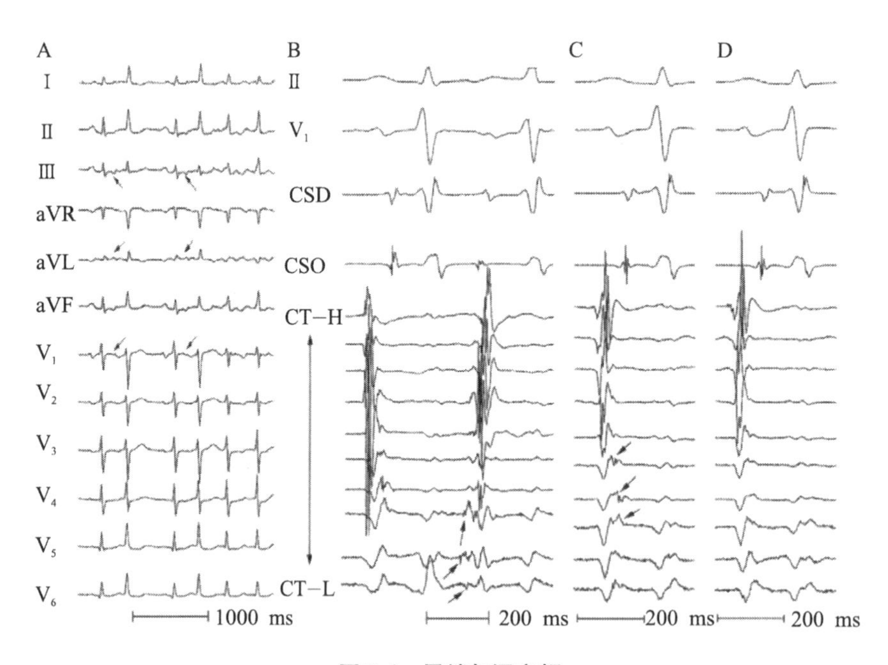

图 3-4 界嵴起源房颤

CT. 界嵴;CS. 冠状静脉窦(引自 Circulaiton,2003,107:3176-3183.)

Marshall 韧带起源期前收缩及房颤。图 3-5 中期前收缩起源于 Marshall 韧带,可见Ⅲ/aVF 导联 P 波先负后正,V_1导联为正向波。在左上肺静脉口外可记录 Marshall 束电位,并且位于 PR 间期的中段,激动顺序为心房电位→Marshall 束电位→肺静脉电位;而当 Marshall 束起源期前收缩时,可见 Marshall 束电位领先于心房电位和肺静脉电位,并形成“三联电位”。

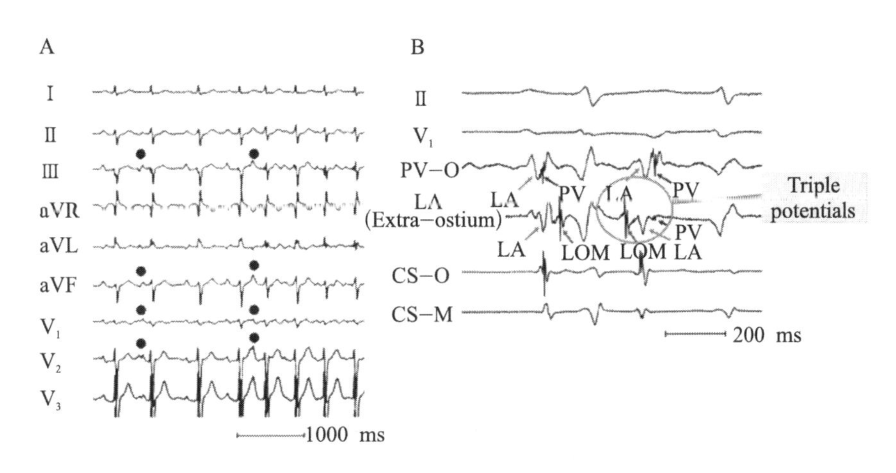

图 3-5 Marshall 韧带起源房颤

LOM. Marshall 韧带；PV. 肺静脉；LA. 左心房；CS. 冠状静脉窦（引自 J Cardiovasc Electrophysiol，2005，16：229-232.）

冠状静脉窦起源期前收缩及房颤。图 3-6 中期前收缩起源于冠状静脉窦，可见前两个期前收缩隐匿性传导未能激动心房，第三个期前收缩传导至心房并连续传导，引起短阵快速性房性心律失常。起源点冠状静脉窦近端电位碎裂、频率极快。

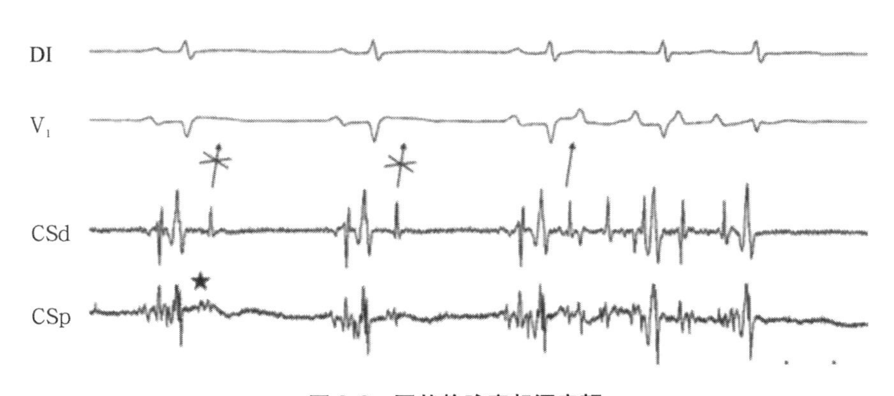

图 3-6 冠状静脉窦起源房颤

CS. 冠状静脉窦（引自 J Cardiovasc Electrophysiol，2007，18：1140-1146.）

在上述标测的基础上，可以形成非肺静脉起源房颤起源部位的标测流程及分析思路，有助于对常见非肺静脉起源房颤起源部位的判断。

五、非肺静脉起源房颤的消融

由于非肺静脉起源房颤的起源部位多位于静脉、心耳等结构内，在消融之前对其解剖结构和变异的了解有助于消融的实施，当标测到起源点位于上述结构内时，建议进行多体位造影、三维结构重建或 CT/MRI 对上述结构的解剖情况作一充分的认识。

对于上腔静脉通常采用环形消融电隔离的方法，在上腔静脉造影和环状标测电极的指引下，在上腔静脉和右心房连接处的进行连续性的消融，直至上腔静脉电位与右心房电位的分离（图 3-7），消融中应避免消融环偏低导致损伤窦房结，另外在消融中须行膈神经刺激并密切观察膈肌运动，避免膈神经麻痹并发症的发生。对于界嵴起源部位,通常消融起源最早点并将局部电位降低 50% 以上为宜。冠状静脉窦内起源部位,通常消融起源最早点,消融终点最好能够达到冠状静脉窦电位与心房电位相隔离。Marshall 韧带起源除消融起源最早点外,同时建议从心内膜和心外膜两侧消融将 Marshall 束电位与心房电位相隔离。对于左房其他部位的起源点,除融起源最早点外,还建议在此点周围行小面积(1.5cm×1.5cm)消融,有助于消除局部微折返。

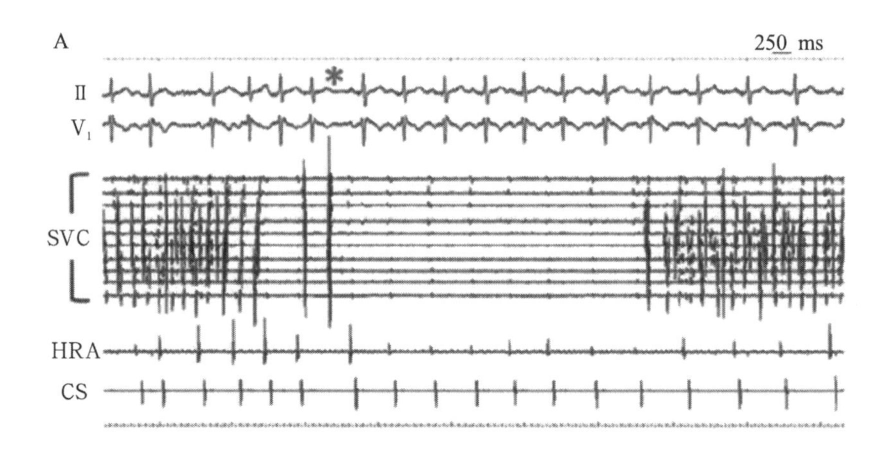

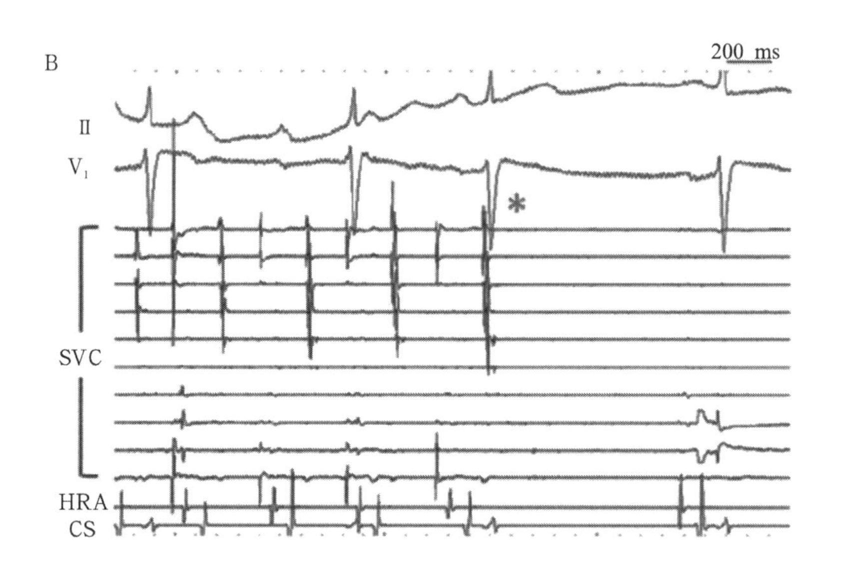

图 5　上腔静脉起源房颤及电位隔离

HRA. 高位右心房 CS.冠状静脉窦;SVC. 上腔静脉(引自 J Cardiovasc Electrophysiol,2014,25:380-386.)

六、非肺静脉起源房颤消融的预后

有关非肺静脉起源房颤消融的长期预后受限于此部分患者比例较低,且较为分散在各个中心,其文献较少。Chen SA 等报道一组 132 例非肺静脉起源房颤患者,经过平均 4 年的随访后,单次手术后阵发性房颤窦律维持率为 53.6%、持续性房颤为 22.9%,在与肺静脉起源房颤患者的对比中发现,非肺静脉起源是房颤复发的独立危险因素,并且越多的非肺静脉起源部位常常复发率越高。对于复发的患者,起源部位既可能是原有起源部位的电位恢复,也可能存在新的起源部位。Hayashi 等报道一组患者,平均随访 2 年,结果显示肺静脉起源组(9.8%)和非肺静脉起源明确消融成功组(8.8%)两者间窦律维持率相当,但非肺静脉起源不明确组的复发率(68.0%)明显高于前两组,提示非肺静脉起源明确、消融成功的患者疗效较好。Chen SA 等报道 68 例上腔静脉起源房颤患者消融后,一年和五年的窦律维持率为 85.3% 和 73.3%,且同时合并肺静脉起源的患者较单纯上腔静脉起源的患者有着较高的复发率,另外直径较大的上腔静脉也是复发的独立危险因素。另外亦有研究在常规肺静脉隔离治疗阵发性房颤的同时,随机分组附加上腔静脉隔离,观察是否增加窦律维持率,平均 15 个月的随访后结果显示两组间并无差别,并且出现了膈神经麻痹的并发症,提示普遍性的增加环上腔静脉电隔离并不能增加窦律维持率,不推荐一线应用。

非肺静脉起源房颤是房颤发生机制中的重要部分,尤其对于肺静脉已经电隔离的患者,寻找非肺静脉的起源部位显得尤为重要。相较肺静脉起源房颤的识别、诊断和消融,非肺静脉的起源部位的电生理特点相对复杂、起源部位可以多处、解剖变异较大,给成功消融带来了一定的困难,但一旦成功消融,长期的窦性心律维持率较为理想,同时消融中可能出现较为少见的并发症,如膈神经麻痹等,应尽可能地避免。

参考文献

Chang HY, Lo LW, Lin YJ, et al.2012.Long-term outcome of catheter ablation in patients with atrial fibrillation originating from the superior vena cava.J Cardiovasc Electrophysiol, 23(9):955-961.

Da Costa A, Levallois M, Romeyer-Bouchard C, et al.2015.Remote-controlled magnetic pulmonary vein isolation combined with superior vena cava isolation for paroxysmal atrial fibrillation: a prospective randomized study.Arch Cardiovasc Dis, 108(3):163-171.

Hayashi K, An Y, Nagashima M, et al. 2015. Importance of nonpulmonary vein foci in catheter ablation for paroxysmal atrial fibrillation.Heart Rhythm, 12:1918-1924.

January CT, Wann LS, Alpert JS, et al.2014.2014 AHA/ACC/HRS guideline for the management of patients with atrial fibrillation: executive summary: a report of the American College of Cardiology/American Heart Association Task Force on practice guidelines and the Heart Rhythm Society.Circulation, 130:2071-2104.

Kobori A, Shizuta S, Inoue K, et al.2015.Adenosine triphosphate-guided pulmonary vein isolation for atrial fibrillation: the UNmasking Dormant Electrical Reconduction by Adenosine TriPhosphate(UNDER-ATP) trial.Eur Heart J, 36(46):3276-3287.

4. 左心耳电隔离术对持续性心房颤动的价值

同济大学附属第十人民医院心内科　徐亚伟　唐　恺

近年来,陆续有报道称,电隔离左心耳可以提高导管消融治疗长程持续心房颤动(简称房颤)的成功率。然而,左心耳电隔离后可能增加卒中的风险,也是人所共知的事实。因而,有必要对左心耳电隔离术的价值进行辩证分析。

一、左心耳的结构与功能

1. *左心耳的胚胎发育学*　左心房发育是与肺静脉发育相伴随的。在胚胎期第7~8周,第一房间隔左侧的原始左心房背侧向外突出形成原始肺静脉,进而原始肺静脉分为左右属支,每支又再分为两支,由此形成与左心房相连的四支肺静脉。肺静脉近口部的组织成分逐渐向心管内生长,参与形成永久左心房的光滑部。而原始左心房则向前突出形成左心耳。

2. *左心耳的解剖结构及毗邻*　左心耳外形上呈长管状(16~51mm),通过一个狭窄的颈部与左房腔相连。左心耳开口直径10~40mm,容积为0.7~19.2ml。心耳内壁由梳状肌形成小梁,小梁之间有缝隙。左心耳独特的钩状结构及心耳内丰富的肌小梁易于造成血流淤滞,从而成为房颤患者心腔内血栓形成的诱发因素。据报道,非瓣膜病房颤患者左房血栓90%以上存在于左心耳。左心耳在解剖上与以下结构相毗邻。

(1)左心房侧嵴:左心耳与左上肺静脉形成的嵴部,自前上至后下走行于左房游离壁。嵴部组织结构复杂。房颤消融术中肺静脉电隔离的实现及二尖瓣峡部的阻滞多需嵴部充分消融,很多左肺静脉电传导的恢复也与嵴部有关。

(2)二尖瓣峡部:即左下肺静脉开口至二尖瓣环开口之间的带状区域。持续性心房颤动的二尖瓣峡部消融线位于左心耳开口的下后侧,呈一立体结构,该峡部线瓣环侧及肺静脉侧肌束都比较厚,心大静脉及冠脉回旋支均走行于此。二尖瓣峡部线实现双向电学阻滞往往需要心内膜侧和心外膜侧反复消融。

(3)Bachmann束:为双侧心房间主要传导束。来源于右心耳区域的Bachmann束自顶部进入左心房,之后部分分支延伸至左心耳和左上肺静脉间嵴部的心内膜下,使激动能很快传入左心耳。

(4)Marshall韧带:位于心外膜下,为胚胎时期左上腔静脉的残余部分,包含很多的交感、复交感神经纤维。Marshall韧带间接地与冠状静脉窦肌袖相连接,并延伸至左心耳和左侧上、下肺静脉之间的区域。Marshall韧带的非正常插入,可能导致冲动异位来源于左心耳。与此同时,来源于右心房的窦性激动也可经此传导入左心房和左心耳。

3. *左心耳的生理功能*

(1)收缩功能:左心耳是左心房中收缩程度最大的部位,且相对位置较高,因此对左房的收缩、舒张功能影响甚大。

(2)内分泌功能:左心耳有一定的内分泌功能,大概30%的心房利钠肽(ANP)由左心耳分泌,在调节压力和容量的关系,维持机体内环境平衡方面具有一定的作用。

(3)调节左房压力和容积:研究表明,外科术中夹闭左心耳后导致舒张期跨二尖瓣血流速度和肺静脉血流速度增加,左心房压力和容积增加。进一步的动物实验表明,左心耳扩张可以引起尿量增加及心率增快,这种反应也可能与神经反射有关系。

二、左心耳与心律失常及血栓栓塞的关系

1. *左心耳与局灶性房性心动过速的关系* 最初,胚胎期的左心耳与窦房结是一体的。当原始心管纵向分裂时,两者才逐渐分离。此时可能会有部分窦房结细胞迷走到左心耳内,成为左心耳内起源的局灶性房性心动过速的病理生理基础。马坚教授等对此曾有详细的介绍和分析。

2. *左心耳与折返性心动过速* 左心耳参与的心房内大折返性心动过速有:①作为左房大折返性心动过速的一部分,左心耳解剖学上与二尖瓣峡部线密切相关;二尖瓣峡部线参与的折返环在慢性持续性房颤维持因素中起重要作用。国内外很多电生理中心消融慢性持续性房颤时,都会涉及二尖瓣峡部线的消融;②可以形成围绕左心耳口部折返的心动过速;③Marshall 韧带与左心耳关系密切,可以介导大折返性心动过速。

3. *左心耳与房颤* 左心耳与房颤关系密切,可以是局灶性驱动心动过速的起源,也可以作为折返环的一部分参与折返性心动过速,因而目前有学者提出主动隔离左心耳以提高房颤导管消融成功率的观点。

4. *左心耳与血栓栓塞* 如前文所述,左心耳内壁由梳状肌形成小梁,小梁之间有缝隙。左心耳独特的钩状结构以及心耳内丰富的肌小梁易于造成血流淤滞。且左心耳为盲端结构,平素即为低压及低流速区。一旦发生房颤和房扑时,心耳内的压力及流速进一步下降,几近于完全淤滞状态,则更易发生血栓。因而有报道称,90%的非瓣膜房颤血栓来源于左心耳内。

左心耳的形态大致可以分为鸡翅形(Chicken Wing)(图 3-8)、风向标形(Windsock)(图 3-9)、仙人掌形(Cactus)(图 3-10)及菜花形(Cauliflower)(图 3-11)。其中鸡翅形结构最简单,而菜花形结构最复杂。结构越复杂的心耳,越容易形成血栓。

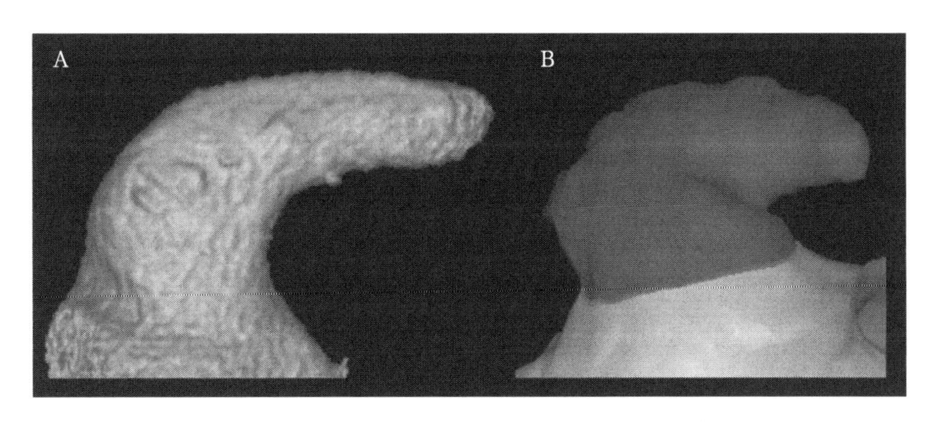

图 3-8 鸡翅形的左心耳 CT(A)及 MRI(B)图像

三、左心耳电隔离现象及出现的原因

Natale 等于 2010 年报道了房颤射频消融术后再次消融的 987 例患者中,复发的快速性心律失常有 27%与左心耳有关,其中 8.7%的患者左心耳是复发心律失常的唯一来源。进一步研究还发现,再次消融的患者中,在一般的消融策略之外附加左心耳隔离的亚组,随访(12±3)个月后心律失常复发率为 15%,显著低于左心耳局灶性消融组和未行左心耳消融组(随访心律失常发生率分别为 68%和 74%,P 均小于 0.001)。基于此,Natale 指出,针对左心耳进行电隔离可以作为降低房颤消融术后远期复发率的有效策略。

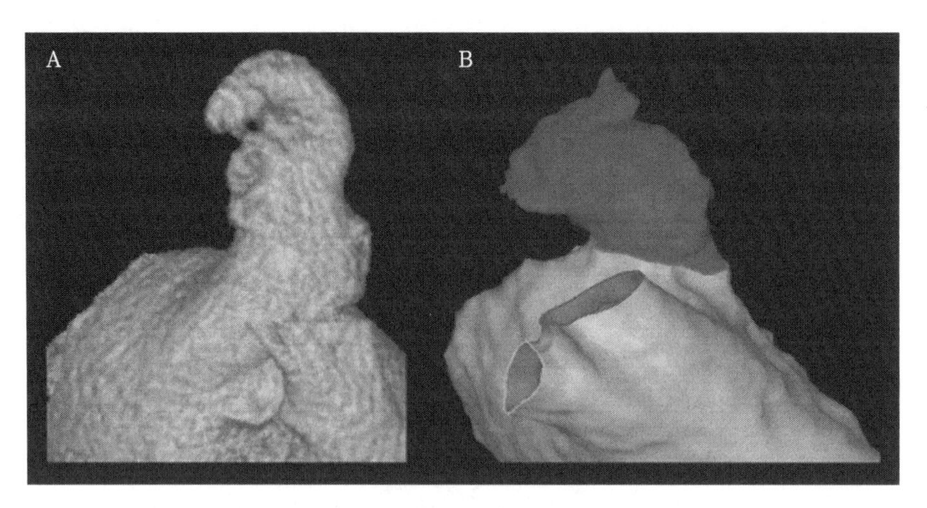

图 3-9 风向标形的左心耳 CT(A)及 MRI(B)图像

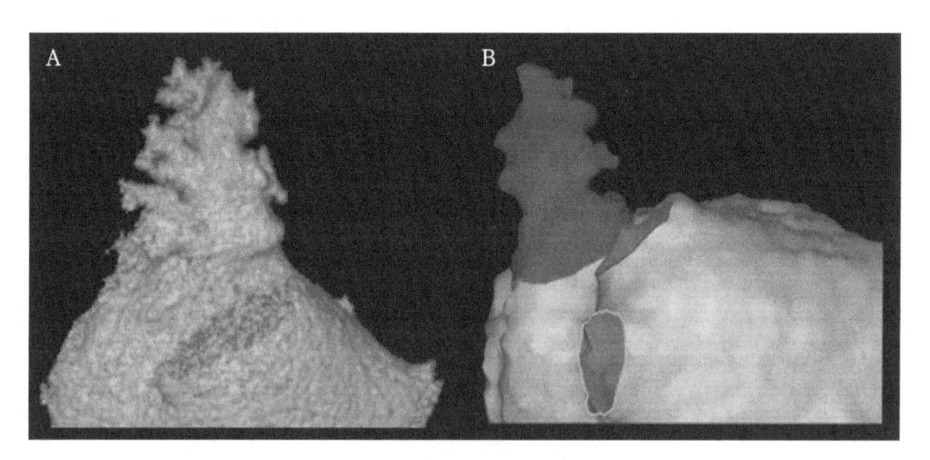

图 3-10 仙人掌形的左心耳 CT(A)及 MRI(B)图像

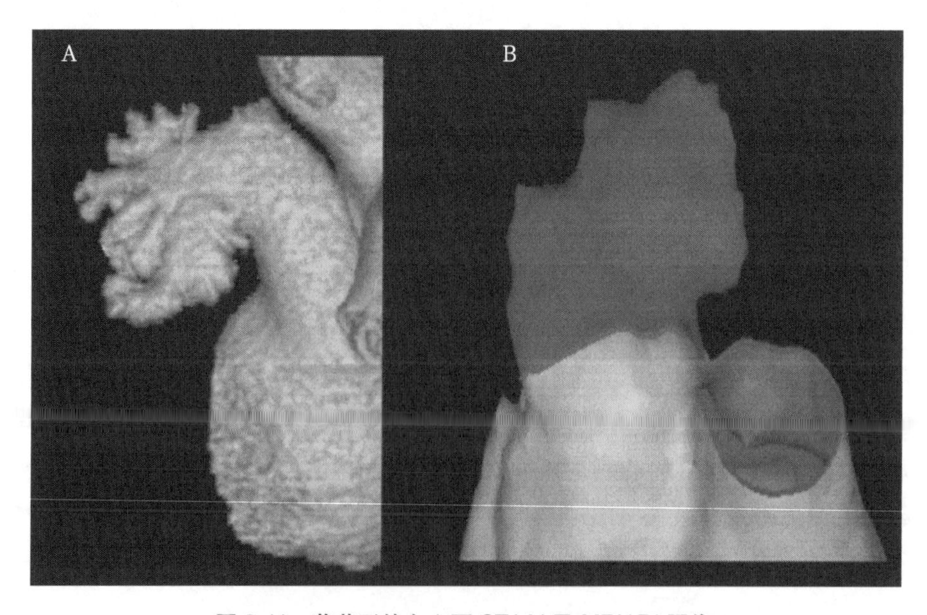

图 3-11 菜花形的左心耳 CT(A)及 MRI(B)图像

(引自 Di Biase L,Santangeli P,Anselmino M,et al.Does the left atrial appendage morphology correlate with the risk of stroke in patients with atrial fibrillation? Results from a multicenter study.J Am Coll Cardiol 2012;60:531-538.)

除了主动性的左心耳主动电隔离之外，持续性房颤采用复合消融策略消融也会导致左心耳电隔离现象（被动电隔离）。蒋晨曦等观察了201例采用逐步消融策略的慢性房颤患者，发现23例术后左心耳出现激动显著延迟，包括1例左心耳隔离和2例双房激动完全分离；其中多数患者窦律时左房最早激动部位由间隔前上部转向冠状静脉窦，且电学激动的延迟会导致二尖瓣前向血流A峰下降甚至消失。Chan等总结了11例房颤消融过程中导致左心耳隔离的病例，发现在多个远离左心耳基底部的部位消融时导致了左心耳隔离，其中4例患者在Bachman束区域、3例患者在二尖瓣峡部区域、1例在冠状静脉窦远端（为了达到二尖瓣峡部双向阻滞）消融时出现了左心耳隔离，消融点至左心耳基底部距离为(5±1.9)mm。因此提示，即使在距离左心耳很远的部位消融放电时也有导致左心耳隔离的可能。

这是因为，左、右心房之间的传导有上、中、下3条通路。上路经Bachmann束，该传导通路走行于双房顶部，自高位间隔插入左房并直接通向左心耳。中路为卵圆窝周围的细小肌束连接。下路经冠状静脉窦通向左房后下部。其中，Bachmann束是双房间传导最快、最主要的电通路，多数人窦律下左房最早激动点即位于Bachmann束插入处，而冠状静脉窦传导较慢，最早激动点位于冠状静脉窦者较少，位于卵圆窝附近者则极少。高位间隔线从Bachmann束插入左房处经过，而房颤时Bachmann束插入点也往往是CFAE集中分布的区域，所以强化间隔消融时可能损伤Bachmann束，使左房最早激动点转向冠状静脉窦，从而使左心耳激动显著延迟。考虑到慢性房颤消融时也常常行左房辅助线消融，如果左肺静脉已达隔离且左房顶部线和二尖瓣环峡部线均达阻滞，则所有通向左心耳的电连接将均被阻断从而使左心耳被动隔离。更激进的消融手段，如进一步行双侧间隔CFAE和冠状静脉窦内消融则可能阻断双房间所有电连接而导致左房隔离的发生。

四、对左心耳电隔离的评价

1. *左心耳隔离与房颤导管消融成功率的关系* Natale的报道中，主动性左心耳电隔离组随访无心动过速率最高，那么左心耳电隔离直接增加了房颤消融的成功率吗？回顾下左心耳及与毗邻结构的关系：左心耳后面与左上肺静脉一起构成左心房侧嵴；左心耳下后侧是二尖瓣峡部区域；Marshall韧带可延伸至左心耳基底部；Bachmann束从左心房顶部延伸至左心耳和左肺静脉之间的区域。已有的研究已经证实，这些毗邻结构在房颤的触发及维持中起到了重要的作用。为提高消融的成功率，往往会对这些部位进行强化消融，就有可能导致左心耳的隔离。因此，可能并不是因为左心耳电隔离本身增加了房颤消融术的成功率。原因如下：①左上肺静脉和左心耳之间的嵴部导管不容易贴靠，房颤消融术后复发的患者，此处出现Gap的概率也最大，左心耳隔离术可能增加了此处的透壁损伤而增加了成功率，与此同时，左心房侧嵴达到完全透壁损伤后也减少了围绕二尖瓣口折返的心动过速的可能；②由于结构上的特异性，二尖瓣峡部线不容易达到双向阻滞。房颤术后复发的患者中，相当一部分房颤的复发及二尖瓣峡部依赖性房扑与二尖瓣峡部的Gap传导有关，在完成左心耳口下侧消融时，事实上强化了二尖瓣峡部区域消融；③Marshall韧带向下与冠状静脉窦肌袖相连，向上至左心耳和左侧肺静脉之间的区域，同时Marshall韧带包含很多的交感、复交感神经纤维，具有一定的自律性，一部分房颤的诱发和维持与之有关，在消融左心耳的过程中，有可能消融了Marshall韧带，从而消除了一定比例相关心动过速的可能。

2. *左心耳电隔离的不利影响*

(1)对左心房收缩功能的影响：左心耳隔离后左房对左室充盈的辅助泵作用明显减少，表现为二尖瓣前向血流A峰消失。有时候左心耳虽未完全隔离，但其激动明显延迟，当左心耳开始收缩时，左心室已经进入收缩期，此时二尖瓣环已经关闭，所以左室充盈完全依赖于左室舒张。对于左室舒张功能受限的患者，可能会导致或者加重心力衰竭。

(2)促使血栓形成：左心耳隔离后收缩功能丧失或失协调，容易造成心耳内血栓形成。因此对于左心耳延迟或隔离的患者，即使房颤未复发也应继续长期抗凝治疗。

五、左心耳电隔离的预防及处理

长程持续性房颤的导管消融往往包括肺静脉隔离、双房线性消融、心房碎裂电位等消融策略。对于之前左房已经进行过间隔部碎裂电位和二尖瓣峡部线消融的患者,如果需要在这些区域进一步消融的话,在窦率下或冠状静脉窦起搏的情况下进行消融,同时采用环状电极记录左心耳电位,可能对于减少左心耳隔离的发生是有益的。不管是有意的或是无意的左心耳电隔离,一旦发生,需要超声心动图定期检查左心耳机械收缩功能;同时,建议这些患者延长华法林或新型口服抗凝药的疗程。此外,近年来左心耳封堵(left atrial appendage closure,LAAC)已成为成熟的预防房颤患者血栓及卒中的治疗技术。因此,对已出现左心耳电隔离的患者,可考虑左心耳封堵以预防血栓的发生。

六、结语

综上所述,左心耳隔离的利弊至今仍不明朗,动物研究及临床研究也提示,即使即刻实现了左心耳的隔离,随访过程中也很容易恢复传导。因此,把环左心耳消融作为持续性心房颤动常规消融的一个步骤可能是不必要的,甚至可能是有害的,同样非主动左心耳隔离也应该避免。

如果出现了左心耳的电隔离,则应进行充分的抗凝,直至左心耳机械收缩功能的恢复。否则,应考虑终生抗凝,或行左心耳封堵。

参 考 文 献

Beigel R, Wunderlich NC, Ho SY, et al. 2014. The left atrial appendage: anatomy, function, and noninvasive evaluation. JACC Cardiovasc Imaging,7(12):1251-1265.

Di Biase L,Santangeli P,Anselmino M,et al.2012.Does the left atrial appendage morphology correlate with the risk of stroke in patients with atrial fibrillation? Results from a multicenter study.J Am Coll Cardiol,60:531-538.

Feng XF,Lu SB,Wang J,et al.2015.Atrial Fibrillation Arising from the Left Atrial Appendage.Intern Med,54(24):3157-3160.

Kurian T,Doshi A,Kessman P,et al.2015.Rotors in patients with persistent atrial fibrillation:case report of a left atrial appendage rotor identified by a novel computational mapping algorithm integrated into 3-dimensional mapping and termination of atrial fibrillation with ablation.Card Electrophysiol Clin,7(1):157-163.

Park HC,Lee D,Shim J,et al.2016.The clinical efficacy of left atrial appendage isolation caused by extensive left atrial anterior wall ablation in patients with atrial fibrillation.J Interv Card Electrophysiol,Mar 7.[Epub ahead of print]

Salzberg SP,Hürlimann D,Corti R,et al.2014.Heart team approach for left atrial appendage therapies:in addition to stroke prevention-is electrical isolation important? Ann Cardiothorac Surg,3(1):75-77.

Sherif HM.2013.The developing pulmonary veins and left atrium:implications for ablation strategy for atrial fibrillation.Eur J Cardiothorac Surg,44(5):792-799.

5. 心房颤动的外科治疗进展

上海交通大学附属胸科医院 朱 丹

心房颤动(房颤)是一种常见的心律失常。随着社会老龄化,相对以往合并瓣膜病房颤,孤立性房颤逐年增加。近年来研究表明,房颤是脑卒中的独立危险因素,具有较高的致残率及致死率;同时也是充血性心力衰竭发展过程中的一个重要促进因素。临床上房颤大致可分为初发型、阵发性、持续性和永久性房颤。虽然国内外均有心血管外科中心从事孤立性房颤的外科治疗,目前国内外科治疗主要应用于合并心脏瓣膜病的房颤和难治性孤立性房颤(经导管消融后复发)。近年来结合导管和外科微创消融的杂交技术是孤立性房颤治疗的热点,相关内容在本书相关章节专门阐述。

心房颤动确切的发生机制至今尚未完全阐明,但对心房颤动的起始、维持提出了多种理论,取得了一定的进展。目前得到公认的心房颤动发生机制有:局部异位灶自律性增强机制和折返机制。Haissaguerre等的研究证实,阵发性心房颤动中绝大多数异位兴奋灶起源于肺静脉肌袖,肺静脉肌袖也是主要分布区。Cox JL采用心外膜标测研究心房颤动的电生理机制,结果表明:心房颤动是解剖障碍性折返或功能性折返的多个折返环演变成多个子波而形成,从而提出多个持续的巨大折返环式心房颤动的电生理基础。基于此理论,Cox JL开创了迷宫手术。基于阵发性房颤的局部异位灶理论(图3-12)和非阵发性房颤的折返理论(图3-13),临床上阵发性房颤可经导管消融肺静脉隔离而持续性房颤需行迷宫手术才能获得满意疗效。

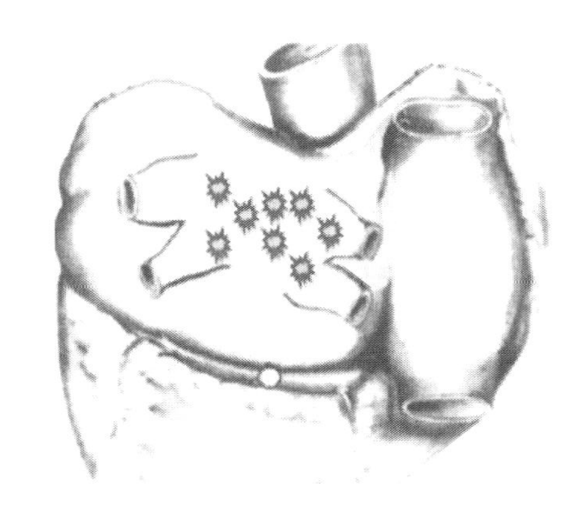

图3-12 局部异位灶理论

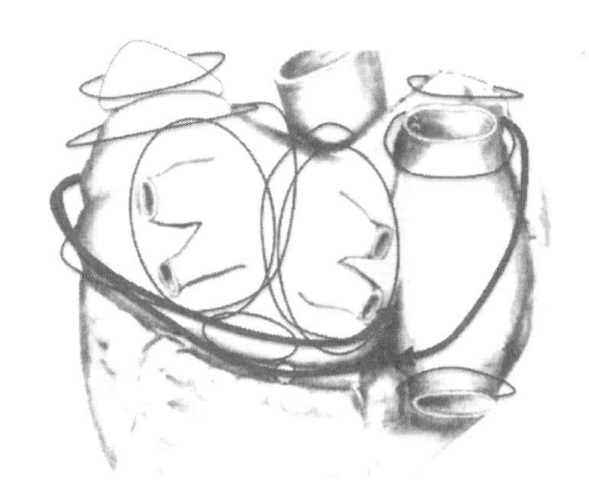

图3-13 折返理论

房颤外科治疗的发展始于20世纪70年代初His束切断术;1980年Williams J.M.等提出了左心房隔离术治疗心房颤动;1985年Guiraudon G.M.等首次开展了走廊手术;1987年Cox JL等开创性的设计出迷宫手术,并成功地应用于临床,这是心房颤动外科治疗领域的巨大进展。1999年Nitta T等于提出放射手术,但无远期疗效和大样本报道。

在Ⅰ、Ⅱ型迷宫手术的基础上,Ⅲ型迷宫手术后移心房和房间隔切口的起点,保留对双肺静脉的隔离和左心耳切除。Ⅲ型迷宫手术成为治疗心房颤动的金标准。Ⅲ型迷宫手术适用于多种类型的心房颤动患者,特别是对于合并其他心脏器质性病变(尤其是二尖瓣病变)的心房颤动患者,均可取得满意的疗效。Ⅲ迷宫手术采用“切和缝”技术,手术切口多,操作复杂,术后并发症也较多,未能在全世界大范围的普及。

射频消融改良迷宫手术(Ⅳ型迷宫手术)在Ⅲ型迷宫手术的基础上,利用射频电流产生的局部离热效应使心肌组织凝固、坏死,而形成连续、透壁的消融线,并替代了传统的“切和缝”,从而阻断、产生和维持心房颤动的折返环,达到消除心房颤动的目的。Ⅳ型迷宫手术简化Ⅲ型迷宫操作,降低手术并发症发生率,得到广泛推广和应用。Maze Ⅲ手术3年窦性心律维持率约90.4%。Cui YQ等选择45例合并持续性心房颤动患者在行心脏直视手术同时术中使用单极和双极射频消融治疗心房颤动,94%的患者术后6个月内恢复窦性心律,1年和2年窦性心律维持率分别为87%和82%。

影响房颤消融疗效的外科技术因素:①消融损伤组织的透壁程度;②消融线的完整。组织损伤透壁不彻底和消融线的遗漏影响手术疗效,术后复发率高。目前国内较多中心仍使用单极消融笔行迷宫手术。单极射频消融存在不足:对消融组织透壁性不稳定(即使在对同一组织行一条消融线的不同部位,其透壁深度亦有不一),易导致隔离不彻底。为了获得满意透壁度局部反复消融,会导致组织表面焦痂形成有血栓栓塞发生可能。射频消融双极钳钳夹心房组织,可以获得稳定满意的消融组织透壁性,且可以在心脏不停跳下完成大部分消融线,对主动脉阻断时间仅增加15min左右,基本不增加手术风险。单纯使用双极钳消融可以实现较好的组织透壁,但不能实现三尖瓣峡部、冠状静脉窦部位的消融线,而这些部位是引发术后房扑的重要折返通路,一旦发生快速性房扑对心功能的影响是很大的。笔者建议使用双极钳和单极笔套包行Maze Ⅳ手术以保证消融的完整彻底,由此获得可靠稳定的疗效。非阵发性房颤其电生理基础为经左房和右房多个持续的巨大折返环,由此对非阵发性房颤仅行左房消融其疗效不能满意。临床结果也支持非阵发性性房颤行双房消融的疗效优于单纯左房消融。

Wolf RK结合胸腔镜技术与双极射频消融系统,提出并逐步完善了胸腔镜下双极射频消融术治疗心房颤动(wolf微创房颤消融术)。此种术式在心脏不停搏下进行,采用肋间小切口,对双侧肺静脉心外膜进行消融,同时切除左心耳,以防止术后血栓。优点为:创伤小、操作准确快速、并发症较少、疗效较好。Wolf报道157例随访1~9年,无房颤发作率阵发性房颤为92%,持续性房颤为85%,永久性房颤为75%。在Wolf技术基础上,有学者使用消融笔在心外膜附加辅助消融线进一步提高微创房颤消融的成功率。联合内科导管和胸腔镜辅助下微创房颤消融杂交技术治疗房颤是近年的热点。该技术避免了体外循环的创伤,另一方面内科导管可以对外科遗漏的异位起搏点补充消融,以期提高临床疗效。该技术相对内科导管消融术,对肺静脉隔离能达到可靠的透壁,且切除左心耳。但和标准迷宫手术相比除了双侧肺静脉隔离,其他部位仅为心内膜和/或心外膜消融,不能保证其稳定的消融透壁性,其疗效有待进一步随访观察。

目前临床应用最广泛的消融能量源为射频,冷冻的应用在逐年增加。冷冻消融术应用液氮或氩气等气体经冷凝探头与心脏组织局部接触,使局部在很短的时间内达到-60℃的低温,从而形成透壁的组织消融线,以阻止电激动的传导消除心房颤动。相对射频消融设备,冷冻消融不需要钳夹,经心内膜或心外膜就可以达到稳定的透壁性,手术操作简单,节省时间。Rahman NM报道冷冻消融窦性心律维持率1年为81%,2年为70%。冷冻消融可经右胸肋间切口或机器人辅助下完成符合目前微创心脏外科的发展趋势。目前国内相关设备还未进入广泛临床使用。

除了射频消融、冷冻消融,微波、激光和超声都作为能量源用于迷宫手术。但其应用不广,疗效有待进一步观察。

心房颤动的危害已得到越来越多的重视。其发生机制理论和治疗技术也在不断发展,新的方法和技术将越来越多地应用于临床治疗。外科迷宫手术作为治疗房颤的金标准,使用新能源和各种微创改良手术已显示出了巨大的治疗应用前景。和内科导管技术结合可能是心房颤动的发展新方向。

参 考 文 献

Barnett SD,Ad N.2006.Surgical ablation as treatment for the elimination of atrial fibrillation:a meta-analysis.J Thorac Cardiovasc Surg,131(5):1029-1035.

Cui YQ,Sun LB,Li Y,et al.2008.Intraoperative modified Cox mini-maze procedure for long-standing persistent atrial fibrillation.Ann

Thorac Surg,85(4):1283-1289.

McCarthy PM,Gillinov AM,Castle L,et al.2000.The Cox-Maze procedure:the Cleveland Clinic experience.Semin Thorac Cardiovasc Surg,(1):25-29.

Pison L,Gelsomino S,Lucà F,et al.2014.Effectiveness and safety of simultaneous hybrid thoracoscopic and endocardial catheter ablation of lone atrial fibrillation.Ann Cardiothorac Surg,3(1):38-44.

Rahman NM,Chard RB,Thomas SP.2010.Outcomes for surgical treatment of atrial fibrillation using cryoablation during concomitant cardiac procedures.Ann Thorac Surg,90(5):1523-1527.

Wolf RK.2014.Treatment of lone atrial fibrillation:minimally invasive pulmonary vein isolation,partial cardiac denervation and excision of the left atrial appendage.Ann Cardiothorac Surg,3(1):98-104.

6. 论心脏自主神经系统与心房颤动的关系

上海交通大学附属胸科医院　秦　牧

早在1682年，著名生理学家威廉哈维就描述了神经系统与心脏间存在密切联系。近半个世纪以来，大量学者的研究阐述了心脏自主神经系统（cardiac autonomic nervous system，CANS）不仅可调节人体的心率与血流动力学变化，而且参与了心律失常尤其是心房颤动（房颤）的发生。在当今抗心律失常药物与导管射频消融治疗房颤均已进入"瓶颈"的时代，探索新的致病机制无疑是未来房颤理论研究领域的热点。尤其基于CANS机制诞生的心房自主神经节（ganglia plexi，GP）消融策略可作为房颤防治领域"里程碑"式的突破。然而，CANS机制的复杂性以及临床干预效果的不理想也使目前国内外研究陷入"泥潭"。本文结合国内外基础与临床研究，从多方面系统地论述CANS与房颤之间的关系，并以笔者的视角揭示目前CANS的研究现状以及可能存在的问题。

一、CANS与房颤触发及维持机制的关系

根据Coumel三角理论：致心律失常基质、触发因素和调节因素三者共同决定心律失常的发生。CANS不仅可调节心脏节律的变化而且被证实参与了房颤致病基质的形成和驱动灶的产生，在房颤的触发与维持中均发挥重要作用。既往研究发现，通过高频电流刺激犬颈部迷走神经干可显著缩短心房有效不应期（ERP），同时导致房颤诱发率增加、诱发窗口增大及持续时间延长。近来，也有学者证实心房不应期内高频刺激（HFS）心房外膜自主神经节（GP），可导致心房多部位ERP离散度增加并可直接诱发房颤（图3-14），而应用阿托品等药物阻断迷走神经功能可使该现象消失。此外，在心房GP组织周围或者左心耳局部应用乙酰胆碱（Ach），也可产生上述心房电生理基质的改变及致房颤效应。以上研究结论提示：自主神经的迅速激活可通过神经末梢释放的Ach引起心房电生理改变进而导致房颤发生。所以，CANS可能是心房快速电活动的幕后操纵者。而房颤持续或反复发作所导致的心房肌ERP进行性缩短、离散度增加及频率适应性下降等心房基质重构变化，即"房颤致房颤"（AF begets AF）现象，被认为是房颤得以维持的重要基质。在心房快速起搏模型（经典的"AF begets AF"模型）中，6h快速起搏（急性房颤模型）可导致心房"电重构"的发生，表现为ERP进行性缩短以及ERP离散度增加，而经心外膜药物阻滞或消融GP可使整个心房的异质性缩小，从而逆转和抑制了心房电重构的发生。而持续起搏4~6周（持续性房颤模型）则可导致心房自主神经分布及活性的不均一性增加，同时伴随M受体的数量以及$I_{K,Ach}$通道动力学特性发生异质性改变，即"自主神经重构"。因此，自主神经激活/重构不仅跟房颤的触发活动有关，而且参与了房颤的维持机制—心房重构的发生。

二、CANS网控机制与房颤发生的关系

CANS可分为外源性CANS（extrinsic CANS，ECANS）与内源性CANS（intrinsic CANS，ICANS），前者指脑干与心脏神经节前纤维，而后者包括心外膜GP、脂肪垫及连接其相关的神经纤维。ICANS不仅可接受来自ECANS的调控，而且近来大量研究证实ICANS自身构成的复杂网络也存在功能反馈调控。Tan AY等在犬的房颤模型上发现73%的房颤或房性心动过速的发生都伴随着ECANS提前激活。而近来Cheng PS等的研究证实近100%的阵发性房颤发生前，均伴随有ICANS的激活，其中20%未记录到ECANS的传入信号，提示：ICANS可完全独立于ECANS发挥触发房颤的作用。CANS自身构成的复杂网络包括心脏表面脂肪垫以及围绕肺静脉的GP，在房颤的自主神经网控机制中都发挥着关键节点的作用。既往大量研究发现刺激任何GP都可使其迅速释放乙酰胆碱和儿茶酚胺并触发房颤，而GP之间是否存在上下游交联关

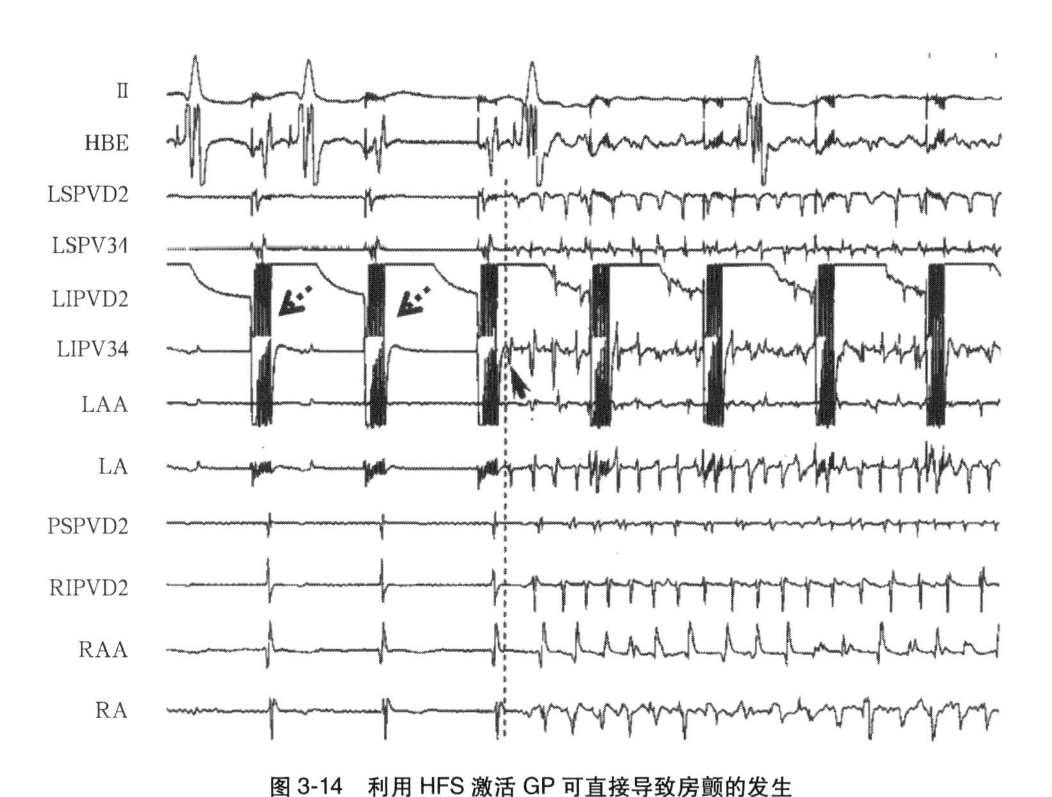

图 3-14 利用 HFS 激活 GP 可直接导致房颤的发生

虚线箭头所示为心房不应期内高频刺激(HFS,2.4V),实心箭头所示为房颤发作[引自:Lu Z,et al. Cardiovasc Res,2009,1(84):245-252.]

系呢?早期研究已发现上腔静脉与主动脉根部的第三脂肪垫(SVC-Ao GP)作为心房 GP 传入的"头一站",联系着 ECANS 与 ICANS 之间的神经信号传递。近来,Lo LW 证实消融 SVC-Ao GP 后可延长 ERP 并增加房颤负荷,说明 ECANS 通过 SVC-Ao GP 发挥抑制 ICANS 的作用。而在 ICANS 网络内部,GP 之间的联系和调控异常复杂。Moss E 等的研究发现刺激左房 GP 可直接导致左房不应期的变化以及 Bachman 传导束和窦房结的功能,并可直接或间接通过 SVC-Ao GP 调控右房 GP 进而影响右房的不应期。而 Hou YL 等在犬的在体研究发现右前 GP(right anterior GP,RAGP)可作为心房 GP 之间的中继站,对窦房结、心房不应期及房颤的发生发挥关键调控作用。而左上 GP(left superior GP,SLGP)可通过 RAGP 以及右下 GP(right inferior GP,RIGP)分别调控窦房结和房室结的功能。从上述研究结果我们不难看出心脏自主神经网络交联结构的复杂性,GP 之间彼此联系相互交通,刺激单个 GP 可引起多个 GP 反应协同发挥效应。因此,在房颤发生的神经调控机制中,很难准确定位特异性 GP。笔者认为,"CANS 网控机制"的概念能很贴切的解释上述现象,即 GP 作为网络节点,受到直接刺激或神经末梢传入激活后可引起 GP 间的串联或并联信号传递效应,同时产生正反馈作用放大该激活效应,短时间释放大量神经递质作用于心房肌,导致心房电生理特性发生急性改变/重构从而使房颤得以触发和维持。

三、CANS 交感神经与迷走神经调控房颤的关系

心脏的节律受到来自交感和迷走神经的双重支配,在 ECANS 分为交感神经和迷走神经,而在 ICANS 的 GP 中也包含有交感成分。两者之间维持一定的平衡从而稳定调控心脏节律的变化,但两者的激活效应有所区别。迷走神经激活后可通过缩短心房有效不应期促进折返形成及维持,而激活交感神经则是增加心房异位节律,导致触发活动增加。Tan 等在犬的房颤模型中发现房颤的发生伴随有交感和迷走神经的同时激活,并且在同时给予异丙肾上腺素和乙酰胆碱条件下房颤的诱发率较单独应用乙酰胆碱时显著

提高。提示交感和迷走神经的共同激活是房颤发生的有利促进因素。然而,临床研究证实大多数孤立性的阵发性房颤为迷走神经依赖型,而交感神经型房颤多伴随有心脏器质性疾病。Lo LW 等在对 30 例阵发性房颤的研究中发现,迷走神经型房颤患者的左房心肌电压较高、可激动时间较短及心房容积较小,而交感神经型房颤患者的左房容积较大、肺静脉外触发灶较多并且术后房颤复发率显著增加。但临床研究对于交感型和迷走型房颤的分类多基于 24h Holter 的心率变异性频域分析结果,即高频成分(HF)多的且 LF/HF 比值小的定义为迷走神经型房颤,反之则为交感型房颤。该指标只能间接反映自主神经的活性,目前尚缺乏记录人体自主神经活性的直接证据。而在动物实验中,复制房颤模型的方法多为心房快速起搏,包括间歇性起搏和持续起搏。起搏频率为 1000bpm 或者更快,起搏时间为 7~14d 或者更长。该条件下难免使心功能不受影响从而导致交感神经的激活,并且刺激本身给动物带来的影响也会增加交感神经活性。因此,目前研究人体 CANS 的交感与迷走成分在房颤发生中的作用尚缺乏有效的科学实验方法和技术,尽管目前 PET/CT 已较为广泛的使用,但对于自主神经活性的检测尚缺乏经验积累和技术支持。

通过既往研究结果,我们可以认为交感和迷走神经在对心房电生理特性的调控中发挥着不同的作用,两者既可以单独影响房颤也可产生协同效应。然而无论何者,均使原有的交感-迷走平衡被打破。近来也有学者提出了“自主神经失衡”的概念用于解释自主神经不同成分应激所导致的心房电失稳定性和房颤形成。即无论 CANS 的哪种成分被激活或是哪种成分率先激活均会使交感-迷走神经失衡,而通过干预使之到达“再平衡”的关键在于如何量化评价 CANS 不同成分的激活强度及激活时间,但目前尚无研究报道,该问题无疑是将来房颤防治领域的新课题。

四、CANS 支配区与房颤发生的关系

CANS 作为一个高度整合的网络,其中高度激活的 GP 可由近至远梯度性地释放神经递质。而自 GP 发出的轴突的激活又可逆向性地激活远处的 GP,导致神经递质释放并诱发房颤,即 Sunny Po 等提出的“章鱼假说”。新近研究发现心房内多个部位受到来自 GP 发出的神经纤维的支配,即心房内受神经支配区(innervation region,IR)。然而 IR 的神经支配功能存在空间异质性,即 PLA 和 PV 口部与左房连接区域的神经纤维、M 受体以及 $I_{K,Ach}$ 通道的密度均大于左房其他区域,其中以 PLA 最为显著,并且该区域迷走神经纤维的含量为交感神经的 7 倍,提示迷走神经在 PLA 占主导地位。而 PV-LA 连接区域神经纤维的密度显著高于 PV 远端部分,其中以交感神经支配占优势。PLA 和 PV-LA 的解剖学特性导致的传导速度和 ERP 的区域性差异,为驱动转子(Rotor)在心房内形成和扩布提供了重要条件。Kalifa 等经频域分析发现房颤的高主频位点(maximal dominant frequency,DFmax)80% 存在于 PLA 与 PV 结合部位,并且 Rotor 可稳定地锚定在该区域,表现为规则指数较高的 DFmax 位点。Arora 等的研究证实:应用自主神经阻滞剂干预 PLA 可使该区域 ERP 延长、心房 ERP 离散度减小并显著降低房颤的诱发率和持续时间。此外,Chevalier 等详细阐述了自主神经在 PV-LA 交界区的分布特征:纵向分布上,PV 近段多于远段,肾上腺素能与胆碱能神经密度在 LA 内以 PV-LA 交界处 5 mm 以内最高,高于 PV 远段及 LA 近部;横向分布上,两种神经纤维密度以 LSPV 上段、RSPV 前上段、LIPV 和 RIPV 下段高于其他节段。因此,分布于 PV 周围的神经轴突在 GP 的激活下,其兴奋性放电一方面可逆向性地进一步激活 GP,使 GP 与轴突之间相互活化形成恶性循环,进而导致心房重构并恶化为持续性房颤。另一方面,由于神经传导速度远远大于 PV-LA 心肌通路的传导速度,这些来自 PV 的兴奋性放电可通过神经轴突迅速传导至心房肌,使远处心房肌兴奋并诱发房颤。所以,临床射频消融治疗中即使实现完全的 PV 电隔离,由于神经传导的存在,依然可能通过上述机制使房颤再发。近来 Katritsis DG 等的多中心临床随机对照研究发现:环肺静脉电隔离结合肺静脉口部的去神经化可使房颤患者术后的成功率提高近 30%。值得注意的是,笔者的研究也证实射频消融干预肺静脉口部(包括:RSPV 前壁及 LSPV 顶部等)可产生明显的迷走神经反应,表现为窦性停搏及房室传导延迟,改良该区域可显著降低术后的复发率(图 3-15)。该研究结果充分说明了肺静脉口部存在自主神经支配区,该区域在解剖上远离 GP,但可能与 GP 有交联关系,其作为 CANS 基质参与了阵发性房颤的发生。综上研究结论,笔者认为以 PLA 及 PV-LA 交界区为主导的 IR 区域与 CANS 之间存在直接联系,IR 区域内的

心房的快速电活动可逆向激活 CANS,两者相互促进形成恶性循环,进而导致心房重构并恶化为持续性房颤,其可能是阵发性房颤得以维持的关键部位。

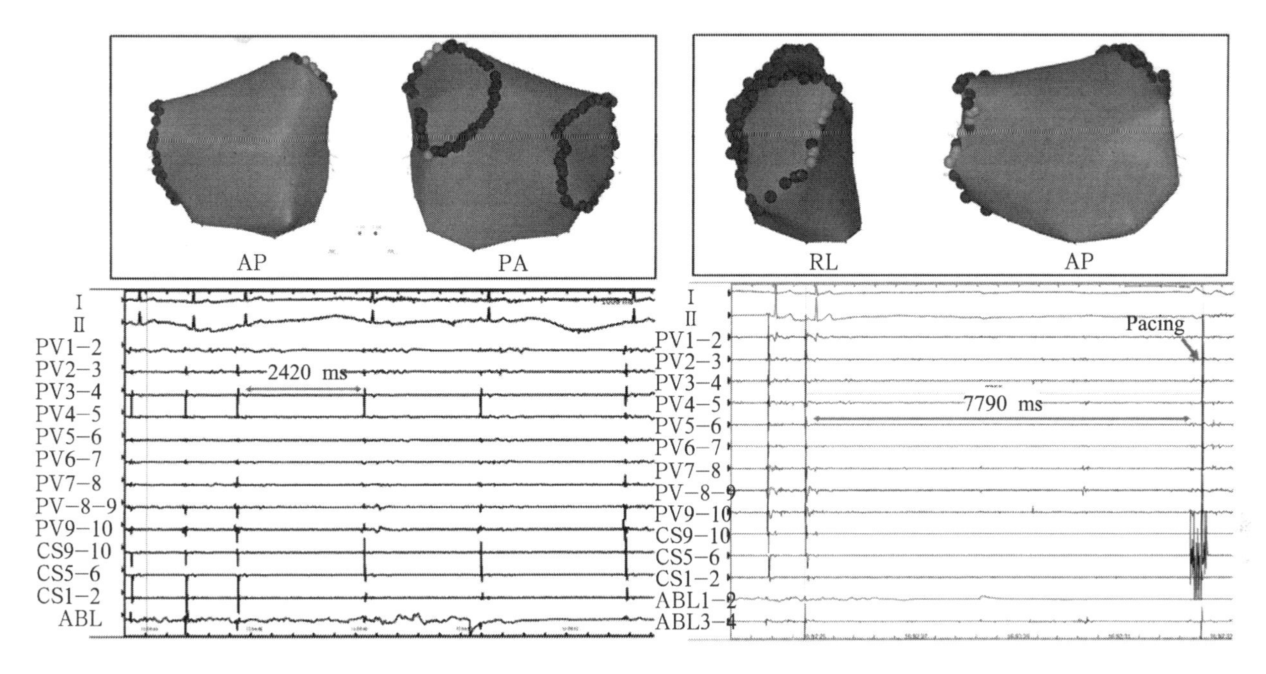

图 3-15 肺静脉隔离术中出现的迷走神经反应(VR)区域

红点为消融点,绿点为 VR 区域[引自:Qin Mu. et al.Int J Cardiol,2016,23(211):7-13.]

五、GP 消融与房颤 CANS 基质改良的关系

既往大量基础研究发现,应用射频消融改良 GP 的方法来降低心脏内源性自主神经系统的活性,可有效降低房颤诱发率并抑制心房电重构的发生。针对的心房 GP 主要包括肺静脉周围 GP(左上 GP、左下 GP、右前 GP、右下 GP)(图 3-16),另外有报道针对 Marshall 韧带 GP 以及第三脂肪垫消融也能到达治疗房颤的目的。然而,基于 GP 消融的 CANS 改良策略在临床应用中并未达到 AF 治疗的理论预期。Mikhaylov 报道了经导管 GP 消融治疗阵发性 AF 的 3 年成功率为 34.3%。近来一项多中心研究结果显示:单纯 GP 消融治疗阵发性房颤的 1 年成功率仅为 48%,而将其与环肺静脉隔离术(pulmonary vein isolation,PVI)结合可使单纯 PVI 术式的 1 年成功率提高 18%。因此,现只能将 GP 消融作为阵发性房颤 PVI 消融的一种补充策略。导致 GP 消融临床预后与基础研究不一致的原因可能为:①GP 的支配区域及相互作用机制尚不明确,目前针对第三脂肪垫、左房右侧 GP 及左侧 GP 的去神经支配研究结果尚存在争议,例如:Mao 等报道 GP 消融导致的左房去神经化可增加 AF 的诱发率。消融 GP 后的自主神经实际损伤范围及程度难以界定,其是否导致了 CANS 的“再次失衡”有待证实。②GP 的定位困难,目前临床试验利用高频刺激定位迷走反射的部位不一定是 GP 所在的部位,而可能是刺激到神经轴突和树突的反应。而利用“解剖式”GP 消融存在一定盲目性,脂肪垫的大小及分布亦有个体差异,超过 1/3 的神经节位于 PLA 区域而远离脂肪垫,扩大消融区域增加了手术风险和术后医源性房性心动过速、心房扑动的发生率。③GP 位于心外膜的脂肪垫中,经心内膜消融难以达到充分去自主神经化,而长时间放电易增加心脏穿孔/心脏压塞的风险。④GP 消融后可能存在神经再生及重构现象,Sakamoto 等研究发现 GP 消融后 4 周迷走神经效应恢复,且该反应强度较术前更为显著。该结果提示 GP 消融后存在自主神经再生及重构现象,导致了 CANS 的功能变化。同时,该过程中交感神经和迷走神经末梢再生速度及均一性分布是否一致也不明确。因此,针对

CANS 基质的改良仍然是今后房颤机制研究领域亟需突破的重要科学问题。

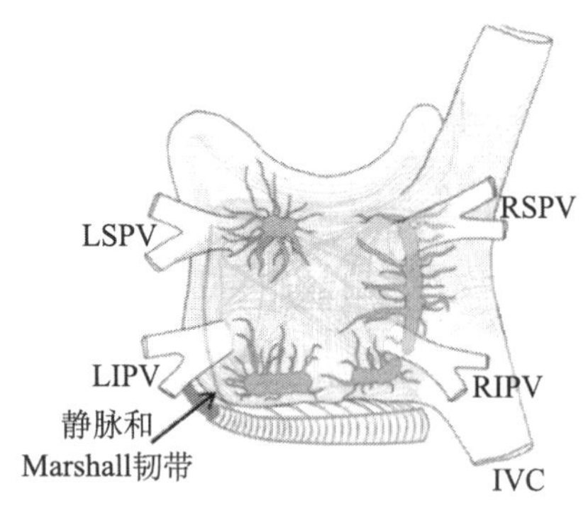

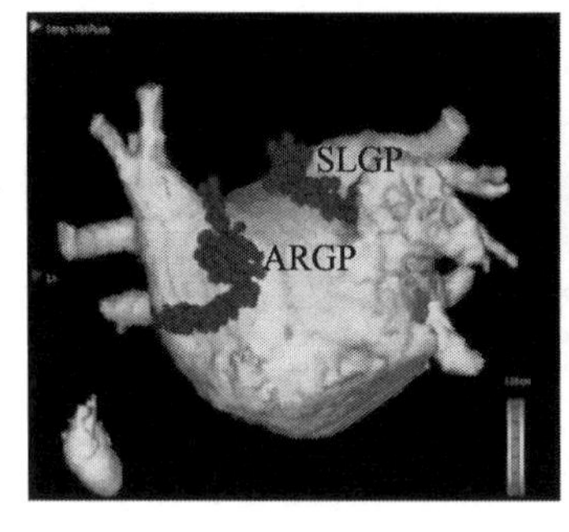

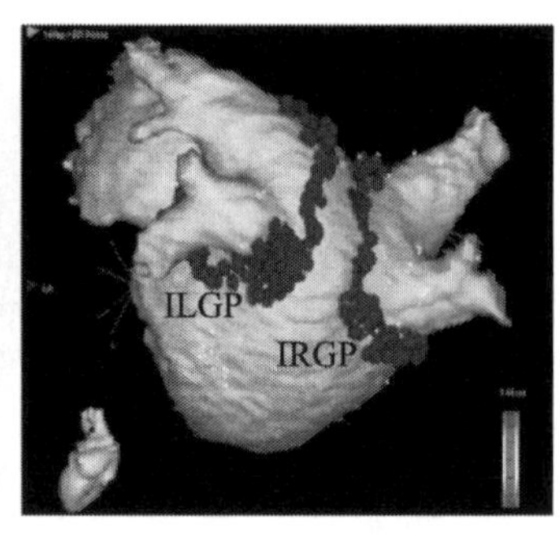

图 3-16 左房 GP 分布及消融范围

（引自：Katritsis DG, et al. J Am Coll Cardiol, 2013, 17(62): 2318-2325.）

六、结语与展望

综上所述，目前 CANS 在房颤发生机制中的地位和价值已被大量研究所确立，但其调控网络的上下游关系以及具体支配机制仍未完全明确。而基于 CANS 机制发展而来的自主神经改良策略仍处于“试验探索阶段”，难以普及推广。因此，需要更多的基础与临床研究对该问题进行更为深入的阐明。值得注意的是，目前在以分子生物学与蛋白组学为研究主导的当今疾病研究领域中，越来越多的疾病相关蛋白/基因以及其分子生物学干预手段逐渐被人们所揭示。在自主神经领域研究者亦发现将细胞穿透肽注入左房后壁干扰 Gαi 信号与 M2 受体耦联机制，可显著延长有效不应期从而抑制迷走神经诱导的房颤发生。而通过敲除 RGS5 蛋白增强 G 蛋白信号，则可促进迷走神经效果的快速心律失常的发生，其机制可能是通过增强了 $I_{K,Ach}$ 通道的开放而影响了心房不应期的改变。以上新近研究证实了 G 蛋白在自主神经系统的作用，将有助于进一步揭示分子信号机制与自主神经相关心律失常发生之间的联系，并有望为心律失常的防治或研究提供新的理论基础及干预策略。

参 考 文 献

Arora R, Ng J, Ulphani J, et al. 2007. Unique autonomic profile of the pulmonary veins and posterior left atrium. J Am Coll Cardiol, 49: 1340-1348.

Choi EK, Shen MJ, Han S, et al. 2010. Intrinsic cardiac nerve activity and paroxysmal atrial tachyarrhythmia in ambulatory dogs. Circulation, 121: 2615-2623.

Lo LW, Chiou CW, Lin YJ, et al. 2013. Differences in the atrial electrophysiological properties between vagal and sympathetic types of atrial fibrillation. J Cardiovasc Electrophysiol, 24: 609-616.

Lo LW, Scherlag BJ, Chang HY, et al. 2013. Paradoxical long-term proarrhythmic effects after ablating the "head station" ganglionated plexi of the vagal innervation to the heart. Heart Rhythm, 10(5): 751-757.

Moss E, Cardinal R, Yin Y, et al. 2013. Bilateral atrial ganglionated plexus involvement in atrial responses to left-sided plexus stimulation in canines. Cardiovasc Res, 99: 194-202.

Park HW, Shen MJ, Lin SF, et al. 2012. Neural mechanisms of atrial fibrillation. Curr Opin Cardiol, 27: 24-28.

7.“绿色电生理”——新技术支持下的电生理发展方向

大连大学附属中山医院 张树龙 刘吉义

心律失常是危害人类健康的常见心血管疾病，可降低患者生活质量，恶化心脏功能，增加病死率。自1987年应用导管射频消融术治疗快速性心律失常以来，临床心脏电生理学和导管射频术得到了日益广泛的应用，并成为了绝大部分快速性心律失常治疗的首选方法。

与冠心病介入诊治相似，传统心电生理标测和消融均需借助导管介入技术完成，这就需要频繁使用X线透视指导导管操作和定位，传统心电生理技术实质上是心电学和X线心脏二维解剖信息的结合。因此，传统的心电生理标测和导管消融术无法准确地将腔内心电图与心脏的立体空间结构结合起来，更无空间分辨、定位和记忆功能，对于复杂的快速性心律失常的标测和消融存在耗费时间长、导管定位不准确、成功率低等局限性。因此，在指导手术时，尤其是复杂的心律失常消融，如心房颤动(房颤)、乳头肌等特殊部位室速、不典型房扑时，其局限性日渐为医生们所诟病。

近年来，关于射线辐射对医生和患者的损害不断见诸报道，射线辐射的危害正逐渐引起广大电生理医生的重视。少许的X线辐射危害不大，但对于长期从事一线介入诊疗工作的医护人员，长时间、大剂量、频繁、近距离接触X线辐射可抑止和损害人体的组织细胞，导致白细胞减少，同时也会使人体内部引发感染或者抵抗力下降等症状；甚至引起人体内部细胞的突变，引发癌症，已成为临床心电生理医生面临的重大健康隐患。此外，铅衣等防护措施显著加重医务人员的体力负荷，甚至导致医务人员脊椎和关节损伤。

近年来，三维电解剖标测、磁导航、心腔内超声(ICE)、机器人辅助技术日渐普及，这些新技术的应用不但可指导一些复杂心律失常的消融，提高手术的疗效和安全性，同时减少了手术时间及X线危害，已逐步受到越来越多的心脏电生理医生的青睐。

一、“绿色电生理”的技术基础

CARTO系统是世界上首个用于心脏电生理学的三维标测系统，其中，于2009年上市的CARTO 3系统现已成为国内外各大电生理中心常用三维标测系统。它有如下技术特点：①CARTO 3系统已经成为将磁场定位技术和电场可视化数据结合的复合技术。充分结合了两种技术的长处。即保证了定位的精确性，同时也在一定程度上实现了导管的可视化，这无疑大大方便了医生的操作。同时由于部分导管的可视化，也使得放射线辐射的应用剂量显著降低。②FAM快速精确的建模的方法，在保证精确度的前提下，可以批量大范围的采集心脏解剖数据，建模时间大为缩短。也使得整个过程更加直观、形象化。有利于医生形成完整的解剖概念，这样无疑更加有利于脱离X-射线指导下的导管操作。③压力反馈技术可以对贴靠不佳和贴靠过度的情况做出客观的反映，指导医生以适宜的力量操控导管。实现可靠损伤与避免心肌穿孔之间的完美平衡。VisiTag自动消融踩点的软件可以评价导管的位置稳定性，包括稳定时间和导管位移。通过设置靶点温度和消融时间等参数，客观的自动采点，实现连续线性消融。还可以显示每个消融点的数据，在消融中和消融后评价消融效果，通过特定的参数，来确定消融是否足够，最大程度的避免Gap的形成。二者的结合，为医生提供了消融效果和并发症风险的客观指标，对于提高手术成功率和降低并发症的发生，提供了又一利器。④高精密度标测技术(multi-electrode mmapping，MEM)在标测复杂房性心动过速、心室过速时，可以在短时间内对某个区域的心肌的激动时间、电压等数据进行快速和高密度的采集，不但能够获得准确的信息，同时也缩短了手术时间，这一优势在心律失常发作时血流动力学不稳定的患者中尤其具有优势。综上,CARTO 3 系统由于其较高的标测精确度,以及良好的人机对话和稳定性,能够为医生提供大量有价值的电生理信息。随着众多新技术的问世,尤其是导管可视化和 FAM 建模,以及压力反馈技术的出现,不但使手术的成功率提高,同时也为降低射线辐射剂量提供了有力的技术保障。

随着技术的发展,应用于 CARTO 3 系统的可选模块逐渐增加,如 Cartosound、CARTO Univu 等软件,大大减少了电生理医生的学习曲线,在提高手术成功率和减少并发症的同时较大程度上减少了 X 线的使用。目前,由美国强生公司生产的 Cartosound 系统(Carto 系统联合心腔内超声技术)能够不用 X 线,在该技术指导下三维重建心房、心室模型,指导房性、室性心律失常等消融,具有实时性好,减少 X 线曝光时间等优点,有助于提高手术成功率,保证手术安全性,缩短电生理手术学习曲线,并使电生理手术更加精确、简单和安全。

CARTO Univu 模块是一项新的应用技术,国际上一些一流的电生理中心已常规应用。CARTO Univu 模块兼容 GE、Philips、Siemens 等临床常用的 DSA 系统,目前全球的很多电生理中心已经逐步将其作为房颤消融的基本组成部分。CARTO Univu 已得到众多电生理专家的认可,并在射频消融中发挥越来越大的作用。在房颤射频消融术中,为了不延长手术时间,可以在穿刺股静脉后激活模块。穿刺房间隔之后在 3 个体位行肺静脉造影,并将影像储存,之后的消融过程则不再需要透视。术者通过 CARTO Univu 模块从肺静脉造影中更好的确认心房、脊部等解剖位置,更加详细的构建肺静脉前庭,明确治疗靶点指导消融。另外,可以利用增强型造影,导入食管的位置,在消融后壁时更好的指导手术,提高安全性。对于一些复杂的心律失常,这些功能更能很好地帮助术者。在复杂心律失常手术中可以很好的展现特殊结构(如冠状动脉、先心病异常解剖),帮助判断靶点,降低并发症风险。总之,CARTO Univu 模块在心律失常射频消融领域具有很多优势,一方面可确保手术疗效,提高手术安全性,另一方面可保护患者和医护人员的健康,同时应用 CARTO Univu 对年轻医生的成长也大有裨益。

EnSite 三维电解剖标测系统,作为临床上最常应用的标测系统之一,由于其独特的安全性、准确性及高效性,现在国际、国内临床心脏电生理领域已广泛应用于各种复杂心律失常的标测及导管射频消融。Ensite 系统基于电场导航的原理,使其能兼容并导航定位各种品牌、类型、功能的电极,NavX 体表电极可在有效期限内反复应用。因其开放式"绿色电生理"平台的建立,可以帮助术者手术全程三维导航定位及标测,最大限度的减少了身着沉重的铅衣防护服对体力的消耗及 X 线曝光对医患双方身体机能的射线损害,实现了"绿色电生理"的安全性和可持续性。同时,Ensite 系统连续采集高密度轨迹点的解剖模型重建方式,最精细化的重现了心腔解剖细节。与其他三维标测系统相比,Ensite 系统可应用各种多电极标测导管,在标测过程中多电极标测导管的所有电极,甚至所有心腔内导管的所有电极均可同时同步采集接触内膜的电信号。高密度标测即心腔内膜标测采集点超过 500 个点的标测方式,Ensite 系统在 OneMap 功能下,能在进行电解剖模型重构的同时同步作高密度标测,短短 5min 即可准确标测到 600 个以上有效点,能迅速呈现复杂心律失常的机制和特性,极大提高了的标测效率和消融有效性。近期很多研究表明肺静脉隔离结合心房复杂碎裂电位标测指导的消融可是 74% 的房颤患者单次手术获益,而单纯肺静脉隔离的消融手术只有 47%,Ensite 系统可以在每个标测位点记录 8s 的电位片段,并对超过10 000点的电信号进行辨别,从而正确识别碎裂电位区域,消除主观目测的误差。Array 系统一跳式非接触式标测即能高效的定位和诊断其激动起源、传导路径,对于局灶起源点及折返环路均有准确的提示,尤其适用于接触式标测无法进行、患者无法耐受的心律失常。Ensite 系统根据移动电极在心腔内的动态位置与心腔 CT 或 MR 模型做动态融合,从而使医生能在最佳的心脏结构可视化条件下进行导航和标测,有助于更好的理解患者独特的解剖结构和心律失常。总之,Ensite 三维标测系统作为目前非常专业的心脏电生理标测系统,提供了完整、精确、高效及开放式的选择功能,可以直观显示心内解剖结构、异常激动起源、电激动传导方向、低电压区等,对疑难快速性心律失常进行准确快捷的标测并分析其机制,以指导消融策略的制订。

随着心律失常导管消融治疗的发展,对用于心脏介入的心腔内影像技术要求也越来越高,其中心腔内超声(ICE),由于其卓越的实时显像功能以及对于解剖细节的展示功能使其在心律失常领域应用也越来越广泛。自 Haissagurre 证实肺静脉是房颤起源的重要部位,肺静脉的消融隔离术成为房颤导管消融的基石。基于此房间隔穿刺技术成为房颤导管消融的必需技术。在房颤的导管消融中,ICE 技术可以将房间隔清晰展示,对于穿刺部位的选择,以及最大程度避免心脏穿孔等并发症等方面还是大大优于 X 线透视技术。ICE 还可以提供肺静脉测量的数据而且与 CT 重建的结果有很好的一致性,可以清楚展示一些特殊解剖结构的消融如 Marshall 韧带,左心耳与左上肺静脉之间的嵴部,通过心内膜定位消融,也可以最大程度减少冠状窦内的消融放电,从而减少并发症。在室性心律失常的消融中,ICE 可帮助识别主动脉窦冠脉开口,避免在冠脉开口处消融,还可以协助定位乳头肌起源的室早、室速等。多个研究表明 ICE 可以及早发现或避免消融相关的并发症,如可监测术中有无微小血栓发生、及时发现心脏压塞等消融并发症出现。总之,在心脏电生理研究中,ICE 已逐步实现了心脏的 Koch 三角和房室结超声二维结构显像、经导管射频消融心腔内膜损伤监控、解剖标志空间定位和电标测及消融导管导向和定位、心导管并发症实时监控等重要心脏电生理诊断和治疗目的。

近几年来,随着新一代磁导航系统及冷盐水灌注消融导管的上市,磁导航系统因其在复杂心律失常射频消融术中应用日益受到心血管医生的关注。大量的临床试验和实践证明磁导航系统在起搏、电生理技术方面拥有明显的优势。它适应证广泛,无论是心力衰竭患者的三腔起搏器植入还是复杂心律失常,如房颤、心室过速等,磁导航系统都能轻松应对,并大大提高心律失常射频消融治疗的效率。与传统手工操作导管方法相比,磁导航标测系统由于其高效的标测和消融、导管操控定位精确和操作可重复性、手术相关并发症显著减少、术者学习曲线短、明显减少患者和电生理医生 X 等摄入量等优势,必将会在电生理领域得到更深入广泛的应用。

二、"绿色电生理"在各个心律失常中的应用

1. 室上性心动过速　传统的室上速消融需借助 X 线透视来判断导管的移动和位置,其成功率和安全性基本令人满意。由于单纯 X 线指导的二维视图不能准确确定心脏三维解剖界限,在复杂病例的成功率下降。此外,对于一些特殊患者群体,如婴幼儿、孕妇等,X 线暴露可导致如皮肤损伤、晶状体浑浊、白内障等确定效应及引发肿瘤、生殖系统致畸等射线反应。三维电解剖系统,由于同时显示双体位投照图像,能重建心脏三维模型、标记重要解剖部位(如 His、主动脉窦开口、乳头肌)、实时定位导管、标记可能有效的消融靶点、减少无效的放电,较传统的标测方法显著减少 X 线透视时间及消融时间,最大程度减少患者及其医务人员的射线暴露,同时提高手术成功率及安全性。

对于阵发性房室结折返性心动过速,多数病例仅需少量 X 线透视置入冠状窦电极和右室电极(很多病例甚至仅需极少量射线置入冠状窦电极),在心电生理检查明确诊后,可构建右房模型,也可直接在计算机上标记 His 束,后撤消融导管、打弯、顺时针旋转,使导管尖端沿间隔侧下移,直至出现小 A 大 V 标测图像,然后进行消融,大大降低了术中 X 线辐射,提高了消融效率。

对于多数旁路参与的房室折返型心动过速,仅需通过消融导管在计算机上取点,简单构建瓣环模型,通过激动标测确定旁路位置,进行消融。

2. 心房过速、心房扑动　三尖瓣峡部依赖的典型心房扑动是较早被明确电生理及解剖机制的一种心律失常之一,导管射频消融治疗的根治率已达到很高水平;而房性心动过速,包括起源自左房和右房的频发房性期前收缩及阵发或持续性心动过速,由于存在局灶、大折返、微折返等多种机制,解剖部位不确定,曾经给电生理术者造成很大困扰。因此,在心房扑动、心房过速的消融中减少射线辐射量的根本方式,是提高诊断标测效率。而诊断及标测效率的提高,除了术者经验的积累以外,还需要对整个操作流程进行优化,并且需要最大程度地利用和发挥导管及标测设备的性能。近年来由于心律失常治疗理论的发展,特别是治疗设备如导管、标测系统的进步,使得房性心动过速的导管射频治疗获得了极大进步。

对于典型房扑,通过构建右房三维电激动模型确定诊断和指导消融,也可通过电生理检查确定诊断后,计算机定位三尖瓣环 6 点钟方向及下腔静脉,从而两点连线消融,大大减少了 X 线辐射。

对于非典型心房扑动，例如外科术后心房扑动，常常是瘢痕周围区域形成房扑的“峡部”，术前根据病史评估大致手术疤痕，术中通过三维重建心脏模型结合电压标测确定疤痕区，结合拖带标测可准确识别靶点，也可通过激动标测确定不典型房扑关键峡部，这些均极大降低了X线辐射，也避免了在二维X线不易标测等缺点。

3. *心房颤动* 导管射频消融是现阶段房颤导管介入的主要技术手段，对于心房肺静脉前庭的消融和环肺静脉的隔离是重要的步骤，因此对左房及肺静脉三维结构详细准确的描述能显著提高手术的成功率及安全性，同时也大大缩短了手术时间，目前，绝大多数电生理中心都已经普遍采用CARTO系统和Ensite系统进行三维电解剖标测指导消融。

既往X线指导的心房颤动（房颤）导管消融费时费力，每台消融常需40~80min射线，巨大的X线辐射常使术者疲惫不堪。而现在仅需少量射线指导放置冠状窦导管和穿刺房间隔（若有心内超声辅助，则很多情况无须X线指导），也无需肺静脉造影，对于造影剂敏感及肾功能障碍患者，无疑增加了手术机会。仅需导管构建心脏和肺静脉三维结构，然后进行肺静脉前庭消融、线性消融、碎裂电位消融，甚至可将房间隔穿刺缩至1次，利用三维心脏解剖与电学结合的优点，激动标测寻找“GAP”，从而实现肺静脉电隔离和线性双向阻滞。

4. *室性心动过速和室性早搏* 对于特发性室性早搏（室早）和室性心动过速（室速），可将导管置于预判靶点区域，再通过三维重建模型和激动标测及起搏标测进行精细标测，显著减少X线辐射，甚至可实现“零辐射”；同时在三维图像中标记心脏重要结构（如希氏束、冠状动脉等），规避手术风险。

对于器质性室速和室早，也可通过三维解剖模型结合激动标测和电压标测，评估室速机制和靶点，进行有效消融。

三、小结

心脏三维标测系统、心腔内超声、Cartosound、CARTO Univu、磁导航等技术的应用，将心电生理已进入三维时代，实现了“绿色电生理”，提高了我们对心律失常机制的深入认识，显著提高手术的成功率，同时有助于降低并发症，减少X线透视的危害，这无疑对广大患者和医护人员是巨大福音。但同时也需注意“绿色电生理”不等于否定X线，片面追求零射线是本末倒置，也需认识到全三维操作因三维电解剖标测技术的不足而存在诸多的局限与操作陷阱。但随着心脏电生理的发展及相关技术的进展，“绿色电生理”会向着更高效、安全、低损伤的方向发展，也必然会受到更广泛、更深入的应用。

参考文献

Brooks A G, Lauren W, Chia N H, et al.2013.Accuracy and clinical outcomes of CT image integration with Carto-Sound compared to electro-anatomical mapping for atrial fibrillation ablation: a randomized controlled study. International Journal of Cardiology, 168(3): 2774-2782.

Christoph M, Wunderlich C, Moebius S, et al.2015. Fluoroscopy integrated 3D mapping significantly reduces radiation exposure during ablation for a wide spectrum of cardiac arrhythmias. Europace: European pacing, arrhythmias, and cardiac electrophysiology: journal of the working groups on cardiac pacing, arrhythmias, and cardiac cellular electrophysiology of the European Society of Cardiology, 932(1): 175-180.

Eitel C, Hindricks G N, Sommer P, et al.2010. EnSite Velocity cardiac mapping system: a new platform for 3D mapping of cardiac arrhythmias. Expert Review of Medical Devices, 7(2): 185-192.

Finlay M C, Hunter R J, Baker V, et al.2012. A randomised comparison of Cartomerge *vs.* NavX fusion in the catheter ablation of atrial fibrillation: The CAVERN Trial. Journal of Interventional Cardiac Electrophysiology, 33(2): 161-169.

Kelvin C, Tammy LS, Shah MJ.2015. Image integration of coronary cine-angiography with 3D electroanatomic mapping using CARTOUnivu for left coronary cusp ventricular tachycardia. Journal of Cardiovascular Electrophysiology, 26(6): 690-691.

Okishige K, Kawabata M, Yamashiro K, et al.2005. Clinical study regarding the anatomical structures of the right atrial isthmus using intra-cardiac echocardiography: implication for catheter ablation of common atrial flutter. Journal of Interventional Cardiac Electrophysiology, 12(1): 9-12.

Schwartzman D, Zhong H. 2010. On the use of CartoSound for left atrial navigation. Journal of Cardiovascular Electrophysiology, 21(6): 656-664.

8. ATP引导肺静脉隔离能否改善预后

北京医院　刘俊鹏　施海峰

导管消融治疗已经成为治疗心房颤动(房颤)的一种常规手段,尤其是2014年AHA/ACC/HRS指南推荐,对有症状的阵发性房颤患者,导管消融可以作为首选治疗。但是,导管消融后房性心动过速复发的情况仍不容乐观,多项研究显示阵发性房颤导管消融后房速复发率为30%~40%,持续性或长程持续性房颤导管消融后房速复发率更高,为50%~70%。环肺静脉前庭电隔离是指分别对左右两侧上下肺静脉前庭进行大环线性消融至肺静脉电隔离。环肺静脉电隔离已经成为不同类型房颤消融的基础,实现肺静脉电隔离的完整性,保证消融损伤的连续性和稳定性,是提高导管消融成功的关键。与此同时,导管消融后复发房性心动过速最主要的原因是因为左房与肺静脉之间电传导恢复,即肺静脉电隔离不彻底导致。实际的手术过程中,为提高肺静脉电隔离成功率采取的方法很多,比如提高消融能量,但往往会造成相关并发症的增多,包括心脏压塞、肺静脉狭窄或阻塞及心房食道瘘形成;延长初始肺静脉电隔离后观察,然后再次验证电隔离的完整性。另外,药物验证即三磷酸腺苷(ATP)激发试验,能够证实肺静脉传导是否存在恢复点。因而,ATP引导肺静脉隔离,在初始肺静脉电隔离后进行ATP激发试验,通过引导进行补充消融,以达到减少术后复发房性心动过速的目的。

ATP能够诱发初始肺静脉电隔离后电连接的恢复,最早是由Arentz等和Tritto等先后报道,随后3项观察性研究进一步证实,与对照组比较,ATP引导的肺静脉电隔离术后房颤复发率显著降低,其相对风险下降达32.5%~50%。但是,既往的这些研究存在着一些局限性。首先,这些临床研究均为回顾性研究,在患者的入选方面难以避免偏倚。另外,在对照组患者均早于试验组入选,术者经验及操作能力,在试验组会更优于对照组。再者,当时的导管消融采用的是非盐水灌注导管,无三维标测系统支持,因此,更易发生电隔离不彻底情况。而目前的房颤导管消融,早已普及盐水灌注消融导管,并辅以三维标测系统,肺静脉电隔离的成功率大大提高,因此,无论是从试验方法的科学性,还是目前消融技术条件下,ATP引导肺静脉隔离的有效性需要重新评估。

今年,新近在*European Heart Journal*发表的一篇临床研究,即UNDER-ATP试验首次采用更有说服力的科学试验对该问题进行了探索。这是一项大型多中心前瞻性随机对照临床研究,自2011年11月至2014年3月入选了日本19个心脏中心共2113例因阵发性房颤、持续性房颤或持续长程房颤接受首次导管消融患者,随机分至传统肺静脉隔离联合导管消融组($n=1001$)或肺静脉电隔离加额外ATP引导消融联合导管消融组($n=1112$),第二组患者按体重接受ATP治疗0.4mg/kg。研究主要终点是消融90d后至1年期间,房性快速心律失常复发(发作持续30s以上或需再次消融、住院及使用抗心律失常药物)情况。入选患者平均年龄为(63.3±10.0)岁,男性占到74.7%($n=1589$),阵发性房颤1420例(67.2%)。绝大多数患者使用了冷盐水灌注消融导管,辅以三维标测系统(CARTO,Biosense-Webster,Diamond Bar,CA,USA或Ensite NavX,St Jude Medical,St Paul,MN,USA),可控弯鞘也常规使用,肺静脉电隔离终点为实现左房与肺静脉双向传导阻滞。初始肺静脉电隔离后,在观察期间如果发现自发性肺静脉电连接恢复,会再次导管消融实现肺静脉再次电隔离。除此之外,ATP引导消融联合导管消融组的患者,还需接受ATP激发试验,按体重快速注射ATP0.4mg/kg,观察左房与肺静脉之间是否出现隐匿性传导,若证实肺静脉传导存在恢复,则进行补充消融。

肺静脉电隔离之后,是否联合辅助消融治疗,包括线性消融、CFAE消融等,未严格规定,由术者根据临床情况自行决策。平均随访时间为384d(366~450d),5例患者死亡(ATP组2例,对照组3例),6例患者失访。1年时两组患者主要终点发生率并无差异(ATP组68.7%,对照组67.1%;校正HR=0.89;95%

CI:0.74~1.09,$P=0.25$)。阵发性房颤(ATP 组 72.8%,对照组 71.4%;校正 HR=0.93;95% CI:0.72~1.2,$P=0.56$)与持续性房颤患者(ATP 组 60.7%,对照组,57.7%;校正 HR=0.86;95% CI:0.64~1.17,$P=0.33$)中结果一致。并且,在1年随访期间,两组患者因任何房性心律失常再次消融的发生率亦无差异(校正 HR=0.83;95% CI:0.65~1.08,$P=0.16$)。

因此根据该研究的结果显示 ATP 引导肺静脉隔离较标准肺静脉隔离相比并未改善房颤患者导管消融预后。研究结果与此前的研究恰恰相反,可能的原因在于,此前的消融采用非盐水灌注导管,无三维标测系统辅助,更容易出现隔离不彻底的情况。而 UNDER-ATP 研究中均使用盐水灌注消融导管,配合高密度标测的三维系统,肺静脉电隔离的效果显著提高,并且,绝大多数比例使用来可控弯鞘,更是提高了消融过程中导管与组织的贴合力。因此,以往的研究中,进行 ATP 诱发试验后,隐匿性传导发生率高,在41%~56%之间,平均发生率为 49%,而 UNDER-ATP 研究中,隐匿性传导发生率仅为 27.6%。这种现象就充分说明了一个事实,随着目前消融技术的进步,肺静脉电隔离成功率的提高,ATP 引导肺静脉隔离的临床价值显著缩小。

在 UNDER-ATP 研究报道之前,另一项评价 ATP 引导肺静脉隔的 ADVICE 研究已经公布,该研究入选了 534 例阵发性心房颤动患者,给予 ATP 后发现有 284(53%)患者存在隐匿性传导,将其随机分至腺苷引导消融组和未进一步消融组。消融后 3 个月至 1 年期间,无房性心动过速复发生存率分别为 69.4%和 42.3%,相对危险减少 56%($P<0.001$)。因此,该研究推荐 ATP 引导肺静脉电隔离应作为治疗常规。但是,从研究结果中我们不难发现,初始消融后隐匿性传导发生率较高(53%),这与使用的消融方法密切相关。ADVICE 研究同此前的研究类似,虽运用了冷盐水灌注消融导管,但未结合三维标测系统,仅依靠环状电极作为引导进行肺静脉开口电隔离。而 UNDER-ATP 研究,利用三维标测系统和环状电极的引导,将电生理与解剖相结合进行消融,以肺静脉前庭作为消融靶点,不仅可有效消融肺静脉肌袖,隔离肺静脉,而且可以损伤肺静脉开口处的异位灶,包括局部自主神经节丛、碎裂电位,阻止潜在的肺静脉前庭部位的微折返和颤动样传导。因此,临床效果明显更优,隐匿性传导发生率更低。此外,随着现在压力监测导管或第二代冷冻球囊的使用,隐匿性传导发生率进一步降低,研究显示为 5%~15%。因此,在目前以及未来的消融技术下,使用 ATP 激发试验的作用将大大减少。

尽管 ADVICE 研究证实了初始消融后存在隐匿性传导的患者进一步消融能够减少房性心动过速的复发,但是对于全部接受肺静脉电隔离的患者,包括持续性房颤及长程持续性房颤,ATP 引导的消融策略对临床的影响并未回答,而 UNDER-ATP 研究更全面地进行了评估。另外,ADVICE 研究入选的病例数相对太少,仅 284 例,而 UNDER-ATP 研究随机入选 2113 例,这也是其更具说服力的方面。

因此,综上所述,在房颤导管消融治疗的发展过程中,ATP 引导肺静脉隔离对于提高手术成功率,减少房性心律失常,改善预后起到了非常重要的作用,随着冷盐水灌注消融导管,基于三维标测锡荣肺静脉前庭消融策略的应用,肺静脉电隔离安全性及成功率大大提高,通过 UNDER-ATP 试验证实与标准肺静脉隔离相比,ATP 引导肺静脉隔离不改善房颤患者导管消融预后。因此 ATP 激发试验的临床价值已"江河日下"。目前压力监测导管或第二代冷冻球囊逐渐普及,ATP 引导的消融策略似乎更有"画蛇添足"之嫌,同样也需要更多的临床研究去进一步证实。

参考文献

Andrade JG, Monir G, Pollak SJ, et al.2014.Pulmonary vein isolation using 'contact force' ablation: the effect on dormant conduction and long-term freedom from recurrent atrial fibrillation—a prospective study.Heart Rhythm, 11:1919-1924.

Cappato R, Calkins H, Chen SA, et al.2010.Updated worldwide survey on the methods, efficacy, and safety of catheter ablation for human atrial fibrillation.Circ Arrhythm Electrophysiol, 3:32-38.

January CT, Wann LS, Alpert JS, et al.2014.2014 AHA/ACC/HRS guideline for the management of patients with atrial fibrillation: a report of the American College of Cardiology/American Heart Association Task Force on Practice Guidelines and the Heart Rhythm

Society.J Am Coll Cardiol,64(21):e1-76.

Kobori A,Shizuta S,Inoue K,et al.2015.Adenosine triphosphate-guided pulmonary vein isolation for atrial fibrillation:the UNmasking Dormant Electrical Reconduction by Adenosine TriPhosphate(UNDER-ATP)trial.Eur Heart J,36(46):3276-3287.

Kumagai K,Naito S,Nakamura K,et al.2010.ATP-induced dormant pulmonary veins originating from the carina re-gion after circumferential pulmonary vein isolation of atrial fibrillation.J Cardiovasc Electrophysiol,21:494-500.

lePolaindeWaroux JB,Weerasooriya R,Anvardeen K,et al.2015.Low contact force and force-time in-tegral predict early recovery and dormant conduction revealed by adenosine after pulmonary vein isolation.Europace,17:877-883.

Macle L,Khairy P,Weerasooriya R,et al.2015.Adenosine-guided pulmonary vein isolation for the treatment of paroxysmal atrial fibrillation:an international,multicentre,ran-domised superiority trial.Lancet,9994:672-679.

Miyazaki S,Taniguchi H,Nakamura H,et al.2015.Adenosine triphosphate test after cryothermal pulmonary vein isolation:creating contiguous lesions is essential for eliminating dormant conduction.J Cardiovasc Electrophysiol,[Epub ahead of print].

9. 遗传性心律失常的导管消融新进展

上海交通大学医学院附属新华医院　王群山　李毅刚

近 20 年来,人们对遗传性心律失常的电生理机制有了新的认识,导管消融治疗取得重大进展,然而仍有许多尚未阐明的问题需要继续深入研究。室性心律失常特别是心室过速(室速)、心室颤动(室颤)时常发生在这些遗传性心律失常患者中,但是药物治疗效果却不甚理想;置入型心律转复除颤器(ICD)虽然是遗传性心律失常患者预防猝死的一线治疗,但是室速、室颤反复发作导致 ICD 多次放电治疗可降低患者生活质量,损害心功能;导管消融治疗可有效控制室速、室颤发作,减少 ICD 放电治疗的次数,因此日益受到心内科医生的青睐。本文结合部分遗传性心律失常的导管消融治疗最新进展进行概述。

一、Brugada 综合征

1992 年,Brugada 兄弟首先报道。心电图表现右胸导联(V1-V3)ST 段抬高,T 波倒置、双向或正立。类右束支传导阻滞改变。心电图变化可间歇出现,以 1 型最具诊断价值。正常 QTc 间期。用 Ic 类钠通道阻滞剂阿义马灵 1mg/Kg,氟卡尼 2 mg/Kg 或普鲁卡因胺 10 mg/Kg 静脉注射可激发 V1、V2 导联 ST 段抬高。静脉用异丙肾上腺素可抑制,而乙酰胆碱可促进心电图变化。

致命性室性心律失常发作引起反复晕厥和猝死;占所有心脏猝死者的 7.7%;特发性室颤患者中达 8%~21%。昏倒或心搏骤停等临床表现多见于 30—40 岁(儿童期少见),男:女患病比例约 8 : 1。Brugada 等报道无论有无症状,临床诊断 3 年内猝死接近 30%;Priori 等报道从出生到 60 岁,28% 的患者至少有一次心搏骤停。心脏无结构异常。心脏事件在睡眠(心动缓慢)或休息时发生。或为发热、用三环抗抑郁药、可卡因所诱发。

Brugada 综合征为常染色体显性遗传,亚洲多见。*SCN5A* 基因突变见于 20%~25% 的临床病例,*GPD1-L* 基因突变见于 1% 尚有 BrS3、BrS4、BrS5。BrS1 致病基因与 LQT3 同为心脏钠通道基因 *SCN5A* 突变所致,但 BrS1 为功能缺失而 LQT3 为功能获得。有报告 BrS1 和 LQT3 有重叠表型。近年还发现家族性心脏传导系统疾病与扩张型心肌病伴 *SCN5A* 基因突变。

异丙肾上腺素,磷酸二酯酶Ⅲ抑制剂(西洛他唑),奎尼丁等能使心电图表现正常化,但能否预防心脏性猝死尚待研究。安置 ICD,作为一级或二级预防。目前 ICD 置入是唯一有效预防 Brugada 综合征患者猝死的措施。

对 Brugada 综合征进行导管射频消融治疗近年取得重要进展。在早期,有人认为,Brugada 综合征的室速、室颤是由右室流出道起源室早引起,从而试图通过消融右室流出道起源室早达到预防恶性心律失常的目的,然而效果并不理想,因为 Brugada 综合征的患者室早不一定很多,而且室早也未必与室颤相关。但是,在电生理检测的过程中,S Nagase 等发现右室流出道心外膜面可以标测到传导显著延迟的舒张期电位,Haïssaguerre 认为这些发现与所谓 2 相折返机制相矛盾。因此,一部分临床电生理学者认为,Brugada 综合征实际上是右室流出的道心肌,尤其是心外膜心肌除极异常,从而导致恶性心律失常。Nademanee 通过对 Brugada 综合征患者进行右室流出道心内膜及心外膜标测,发现右室流出道游离壁前壁心外膜面存在慢传导、低电压、碎裂电位区域,通过对右室流出道心外膜前壁进行片状消融,可以有效控制 Brugada 综合征的症状。Sunsaneewitayakul 通过非接触式球囊标测也发现,右室流出道在 QRS 波群后也就是 J 点后 60ms 以上存在晚除极现象,通过对该区域进行心内膜消融可以达到改良 Brugada 综合征临床症状的目的。2015 年,Pieroni 等在 Circulation 第一次报道一例 Brugada 综合征患者心室异常基质显著进展,出现室颤复发(图 3-17)。进一步揭示 Brugada 综合征异常心电现象和心律失常潜在的电解剖基质和结构异常基础

(图 3-18),异常基质进展可能导致室颤复发。

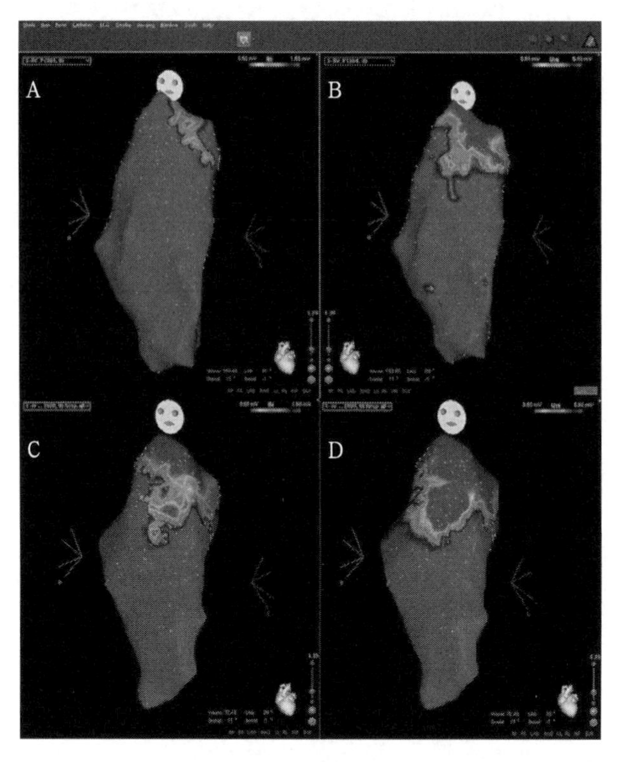

图 3-17　电解剖标测显示,右室流出道心内膜低电压疤痕区

(双极为 A 和 C,单极为 B 和 D)均显著扩大(2011 年为 A 和 B,2013 年为 C 和 D)

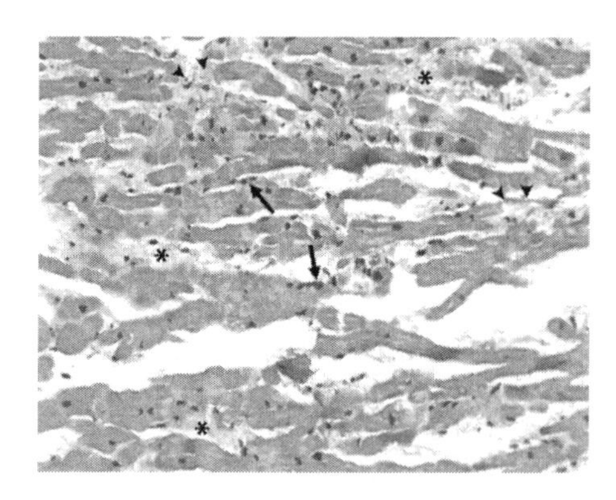

图 3-18　组织活检提示,炎性浸润间质水肿,局部心肌细胞坏死

二、致心律失常性右室心肌病

致心律失常性右室心肌病(arrhythmogenic right ventricular cardiomyopathy,ARVC)是一种遗传性心肌疾病,病变主要累及右室(RV),以 RV 心肌不同程度地被脂肪或纤维脂肪组织代替为特征。临床主要表现为右心室扩大、室性心律失常和猝死,但亦可无症状。人群中 ARVC 的发病率约为 1/1000~1/5000。ARVC 的诊断主要根据:①相关病史,如既往史、家族史和家族中有无早年(≤35 岁)猝死者。②可疑征兆,注意运动后有否心悸、频发室性早搏、发作性晕厥等。③临床表现,主要是不明原因的心脏增大和室性心律失常。④各项辅助检查结果,在排除其他各类心脏病和各种胸、肺疾病后,临床可诊断本病。其中磁共振显像可精确测定 RV 各种形态和功能改变以及左室受累情况(图 3-19)。可鉴别正常心肌与脂肪或纤维脂肪组织。目前国内外大量研究支持磁共振显像在 ARVC 诊断中的敏感性显著优于常规心脏超声,同时磁共振显像作为 ARVC 诊断中的主要标准之一。

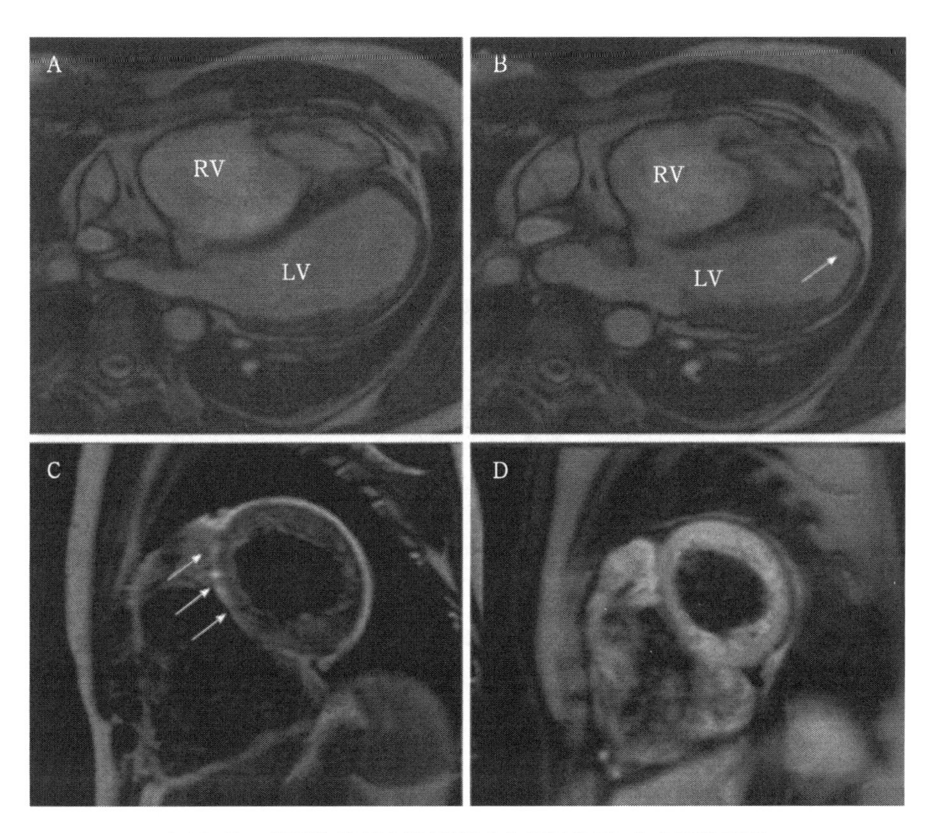

图 3-19 ARVC 病例心脏延迟磁共振显像图,左室轻微受累

ARVC 是一种以编码桥粒蛋白的基因发生突变为主要病因的遗传性心脏病。家系研究发现 ARVC 是一种常染色体显性遗传病。目前已确定 9 种不同的染色体显性遗传与本病相关,包括 plakoglobin(JUP)、desmoplakin(DSP)、plakophilin-2(PKP2)、desmoglein-2(DSG2)、desmocollin-2(DSC2)、转化生长因子 β-3(transforming growth factor beta-3,TGFβ3)、跨膜蛋白 43(transmembrane protein43,TMEM43),以及结蛋白(desmin,DES)口核纤层蛋白 A/C(Lamin A/C,LMNA)。

ARVC 的药物治疗可选用Ⅰa、Ⅰc 或Ⅲ类抗心律失常药和 β 受体阻滞剂。视病情可单独应用,也可联合用药。应用 β 受体阻滞剂可减少猝死的危险。非药物治疗如:①导管射频消融术。②置入型心律转复除颤器(ICD):对反复发作和(或)药物无效室速患者,能可靠终止致死性心律失常,改善长期预后,明显优于药物或其他疗法。③手术治疗:适用于药物治疗无效的致命性心律失常患者。视病情可施行 RV 切开术、RV 局部病变切除术、心内膜电灼剥离术和 RV 离断术。④心脏移植:对难治性反复性室速和顽固性慢性心力衰竭患者,作心脏移植是最后的选择。

目前的指南推荐,高危患者如室速频率 220 次/分,且有黑矇、晕厥或家族性猝死病史的患者,都应常规建议其置入 ICD。置入 ICD 也存在一定风险,如右心室穿孔、电极位置不佳、边缘参数致 ICD 功能不当。室速频繁发作,ICD 多次放电,甚至发生电风暴。

利用三维标测系统进行基质标测,结合拖带、起搏标测对 ARVC 室速进行线性消融取得较好的疗效。

对于因各种原因无法置入 ICD 或 ICD 置入后室速频繁发作的 ARVC 室速患者,导管消融作为治疗选择之一,是安全、有效的,可减少甚至根除室速发作。尽管国际上有研究在探索成功导管消融术后能不能避免 ICD,但考虑到 ARVC 是进展性疾病,而且现有技术不一定能达到心肌不可逆性透壁损伤,因此现阶段在导管消融后仍置入 ICD 可能是更安全的选择。

近年的研究发现,与单纯心内膜导管消融治疗 ARVC 室速相比,心内膜、心外膜联合同时进行消融的策略长期成功率(3 年)更高(84% *vs* 52%)。结合患者的病史资料、室速时心电图特点、心内膜标测信息、心脏影像资料等有助于提示可能需要选择心外膜途径(图 3-20),特别是部分经过心内膜导管消融术后复发的病例。在经验丰富的心脏电生理中心,ARVC 室速行心外膜途径进行导管消融的结果较好,但是心外膜途径进行导管消融有一定的操作难度,并且存在严重并发症(包括死亡等)的风险,总体报道相关并发症的发生率约 6%。

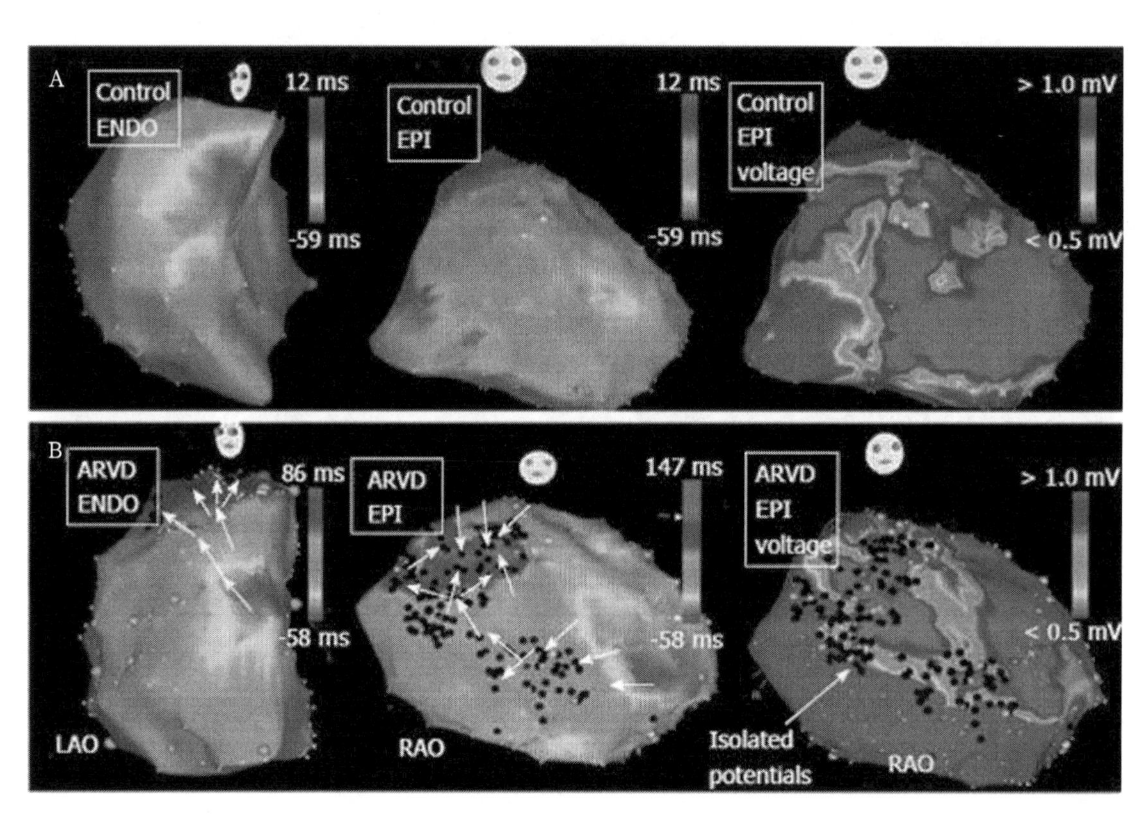

图 3-20 对照(A)和 ARVC 病例(B)心内膜与心外膜激动传导图与心外膜电压图

三、儿茶酚胺敏感性多形性室速

1978 年,由 Coumel 等首先报告,肾上腺素能活性增高(身体运动或感情激动)引起室速导致昏倒或猝死;心脏无结构异常,平时心电图无异常表现,少数心动过缓。常染色体显性(CPVT1)或隐性(CPVT2)遗传。起病平均年龄为 12 岁,30% 患者有家族性早发猝死病例。由运动或情绪激动所诱发昏倒,常为首发症状,但半数患者以猝死或心搏骤停(未致死)为首发症状(原因不明心室颤动,IVF)。

14% 有家族遗传病史。现在发现 CPVT 与常染色体遗传有关,包括 *RyR2* 基因相关的常染色体显性遗传和 *CASQ2* 基因相关的常染色体隐性遗传。目前在这两个基因上共发现了 150 个变异。*RyR2* 和 *CASQ2* 都是编码心肌细胞上钙离子通道的基因。正常情况下,心脏节律是由窦房结控制的,其发出信号,指挥心肌细胞上的钙离子通道释放钙离子。但当心肌细胞中的钙离子通道变异时,便不再受窦房结的指挥,特别是在运动或情绪激动时，交感神经兴奋释放肾上腺素，使钙离子通道敏感性增加，提前释放钙离子，引起心律失常而导致晕厥或猝死。

CPVT 患者的快速型室性心律失常大多是由交感神经活性的突然增加所触发的。负荷试验：随负荷量增加出现室早（心率达 100～120 次/分）—非持续性室速—持续性室速—典型双向性室速（也可有室上速），可发展为室颤（图 3-21）。目前对 CPVT 的治疗关键是维持最大耐受剂量的 β 受体阻滞剂。此外，任何可能导致恐惧或疼痛的应激都可能触发致命性心律失常。

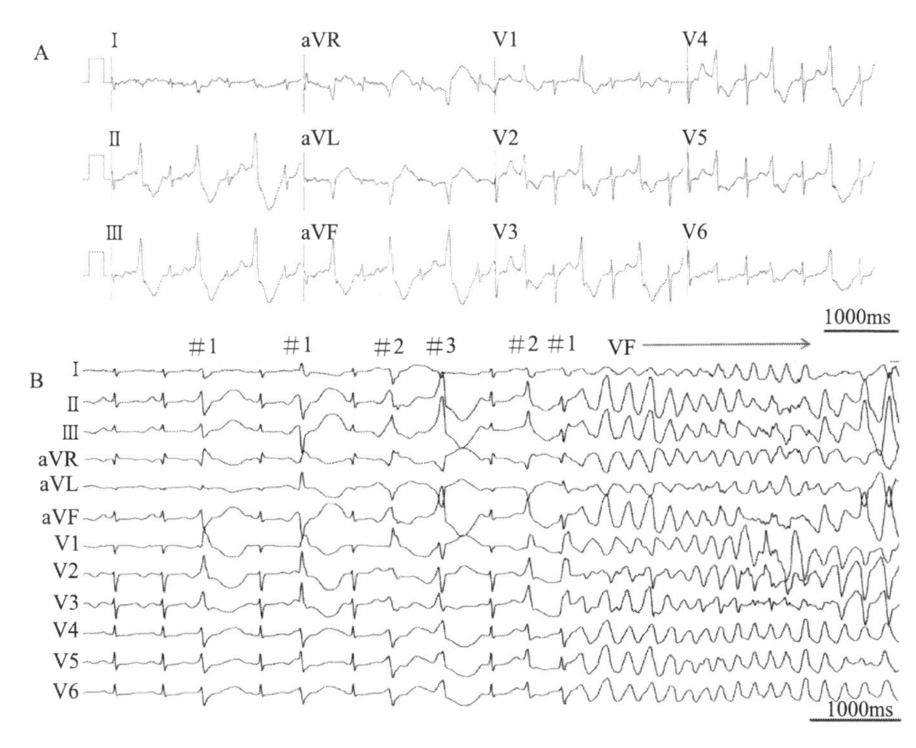

图 3-21　平板运动试验记录到 CPVT

反复心搏骤停的 CPVT 患者需安装置入式心脏复律除颤器（ICD）。虽然 β 受体阻滞剂有疗效，但这些患者可能需要同时安装 ICD 进行预防，以防止心脏骤停复发。此外，最大耐受剂量的 β 受体阻滞剂也不能完全控制心律失常，可考虑将置入 ICD 作为心搏骤停/猝死的预防措施。

左心交感神经切除术是通过非开胸手术，切除支配心脏的一些细的交感神经分支，以减少肾上腺素的释放。对通过 β 受体阻滞剂和置入 ICD 仍不能全面预防症状的患者，或者担心 ICD 可能触发新的心律失常而不愿安装 ICD 者，行左心交感神经切除术后再联用 β 受体阻滞剂可能消除 CPVT 患者的症状。

针对可能触发室颤的室早进行导管消融可以减少 ICD 放电治疗的次数。Kaneshiro 等报道 1 例 CPVT 患者成功进行了室颤触发灶的消融，两种不同形态的室早分别来源于左室间隔下部和左冠状动脉窦，局部记录到提前的浦肯野电位和孤立期前电位，起搏标测几乎匹配一致，消融成功。随访未见晕厥发作，ICD 无室速室颤事件。

尽管，目前导管消融治疗对于遗传性心律失常仍处于辅助地位。但如何对疑似患者进行危险分层，哪些患者需要置入 ICD 预防心脏性猝死，也需要更多研究。临床随访遗传性心律失常患者及其家族成员，分析疾病进程、预后和治疗相关问题可有助于我们获得更多理解。更多致病基因的定位和分子生物学技术迅速进展使精准治疗有了曙光。随着对遗传性心律失常电生理机制的认识加深，这方面的进一步发现对于导管消融治疗会有很大帮助。

10. 室性心律失常的治疗策略

南京医科大学附属第一医院　曹克将

一、室性心律失常是心脏性猝死的主要原因

我国心脏性猝死(SCD)的总人数约为54.4万/年,80%以上的SCD是由室性心律失常(VA)所致,恶性室性心律失常是现代社会心血管疾病中主要致死、致残原因,故对VA的有效防治可减少SCD的发生率。

在过去的20年中,由于应用预防措施减少了冠心病和心力衰竭的危险因素,发达国家的心血管死亡率已明显降低。即便如此,心血管疾病仍可造成全世界每年约1700万病人死亡,其中25%源于SCD。男性发生SCD的风险高于女性,并且随着年龄的增长而增加;每10万人中,每年约有1.40名女性发生SCD(95%可信区间0.95,1,98),男性则为6.68(95%可信区间6.24,7.14)。

SCD相关的心脏病在年轻人和中老年人中分布不尽相同。在年轻的患者中,主要为离子通道病、心肌病、心肌炎及滥用毒品;中老年个体中,则主要是慢性退行性疾病:冠心病、心脏瓣膜病及心力衰竭。鉴定不同年龄段患者SCD发生的明确病因比较困难,例如老年患者可能患有多种慢性心血管疾病,很难确定到底哪种疾病导致了SCD;同样,年轻患者即使尸检后,也很难鉴别其SCD的病因,诸如不会导致心脏结构异常的遗传性离子通道病或药物引起的心律失常。

1. *普通人群心脏性猝死的风险评估*　对于遗传性心律失常,心电图和心脏二维超声检查在临床实践中起重要作用,有助于早期发现患者的SCD风险。目前,意大利和日本已建立ECG检查系统,这有助于发现无症状的遗传性心律失常患者;欧美专家支持对运动员进行赛前检查,国际奥委会也已通过此决策。考虑到心律失常日益增长的患病风险、对于结构性心脏病或遗传性心律失常患者,在进行高强度体育锻炼时SCD的风险有可能增加,我们推荐将临床评估、个人或家族病史采集以及12导联心电图常规应用于这些人群是应该的。

2. *猝死患者家族成员的筛查*　对于心律失常致猝死患者的家族成员,遗传性致心律失常疾病的概率高达50%,尤其是离子通道病、心肌病及家族性高胆固醇血症。有鉴于此,应当将类似事件的潜在风险告知猝死患者的一级亲属,并对其进行相关检查,包括:病史采集和体检、心电图、心脏二维超声或磁共振、基因检测等。由于遗传性心律失常的外显率与年龄相关,并有不完全表达的特征,家族中的年轻人应定期随访。如果仍无症状或没有新的家族事件出现,在成年时期可减少随访次数。当某一患者有遗传性心律失常病潜在的可能时,应对其进行DNA取样,并进行分子检测;如若诊断确立,其所有家族成员均应进行基因筛查。

3. *可疑或有记录的室性心律失常患者的筛查*　对于有心悸、晕厥前兆和晕厥3种最重要的与VA相关的临床表现的患者,需要全面的病史采集和相关检查来排除。检查包括12导心电图、动态心电图、心脏超声、运动试验等无创性检查。心脏电生理(EPS)为一有创性检查。需要特别强调的是,对于心律失常导致的晕厥患者,如无创检查不能明确诊断时,应需对其进行EPS测试。统计数据表明,慢性束支阻滞合并射血分数下降(<45%)的晕厥患者,EPS诱发室速的成功率可高达42%。

二、室性心律失常的治疗策略

1. *一般处理*　一般处理应综合考虑多种因素,包括心律失常的种类、针对相关可能导致或加重心律失常的基础疾病与诱因的治疗,以及抗心律失常治疗措施可能带来的风险与获益比等。

2. *抗心律失常药物*　对于无结构性心脏病患者偶发的室性早搏与非持续性室性心动过速,原则上不

用抗心律失常药物;对于症状明显的无结构性心脏病VA患者,大多数可首先β受体阻滞剂、普罗帕酮、美西律等,要尽量避免使用Ⅲ类抗心律失常药物;对于结构性心脏病VA,在积极治疗原发病与去除诱发因素的基础上,服用适当的抗心律失常药物。

(1)β受体阻滞剂:对于合并或不合并心力衰竭患者,β受体阻滞剂在治疗VA、降低SCD发生率方面效果较显著。β受体阻滞剂以其安全性及有效性,被视为首选的抗心律失常药物。然而,最近的一项回顾性研究表明,34 661例合并两种或两种以上的休克因素(如:年龄>70岁,心率>110bpm,收缩压<120mmHg)的ST段抬高性心肌梗死(STEMI)及非ST段抬高性心肌梗死(NSTEMI)患者,其发生休克或死亡的风险在使用β受体阻滞剂患者组中明显升高[NSTEMI:OR=1.23(95% CI:1.08~1.40),$P=0.0016$;STEMI:OR=1.30(95% CI:1.03~1.63),$P=0.025$]。尽管如此,β受体阻滞剂仍是治疗VA、预防SCD的一线药物。

(2)胺碘酮:胺碘酮为广谱抗心律失常药物,能够抑制去极化钠电流及复极化钾电流,通过影响自律性及折返,来阻碍或终止室性心律失常。不同于钠通道阻滞剂,胺碘酮并不增加心力衰竭患者的死亡率。一项荟萃分析表明,将8522例陈旧性心肌梗死或收缩性心力衰竭患者随机分入胺碘酮或安慰剂对照组,在每1000例胺碘酮治疗组患者中,即可避免5例全因死亡、24例心血管相关死亡和26例猝死。尽管没有达到统计学差异,但全因死亡的绝对风险降低了1.5%。然而,长期静脉应用胺碘酮会并发复杂的药物间反应及大量心脏外器官的不良反应,包括对甲状腺、皮肤、肺及肝等器官的损害,需要常规检测肺、肝、甲状腺等器的功能。一般来说,使用胺碘酮的时间越长、剂量越大,发生药物不良反应而终止用药的可能性就越大。相对于安慰剂,有10%的患者终止了胺碘酮治疗。

(3)索他洛尔:索他洛尔通过抑制外向钾电流延长动作电位,并具有β受体阻滞作用,能够有效抑制室性心律失常。一项关于146例置入ICD的持续性VA患者的研究表明,索他洛尔能够显著降低持续性VA患者的复发率,但并不提高生存率。另一项研究纳入3121例合并左室功能不全的心肌梗死后患者,因为索他洛尔治疗组患者的死亡率显著升高[RR=1.65(95% CI:1.15~2.36),$P=0.006$]而被迫中止,可能与其致心律失常作用相关。因此,不应对未置入ICD的患者使用索他洛尔,对于使用剂量偏大的索他洛尔患者需要细致的心电监测。

(4)药物联合治疗:在抗心律失常药物的单药治疗以及非药物治疗措施如导管消融或ICD等不能明显抑制心律失常发作的情况下,可考虑药物联合治疗。例如已置入ICD并伴有频发室速的患者,可联合使用钠通道阻滞剂和钾通道阻滞剂(如美西律联合索他洛尔,胺碘酮联合普罗帕酮)、β受体阻滞剂联合胺碘酮可降低ICD电风暴。值得注意的是许多患者因药物联合应用致不良反应增加,最终需终止治疗。因此,药物联合应用时需要严密的心电图及心脏功能监测。

3. *装置治疗*

(1)置入型心律转复除颤器(ICD)治疗:ICD是预防室性心律失常猝死最有效的治疗措施之一,AVID、CASH和CIDS等心脏性猝死二级预防临床研究与MADIT、MUSTT、MADIT II和SCD-HeFT等心脏性猝死一级预防临床试验均证实,ICD可明显降低死亡率。但ICD治疗并非十全十美,存在以下问题:反复发作的VA致ICD频繁放电明显降低患者生活质量;多次更换ICD装置可能导致感染;过度感知可能造成不适当放电。另外,ICD价格昂贵,目前在我国尚有很多患者难以承受。

(2)全皮下ICD(S-ICD):S-ICD系统包括电极导线、皮下隧道针、脉冲发生器和程控系统等。皮下除颤电极导线为多股电缆核心设计,绝缘层为聚氨酯;感知方式为双极,单除颤线圈,其导线具有优异的抗张强度和抗磨损能力。相关数据表明,S-ICD能够有效预防SCD。一项大型临床试验纳入330例患者,其中304例患者成功置入S-ICD。平均随访11个月,结果显示,无导线放置失败或相关严重并发症发生;21例患者共发作119阵快速性VA并触发放电,其中118次阵成功终止、1次阵强度减弱;13%的患者由于室上速发作或T波升高致不适当放电。最近报道的“真实世界”注册研究也显示,472例患者平均随访18个月,其中85例患者发生了317阵VA,53%的室速或室颤被成功终止,仅有1例患者由于频发室颤及心动过缓而死亡。S-ICD不适用于需起搏治疗的患者、需要进行心脏再同步治疗(CRT)者及不适用于需抗心动过速起搏(ATP)终止快速型心律失常的患者。

(3)可穿戴心律转复除颤器(WCD):WCD是一种放置在可穿戴背心中的体外除颤器(包括导线和导电垫),相关研究证实,WCD能够成功感知并终止室速或室颤。目前大样本的随机对照临床研究虽不多,但相关的临床研究已经表明,WCD可成功应用于有潜在致命性VA风险的患者。

4. 导管消融

(1)瘢痕相关性室速:许多临床研究已经证实,导管消融已成为瘢痕相关性心脏病室速或室颤患者的重要治疗选择。两项前瞻性、随机与多中心临床研究数据显示,导管消融能够显著减少缺血性心脏病患者的室速发作和ICD电击治疗;对于无休止室速及电风暴患者,导管消融能减少或终止持续性室速的反复发作。导管消融治疗有基础心脏病患者室速的可能并发症包括:卒中、瓣膜损伤、心脏压塞及房室传导阻滞等。现阶段尚缺少相关前瞻性的随机对照研究来证实导管消融能够降低死亡率。

(2)无结构性心脏病室速:无结构性心脏病患者发作的室速又称为特发性室速,通常起源于右室或左室流出道,触发活动是最可能的病理生理机制,因而在消融过程中,标测到最早的触发靶点能够获得很高的成功率,此类人群SCD的发生率极低。与结构性心脏病室速患者相比,导管消融特发性室速成功率高,相关并发症低。2015年欧洲室性心律失常治疗和SCD的预防指南将导管消融作为ⅠB类推荐。

三、室性心律失常的病因治疗与心脏性猝死的预防

1. 急性冠脉综合征患者

(1)急性冠脉综合征相关室性心律失常的治疗:急性冠脉综合征(ACS)和急性心肌梗死后发作的心律失常是SCD的常见原因,相当数量的SCD事件在ACS患者入院前发生,另有高达6%的ACS患者在发病后的48h内发生室速或室颤。因此,快速且完全的血运重建、非药物治疗(电复律、除颤、起搏和导管消融)、及药物治疗(非抗心律失常药物和抗心律失常药物)有助于控制此类患者的室性心律失常。

(2)急性冠脉综合征相关的心脏性猝死的预防和处理(入院前期):随着治疗技术的发展,ST段抬高性心肌梗死患者的院内死亡率显著降低。尽管如此,梗死相关症状发生的最初数小时内发生的猝死仍是急性心肌梗死的主要致死原因。对于胸痛患者,缩短其症状出现到接受初始治疗的时间和接受初始治疗到再灌注的时间至关重要。医疗团队应具备识别ACS心电图和初步处理心搏骤停的能力。复苏后护理应在能够进行冠脉介入手术、电生理检查、心脏辅助装置置入、心血管外科手术和低温治疗的中心进行。

(3)急性冠脉综合征相关的心脏性猝死的预防和处理(住院期间):由于公众对于SCD的预防意识明显提高,近年来院外心搏骤停患者的入院存活率显著提高。不论在复苏前还是在复苏后早期阶段,均提倡对ST段抬高性心肌梗死患者行急诊冠脉造影术和再灌注治疗。然而,有25%~58%的病例并不出现ST段抬高,对于这部分患者需排除冠状动脉阻塞或血栓形成。院外心搏骤停的幸存者在急诊处理后应尽快行冠脉造影术,以明确病因诊断。对于ACS引起的复发性或持续性室速/室颤,成功的再灌注是预防进一步心律失常的关键治疗,需尽早进行。

2. 心肌梗死后冠状动脉稳定、射血分数正常的患者　血运重建和二级预防治疗能够保证大多数急性心肌梗死患者的左室射血分数在正常范围内,这部分患者发生SCD的风险显著低于左室射血分数严重下降的患者。尽管如此,相当数量的SCD患者的左室射血分数在正常范围,因此对于中度SCD风险的患者中也应当进行SCD风险评估,例如:左室功能正常的心肌梗死后患者发生不明原因晕厥,应考虑进行心室程序刺激;若室颤患者早先发生急性心肌缺血,应考虑进行冠脉血运重建来降低该类患者发生SCD的风险;对心肌梗死后发生VA的患者,可考虑使用胺碘酮来缓解症状;对心肌梗死后间隔多年发作的室速,可用导管消融进行治疗。

3. 遗传性心律失常的患者

(1)长QT综合征的治疗:①改变生活方式:避免服用延长QT间期的药物;纠正电解质紊乱;1型长QT综合征患者不能游泳、2型长QT综合征患者避免噪声。②推荐临床确诊为长QT综合征的患者服用β受体阻滞剂;基因突变携带者或QT间期正常的患者也应服用。③推荐发生过心搏骤停的长QT综合征患者

置入ICD,同时服用β受体阻滞剂;发生过晕厥的、或服用足够剂量β受体阻滞剂的患者仍有室速发作的患者,推荐置入ICD。④对于β受体阻滞剂无效、不能耐受或有禁忌证的长QT综合征患者、拒绝置入ICD或有ICD置入禁忌证的患者及ICD频繁放电的患者,应考虑行去心交感神经切除术。

(2)Brugada综合征的治疗:①改变生活方式,避免服用导致右胸导联ST段抬高的药物;避免过量摄入乙醇及暴饮暴食;发热时需要紧急服药。②对于心搏骤停的幸存者和曾自发持续性室速或室颤的Brugada确诊患者,推荐置入ICD。③诊断为I型Brugada综合征或发生过晕厥的患者,考虑置入ICD。④应用奎尼丁或异丙肾上腺素治疗Brugada患者发作的电风暴;有ICD置入禁忌证或合并室上性心律失常的患者,推荐服用奎尼丁。

(3)儿茶酚胺敏感性多形性室速(CPVT)的治疗:①改变生活方式,避免剧烈活动、体育锻炼和情绪激动。②临床确诊的儿茶酚胺敏感性室速患者,均应服用β受体阻滞剂。③对发生过心搏骤停、频发晕厥、或发作双向性/多形性室速的儿茶酚胺敏感性室速患者,推荐ICD置入、口服β受体阻滞剂、联合或不联合氟卡尼。④对基因型阳性患者的家族成员,即使运动试验阴性,也应考虑服用β受体阻滞剂。

11. 伊伐布雷定临床应用的证据

上海交通大学医学院附属仁济医院　王新华

多项研究表明，静息心率增快是普通人群心血管风险升高的标志之一，也是冠心病患者发生冠脉缺血事件、心血管死亡、心源性猝死的独立预测因子。心力衰竭时心率增快往往与交感神经过度激活有关，导致心肌氧耗增加、舒张期灌注减低，在心力衰竭病理生理进展中起到重要作用，是心力衰竭恶化住院、全因死亡和心血管死亡的独立预测因子。

一直以来，β受体阻滞剂和非双氢吡啶类钙离子拮抗剂是两种主要的降低心率药物，但有负性肌力、负性传导的特点。伊伐布雷定（Ivabradine）是超极化激活环核苷酸门控通道（hyperpolarization-activated cyclic nucleotide-gated channel，HCN）的特异性阻滞剂，选择性抑制窦房结细胞HCN通道，减弱内向性Na^{+}-K^{+}混合性离子流——起搏电流（If），降低起搏细胞舒张期自动除极速率，从而减慢窦性心律。伊伐布雷定特异性作用于窦房结，不影响血压、心肌收缩性、心脏传导和心室复极，是目前唯一降低心率而没有负性肌力和负性传导作用的药物，因此，该药不会出现其他降低心率药物的不良反应。近年来发表了数项大型临床研究结果，证实了伊伐布雷定治疗收缩性心力衰竭的作用，此外，尚有不少研究报道了治疗稳定型心绞痛、不适当窦性心动过速的结果，现简述如下。

一、伊伐布雷定的药理学

伊伐布雷定降低心率效应呈剂量依赖性，以15~20mg给药时，心率下降与剂量呈线性关系，再增加剂量疗效达到平台期；心率降幅亦取决于基线心率水平，基线心率越快，心率降幅越明显。伊伐布雷定0.5~20mg给药表现为线性药动学。口服后迅速被胃肠吸收，空腹时口服后1h血浆浓度达峰，生物利用率40%。伊伐布雷定70%血浆蛋白结合，稳态血浆分布容积100L。伊伐布雷定主要由肝和肠道的P450（CYP）3A4代谢。抑制或诱导CYP 3A4的药物均影响其血浆浓度，活性代谢产物为N-去甲基伊伐布雷定（S18982），也由CYP 3A4代谢。伊伐布雷定4%以原药形式由尿液排出，代谢产物等比例经粪便和尿液排出。

伊伐布雷定推荐起始剂量5mg，1天2次，既往有传导阻滞、心动过缓相关的血流动力学异常或年龄>75岁患者，起始剂量2.5mg，1天2次。根据心率水平和耐受性调整剂量，目标静息心率为50~60次/分。最大剂量7.5mg，1天2次。肝功能轻中度异常无须调整剂量，但严重肝功能异常禁忌，肌酐清除率>15ml/min患者无需调整剂量，但严重肾功能受损或终末期肾病患者谨慎用药。

二、伊伐布雷定治疗心力衰竭的临床研究

迄今有两项大型临床研究评价了伊伐布雷定治疗心力衰竭的安全性和有效性。SHIFT研究（systolic heart failure treatment with the if inhibitor ivabradine trial）和BEAUTIFUL研究（morbidity-mortality evaluation of the if inhibitor ivabradine in patients with coronary artery disease and left ventricular dysfunction）。

1. SHIFT研究　SHIFT研究结果发表于2010年，采用随机、双盲、安慰剂对照设计，旨在评价优化药物治疗基础上加伊伐布雷定是否能减少慢性心力衰竭和左室功能异常患者的心血管事件发生率。入选标准为18岁以上、窦性心律（静息心率≥70次/分）、NYHA分级Ⅱ~Ⅳ级的心力衰竭患者，症状稳定4周以上、既往1年内曾因心力衰竭恶化住院治疗、左室射血分数（LVEF）≤35%。

SHIFT研究共纳入6605例病例，随机分为伊伐布雷定组（n=3241）或安慰剂组（n=3264）。研究初级终点为心力衰竭住院和心血管死亡的复合终点。结果显示伊伐布雷定显著减少心力衰竭恶化住院和心血

管死亡的复合终点(24% *vs*.29%,$P<0.0001$),其减少初级复合终点的效果主要归因于心力衰竭住院的减少(16% *vs*.21%)而不是心血管死亡率的下降(两组心血管死亡率相似)。但试验组心力衰竭死亡率、全因住院率显著低于安慰剂组。

SHIFT 研究的事后分析显示,合并糖尿病的心力衰竭患者达到初级复合终点的比例高于不合并糖尿病的患者(RR=1.18,95% CI:1.07~1.31;$P=0.001$),但不管是否合并糖尿病,伊伐布雷定较安慰剂降低初级终点事件的发生率。此外,虽然左束支传导阻滞(LBBB)导致心力衰竭患者初级终点发生率上升65%、心力衰竭住院增加86%,但是伊伐布雷定可以安全地用于伴有 LBBB 的收缩性心力衰竭患者,且其有益作用与不伴有 LBBB 的患者类似。

伊伐布雷定改善心力衰竭初级复合终点的机制:降低静息和运动后心率,延长舒张期充盈时间,改善冠状动脉血供,提高每搏量,无负性肌力作用。此外,伊伐布雷定被认为有拮抗心室重构的作用。

2. BEAUTIFUL 研究　BEAUTIFUL 研究发表于 2008 年,旨在评价伊伐布雷定能否减少冠心病合并左室功能异常患者的心血管发病率和死亡率。研究入选标准为年龄≥55 岁(糖尿病患者≥18 岁),合并冠心病,LVEF<40%,静息心率≥60 次/分。所有患者心力衰竭症状和(或)心绞痛症状稳定至少 3 个月以上,接受常规药物治疗至少 1 个月以上。

BEAUTIFUL 研究入选 10 917 例患者,随机分为伊伐布雷定($n=5479$)组或安慰剂组($n=5438$)。研究初级终点为急性心肌梗死、新发/恶化心力衰竭住院或心血管死亡。平均随访时间 19 个月。伊伐布雷定并不显著降低研究初级终点,但是静息心率大于 70 次/分的亚组人群,伊伐布雷定显著降低致死性或非致死性心肌梗死住院风险 36%($P=0.001$)和冠脉再血管化治疗风险 31%($P=0.016$)。研究者认为伊伐布雷定未能降低初级终点的可能原因是入选患者的基础心率偏低,导致治疗后的心率下降有限(安慰剂校正后下降 5.6 次/分)。

随着 BEAUTIFUL 研究结果公布,2010 年欧洲批准伊伐布雷定用于 β 受体阻滞剂未能控制心绞痛的患者(静息心率>60 次/分),2012 年 SHIFT 研究结果公布后,伊伐布雷定被批准用于常规治疗无效的稳定性慢性心力衰竭患者。2015 年 4 月美国 FDA 批准伊伐布雷定用于治疗稳定性慢性心力衰竭(NYHA 分级Ⅱ~Ⅳ级,静息窦性心律>70 次/分,合并应用 β 受体阻滞剂或不能耐受)。

三、伊伐布雷定治疗慢性稳定性心绞痛的临床证据

2003 年,Circulation 杂志发表了一项伊伐布雷定治疗慢性稳定型心绞痛的随机对照研究,结果显示该药治疗心绞痛效果呈现剂量依赖性,与安慰剂相比,运动试验时伊伐布雷定组 ST 段压低 1mm 所需时间延长,患者运动耐量提高。后续研究发现,伊伐布雷定显著降低患者每周心绞痛发作频率,降低硝酸甘油服用剂量。INITIATIVE 研究为一项随机、双盲的平行研究($n=939$),结果显示,伊伐布雷定 7.5mg 或 10mg,1 天 2 次在提高运动耐量和降低每周心绞痛发作频率的疗效不差于阿替洛尔 100mg/d。

此外,在进行标准抗缺血治疗的基础上(包含 β 受体阻滞剂),附加伊伐布雷定能提供额外的抗缺血疗效。ASSOCIATE 研究(evaluation of the Antianginal efficacy and Safety of the as sociation of the if current inhibitor ivabradine with a β-blocker)采用多中心、随机、对照双盲设计,纳入 889 例接受阿替洛尔基础治疗的稳定型心绞痛患者。结果显示与安慰剂相比,伊伐布雷定显著延长总运动时间、推迟发作心绞痛时间和 ST 段压低 1mm 时间,且伊伐布雷定耐受性良好,90%以上患者剂量提高到 7.5mg,1 天 2 次。ADDITIONS 研究(practical daily efficacy and safety of procoralan in combination with beta blockers)为非干预性、多中心、开放性研究,研究纳入 2330 例正在接受 β 受体阻滞剂治疗的稳定性心绞痛患者,入选患者服用伊伐布雷定 7.5mg,1 天 2 次,研究显示 β 受体阻滞剂基础上附加使用伊伐布雷定显著降低患者心率(由 85 次/分降至 65.6 次/分),并减少每周心绞痛发作次数和硝酸酯类药物剂量,提高生活质量。且长期随访(>1 年)中心绞痛症状改善的疗效仍然维持。

伊伐布雷定尚能应用于特殊的亚组心绞痛患者,REDUCTION 研究(reduction of ischaemic events by reduction of hear trate in the treatment of stable angina with ivabradine)显示,伊伐布雷定治疗 80 岁以上高龄心

绞痛患者是安全的,服药 4 个月后心绞痛发作频率下降、硝酸酯类药物剂量减少。另外,伊伐布雷定不影响糖代谢、无支气管收缩作用,适用于合并糖尿病或哮喘、慢阻肺的冠心病人群。

伊伐布雷定虽能减少心绞痛发作频率、提高运动耐量和生活质量,但不能降低心血管事件发生率和死亡率。SIGNIFY 研究(study assessing the morbidity-mortality benefits of the if inhibitor ivabradine in patients with coronary artery disease)旨在评价伊伐布雷定是否能减少稳定型冠心病但不合并心力衰竭患者(NYHA 分级Ⅰ级)的心血管事件和死亡率。研究纳入19 102例患者,随机分为伊伐布雷定组($n=9550$)和安慰剂组($n=9552$)。研究初级终点为非致死性心肌梗死或心血管死亡的复合终点。平均随访时间为 27.8 个月。结果显示伊伐布雷定不能降低无心力衰竭的稳定型冠心病患者的初级复合终点(6.8% *vs.*6.4%,$P=0.20$),活动受限心绞痛患者的初级终点发生率反而上升($P=0.02$)。

四、伊伐布雷定治疗不适当窦性心动过速(inappropriate sinus tachycardia,IST)的临床证据

IST 是较少见的心律失常之一,表现为静息时或活动早期非阵发性心慌、伴有与体力活动不相称的心率增快,一般不伴有心脏结构和功能异常的依据。IST 最早于 1979 年被描述,多发于女性(但不局限于女性)。除了心率增快相关症状外,尚有自主神经功能失调的表现,如体位耐受不良、胃肠道应激、焦虑抑郁等,可能的机制是自主神经功能失调、窦房结异常、存在抗 β 肾上腺素能受体抗体等。24h Holter 平均心率>95 次/分,从卧位到直立位心率增快>25~30 次/分提示 IST 诊断(但需除外感染、发热、贫血、甲状腺功能亢进、药物等因素),常规药物治疗为 β 受体阻滞剂或钙离子拮抗剂。但对于顽固性 IST 病人,上述药物往往无法耐受。

有数项小规模研究评价了伊伐布雷定和 β 受体阻滞剂治疗 IST 的疗效和耐受性。2012 年发表的一项研究入选 21 例 IST 患者,随机分为伊伐布雷定 5mg,1 天 2 次组或安慰剂组,结果显示治疗组患者 70% 症状减轻,其中 47% 患者症状消失、运动耐量改善,且症状减轻或消失与静息和活动后心率下降相关。治疗组无不能耐受病例。另一项研究纳入 20 例 IST 患者,β 受体阻滞剂(琥珀酸美托洛尔 190mg,1 天 1 次)治疗 4 周后改为伊伐布雷定 7.5mg,1 天 2 次,结果显示 β 受体阻滞剂治疗组 50% 患者发生低血压,而伊伐布雷定无不能耐受病例,且静息心率或活动后心率均较 β 受体阻滞剂下降,70% 患者症状完全缓解。上述研究提示无论是降低心率效果还是耐受性伊伐布雷定均显著优于 β 受体阻滞剂。

五、不良反应和禁忌证

SHIFT 研究中伊伐布雷定最常见的不良反应包括心动过缓(伊伐布雷定 10% *vs.*安慰剂 2.2%),高血压(8.3% *vs.*7.8%),房颤(8.3% *vs.*6.6%),和光幻视(2.8% *vs.*0.5%)。

一项荟萃分析纳入包含21 571例患者的 11 个随机对照研究,显示伊伐布雷定导致房颤的相对危险度为 1.15($P=0.0027$),平均治疗 208 例患者年就可导致 1 例新发房颤。提示在治疗心力衰竭、心绞痛时需要权衡获益和潜在风险。

伊伐布雷定导致房颤相对风险升高的可能机制:编码起搏电流(If)通道属于 HCN 家族,除窦房结区外,HCN4 通道也分布于肺静脉前庭心肌,而肺静脉前庭触发灶是房颤发生和维持的重要因素,因此 If 电流的抑制可能影响房颤的发生率。

伊伐布雷定使用禁忌证包括急性失代偿性心力衰竭,严重肝功能障碍,血压低于 90/50mmHg,治疗前静息心率低于 60 次/分或者起搏器依赖。此外,病窦综合征、窦房阻滞、三度房室传导阻滞、合并使用 CYP 3A4 亦属禁忌。

综上所述,作为窦房结 HCN 通道的特异性阻断剂,伊伐布雷定没有传统 β 受体阻滞剂和钙离子拮抗剂的负性肌力和负性传导作用,能降低窦性心律较快的慢性收缩性心力衰竭患者的住院和心血管死亡复合终点,对于 β 受体阻滞剂禁忌或不能耐受的患者更有应用价值;治疗稳定型心绞痛虽不能降低心血管死亡率,但能显著改善心绞痛症状和运动耐量,此外,治疗 IST 的疗效和耐受性亦较 β 受体阻滞剂具有优势。

参考文献

Böhm M, Swedberg K, Komajda M, et al. 2010. Heart rate as a risk factor in chronic heart failure (SHIFT): the association between heart rate and outcomes in a randomized placebo-controlled trial. Lancet, 376: 886-894.

Fox KM, Ferrari R. 2011. Heart rate: a forgotten link in coronary artery disease? Nat Rev Cardiol, 8: 369-379.

Komajda M, Tavazzi L, Francq BG, et al. 2015. Efficacy and safety of ivabradine in patients with chronic systolic heart failure and diabetes: an analysis from the SHIFT trial. Eur J Heart Fail, 17: 1294-1301.

Nawarskas JJ, Bowman BN, Anderson JR. 2015. Ivabradine: a unique and intriguing medication for treating cardiovascular disease. *Cardio Rev*, 23: 201-211.

Pereira-Barretto AC. 2015. Cardiac and hemodynamic benefits: Mode of action of ivabradine in heart failure. Adv Ther, 32: 906-919.

Reil JC, Robertson M, Ford I, et al. 2013. Impact of left bundle branch block on heart rate and its relationship to treatment with ivabradine in chronic heart failure. European Journal of Heart Failure, 15: 1044-1052.

Reil JC, Tardif JC, Ford I, et al. 2013. Selective heart rate reduction with ivabradine unloads the left ventricle in heart failure patients. J Am Coll Cardiol, 62: 1977-1985.

Swedberg K, Komajda M, Böhn M, et al. 2010. Ivabradine and outcomes in chronic heart failure (SHIFT): a randomised placebocontrolled study. Lancet, 376: 875-885.

12. MRI在识别心肌纤维化及发现心律失常机制中的作用

中国医学科学院阜外医院　赵世华

心律失常是心脏疾患时最常见的心电异常变化，同心肌组织性质的改变有密切的关系。心肌的缺血损伤、纤维化变性、瘢痕形成、异常成分在心肌的沉积等均可能引起心律失常，甚至致命性的心律失常发生。特别是心肌纤维化已被证实为室性心率失常/猝死人群中的潜在病理生理学基础。心脏磁共振（cardiovascular magnetic resonance imaging，CMR）通过定量、定性方法评估心肌纤维化，可以预测或评估心律失常在不同心脏疾病中的作用。本章旨在利用磁共振的关键技术评价心肌纤维化，探讨纤维化在心律失常中所扮演的角色。

一、纤维化的类型

1. *反应性间质纤维化*　心肌纤维病变化常在间质中弥漫分布，也可见于血管周围。通常由于不同刺激影响成纤维细胞导致胶原合成增加之后缓慢发生，多见于高血压及糖尿病，这两种情况中肾素-醛固酮系统，β肾上腺素系统，活性氧增多，高血糖导致代谢紊乱是主要原因。还可见于老年人，扩张型心肌病，慢性主动脉瓣反流或者狭窄导致的左心室压力及容量过负荷。反应性间质纤维化发生于不可逆的替代性纤维化之前，经过治疗后可以恢复。

2. *浸润性心肌纤维化*　纤维化是由不可溶解的蛋白质（淀粉或者鞘糖脂）进行性沉积造成。心肌淀粉样变是其中的代表。

3. *替代性心肌纤维化*　纤维化替代受损或者坏死的心肌细胞，主要由Ⅰ型胶原纤维构成。分布可以是局限性的，常见于缺血性心肌病、心肌炎、肥厚型心肌病、结节病等；也可以是弥散性分布，如慢性肾功能不全，中毒性心肌病时等。反应性间质纤维化及浸润性心肌纤维化在疾病的晚期最终都会转化为替代性纤维化。

二、CMR评价心肌纤维化

以往评估心肌纤维化主要依靠组织病理学检查，需要在右心室心内膜下活检，有创、取材量有限，假阴性率很高，限制了临床应用。近年来，CMR通过多参数、多平面、多序列成像可同时对心脏的解剖结构、运动功能、血流灌注和组织特性进行“一站式”评估，已成为心脏最理想的无创性检查手段。目前有两种方式用来评价心肌纤维化，包括心脏磁共振钆对比剂延迟强化（late gadolinium enhancement，LGE）技术及心脏的纵向弛豫时间映射图（T1 mapping）技术。

1. *LGE技术*　LGE被认为是目前评估心肌局灶性纤维化最有效的方法，又称“瘢痕成像”。钆对比剂能够缩短邻近组织的T1弛豫时间，因此局部钆对比剂的含量可以导致T1加权图像上组织的信号强度差异。心肌纤维化延迟强化的生理学基础在于对比剂分布的体积增加，心肌纤维化组织内血管密度下降导致“流出”时间延长。而纤维化心肌与正常心肌的差异在于对比剂含量不同及反转恢复序列参数的选择，这些参数是用来消除正常心肌信号，使得最终图像上正常心肌显示为黑色信号，瘢痕或者纤维化心肌显示为亮信号，即所谓的“亮的就是死的”。LGE需要正常心肌组织做参照，但是在评价弥漫性心肌纤维化时受到限制，难以评估心肌弥散性的间质纤维化，此外，钆对比剂的使用剂量、延迟扫描时间以及反转时间（inversion time，TI）的设置都会影响其结果。

2. *T1 mapping技术*　不同于LGE，T1 mapping技术能够直接测量心肌组织的T1值，从而消除LGE造成窗宽窗位以及增强信号之间差异的影响,对每一个心肌体素进行标准化定量,从而可以较好评价心肌内弥漫性纤维化。

目前的T1 mapping多采用MOLLI(modified look and Locker inversion recovery sequence)序列,按照是否使用对比剂分为无对比剂T1 mapping、对比剂后T1 mapping及细胞外间质容积分数(extracellular volume fraction,ECVf,简称ECV)。ECV是指细胞外间质容积占整个心肌组织容积的百分比,是基于T1 mapping技术计算出的一种相对稳定的参数指标,其值的大小与心肌的纤维化改变相关。使用新的CMR技术可以计算出不同心肌病变时的ECV值,尤其是能够对LGE上不显示或早期不明显的心肌病变进行量化评估,对于LGE所面对的一些"瓶颈"提供了新的方法。

三、CMR评估心肌纤维化在心律失常中的作用

缺血型心肌病由于心肌梗死形成心肌瘢痕,导致致死性心律失常及心力衰竭占心源性猝死的比例高达80%,其他的常见心肌病如扩张型心肌病、肥厚型心肌病及离子通道异常的心肌病占5%~10%。LGE技术可以识别心肌的急性心肌梗死和慢性纤维化改变从而鉴别缺血性和非缺血性心肌病变,而对于种类繁多的非缺血性心肌病,由于LGE可以表现出各种特征性强化方式,并且依据各种特征性强化表现可以对包括肥厚型心肌病、扩张型心肌病、心肌炎、孤立性心肌致密不全、致心律失常性右室心肌病及心肌淀粉样变等心肌病进行诊断,更有意义的是很多的研究已经证实LGE对于许多心肌病的风险预测和预防性治疗的价值。

1. 室性心律失常　室性心律失常是发达国家中居民心源性猝死的最常见原因,年发生率为0.1%~0.2%。抗心律失常药物和(或)置入型心律转复除颤器(implantable cardioverter defibrillator,ICD)是用于室性心律失常高危人群的首选方式,准确识别出高危患者是预防的关键。

(1)缺血型心肌病:LGE可以发现并且定量心肌梗死后的瘢痕组织,其敏感性及特异性均高。诸多研究显示LGE是除左室射血分数或左室舒张功能不良之外又一左室心功能不良的指数,而且可以预测心率失常事件的发生。关于心室纤维化及心律失常形成的原因已经清楚,尸检结果提示纤维化负荷可以反映室性心律失常的易感性。电生理学研究认为,在缺血性心肌病中,折返性室性心动过速起源于梗死心肌的心内膜下区域,邻近梗死心肌中心或者室壁瘤。Boyé等研究显示,在慢性心肌梗死等待ICD置入的这部分患者中,心肌梗死透壁程度是致命性心律失常及心源性猝死事件的预测因子。Bello等研究显示MRI测得的心肌梗死区域面积的大小可识别患者是否发生可诱导性单形室性心动过速。较早前的研究多将心肌分为瘢痕和正常心肌,最新研究在CMR上基于纤维化的信号强化空间分布不同,将病变心肌分为梗死区及梗死边缘区,后者也称灰色区域。Schmidt等发现"灰色区域"的范围与可诱导性单形室性心动过速密切相关。

(2)非缺血型心肌病

1)肥厚型心肌病:肥厚型心肌病是青年人心源性猝死的最常见原因。许多研究证明,LGE与肥厚型心肌病患者的室性心律失常事件关系密切。Rubinstein等对424例肥厚型心肌病患者进行研究,56%患者发现了LGE,且存在LGE的患者中发生NSVT的可能性显著高于未发生LGE的患者。O'Hanlon等研究了217例肥厚型心肌病患者,其中63%患者发现了LGE,研究结果显示在单因素分析中,LGE的程度是心律失常事件(持续性室性心律失常、心室颤动、适当植入的心律转复除颤器放电、心源性猝死)的独立预测因子,而在多因素分析中,只有NSVT仍是心率失常事件的独立预测因子。M Klopotowski等则发现,发生在除室间隔与左心室连接处的LGE患者发生猝死的危险性更高。LGE的信号强度(signal intensity,SI)也是室性心律失常的重要预测因子。有研究显示,中等LGE信号强度(4≤SI≤6)较高等LGE信号(SI>6)能更好预测心律失常事件。一部分研究将T1 mapping技术运用到肥厚型心肌病患者中。McLellan等研究发现CMR上对比剂后T1弛豫时间与肥厚性心肌病中非持续性室性心动过速有关(NSVT)。

2)扩张型心肌病:扩张型心肌病死亡的主要原因是充血性心力衰竭或心律失常,心肌纤维化被认为是产生致死性心律失常的重要机制。研究证实LGE在扩张型心肌病中可以预测单形性室性心动过速,不能预测多形性室性心动过速,单形性室性心动过速患者的LGE表现为纤维化中心区域,位置位于基底段,

LGE 透壁程度为 51% ~75%。另一组研究显示,CMR 测得的纤维化程度达室壁厚度 26% ~75% 时可预测可诱导型室性心律失常事件的发生。这与电生理学的发现一致,在非缺血性心肌病中,单形室性心动过速发生在位于基底段的局限区域内。Chimura 等在 175 例扩张型心肌病中发现,心源性猝死及严重室性心律失常均发生在发现 LGE 的患者中,中段室间隔、外侧壁 LGE 与严重室性心律失常事件相关。

2. *心房纤颤* 心房纤颤是最常见的持续性心律失常,尽管通常不具有致命性,但是其发病率高,为患者带来了沉重的经济负担,由心房颤动导致的栓塞死亡率也逐渐增高。由于心房壁薄,2D LGE 序列受到了挑战,3D 呼吸门控序列则可以定量评估心房纤维化。研究证明 LGE 可以预测心房颤动术后的复发情况。Marrouche 等进行的一项多中心 DECAAF 多中心研究发现在接受导管消融术后的心房颤动患者中,左心房的纤维化程度与心房颤动的复发率独立相关。Suksaranjit 等发现,在 598 例不伴有心肌梗死病史的心房颤动患者中,左心室 LGE 是射频消融治疗术后复发心律失常的重要独立预测因子。心房 LGE 与心内膜标测关系的研究结果显示心房强化的区域与电生理图上的低电压区空间分布高度相关,且不同形式的 LGE 其心房电活动也存在差异。LGE 与体表心电图标测技术的融合可能会为研究心房纤维化与心房颤动异位电活动的关系提供新思路。AF driversKato 等研究发现能维持左室功能的心房颤动患者与正常人之间 T1 值存在显著差异,T1 升高是心房颤动复发的独立预测因子,但是,该结论受到了 T1 mapping 方法的准确性及可重复性的限制,有待进一步证实。

四、总结

室性心律失常是猝死的常见原因,而心房颤动可以导致卒中,严重降低患者的生活质量,心律失常应该被临床医生高度重视。现有研究已经证明心肌纤维化为室性心率失常/猝死人群中的潜在病理生理学基础。CMR 的新技术能够识别各类心脏疾病的心肌纤维化,LGE 作为 CMR 在体评价心肌纤维化的一种成熟的方法,在预测室性心律失常的价值已经被广泛认识,进而可以为临床上采取进一步治疗提供指导意见,T1 mapping 及 ECV 技术目前尚未成熟,仍然需要更大样本量、更多组织学证据及更广泛心脏疾病谱的验证,随着研究的深入,将有越来越多的 CMR 新技术新方法用于评价纤维化,有助于进一步了解心肌纤维化在心律失常机制中的作用,并且对于预后判断和早期预防有着积极的临床价值。

参 考 文 献

Appelbaum E, Maron BJ, Adabag S, et al. 2012. Intermediate-signal-intensity late gadolinium enhancement predicts ventricular tachyarrhythmias in patients with hypertrophic cardiomyopathy. Circulation Cardiovascular imaging, 5: 78-85.

Boye P, Abdel-Aty H, Zacharzowsky U, et al. 2011. Prediction of life-threatening arrhythmic events in patients with chronic myocardial infarction by contrast-enhanced CMR. JACC Cardiovascular imaging, 4: 871-879.

O'Hanlon R, Grasso A, Roughton M, et al. 2010. Prognostic significance of myocardial fibrosis in hypertrophic cardiomyopathy. Journal of the American College of Cardiology, 56: 867-874.

Piers SR, Everaerts K, van der Geest RJ, et al. 2015. Myocardial scar predicts monomorphic ventricular tachycardia but not polymorphic ventricular tachycardia or ventricular fibrillation in nonischemic dilated cardiomyopathy. Heart rhythm: the official journal of the Heart Rhythm Society, 12: 2106-2114.

Rubinshtein R, Glockner JF, Ommen SR, et al. 2010. Characteristics and clinical significance of late gadolinium enhancement by contrast-enhanced magnetic resonance imaging in patients with hypertrophic cardiomyopathy. Circulation Heart failure, 3: 51-58.

13. 心房颤动消融术后短期应用抗心律失常药物能否改善患者的长期预后？——EAST-AF研究结果解读

上海交通大学附属第六人民医院 潘晔生 李京波

目前心房颤动（房颤）射频消融术（肺静脉电隔离）后会常规使用抗心律失常药物（AAD）3个月，其理论依据包括：①房颤消融术后3个月内复发称为早期复发，除了肺静脉电传导恢复导致的房颤复发外，也有相当一部分早期复发与消融术导致的左房的激惹有关。既往的研究证实，消融术后使用AAD可以减少早期复发。②Wijffels等提出的心房电重构理论告诉我们，持续的心房颤动会缩短心房动作电位不应期，导致所谓房颤引起的房颤。而持续的心房颤动也会导致心房的结构重构，增加房颤的复发率。因此在房颤消融术后3个月内使用AAD可能通过减少早期复发，逆转心房重构，从而降低远期复发率。但之前尚无大规模的临床研究证实这一假设。

EAST-AF（The efficacy of antiarrhythmic drugs short-term use after catheter ablation for atrial fibrillation）研究是一个日本研究者发起的多中心前瞻性随机对照试验。该研究入组了2038例房颤患者，包括阵发性房颤（67.5%）、持续性房颤（22.6%）和长程持续性房颤（9.9%）。所有病例均接受了肺静脉电隔离术，部分患者还接受了三尖瓣峡部消融、左房线性消融和心房碎裂电位（CFAE）消融。试验组在消融术后接受3个月的Ⅰ类或Ⅲ类AAD治疗，对照组则不予AAD治疗。主要研究终点是1年的房性快速性心律失常（持续时间>30s）的复发（90d内的早期复发不计算在内）或需要再次消融、住院以及需给予AAD控制。研究结果显示，房颤肺静脉电隔离术后90d内应用AAD可以降低早期房性快速性心律失常的复发率（HR=0.84，P=0.01），但对于远期复发并无显著影响（1年无终点事件率AAD组69.5% *vs* 对照组67.8%，HR=0.93，P=0.38）。虽然试验存在部分设计缺陷，比如①随机系统未采取年龄分层导致两组基线年龄不等（AAD组65.9±9.6岁 *vs* 对照组60.7±9.6岁，P<0.001）；②CFAE消融在对照组中应用较多；③应用了远程心电监测和24h Holter而未应用置入式心电事件监测器，可能有部分房颤事件未被记录；④AAD使用习惯与欧美国家推荐并不完全一致，其中Ⅰ类AAD占74.3%，Ⅲ类AAD占25.7%。但研究者采用了Cox比例风险模型减少了基线数据不平衡的影响，而试验组AAD的使用也的确能减少早期房性快速性心律失常的复发，但对远期复发并无获益。

EAST-AF研究未取得阳性结果的可能原因包括：①房颤消融术后远期复发主要是由于肺静脉电传导的恢复，术后使用AAD预防早期复发并不可能降低这类病人的远期复发率，它仅可能通过抑制因消融所致左房激惹引起的早期复发从而产生远期获益，但后者仅占早期复发人群的30%左右，潜在获益人群的绝对数并不多，因此可能无法达到统计学阳性结果；②有研究发现肺静脉内的房颤致心房动作电位不应期缩短现象远较心房明显，因此无论是阵发性还是持续性房颤肺静脉完全隔离是最重要的。而如上所述消融术后远期复发主要与肺静脉电传导恢复有关。

虽然EAST-AF研究未取得改善远期预后的阳性结果，但房颤消融术后3个月应用AAD仍是可行的，至少可以减少早期复发，改善患者生活质量，但对于存在相对禁忌（如心动过缓）的患者则应慎重。消融术后长期使用AAD虽然可以减少远期房颤复发率，但其获益会被AAD的不良反应所抵消，在老年或器质性心脏病患者中尤应慎用。

参考文献

Darkner S, Chen X, Hansen J, et al.2014. Recurrence of arrhythmia following short-term oral AMIOdarone after CATheter ablation for atrial fibrillation: a double-blind, randomized, placebo-controlled study (AMIO-CAT trial). Eur Heart J, 35: 3356-3364.

Kaitani K, Inoue K, Kobori A et al.2016. Efficacy of antiarrhythmic drugs short-term use after catheter ablation for atrial fibrillation (EAST-AF) trial. Eur Heart J, 37, 610-618.

Køber L, Torp-Pedersen C, McMurray JJ, et al.2008. Increased mortality after dronedarone therapy for severe heart failure. N Engl J Med, 358: 2678-2687.

Lafuente-Lafuente C, Mouly S, Longa's-Tejero MA, et al.2006. Antiarrhythmic drugs for maintaining sinus rhythm after cardioversion of atrial fibrillation: a systematic review of randomized controlled trials. Arch Intern Med, 166: 719-728.

O' Donnell D, Furniss SS, Dunuwille, A et al.2003. Delayed cure despite early recurrence after pulmonary vein isolation for atrial fibrillation. Am J Cardiol, 91: 83-85.

Rostock T, Steven D, Lutomsky B, et al.2008. Atrial fibrillation begets atrial fibrillation in the pulmonary veins on the impact of atrial fibrillation on the electrophysiological properties of the pulmonary veins in humans. J Am Coll Cardiol, 51: 2153-2160.

Roux JF, Zado E, Callans DJ, et al.2009. Antiarrhythmics after ablation of atrial fibrillation (5A Study). Circulation, 120: 1036-1040.

Wijffels MC, Kirchhof CJ, Dorland R, et al.1995. Atrial fibrillation begets atrial fibrillation.: A study in awake chronically nstrumented goats. Circulation, 92: 1954-1968.

14. CRT-D 还是 CRT-P？

复旦大学附属中山医院 梁义秀 宿燕岗

带有除颤功能的心脏同步治疗（CRT-D）是置入型心律转复除颤器（ICD）与心脏再同步治疗（CRT）的结合。由于同时具备再同步治疗与除颤功能，CRT-D 被普遍认为较独立应用的仅有起搏功能的心脏再同步治疗（CRT-P）更具优势，并在临床实践中备受青睐。然而 CRT-D 因为更复杂就优于 CRT-P 吗？在临床实践中如何对 CRT-D 与 CRT-P 进行选择？本文拟对此相关问题进行总结与探讨。

一、CRT-D 的应用现状

近年关于 CRT 的临床研究热点之一，是其在轻到中度心功能不全慢性心力衰竭患者中的应用。由于这些患者原本即 ICD 的适应人群，临床试验均采用了 CRT-D 对比 ICD 的方法研究与论证 CRT 的效果。随着这些临床试验证据的积累与指南的更新，CRT-D 在临床实践中被接受的程度越来越高，不仅置入数量增加，而且占所有 CRT 装置置入量的比例也在显著增长。一项涵盖了西欧 15 个国家的注册研究结果显示，自 2004—2008 年，CRT-D 占所有置入 CRT 比例从 55% 上升至 75%。IMPROVE HF 队列研究入选了自 2005—2007 年美国 167 个中心的 15381 例心力衰竭患者，发现 84% 的 CRT 置入患者接受了 CRT-D。最近公布的 CeRtiTuDe 研究是一项法国多中心前瞻性注册研究，结果显示 1705 例两年内置入 CRT 的患者中，CRT-D 比例占 68.6%。在我国，CRT-D 占所有 CRT 置入装置的比例亦达到了 60%。可见，目前临床实践中，CRT-D 已占所有 CRT 装置的绝大部分，而且随着 CRT-D 在轻至中度心力衰竭患者中证据的积累与推广，可以预见其置入数量与比例会继续增高。

二、随机对照试验证据与指南推荐

COMPANION 研究是目前唯一一项同时包含了 CRT-D 和 CRT-P 的随机对照试验（RCT）。研究入选了 1520 例 NYHA Ⅲ～Ⅳ级，QRS 时限≥120 ms 的心力衰竭患者，按照 1∶2∶2 比例随机分配至药物组、CRT-P 组和 CRT-D 组。平均随访 15 个月，CRT-P 与 CRT-D 均较药物显著降低全因死亡或住院风险（$P=0.014$ 和 $P=0.01$），CRT-P 较药物降低全因死亡风险 24%，但未达统计学意义（$P=0.059$），而 CRT-D 则显著降低全因死亡风险 36%（$P=0.003$）。

基于 COMPANION 试验与其他大型 RCT 的证据，《2012 年 ESC 急性与慢性心力衰竭诊断与治疗指南》提出置入 CRT 的 I 类适应证为：NYHA Ⅲ～Ⅳ级，左室射血分数（LVEF）≤35%，窦性心律，QRS 时限≥120ms 且左束支传导阻滞（LBBB）的患者，均应置入 CRT-P 或 CRT-D，证据水平 A；NYHA Ⅱ级，LVEF≤30%，窦性心律，QRS 时限≥130ms 及 LBBB，均应置入 CRT 且优先选择 CRT-D，证据水平 A。《2012 年 ACCF/AHA/HRS 心脏节律异常器械治疗指南》提出置入 CRT 的 I 类适应证为：对 NYHA Ⅱ～Ⅳ级，左室射血分数（LVEF）≤35%，窦性心律，QRS 时限≥150ms 且 LBBB 的患者，均应植入 CRT-P 或 CRT-D，其中 NYHA Ⅲ～Ⅳ对应证据水平 A，NYHA Ⅱ对应证据水平 B。《2013 年 ESC 心脏起搏与心脏再同步治疗指南》提出 CRT 的I类适应证为：NYHA Ⅱ～Ⅳ级，LVEF≤35%，窦性心律，LBBB，其中 QRS 时限>150ms 证据水平 A，QRS 时限 120～150ms 证据水平 B。值得注意的是，后两项指南均未对 CRT-P 与 CRT-D 的适应证进行详细区分。

三、网络荟萃分析与回顾性研究证据

COMPANION 研究作为唯一同时包含了 CRT-D 与 CRT-P 的 RCT，设计初衷为对比 CRT 与药物治疗，因此评价两者对比的效能不足。而根据 CARE-HF 研究的结果，设计一项直接对比两者的 RCT 需要各组入选 1300 例患者,随访 30 个月,才能有 95%的统计效力检测到 CRT-D 组全因死亡风险下降 5%,这无论是从经济还是从伦理上都是目前难以实现的。

由于缺乏充分的直接对比的 RCT 证据,Lam SK 等于 2007 年综合当时所有有关 ICD、CRT-P 与 CRT-D 的 RCT 证据进行了网络荟萃分析(network meta-analysis)。分析包括了 12 项 RCT 的 8307 例心力衰竭患者,采用贝叶斯随机效应模型统计组间全因死亡的差异,结果显示 CRT-D 较药物显著降低全因死亡风险(OR=0.57,95% CI:0.40~0.80),但与 CRT-P 相比未表现出这种优势(OR=0.85,95% CI:0.60~1.22)。但这项研究分析包含的患者基线资料异质性明显,特别是 CRT 相关试验均有 QRS 时限的入选标准,而 ICD 相关试验并无此要求,研究却并未进行足够的回归分析或亚组分析,因此证据等级不足。在这种情况下,回顾性研究成为获得两者对比结果最重要的手段。有关 CRT-D 与 CRT-P 对心力衰竭患者预后影响的回顾性试验陆续公布,但研究结果并不一致。

Pappone C 等回顾性分析了 135 例 NYHA Ⅲ~Ⅳ级,QRS 时限>130ms,LVEF<0.35 行 CRT 的心力衰竭患者,其中 47 例置入 CRT-P,88 例置入 CRT-D,平均随访 840d,结果显示 CRT-D 组患者全因死亡与 SCD 风险分别下降 24%与 92%(*P* 均<0.01)。Ermis C 等连续入选单中心 126 例符合 CRT 适应证的心力衰竭患者,其中 64 例置入 CRT-P,62 例置入 CRT-D,平均各随访 18 个月与 13 个月,CRT-D 组患者总死亡率为 13%,显著低于 CRT-P 组的 41%(*P*=0.01)。Auricchio A 回顾性分析了 4 个中心 1060 例行 CRT 的心力衰竭患者,其中 454 例置入 CRT-P,606 例置入 CRT-D,中位随访时间 34 个月,CRT-D 组患者全因死亡风险较 CRT-D 组下降 17%,但无统计学意义(*P*=0.248),同时分析显示 CRT-D 较 CRT-P 可以显著降低 SCD 风险达 96%(*P*<0.002),但对心力衰竭进展死亡没有影响(HR=1.37,*P*=0.169)。Bai R 等连续入选了单中心注册研究中的 CRT 患者 542 例,其中 147 例置入 CRT-P,395 例置入 CRT-D,平均随访 812d,CRT-D 组患者死亡率显著低于 CRT-P 组(18.5% *vs*. 38.8%,*P*<0.001),而生存分析结果显示 CRT-D 组死亡风险在置入 1 年后显著下降,并在之后维持(*P*=0.03)。为了观察两者对长期预后影响的差异,Stabile G 等入选 116 例置入 CRT-D 和 117 例置入 CRT-P 的患者,平均随访 58 个月,组间死亡率没有差异(11.4% *vs*. 11.7%,*P*=0.63),但 CRT-D 组患者的 SCD 率低于 CRT-P 组患者(8.1% *vs*. 26.4%,*P*=0.04)18。

CeRtiTuDe 研究中目前最大规模的对比两者的回顾性研究,前瞻性入选了 1705 例 CRT 置入患者,其中 CRT-D 患者 1170 例,CRT-P 患者 535 例,随访 2 年结果显示 CRT-P 组患者死亡率显著高于 CRT-D 组患者(RR=2.01,*P*<0.0001),但 SCD 比例与 CRT-D 组患者无差异(RR=1.57,*P*=0.42),组间心力衰竭住院率亦无显著差异(19.6 *vs*. 22%,*P*=0.28)。死亡原因分析显示,CRT-P 组患者死亡率较高的原因是非 SCD 的心血管死亡,主要是心力衰竭进展导致的死亡(RR 2.27,95% CI:1.62~3.18)和其他心血管死亡(RR=4.40,95% CI:1.29~15.03)。或者说,CRT-P 组患者死亡率较高的原因中,SCD 的成分只占约 5%。这再次在一定程度上对 CRT-D 目前的高比例应用提出了质疑:如果植入 CRT-P 后发生 SCD 的风险并不高,那么增加除颤功能带来的临床获益可能并不如普遍认为的那样显著。

总体而言,目前仍缺乏充足的证据支持 CRT-D 可以较 CRT-P 改善长期预后;但已有的临床研究结果显示在当前的 CRT 目标人群中,CRT-D 并不比 CRT-P 完全占优。

四、价值-效益分析

价值-效益分析(cost-effectiveness analysis)用于评估新的治疗方法在带来临床获益的同时增加的经济负担,是对效能分析(如生存分析)的重要补充。其结果常表达为每质量调整生命年(quality adjusted life year,QALY)的支出费用,费用越低表明治疗方法在带来临床获益的同时增加的经济负担越小,从而更支持其在临床实践中的推广应用。CRT-D 不仅价格昂贵(为 ICD 或 CRT-P 的 2~3 倍),而且植入手术相对复杂,带来的经济负担不容小觑,这些高昂支出的影响在对相关研究的价值-效益分析中得到了体现。

对 COMPANION 研究的价格-效益分析显示,术后 2 年 CRT-P 与 CRT-D 分别降低住院费用比例 37% 和 29%,而根据 2 年结果预计 CRT-P 与 CRT-D 术后 7 年价值-效益比(cost-effectiveness ratio,CEA)分别为 19600 与 43000 美元/QALY,虽然均低于50 000~100 000美元/QALY 的可接受范围,但同时也间接证明

CRT-D 在经济支出方面表现劣于 CRT-P。一项囊括了 3434 例行 CRT 患者的荟萃分析显示，以疾病全程时长评估，CRT-P 相对药物的 CEA 为 16 735 英磅/QALY，而 CRT-D 相对 CRT-P 的 CEA 为40 160英磅/QALY，再次证实了 CRT-D 在经济成本方面的劣势。Bond M 等利用 CARE-HF 患者的数据与英国卫生系统费用计算得到相似的结果，并指出与 CRT-D 相比，CRT-P 在带来得相同临床益处时支出明显较低。

五、何时选择 CRT-D?

为了确保增添的除颤器能够带来临床获益，首先值得关注的是，在已接受 CRT 的患者中哪些患者有更高的发生恶性心律失常以及猝死的风险？COMPANION 研究结果显示，在置入 CRT-P 的患者中，NYHA 心功能Ⅳ级与肾功能不全是发生 SCD 的独立预测因素（RR = 2.62，$P<0.01$ 与 RR = 1.69，$P=0.03$）。CONTAK-CD 研究提示 NYHA 心功能Ⅳ级与既往持续性室性心动过速是 CRT-D 植入术后发生适当治疗的独立预测因素（RR = 1.81，$P=0.019$ 与 RR = 2.05，$P=0.002$）。Soliman OI 等回顾性分析 69 例置入 CRT-D 的心力衰竭患者，平均随访 654d，多变量回归结果显示非持续性室性心动过速史与严重的左室功能不全（LVEF<20%）是发生适当治疗的独立预测因素（RR = 3.68，$P=0.001$ 与风险比 1.33，$P=0.001$）。Friedman DJ 等对 269 例置入 CRT-D 的患者平均随访 553 天的结果则显示，LVEDD>61mm 是发生除颤器适当治疗的独立预测因素（RR=2.66，$P=0.001$），LVEDD>61mm 的患者术后 3 年发生需治疗的室性心失常比例为 51%，而 LVEDD<61mm 的患者发生比例仅为 26%。在 LVEDD<61mm 的患者中，既往持续性室性心动过速史，LVEF<20% 是发生适当治疗的独立预测因素（RR = 2.97，$P=0.013$ 与 RR = 4.22，$P<0.001$）。患者 CRT 术前评估中这些预测因素的存在，可以作为优先选择 CRT-D 的依据。

然而值得注意的是，尽管 NYHA 心功能Ⅳ级屡次被证实与室性心律失常和（或）SCD 相关，但 COMPANION 研究的亚组分析显示在这群患者中 CRT-P 与 CRT-D 患者术后生存无差异，主要原因可能为这群患者本身心功能较差，容易心力衰竭进展导致死亡而 SCD 比例相对较低，除颤器难以带来总死亡率的风险下降。结合目前 CRT-P 缺乏在 NYHA 心功能Ⅱ级患者中的直接证据，对轻至中度心力衰竭患者而言，CRT-D 可能为更佳选择。此外，价值-效益分析显示 CRT-D 在年轻与合并症较少的患者中置入更具优势，可能与这些患者预计生存时间更长有关。

目前，由张澍教授牵头的 Improve SCA 全球临床研究正在入选符合 ICD 适应证的心力衰竭患者置入单、双或三腔除颤器，观察更低 LVEF、非持续性室速和晕厥史等因素对术后正确放电的影响，以期寻找 SCD 高危患者。

参考文献

Brignole M，Auricchio A，Baron-Esquivias G，et al.2013.2013 ESC Guidelines on cardiac pacing and cardiac resynchronization therapy：the Task Force on cardiac pacing and resynchronization therapy of the European Society of Cardiology（ESC）.Developed in collaboration with the European Heart Rhythm Association（EHRA）.European Heart Journal，34（29）：2281-2329.

Bristow MR，Saxon LA，Boehmer J，et al.2004.Cardiac-resynchronization therapy with or without an implantable defibrillator in advanced chronic heart failure.The New England Journal of Medicine，350（21）：2140-2150.

Epstein AE，DiMarco JP，Ellenbogen KA，et al.2013.2012 ACCF/AHA/HRS focused update incorporated into the ACCF/AHA/HRS 2008 guidelines for device-based therapy of cardiac rhythm abnormalities：a report of the American College of Cardiology Foundation/American Heart Association Task Force on Practice Guidelines and the Heart Rhythm Society.Circulation，127（3）：e283-352.

Marijon E，Leclercq C，Narayanan K，et al.2015.Causes-of-death analysis of patients with cardiac resynchronization therapy：an analysis of the CeRtiTuDe cohort study.European Heart Journal，36（41）：2767-2776.

McMurray JJ，Adamopoulos S，Anker SD，et al.2012.ESC Guidelines for the diagnosis and treatment of acute and chronic heart failure 2012：The Task Force for the Diagnosis and Treatment of Acute and Chronic Heart Failure 2012 of the European Society of Cardiology.Developed in collaboration with the Heart Failure Association（HFA）of the ESC.European Heart Journal，33（14）：1787-1847.

15. 无导线心脏起搏器的临床应用现状

上海交通大学附属胸科医院　李若谷

自 1958 年以来，心脏起搏器已成为缓慢性心律失常的最主要的治疗手段。在最初的半个多世纪，尽管心脏起搏器的功能得到了巨大的发展，但是导线加脉冲发生器的基本结构却未有改变。心脏起搏器的置入方法由最初的外科开胸置入单根起搏导线起搏，逐步发展为经静脉置入多根起搏导线，来提供房室顺序起搏及双室再同步起搏。正是这种起搏系统的组成结构和导线置入方式，导致了以下一些起搏置入相关并发症：导线脱位、导线绝缘层磨损/破裂、导线感染，导线导致的锁骨下静脉血栓，导线导致的三尖瓣反流，以及脉冲发生器囊袋相关的血肿或感染。这些置入相关并发症不仅影响起搏器的正常工作，而且会危害患者的生活质量和预后。因此，在过去 10 年间，无导线起搏概念和技术成为了心脏起搏治疗领域的热点，并获得了巨大的突破。本文根据现有文献，对无导线起搏器的研究进展做一综述。

一、经体表无线能量传输心脏起搏

1. *以超声能量为介导的传输方式*　方法原理是在体表置入超声发射装置，经静脉在心脏内置入超声接收装置，接收装置可以接收到发射装置透过胸壁发送的超声能量并转换为电能量（即脉冲电流）进行心脏起搏。

2006 年，Echt 等首先在猪模型上进行了超声介导无导线起搏的前期实验，论证无导线超声心脏起搏的可行性和安全性研究。研究者经导线置入接收起搏电极，将超声发射器置于体表并发送 320 ~330 kHz 的超声能量，接收起搏电极将接收的超声能量转换为电脉冲起搏心脏。长期的动物实验结果表明无脱位、心肌损伤、血栓形成及栓塞等不良事件。

2007 年，Lee KL 等利用相同的方法，首次在人体成功进行了通过超声能量进行心脏起搏的研究。研究者在 24 例患者的右心房、左右心室及冠状静脉测试了 80 个位点的电起搏和超声介导起搏参数，结果显示二者差异无统计学意义。安全性方面，无起搏相关不良事件发生，患者在测试过程中无不适症状。该研究首次证实在人体利用超声能量行心脏起搏安全可行。

2009 年，Lee KL 等在 10 例慢性心力衰竭患者中进行了利用超声能量进行左室起搏的研究。研究显示体位、呼吸等因素不会对超声信号的传导有显著影响。

2013 年，Auricchio A 等报道了 3 例利用这项技术在患者实现 CRT 的病例。3 例患者分别置入利用超声能量起搏的左室无导线起搏系统（WiCS-LV system）。WiCS-LV（无导线左心室起搏系统，美国 EBR Systems 公司）由超声介导，包括脉冲发生器、超声发射器以及接收起搏电极导线。它可与起搏器、置入型心律转复除颤器或心脏再同步治疗（CRT）共同置入，置入左心室的接收起搏电极导线可以感知右心室导线的起搏信号，几乎同时触发左心室起搏，达到左右心室同步化的治疗目的。

目前，无导线左心室心内膜起搏再同步研究（WiSE-CRT）正在欧洲 12 个医学中心进行。WiSE-CRT 研究是评估利用超声能量行左室起搏实现 CRT 的一项临床研究，而此系统的有效性和安全性也有待这项研究结果的公布与证实。2014 年 Auricchio 等发表了 WiSE-CRT 的最新进展：13 例符合 CRT 置入适应证的心力衰竭患者完成了 WiCS-LV 系统的置入。术中测试 R 波高度为（5.6±3.2）mV，左心室起搏阈值为（1.6±1.0）V/0.62 ms。术后 6 个月随访时，11 例患者双室起搏良好，QRS 时限较右心室起搏明显缩窄，LVEF 较置入前明显增加，2/3 的患者心功能提升至少一个等级。安全性方面，术中有 3 例患者发生心包积液（1 例死亡），1 例左心室不起搏。出院前随访 3 例左心室失夺获，其中 2 例行接收电极调整术。1 例腹股沟血肿，1 例电池提前耗竭。尚无膈神经刺激的报道。

2. *以磁能量为介导的传输方式*　与利用超声能量相似，利用磁能量进行心脏起搏是通过置入体表的发射器产生交替变化的磁场，置入心脏中的接收电极将电磁能量整合为方波电脉冲起搏心室。

2009年，Wieneke等通过动物实验报道了通过磁感应技术进行心脏起搏的探索性研究，首次证实了通过体外电磁能量传输转换进行心脏起搏的可行性，并且实验中无穿孔及热损伤等不良事件发生。

2013年，Wieneke等报道了进一步对利用磁能量进行心脏起搏的可行性研究。在羊的5个不同的心脏位点进行电磁介导无导线起搏的实验进展。结果显示发射器与接收器距离为62～102mm，均能实现起搏成功，而心脏搏动引起的距离、角度等改变不会影响起搏阈值。影响磁能量消耗的主要因素是发射器与接收器的距离与起搏阈值。由于利用磁能量出现较晚，目前文献报道较少，且相关临床试验尚未开展。

二、微型无导线起搏器

无论是利用超声还是磁能量为介导，虽然都实现了无导线起搏，但仍然需要为能量的来源装置（发射器）制作囊袋。把电池整合入脉冲发生器的微型无导线起搏器，无疑能进一步减少囊袋带来的手术复杂性和相关并发症。另外，由于直接采用了传统电刺激的方法，因而也避免了间接的能量转换。微型无导线起搏器虽然起步较晚，却是目前商业化应用前景最广阔的无导线起搏器。

1970年，Spickler等便提出了心内起搏器的设想，并设计了可置入右心室的微型起搏器，为之后无导线起搏技术的发展奠定了基础，也成为目前微型起搏器的雏形。随着起搏置入与能源材料的发展，将脉冲发生器与起搏导线合为一体的“胶囊”起搏器应运而生。

可供临床应用的微型起搏器需要满足以下标准：①基于导管的递送系统，介入操作；②高集成能量的微型电池；③低能耗设计；④能够可靠的固定于心肌，脱位与穿孔风险低；⑤便于测试与调控；⑥置入与取出技术易操作。

美国圣犹达公司研发的Nanostim无导线心脏起搏器（leadless cardiac pacemaker）已通过欧盟标准认证并获准在部分欧洲国家上市。Nanostim起搏器是最早也是目前最成熟的微型无导线起搏器。起搏器呈棒状，大小约为7号电池，不及传统起搏器的1/10，（图3-22）。由可操纵导管经股静脉植入到右心室心尖部行起搏功能，因此术后不仅不需要导线，而且不需要制作囊袋。

2013年，Reddy等发表的Leadless研究是第一项测试Nanostim起搏器在人体安全性与可行性的临床试验。该研究是一项前瞻多中心临床试验，探讨了Nanostim起搏器的临床应用安全性及有效性。该研究入选33例患者，手术成功率为97%，平均耗时（28±17）min。随访90 d不良事件发生率为6%，3例患者发生了再次入院。Nanostim起搏器在2.5 V/0.4 ms输出，起搏阻抗500 Ω，60次/min，100%起搏的情况下预估寿命长达8.4年，能够满足患者的临床需要。在2013年10月，Nanostim起搏器通过了欧盟标准认证并获准在部分欧洲国家上市。2013年12月3日和5日，St.Jude公司分别公布了上市后在德国和法国的第一台Nanostim起搏器置入成功的报道。

与Nanostim起搏器类似，Medtronic公司也推出了自己的Micra微型无导线起搏器（图3-23）。Micra装置是可置入心腔内的微型心室单腔频率应答（VVIR）起搏器，远端为激素涂层起搏导线，近端具有环状电极，体积$<1cm^3$，预估寿命在7年以上。针对Micra起搏器的Micra TPS研究于2013年12月9日在奥地利成功入选第1例患者并手术成功。

Nanostim和Micra二者的尺寸及固定方式有所不同，Nanostim通过其前端的螺旋，而Micra通过钩状物固定于心肌组织，传导电能并起搏心室。

三、小结

目前，经静脉置入导线仍然是心脏起搏治疗的主要模式。导线相关的并发症发生率高，给患者的生命健康带来不利影响。创新的无导线起搏技术避免了导线的静脉置入，减少了导线相关并发症的发生，具有良好的发展前景。微型起搏器将电池、环路和起搏电极集成为可全部置入心腔内的“袖珍胶囊”，而经能量转换的无导线起搏通过超声或电磁能量转换成为起搏电脉冲，改变了起搏器的能量传输方式，是起搏技术的巨大革新。较传统起搏,无导线起搏有以下优势:可以避免导线相关的所有并发症。尤其是微型无导线起搏器,仅需经皮穿刺导管技术置入,操作简单、便捷,创伤小,无须外科手术制作囊袋,不影响患者外观,无起搏器囊袋的相关并发症。特别值得一提的是,通过无导线技术可以实现左室心内膜无线起搏并应用于 CRT。但仍有不足:①目前所有无导线起搏器均为心室单腔起搏(微型无导线起搏器)或双室起搏(左室仅有超声能量传输方式),尚无传统的 DDD 起搏模式。②经体表无线能量传输的最大不足在于能量的损耗。③目前无导线起搏器临床应用刚起步,对包括置入过程、起搏器是否脱落、感染后如何移除和临床效果等都需要今后大规模的临床研究验证。

随着无导线起搏技术的迅猛发展,我们相信在不远的未来,起搏治疗将进入"无线"时代。

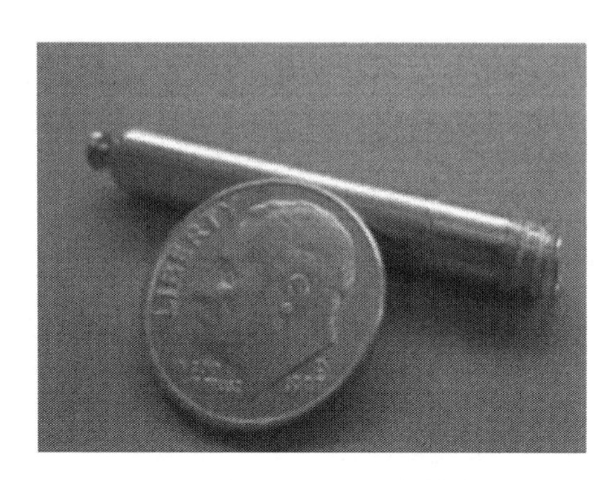

图 3-22 Nanostim 起搏器

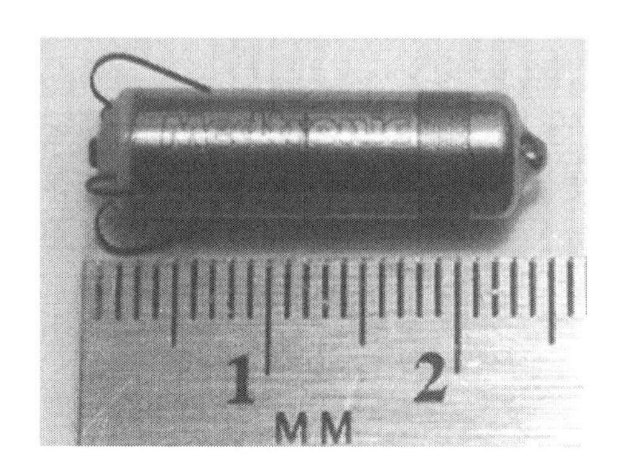

图 3-23 Micra 微型无导线起搏器

16. 永久 HBP 的前景和问题

温州医学院附属第一医院 黄伟剑

2000 年,Pramod Deshmukh 发表了第一篇永久希氏束起搏(His bundle pacing,HBP)的临床运用的文章,开创了心室完全性生理性起搏这片领域的探索。可是此后几年中因为曲高而合寡,仅仅几家单中心研究并未引发全球性的浪潮,究其最重要的原因是没有合适的专用置入工具导致对手术操作难度、远期安全性的担忧使医生们望而却步。但最近几年 HBP 在生理性起搏领域的发展引人注目,最重要的原因还是有了相对更专业的工具——3830 电极以及配套的输送鞘 SelectSecure(Medtronic,Inc.,Minnesota,USA),使其手术难度大大降低,在提高了成功率同时也增加了安全性。

2015 年,Stanley Tung 的综述中把 HBP 非常形象地描述为就像音响发烧友热衷寻找一个可以让听众身临其境的"Sweet spot"一样,在起搏的世界医生们也在孜孜不倦地寻求这样的心脏起搏"Spot",它就是希氏束。2015 年,HRS 的官方评论认为 HBP 有可能是起搏领域颠覆性的进展,用了"Cool"来形容,评论中最引人关注的焦点在于"HBP 比你想象的更容易"。温州医科大学附属第一医院心脏中心在国内于 2011 年率先开始尝试 HBP,现已成功置入了 300 余例,目前国内已有超过 20 家的医院相继开展了 HBP 的临床运用。

传统右室心尖部到右室间隔部起搏因为简便的操作和稳定的安全性早已成为常规的起搏部位,但越来越多的证据表明高比例心室起搏是导致心室不同步诱发心力衰竭和心律失常的重要危险因素。理论上,HBP 是最生理的,保留了最自然的心脏传导和心室激动顺序。多个样本量不大的单中心临床研究显示 HBP 与右室起搏比较,血流动力学的指标和直接的临床获益上 HBP 都优于传统右室起搏。

一、HBP 的临床运用

HBP 保持了最生理的心脏传导和心室激动顺序,但不解决 HIS 束远端的阻滞。其主要用于需要心室起搏的已有心力衰竭(心力衰竭)症状或具有心力衰竭潜在可能的患者。HBP 可用于以下几类基础病。

(一)慢性心房颤动(房颤)伴心功能不全需要房室结消融的患者

对于心力衰竭合并房颤的律、率控制策略到底是选择恢复和维持窦律还是控制心室率没有一致定论,目前的方法学和治疗手段都有缺陷。恢复和维持窦律的最佳治疗包括肺静脉隔离消融术、药物治疗、体外直流电复律以及外科手术。转复窦律有其显而易见的优势:恢复房室同步和维持窦律改善血流动力学并缓解胸闷心悸等临床症状。恢复窦律也有其明显不足:①窦律维持不满意,尤其是有结构性心脏病或心脏扩大明显的患者,无论药物加电复律或者射频治疗维持窦律的成功率并不高、需反复转复心律及转复过程中受到并发症困扰,目前 CAFE Ⅱ 研究的转复率是 66%、STAF 研究是 51%、AF-CHF 研究也只有 58%;②使用抗心律失常药物转律并维持窦律的负性肌力作用和致心律失常作用明显:主要的临床研究显示药物控制心律对减少发病率和病死率方面并不优于心室率控制,"王牌复律药物"——胺碘酮或决奈达隆均有研究显示增加严重心力衰竭的病死率。鉴于药物和消融复律效果不尽如人意,而采用药物控制心室率方面也只能降低平均心室率,对于仍然存在的心律失常导致血流动力学影响并不能避免,因此采用房室结消融加起搏治疗解决心力衰竭患者的快心室率成为一种有效而实际的选择,2000 年对 21 项研究的 Meta 分析显示房室结消融在改善症状和提高生活质量方面优于药物治疗。可能给患者带来的益处:①有效控制心率、规整心室律;②减轻临床症状、提高活动耐量和生活质量;③避免服用抗心律失常药物;④置入 ICD 患者减少误放电;⑤可能减少利尿剂的使用而打断心力衰竭时 RAAS 系统的激活最终达到改善心功能,逆转心力衰竭的目的。目前,2013 年 ESC 指南推荐低 EF 患者采用房室结消融控制心室率后应该双室起搏，同样心力衰竭合并房颤的双室起搏比例不充分的患者建议房室结消融，证据级别都为Ⅱ a。为了评价房室结消融在心力衰竭合并房颤 BVP 的重要性，Gasparini 等开了一项随访 4 年的临床试验研究，该试验一共人选了 673 例心力衰竭患者，其中 162 例为永久性房颤，其余 511 例为窦律患者。永久性房颤中有 48 例药物控制亚组，另有 114 例行房室结消融亚组，LVEF 为（0. 26±0. 07），97% 患者 NYHA 分级Ⅲ～Ⅳ级。观察各组间在 BVP 逆转心室重构、心功能改善、死亡率等方面的疗效。结果发现无论是在窦律组，还是房颤组，BVP 能显著并持续性地逆转心室重构，改善心功能及降低死亡率。然而对房颤患者进行亚组分析时发现，上述指标的改善仅见于房室结消融组，而在药物控制组未见到与其一致的效果。

但是双室起搏的缺陷不可否认：①20%～30% 患者术后无反应甚至恶化；②CS 电极置入操作相对复杂，并发症较多；③BVP 起搏并非真正意义的生理性起搏方式：采用心脏磁共振三维显像技术显示双室起搏后心室的收缩激动顺序分别以左右室起搏的两点位置最早，虽然双室起搏后 QRS 宽度和形态可以接近正常，但仍与窦律下的心室激动顺序不同。双室起搏只对存在心脏失同步的患者有效，在房颤伴窄 QRS 波的心力衰竭患者获益有限，甚至加重心室不同步。因此房室结消融后选择 HBP 起搏是有绝对优势：①是唯一能模拟正常心脏激动和传导的起搏方式，最大限度地实现了心室的电和机械同步；②保持起搏后正常的房室间期和房室同步；③能纠正近端室内阻滞，使宽 QRS 变窄并正常化；④减少室性心律失常的发生；⑤电极固定点位于三尖瓣膈瓣以上房侧，电极未跨过三尖瓣，避免导线引起的三尖瓣反流。当然在房室结消融与 HBP“联合治疗”的术前应该对适应证和预后进行谨慎而严格地评估，影响临床结果的可能相关因素包括：基础病因；抗心律失常药物使用情况及反应；心力衰竭和房颤二者之间的因果关系；房颤率、房颤律对心功能的影响程度（平均心室率、心率的变异度等）。从病因角度分析及临床结果证实房颤快室率导致心动过速心肌病的治疗效果好于严重心力衰竭后期再出现房颤的患者。2000 年，文献第一次报道的永久 HBP 在临床中的运用就是房颤房室结消融后的心力衰竭患者，结果显示联合治疗安全并有效地改善了心功能、逆转左室重构。此后陆续有小样本量研究关于房室结消融后 HBP 的疗效均一致显示 HBP 在改善心脏同步性、减少二尖瓣反流和保护心功能方面较右室起搏优势明显。目前尚无消融后 HBP 和 BVP 头对头比较的临床研究。

我们中心的研究显示房颤伴心功能不全的患者（$n=42$）药物治疗后心力衰竭仍未控制，无论是左室射血分数（left Ventricular ejection fraction，LVEF）低于 40% 或高于 40% 的患者通过房室结消融和 HBP 平均随访（19±9）个月结果都可以改善心功能：左室舒张末径（left ventricular end-diastolic diameter，LVEDd）从基线水平（55. 8±8. 0）mm 降低到（50. 6±4. 7）mm（$P<0.001$）；LVEF 从（44. 9±14. 4）% 升高到（60. 1±8. 8）%（$P<0.001$），且 NYHA 心功能分级从（2. 8±0. 6）提高到（1. 4±0. 5）（$P<0.001$），部分患者可以减量或停止使用利尿剂。在心脏越大、LVEF 越低的患者中心超指标提高幅度越明显。HBP 以最接近正常生理性的起搏优于其他起搏方式，并且操作相对左室起搏简单、快捷，消融后的房室传导阻滞没有进行性向远端进展的趋势，阻滞部位固定，HBP 出现失夺获的风险小。但消融时需要控制靶点位置与 HBP 电极头端保持距离避免影响 HBP 阈值。可以预见该治疗方法可能成为心力衰竭伴持续性房颤患者的一种优选方法。

（二）房室传导阻滞伴 QRS 形态正常

2015 年美国 Parikshit S.Sharma，Pugazhendhi Vijayaraman 的单中心研究显示在 QRS 正常的患者中（$n=75$），包括 62% 的房室传导阻滞患者（其中 25% 是完全性房室传导阻滞）成功进行了 HBP。与右室起搏的患者相比（$n=98$），心室起搏比例>40% 的患者心力衰竭住院率和病死率明显低于右室起搏患者。但是 HBP 80% 的置入成功率也明显低于右室起搏，平均 HBP 阈值在 1. 5V/0. 5ms 左右，高于右室起搏，两年的随访参数保持稳定。目前 2013 年 ESC 指南对于有置入指针的起搏依赖患者（VP 比例>40%）满足左室射血分数（LVEF，left ventricular ejection fraction）降低的条件不论 QRS 的形态即推荐双室起搏（BVP，Bi-ventricular pacing），Ⅱ a 类证据。文献早已明确显示 BVP 在完全性左束支阻滞和 QRS 间期不宽的患者中治疗效果有限，而 HBP 优势正好体现于需要心室起搏的 QRS 正常的患者，HBP 将是这类患者的理想选择。

（三）过长的 PR 间期，QRS 形态正常

似乎病窦综合征的患者置入希氏束电极仅仅是为了备用心室起搏临床意义不大，但事实上 HBP 可以起到优化 AV 间期的作用。过长的 AV(atrioventricular)间期由于房室不同步,引起二尖瓣反流,是增加房颤发生率、心力衰竭住院率和病死率的独立危险因素,起搏中缩短 AV 间期的代价则是需要提高右室起搏比率但损失了室内同步性。而 HBP 可以在不改变心室激动顺序的同时通过设置适当的 AV 间期改善房室间同步提高血流动力学,从而避免由右室起搏带来的心力衰竭和房颤。目前 HBP 在这方面的潜在优势尚未被充分认识和运用到临床。

(四)合并左束支阻滞的心力衰竭患者同步化治疗

目前为止,伴完全性左束支阻滞(complete left bundle branch block,CLBBB)的心力衰竭患者 BVP 是标准起搏方式,为不断改善和提高 BVP 反应率左室多部位起搏也进入临床,但部分患者在冠状静脉窦解剖异常时仍然需要面对开胸置入左室心外膜电极或选择需要终身抗凝治疗的左室心内膜起搏。HBP 起搏可以纠正其中部分 CLBBB 患者阻滞部位靠近希氏束的近心端,如图 3-24。为这部分患者另辟一个再同步化治疗方法,这也是 HBP 神奇表现的另一面。文献有小样本量研究或病例报道,患者再同步化治疗反应良好。近年在我中心 10 例双室起搏无反应的患者中有 7 例成功改为 HBP,其中 4 例实现了超反应。我们认为 HBP 纠正 CLBBB 的可能机制是 HBP 电极定位于靠近阻滞部位和通过提高输出电压超越阻滞点,使 QRS 完全正常化,实现再同步治疗。对于常规 BVP 无反应或因解剖原因左室电极置入失败的病例无疑是多了一种解决策略。2015 年,Lustgarten 报道的 12 例患者中夺获希氏束的阈值与左室阈值接近,但 HBP 能使 CLBBB 消除的阈值明显增高,这也限制了 HBP 在纠正 CLBBB 再同步化治疗中的运用。当然如果 CLBBB 是 HBP 可以纠正的近心端阻滞,也可以尝试在一定范围调整电极固定位置获得最佳的阈值等参数。另外,我中心尝试在置入 CRT-D 装置并且 HBP 电极插于左室插孔的患者中利用左室起搏向量程控为 HBPtip-RVcoil 获得更低的阈值,通过计算发现该配置虽然相应的起搏阻抗较低但并未增加实际电流消耗,并且拉大了安全输出电压到电池电压的空间,避免因电容增压导致的额外能耗,也部分改善了 HBP 高阈值的问题。

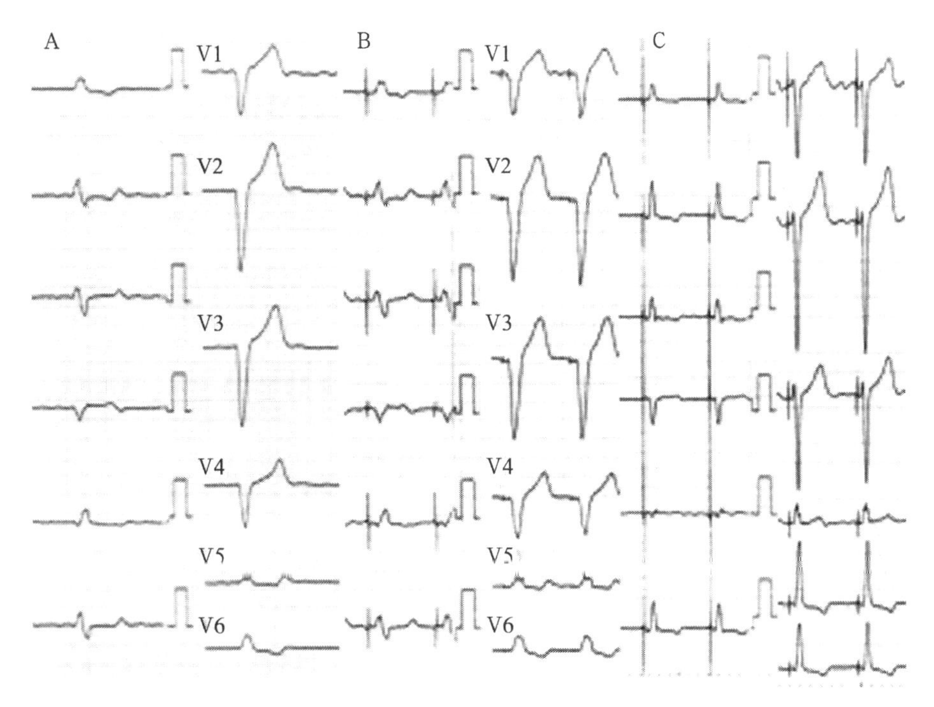

图 3-24 A. 患者自身 QRS 为 CLBBB 形态;B. 低输出 1.0V/0.5ms 时夺获 HIS 束,可见起搏信号到 QRS 的间期,起搏后 QRS 与自身完全一致;C. 增加输出到 2.0V/0.5ms 时 QRS 形态正常,CLBBB 被纠正,仍然保持有起搏信号到 QRS 的间期

(五)右室起搏依赖导致心力衰竭

2013ESC 心力衰竭指南推荐对于右室起搏导致心力衰竭的患者进行 BVP 升级。如果 QRS 正常的患者 BVP 效果并不显著,更复杂的双室起搏系统会增加并发症的发生率,而三腔器械的寿命短,需要更早更换起搏器,同时费用较高,增加患者经济负担。HBP 操作相对简单,更生理地保持心脏自身的同步,因此在升级时 HBP 为 QRS 正常的患者提供了更多选择。

综上所述,HBP 在临床上主要运用于心力衰竭和有心力衰竭可能的需要心室起搏治疗的患者,尤其是慢性房颤的患者利用心房插孔和现有的起搏装置即可解决,但是房室传导阻滞位置低并远离希氏束近端或本身室内阻滞的患者 HBP 使用受限。

二、HBP 的定义

在各中心的文献报道中对 HBP 的定义各有不同,直接 HBP(direct his bundle pacing)、纯 HBP(pure his bundle pacing)和选择性 HBP(selected his bundle pacing),与之对应的希氏束旁起搏(para-his bundle pacing)和非选择性 HBP。无论哪种 HBP 的定义都是基于起搏心电图夺获 HIS 束后 QRS 的形态来间接判断,并不能证实解剖意义上电极头端与 HIS 束有直接接触。我们认为起搏夺获 HIS 束的心电图表现取决于电极头端与 HIS 束的距离、输出电压及 HIS 束与其附近普通心肌的阈值差。通常的两种情况:①HIS 束周围普通心肌的阈值>输出电压>HIS 束阈值——“Direct His bundle pacing”;②输出电压>HIS 束阈值>周围普通心肌的阈值——“带心肌内膜 HBP—Para HBP”,普通心肌阈值低于 HIS 束的参数更稳定,如图 3-25 所示。临床中阈值在术中术后随时间可能发生变化,起搏心电图形态也会随之发生改变,通常普通心肌的阈值术后逐渐下降低于 HIS 束阈值多见(表 3-1)。

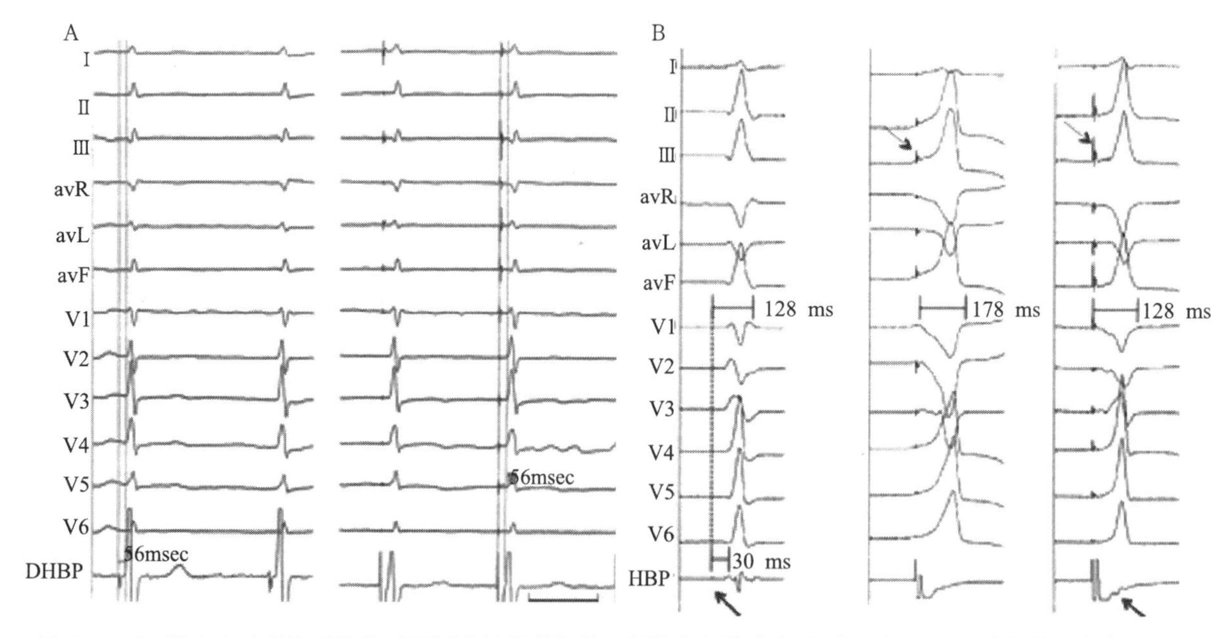

图 3-25 A. 输出电压>HIS 束阈值>周围普通心肌的阈值。低输出起搏时 QRS 波群宽 178ms,增加输出夺获 HIS 束后 QRS 变窄,起搏信号到 QRS 起始部位可见△波;B. HIS 束周围普通心肌的阈值>输出电压>HIS 束阈值。以阈值输出时先夺获 HIS 束,起搏后 QRS 形态与自身一致,起搏信号到 QRS 的间期与自身 H-V 间期相同:56ms,QRS 前无△波

表 3-1 HBP 心电图不同表现与间隔起搏心电图的鉴别

		起搏信号-QRS的间期	腔内图有无HIS 束电位	增加输出电压后QRS 变化
HIS 起搏	周围心肌阈值低于 HIS 束“Para-HBP”	无	有或可无	QRS 波由宽变窄
	周围心肌阈值高于 HIS 束“Direct/selected HBP”	有	多数有或较明显	点压增高可出现△波
HIS 束附近的间隔部起搏		无	不确定或较小	无变化

三、置入和操作

当前影响 HBP 发展并亟待解决的主要问题有以下 3 方面:①专用器材有待改进;② HBP 的高阈值和低感知不同于常规右室起搏担心远期安全性;③缺乏大型临床研究的支持。回顾自 2000 年至今的文献,术者尝试过包括美敦力 10514 和圣犹达 1488T/1888 TC 等普通的主动螺旋电极完成置入,可以想象当年通过塑形钢丝置入的难度。但自 2004 年之后 3830 电极和配套的输送鞘运用在临床后才真正地拥有适合的工具,2006 年,Zanon 的“意大利经验”已经将置入成功率提高到 80% 以上,阈值为(2.38±0.9)V/0.5ms。而在 2015 年 Dandamudi 发表的文献中阈值已经降低到(1.35±0.9)V/0.5ms,接近常规右心室起搏的阈值,并且随访 2 年参数稳定。

我中心近年在置入技术和方法不断探索和总结,主要进行了 4 方面的改进:①单极高频率高输出起搏定位;②“双导管法”精确定位法;③固定及检测技巧;④部分定位困难者用标测电极辅助定位。使最近 50 例患者的阈值降低到(1.04±0.61)V/0.5ms,不高于同期右室间隔部起搏阈值。现将我中心的标准的器材选择和手术操作方法推荐如下。

(一)器材选择

采用 3830 电极和配套的专用输送鞘(C315HIS/C304),C304 可有 59cm、69cm 和 74cm 3 种长度以适应不同右心房大小的患者,连接多导电生理仪记录标准 12 导联心电图和腔内心电图。选择 C315 HIS 与 C304 鞘根据以下的经验:首选 C315 HIS,优点是鞘软,相对安全、容易到位;缺点支撑力较差,固定的直角、双弯形态做细微调整困难,特别对于解剖结构异常或三尖瓣反流明显的心脏固定较困难。C304 鞘有 3 种长度可以根据右房大小选择,C304 鞘较硬内径稍大(7F),支撑力好并可通过手柄实现微调,一旦定位后电极固定较 C315 HIS 固定稳定,但操作时需要注意 304 鞘硬度大有可能导致心脏破裂并发症。

(二)置入操作方法

我中心术中通常不选择标测电极预先标测 HIS 束电位而采用经左腋静脉途径经鞘直接 3830 电极起搏标测。

1. 标测电极辅助定位 如果直接起搏标测失败可从股静脉途径的送入标测电极辅助寻找 HIS 电位,优点是帮助定位节省时间,除需要同台行房室结消融术以外增加标测电极的缺点是需要穿刺股静脉,增加操作带来更多的并发症风险及费用消耗,见图 3-26。

2. 单极起搏高频率高输出定位法 3830 电极在 RAO30°透视下,输送鞘靠近三尖瓣环,仅需要电极头端刚刚出鞘即可,以过桥线单极连接程控仪,高于自身频率 20~30bpm 在 5V/0.5ms 的高输出下起搏标测,同步观察起搏后的心电图来判断是否夺获 HIS 电位。心电图如果满足以下两条之一即符合 HBP 的标准:①起搏后 QRS 波群形态与自身 QRS 几乎相似或完全相同;②自身 QRS 如伴有室内阻滞,如 LBBB 在起搏后正常化或变窄,低输出时可以出现与自身形态一致的 QRS。停止起搏连接腔内图观察是否记录到 HIS 电位可帮助进一步判断定位是否成功。标测成功后即可初步测定阈值是否达到可接受范围:正常 QRS<2V/0.5ms;或者宽 QRS(LBBB/RBBB)<2.5V/0.5ms 可消除室内阻滞使 QRS 正常化,阈值满意立即旋转固定电极,此时单极起搏的优势体现在 3830 电极 ring 端无需出鞘即可起搏。因为 3830 电极是实心并较

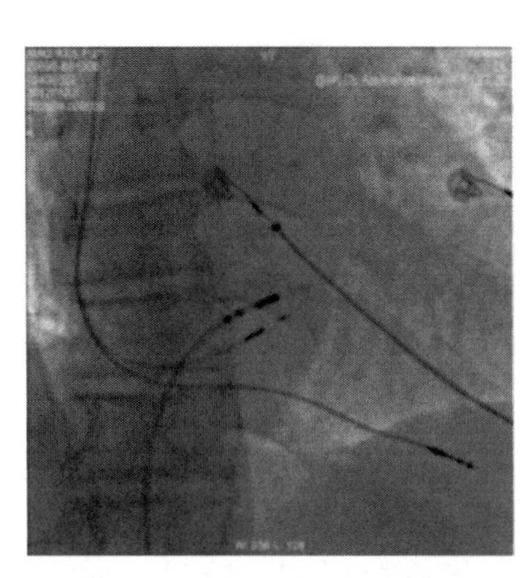

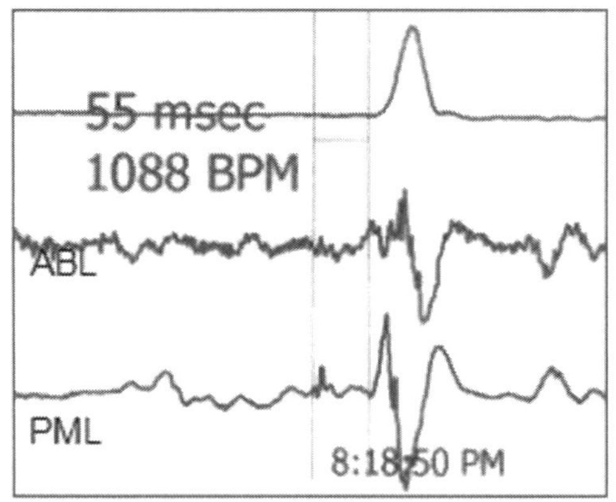

图 3-26 经股静脉穿刺后置入标测电极记录到较小的 HIS 电位——ABL,3830 电极在标测电极旁固定后腔内图可见较明显的 HIS 电位——PML

柔软,仅头端出鞘不但可保证电极在鞘内的稳定性,而且标测和固定电极动作的连续性也尽可能避免了电极的移位。

3. *双导管精确标测法* 如果第一根电极定位希氏束成功但固定后参数尚不满意可以留置该电极作为标记,同时再次经输送鞘送入第 2 根 3830 在附近继续寻找更佳起搏位置。因为有一根电极作为参考,另一根电极在相对准确范围定位较容易,由于置入第二根电极的过程也可留下足够的观察时间以便再次测定第一根电极阈值有无下降并与新置入电极比较哪一个较好,也可以再次交替继续寻找其他位置直到获得理想阈值(图 3-27),淘汰的 3830 电极可改用于心房或右室起搏。

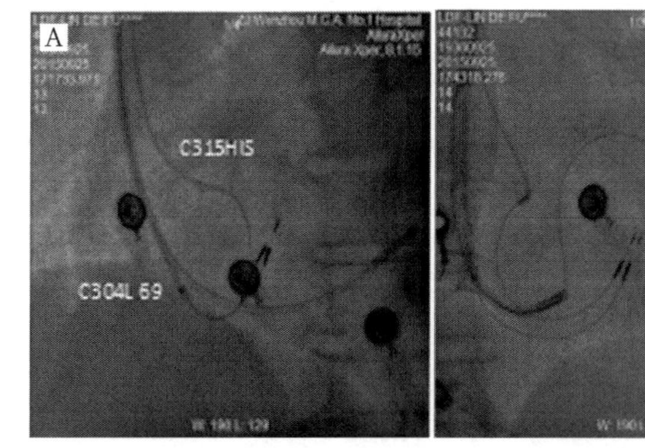

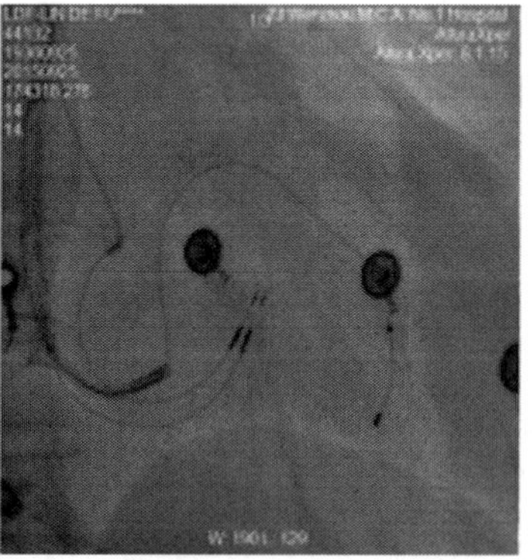

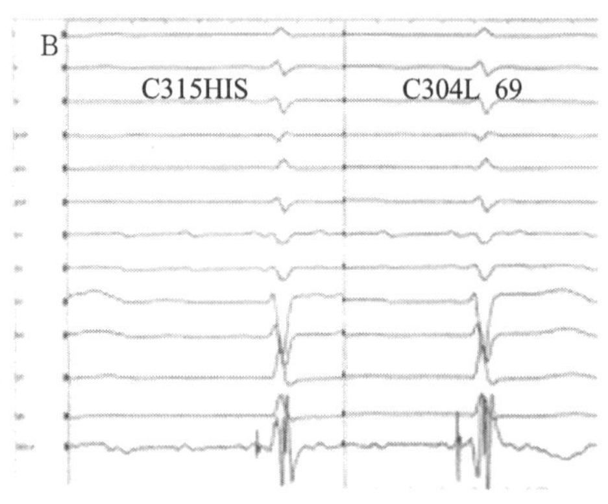

图 3-27 A. 显示双导管分别选用了 C315HIS 和 C304L 69(LAO 和 RAO);B. 第一根电极(经 C315HIS 鞘固定)的腔内图中可见 HIS 电位小于第二根电极(经 C304L 69 鞘固定)的 HIS 电位,HBP 阈值也较高(2. 5V/0. 5ms *vs*.1. 0V/0. 5ms)

4. *固定技巧和稳定性判断* 3830 电极是实心无钢丝经鞘递送电极,与常规电极固定方法不同:电极头端露出鞘即可,电极出鞘长度过长影响头端的稳定性。旋转时一只手固定鞘,输送鞘头端保持同轴并垂直于间隔部位,另一只手握住靠近鞘止血伐部位电极部位匀速、缓慢顺时针旋转电极,以保证旋转力量以 1∶1 的同轴传递到电极头端,旋转 4 圈后如果再行旋转出现尾端逆时针回弹提示已固定。

判断电极是否牢固固定的方法除常规测试损伤电流外，建议加做适当旋转动作测定阈值有无变化。如果为 C315HIS 鞘需要退鞘至右心房，调整电极张力部分电极悬空在右房内，顺时针方向再缓慢旋转电极2圈左右，同步观察电极在右房里形成的"U"形弯也随之旋转摆动而头端固定，此时检测阈值无明显变化则说明 3830 电极已经固定牢靠。C304 鞘因大内腔阻力小因此判断电极是否固定只需要顺时针旋转电极尾部出现逆时针回弹即提示已牢固固定。

四、展望

已发表的 HBP 临床研究大都为单中心研究，HBP 在临床的推广需要更大规模的多中心研究证据支持。同时亟待适合 HBP 的硬件能早日问世，目前 3830 电极头端螺旋长度为 1.8mm，对于希氏束解剖位置较深的特殊病例长度可能不够，希氏束解剖位置在间隔，因此穿破心脏的可能性小，建议研发加长固定螺旋专用于 HBP，并延长电极的激素释放时间减少后期阈值升高的风险。更迫切需要的还有适用于 HBP 特殊程控管理的装置，亟待生产厂家的技术支持和配合尽快满足临床需求。如果解决了硬件并改善了远期安全性，可以预见 HBP 的运用前景远大，凡是心室起搏或需要调整 AV 间期都可以成为 HBP 的适应证。

目前，希氏束起搏引发国内乃至全球生理性起搏领域的研究热潮，自 2014 年起每年美国心律学年会(HRS)都会举办 HBP 专题研讨会，并吸引了越来越多的目光，参会人员与年俱增。2015 年我中心带着"HBP 的中国经验"参会并发言，把中国的经验与所有热衷于生理性起搏的同行们分享吸引了广泛的关注。同时在国内 HBP 的多中心临床研究——"在心力衰竭合并房颤需要房室结消融的患者中比较希氏束起搏与双室起搏的临床疗效(HBP-Alternative)"已经顺利开展，希望 HBP 的全球第一个多中心临床研究能尽早给世界带去更多的中国式"惊艳"。

附:HBP 病例

【病史】男性，45 岁。2009 年因"扩张型心肌病，持续性房颤快心室率，NYHA Ⅲ级"行房室结消融和双室起搏(CRT-D)术后优化双室起搏和调整药物后仍反复发生心力衰竭，稍活动即感气促伴间断双下肢水肿，考虑双室起搏"无反应"。2013 年 7 月因电池耗竭给予 CRT-D 更换并改为 HBP 电极置入插孔于废用的心房插孔，术后呼吸困难明显缓解，术后随访半年即显示"超反应"，并停用利尿剂，未发生因心力衰竭的住院事件。心超指标和心功能随访情况如表 3-2 所示。

表 3-2 随访情况

随访参数	更换前 2013 年 7 月	术后 6 个月 2014 年 2 月	术后 1 年 2014 年 7 月	术后 2 年 2015 年 7 月
LVEDd(mm)	65	61	57	55
LVEF(%)	26	56	55	54
BNP(ng/ml)	1896	29	33	41
NYHA 心功能分级	Ⅱ	Ⅰ	Ⅰ	Ⅰ
6 分钟步行法	213	505	550	530

【检查】术前(A)与术后(B)2 年心胸比例从 69% 缩小到 53%(图 3-28~图 3-30)。

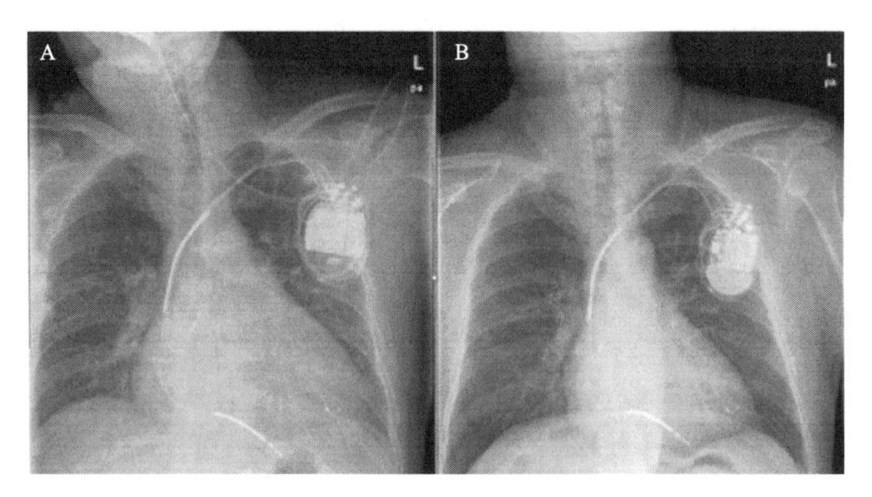

图 3-28　胸片

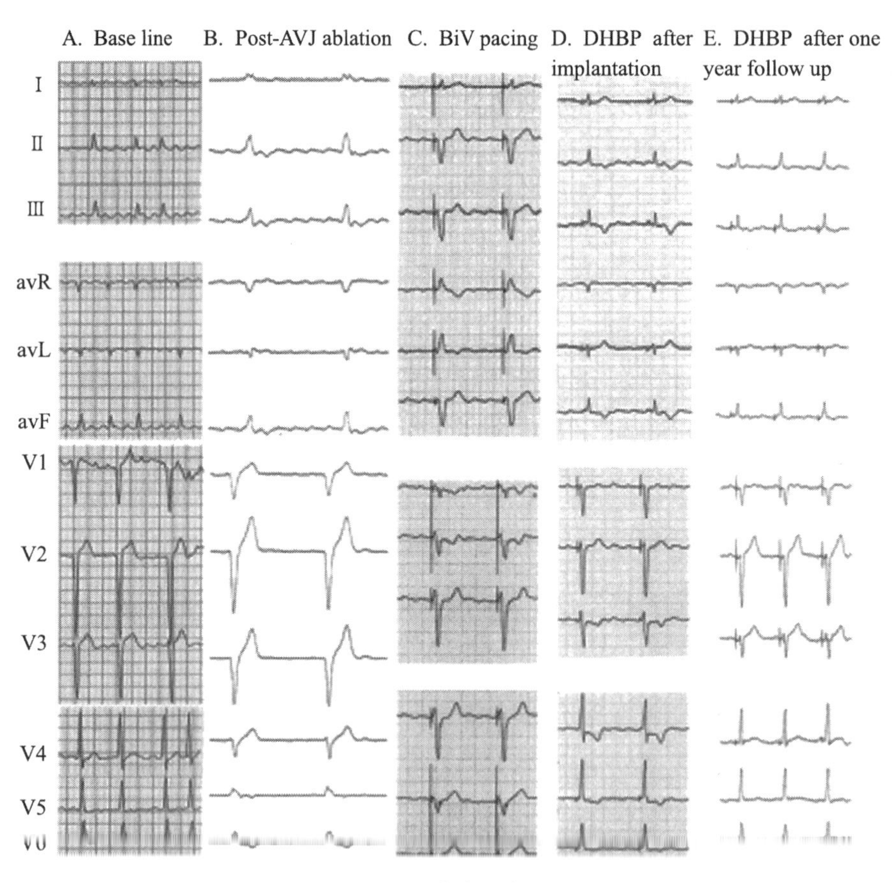

图 3-29　体表心电图

A. 图显示房室结消融前快心室率房颤，QRS100ms；B. 图为房室结消融后Ⅲ度 AVB 伴室性逸搏节律，QRS166ms；C. 图为双室起搏，QRS145ms；D. 图为 HBP，QRS103ms，形态与消融前一致；E. 图为 HBP 后 1 年，QRS 形态不变，ST-T 正常

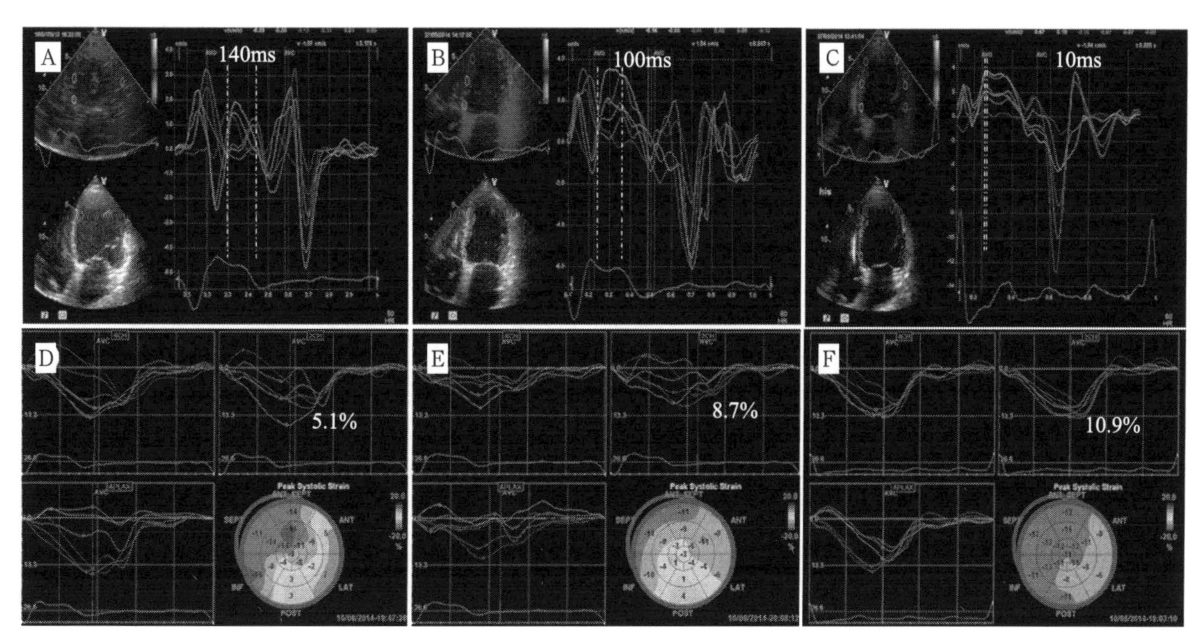

图3-30 中为术后1年时(2013年7月)的左室同步性超声检查结果:上排为组织多普勒,下排为斑点追踪法,从左到右分别为右室心尖部起搏(A/D)、双室起搏(B/E)和HBP(C/F),两种方法均显示HBP的左室同步性最好

参考文献

2013 ESC Guidelines on cardiac pacing and cardiac resynchronization therapy: the Task Force on cardiac pacing and resynchronization therapy of the European Society of Cardiology(ESC).2013.Developed in collaboration with the European Heart Rhythm Association(EHRA).Eur Heart J,34(29):2281-2329.

Daniel D,Nicholas J,Eric M,et al.2012.Autopsy analysis of the implantation site of a permanent selective direct his bundle pacing lead.Circ Arrhythm Electrophysiol,5:244-246.

Gasparini M.2015.Atrioventricular Node Ablation.Card Electrophysiol Clin,7(4):749-754.

Kenneth E,Pugazhendhi V.2015.His Bundle Pacing:A new promise in heart failure therapy? JACC EP,1:592-595.

S.M. Afzal Sohaib, Ian Wright, Elaine Lim, et al. 2015. Atrioventricular optimized direct His bundle pacing improves acute hemodynamic function in patients with heart failure and PR Interval prolongation without left bundle branch block.JACC EP,1:582-591.

Stanley Tung,John Lemaitre.2015.His Bundle Pacing:In Pursuit of the “Sweet Spot”.PACE.38:537-539.

Wu G,Cai Y,Huang W,et al.2013.Hisian pacing restores cardiac function.J Electrocardiol,46:676-678.

第4章

其　　他

1. 左心耳封堵术的现状与展望

武汉亚洲心脏病医院　苏　晞

心房颤动(AF)是一种常见的心律失常,也是引起缺血性卒中的主要原因之一。国人患病率为0.77%,人群发病率为1.22‰人年。按人口数推算,目前我国应有超过800万~1000万房颤患者。AF的主要危害是引起卒中和诱发心力衰竭,非瓣膜性房颤(NVAF)是卒中的独立危险因素。研究显示,NVAF发生栓塞事件的危险为5%年左右,是非AF患者发生率的5.6倍,占所有脑栓塞事件的15%~20%。AF患者随访研究显示,5年中风的发生率高达20%~25%,卒中后一年死亡率达30%。其较高的致残率和致死率,造成了巨大的个人、家庭和社会负担。因此,AF治疗的主要目标之一是预防卒中。左心耳(LAA)封堵术是新近发展起来的预防AF并发卒中的一种有效方法,特别是为华法林治疗禁忌的患者提供了一种可选的治疗手段。

一、非瓣膜性房颤并发卒中的预防

AF治疗的主要目标之一是预防卒中。常用的治疗方法,包括抗凝治疗、消融治疗和LAA干预。抗凝治疗是AF治疗预防卒中的基石。国内应用的抗凝药物主要是华法林,由于不同个体的有效剂量变异幅度较大、抗凝作用易受多种食物和药物的影响、在用药过程中需要频繁监测凝血功能及INR、并根据INR及时调整药物剂量,且出血并发症的发生率高,患者依从性差,临床应用受到限制。国外文献报道,卒中高风险患者接受抗凝治疗比例<50%;常规监测INR值患者比例<60%;4年后持续治疗患者比例<40%;抗凝治疗期间,如手术或大量出血需要停药,血栓栓塞风险将明显增加。新型抗凝药物价格较高,疗效等同于/优于华法林,不需监测凝血指标,但出血并发症仍不能避免。近年来,AF的消融(射频、冷冻)治疗日益受到重视,但消融是有创性治疗方法,适应证窄、费用高、操作时间长,部分患者需要多次消融治疗,且我国患者众多,医疗资源有限,限制了大部分患者的治疗选择。

NVAF并发卒中的主要原因是LAA内血栓形成和脱落,关闭LAA是否可以达到减少或预防卒中的目的。基于这样的假设,十多年来国际上进行了多项临床研究。目前临床研究已经证实,LAA封堵预防NVAF患者卒中的有效性,特别是为华法林治疗禁忌的患者提供了一种可选的治疗手段。

二、左心耳干预的介入技术

经皮LAA封堵治疗系指使用特制的封堵设备,造成LAA闭塞,从而达到预防AF血栓栓塞的目的,是近年来发展起来的一种创伤较小、操作简单、耗时较少的治疗方法。堵闭LAA的关键设备是封堵器,国内外研制的封堵装置有多种。基本结构是用自膨胀记忆合金制成的类球形或双盘状结构,外被可扩张的高分子聚合物膜，装置侧面支架杆上有倒钩，协助固定封堵器以免脱落。高分子聚合物膜可以封闭 LAA 入口，隔绝 LAA 与左心房的连通，封堵器通过特殊设计导管释放。临床研究和应用较多的主要有 3 种：WATCHMAN、Amplatzer Cardiac Plug 和 LARIAT 封堵器。国内研制的多款封堵器正在进行临床研究。目前经皮 LAA 封堵适应证为：CHA_2DS_2-VASC 评分≥2 非瓣膜性房颤患者，同时具有下列情况之一：不适合长期口服抗凝者；服用华法林，国际标准化比值（INR）达标的基础上仍发生卒中或栓塞事件者；HAS-BLED 评分≥3 者。

三、与左心耳封堵治疗有关的临床试验

目前，国际已上进行了多项有关 LAA 封堵治疗的临床研究，包括新近报告的 Continued Access Protocol（CAP）Registry、Aspirin and Plavix（ASAP）Registry、PREVAIL study 等。目的是进一步评价采用 LAA 封堵治疗的安全性和有效性，主要内容涉及封堵装置、操作技术、临床疗效和安全性。研究证实，在预防卒中、体循环栓塞和心血管疾病或不明原因死亡方面，经皮 LAA 封堵治疗的效果不劣于华法林抗凝治疗，器械置入成功率为 94%～98.8%，围术期并发症包括心包积液、心脏压塞、设备相关的栓塞、心肌梗死。术者经验的积累与提高手术成功率、降低手术并发症的发生率有关。

PROTECT-AF 研究是目前已完成的比较经皮 LAA 封堵与华法林治疗在 NVAF 患者预防卒中有效性和安全性的最大规模的随机、多中心、非劣效性研究。其分别于 2011、2012、2013、2014 年公布了不同随访期间的研究结果。2014 年，Vivek Y.Reddy 等在 JAMA 上公布 PROTECT-AF 研究长期随访结果。平均随访 3.8 年期间（2621 患者年），封堵组 463 例患者发生 39 次事件（8.4%），主要事件发生率为 2.3% 人年，与之相比，华法林组 244 例患者发生 34 次事件（13.9%），主要事件发生率为 3.8% 人年（RR=0.60，95% CI：0.41～1.05）。该结果符合预先设定的非劣性（后验概率>99.9%）和优越性（后验概率 96.0%）标准。全因死亡率（3.2% 人年 *vs*. 4.8% 人年，HR=0.66，95% CI：0.45～0.98，P=0.0379）和心血管死亡率（1.0% 人年 *vs*. 2.4% 人年，HR=0.40，95% CI：0.23～0.82，P=0.0045）也低于对照组。华法林治疗的患者更容易患出血性卒中死亡（2.9% 人年和 0.4% 人年，P=0.0098）。结论：在卒中发生风险较高的 NVAF 患者中，LAA 封堵术在预防心脑血管不良事件复合终点的发生方面优于华法林。

虽然 PROTECT-AF 研究证实了经皮 LAA 封堵在 AF 患者预防卒中的有效性，但并发症的风险显著高于华法林治疗组，主要是心包积液、心脏压塞和手术相关卒中。2011 年，Vivek Y.Reddy 等在 Circulation 上公布 PROTECT-AF 研究与 Continued Access Protocol（CAP）Registry 的 LAA 封堵治疗安全性对比研究，主要报道了术者经验对经皮 LAA 封堵安全性的影响，是一个队列分析研究。对象包括 PROTECT-AF 研究中接受 LAA 封堵的患者（n=542 例）和随后的非随机注册研究（CAP）中接受 LAA 封堵的患者（n=460 例）。安全性终点包括出血和手术相关事件（心包积液、卒中、设备相关的栓塞）。CAP 研究阶段 7d 内手术或设备相关的安全事件发生率较 PROTECT-AF 研究阶段显著下降，分别为 7.7% 和 3.7%（P=0.007）。PROTECT-AF 研究第一、二阶段和 CAP 研究阶段，7d 内手术或设备相关的安全事件分别为 10%、5.5% 和 3.7%（P=0.006）。术后 7d 严重心包积液发生率，CAP 研究比 PROTECT-AF 研究降低>50%（5% *vs*. 2.2%，P=0.019），手术相关卒中的发生率也有所降低（0.9% 和 0，P=0.039）。同时，安全事件导致的功能影响，包括致残或死亡，LAA 封堵组在统计学上明显优于华法林组。研究认为，随着术者经验的积累，LAA 封堵的安全性有明显的改善。

NVAF 卒中高风险患者 LAA 封堵治疗后的生活质量评价。PROTECT-AF 研究显示，在非瓣膜性 AF 和 $CHADS_2$≥1 的患者，LAA 封堵治疗预防中风的疗效不劣于长期华法林治疗。鉴于这种等价性，生活质量（QOL）是一个重要的评价两种不同治疗策略指标。采用 QOL 的 S-F12 健康调查表，PROTECT-AF 研究亚组分析（547 例，其中封堵组=361 例和华法林组=186 例），使用测量工具获得患者基线和 12 个月的数据。队列分析包括 12 个月随访或死亡患者有效的配对生活质量数据。与华法林治疗比较，LAA 封堵治疗组总质量评分改善者占 34.9%，不变者 29.9%（34.9% *vs*. 24.7%，29.9% *vs*. 31.7% P=0.01）；心理健康改善，LAA 封堵治疗组 33% *vs*.华法林组 22.6%（P=0.06）。与对照组相比，随机至封堵组患者 QOL 的总

质量评分、质量功能和质量作用的局限性有一个显著改善;封堵组中单纯华法林治疗或非华法林治疗亚组总质量评分的变化有显著差异。结论:与华法林相比,NVAF 患者 LAA 封堵预防中风的治疗有良好的生活质量变化。

对于有服用华法林禁忌的卒中高危 AF 患者,LAA 封堵治疗是否安全有效? ASAP(ASA Plavix Feasibility study)研究:一项多中心、前瞻性、非随机对照研究。$CHADS_2$评分≥1、有服用华法林禁忌的卒中高危 AF 患者。主要疗效终点为缺血性卒中、出血性卒中、全身性栓塞和心血管/不明原因死亡的联合终点。入选 150 例患者,平均 $CHADS_2$评分和 CHA_2DS_2-VAS_C评分分别为 2.8±1.2 和 4.4±1.7,华法林治疗禁忌的主要原因是出血/出血倾向者(93%)。完成 LAA 封堵之后服用氯吡格雷 6 个月,终身服用阿司匹林。结果显示器械置入成功率 93%,围术期并发症有心脏压塞、器械导致的栓塞、假性动脉瘤。术后平均随访 14.4 ± 8.6 个月,与手术或设备相关的安全终点事件发生率 8.7%,卒中或全身性栓塞事件发生率 2.3%/年,缺血性脑卒中发生率 1.7%/年,出血性脑卒中发生率 0.6%/年,低于依据 $CHADS_2$评分得出的预期中风/TIA 率(7.3%/年)。ASAP 试验结果表明,LAA 封堵术后不服用华法林是安全可行的,对于华法林禁忌的 AF 患者,左心耳封堵术可作为预防血栓事件的替代治疗。

由于 PROTECT-AF 研究显示,卒中高危 NVAF 患者 LAA 封堵治疗后,主要安全性事件治疗组高于华法林组(5.5%/年 *vs.*3.6%/年)。为此,美国学者设计了 PREVAIL 试验:一项前瞻性、随机、多中心的研究,评估与 NVAF 患者长期华法林治疗比较,LAA 封堵预防卒中的安全性和有效性。研究的主要安全性终点:术后 7d 内死亡率、缺血性卒中、栓塞和需干预的其他并发症;两个疗效终点:①术后 7d 至 18 个月内缺血性卒中或全身性栓塞的发生率;②18 个月卒中、全身性栓塞或心血管死亡的复合发生率。共入选 407 例患者,随机以 2∶1 的比例分配到封堵治疗组和华法林对照组。封堵器治疗组主要安全性终点为 2.2%,低于预期的事件发生率(2.652%)。主要疗效终点 1:封堵治疗组 0.025%/年,对照组 0.02%/年,达到了非劣性标准。疗效终点 2:封堵治疗组 0.064%/年,对照组为 0.063%/年,未能达到非劣性的统计学标准。封堵器的植入成功率为 95.1%,较 PROTECT-AF 试验的置入成功率为 90.9% ($P=0.04$)有明显提高,新手施术医生的操作成功率和并发症发生率与有经验的医生相似。手术相关并发症的发生率 4.2%(PROTECT-AF 为 8.7% $P=0.004$);与 PROTECT-AF 试验中心脏穿孔发生率 1.6%相比,PREVAIL 试验中已降至 0.4%($P=0.027$);PROTECT-AF 试验中的心脏压塞为 2.9%,而 PREVAIL 试验为 1.5%($P=0.36$);与设备相关的栓塞事件从 PROTECT-AF 1.1%降为 PREVAIL 试验 0.4%($P=0.007$);无手术操作相关的死亡。PREVAIL 试验结果表明,对于 NVAF 患者的卒中预防,LAA 封堵治疗是华法林合理的替代选择。

NVAF 患者 LAA 封堵与全身治疗(华法林)预防中风、全身性栓塞、心血管死亡的风险-收益比需要持续的评估。荟萃分析结果显示:17 项符合条件的研究,共纳入 1107 例患者(1586.4 患者-年 PY)。LAA 封堵治疗患者卒中发生率 0.7%人年(95% CI:0.3~1.1/100 PY),TIA 发生率 0.5%人年(95% CI:0.1~1.8/100 PY)和神经系统事件(卒中或 TIA)发生率 1.1%人年(95% CI:0.6~1.6/100 PY)。血管并发症及心包积液发生率为 8.6%(95% CI:6.3%~11.7%)和 4.3%(95% CI:3.1%~5.9%)。结论:NVAF 患者卒中的预防,LAA 封堵治疗与华法林等抗凝策略相比疗效相当。另一项荟萃分析结果显示,在长期抗凝治疗可能增加卒中或出血危险的 NVAF 患者中,与华法林相比左心耳封堵术(LAAC)可改善出血性卒中、心血管/原因不明死亡以及非手术操作性出血的发生率。研究纳入 2406 例患者(随访 5931 患者-年),平均随访 2.69 年,接受 LAA 封堵患者的出血性卒中(0.15%人年 *vs.*0.96%人年,HR=0.22,$P=0.004$)、心血管/不明原因死亡(1.1%人年 *vs.*2.3%人年,HR=0.48,$P=0.006$)以及非手术操作性出血(6.0% *vs.*11.3%,HR=0.51,$P=0.006$)发生率均显著低于华法林。两种治疗策略的全因卒中或全身性栓塞发生率相似(1.75%人年 *vs.*1.87%人年,HR=1.02,$P=0.94$)。封堵组缺血性卒中发生率更高。另一项荟萃分析结果显示:三项随机对照临床试验涉及 1165 例患者,LAA 封堵预防卒中[RR=0.78(0.33,1.84)]和降低死亡率[RR=0.68(0.40,1.16)]疗效等同于华法林治疗。

尽管越来越多的研究显示 LAA 封堵可以有效降低 NVAF 患者的卒中风险,但该手术不应该普遍用来代替口服抗凝药物治疗,且新型口服抗凝药在某些情况下在卒中预防和出血风险方面优于华法林。有一项荟萃分析研究，包括7个随机对照试验（$n=73\ 978$），使用随机效应模型比较汇总的数据，比较LAA封堵、新型口服抗凝药和华法林治疗的有效性和安全性。有效性为卒中、全身性栓塞和全因死亡率，安全性为主要出血及手术相关并发症。与华法林相比，新型口服抗凝药可以显著降低全身性栓塞（OR=0.84；95% CI:0.72~0.97；$P=0.01$）和全因死亡率（OR=0.89；95% CI:0.84~0.94；$P<0.001$），提高安全性（OR=0.79；95% CI:0.65~0.97；$P=0.026$）。LAA封堵和华法林治疗的疗效终点没有任何区别，但LAA封堵有更多的并发症（OR=1.85；95% CI:1.14~3.01；$P=0.012$）。

四、存在的问题及展望

任何能够预防卒中的干预措施，都将对临床实践和卫生保健系统产生较大的影响。目前研究表明经皮LAA封堵安全有效、简单易行、创伤小，但临床应用的病例数量有限，仍需要更大的样本和临床随访证实其远期疗效和安全性。目前有11项LAA封堵/切除的试验正在进行，其试验数据将告诉我们预防卒中的最佳解决方案、LAA堵治疗的实际价值、哪些患者可能从LAA封堵治疗中受益、与新型口服抗凝药的疗效和安全性对比、哪些患者无法容忍任何形式的抗凝治疗、新型LAA封堵装置的设计和开发。LAA封堵器操作技术要求高，需要有经验的团队配合，包括心脏超声、心脏外科、麻醉。有一定的围术期并发症，需要配套的术后的管理和随访团队。

经皮LAA封堵可降低AF患者的卒中风险，主要用于那些不愿或不能坚持长期抗凝治疗的患者，其在临床上的应用可能会越来越多。为此，近年来多家国内外学术结构针对经皮LAA封堵治疗发布专家共识和建议，《2014年EHRA/EAPCI经导管LAA封堵的专家共识》《2014CSPE/CSC/左心耳干预预防心房颤动患者血栓栓塞事件：目前的认识和建议》《2015SCAI/ACC/HRS LAA封堵的制度和操作要求》《2015ACC/HRS/SCAI经皮置入左心耳封堵装置推荐声明》等，以解决运用新型技术治疗AF过程中的问题。共识和建议对LAA封堵治疗进行了概述，并提出了关于置入、操作者培训、护理流程及患者选择等方面的推荐意见。指出对这项技术的推广应深思熟虑，并强调基于团队的医护管理和纵向注册数据的收集；当患者考虑接受LAA封堵时，应组建多学科心脏团队并进行讨论，团队中应包括药物治疗专家、手术专家、影像学检查专家及麻醉专家。应有心脏外科医生作为紧急情况的支持。进行LAA封堵的医疗机构应具备全方位的诊断成像设备、电生理学和介入设备以及心脏外科病房；并呼吁开发专门的LAA封堵培训推荐意见。相关人员应了解卒中及其症状、房颤、抗凝药药理学、左心房局部解剖和LAA的相关知识，还应具备必要的手术技能。流程应包括卒中风险评估、出血风险评估、抗凝禁忌证、抗凝用药史和依从性、心脏结构因素和患者偏好。所有的决策都应该被记录下来，尤其是在考虑将药物在治疗作为一种替代方法的时候。此外，手术评估、术后评估和随访应该标准化。

LAA封堵治疗临床应用的制约因素和存在的问题：封堵器置入术后早期，在封堵器表面可形成血栓及器械周围残腔血流，有并发血栓栓塞的风险；另外，AF发生脑卒中并不都是心源性的，LAA也并不是左心血栓的唯一来源，即使进行了左心耳的切除或封堵，房颤的抗凝治疗也是必不可少的；左心耳也是人体有用的器官，左心耳的去除或堵闭是否会影响心脏的功能。缺乏与新型口服抗凝药相对比的研究。有文献报道左心耳封堵设备对左心耳相邻结构和愈合反应的影响，在犬的左心耳置入Watchman和Amplatzer装置，评价装置对左心耳相邻结构和28d的愈合反应的影响，Watchman装置不妨碍或影响左心耳相邻结构，装置表面内皮化完整；Amplatzer装置的封堵盘可能位及左心耳邻近结构并导致延迟愈合。对于心脏外科手术的AF患者，结扎左心耳常常存在残余分流，更容易形成血栓，故外科处理左心耳的方法需要改进。这些都需要大型、多中心、长期安全性和疗效性的随机试验研究。

综上所述，堵闭LAA是预防AF并发脑卒中的一种有效方法，特别是华法林治疗禁忌的患者提供了一种有效的治疗手段。目前，技术和材料上尚不完善，如何保证完全堵闭LAA，仍需要从技术和封堵材料上进行不断地探索和改进。从目前国外临床应用结果看，LAA封堵治疗的应用前景是不容置疑的，但是毕竟是一种创伤性的治疗方法，有一定的并发症。国外已经积累了一定的成功的经验，国内工作刚刚起步，需要认真学习和借鉴国外的经验，如解剖学和成像技术因素对LAA封堵效果的影响、AF患者左心耳形态和卒中之间的关系等。针对这些问题,国内应建立封堵器械上市后的注册、临床随访登记制度,包括纳入标准、程序的结果、脑卒中和出血事件临床随访等。应积极开展国内的随机、对照、多中心临床研究。应建立LAA 封堵术者培训机制、组建多学科心脏团队、制订 NVAF 患者管理流程。与 AF 消融相比,适应证可能会更广、更安全,在不远的未来,对大多数 AF 患者来说,可能会更多的选择 LAA 封堵术。

参 考 文 献

David R,Dhanunjaya R,et al.2014.Left atrial appendage occlusion.J Am Coll Cardiol,63:291-298.

European heart rhythm association.2010.Guidelines for the management of atrial fibrillation:the Task Force for the Management of Atrial Fibrillation of the European Society of Cardiology.Eur heart J,31:2369-2429

Holmes et al.2014.Prospective randomized evaluation of the watchman left atrial appendage closure device in patients with atrial fibrillation versus long-term warfarin therapy(PREVAIL).J Am Coll Cardiol,64:1-12.

Oluseun Alli,et al.2013.Quality of Life Assessment in the Randomized PROTECT AF(Percutaneous Closure of the Left Atrial Appendage Versus Warfarin Therapy for Prevention of Stroke in Patients With Atrial Fibrillation)Trial of Patients at Risk for Stroke With Nonvalvular Atrial Fibrillation.J Am Coll Cardiol,61:1790-1798.

Reddy.VY et al.2013.Left atrial appendage closure with the Watchman device in patients with a contraindication for oral anticoagulation:the ASAP study(ASA Plavix Feasibility Study With Watchman Left Atrial Appendage Closure Technology).J Am Coll Cardiol,61(25):2551-2556.

Vivek Y.Reddy,et al.2011.Safety of percutaneous left atrial appendage closure results from the watchman left atrial appendage system for embolic protection in patients with AF(PROTECT AF) clinical trial and the continued access registry.Circulation,123:417-424.

Vivek Y.Reddy,et al.2014.Percutaneous Left Atrial Appendage Closure *vs* Warfarin for Atrial Fibrillation:A Randomized Clinical Trial.JAMA,312(19):1988-1998.

2. 非甾体药物的心血管安全性问题

复旦大学附属中山医院 崔晓通 周京敏

非甾体药物临床上主要指非甾体消炎药(nonsteroidal anti-inflammatory drugs,NSAIDs),是一类不含有甾体结构的抗炎药物,具有抗炎、抗栓、解热、镇痛等作用。自阿司匹林在19世纪末被合成以来,NSAIDs越来越多地应用到临床,已成为目前全球使用最多的药物种类之一。尽管阿司匹林在心血管病的二级预防中占据非常重要的地位,但其他NSAIDs的心血管不良反应及安全用药是全球医药界关注的焦点,美国食品和药物管理局(food and drug administration,FDA)也发出加强NSAIDs的心血管安全性警告。

一、NSAIDs的分类

1.根据化学结构分类 阿司匹林(即乙酰水杨酸)是水杨酸类NSAIDs的代表,1948年第一个非水杨酸类NSAIDs保泰松问世,之后在1950s~1970s诞生的传统NSAIDs多以羧酸基为主要活性基团,根据化学结构又可细分为苯乙酸类、苯丙酸类、吲哚类、灭酸类等。近几十年来出现了几大类不以羧酸基为主要活性基团的NSAIDs,主要包括1980s合成的烯醇酸类和磺酰苯胺类,以及1990s开始问世的昔布类(表4-1)。

2.根据作用机制分类 NSAIDs通过抑制环氧化酶(cyclooxygenase,COX)活性,干扰花生四烯酸代谢,阻断前列腺素(prostaglandins,PG)的生物合成而发挥作用。人体主要存在两种COX。COX-1是结构酶,生理状态下即存在,通过促进某些PG的生物合成起到抑制胃酸分泌、保护胃黏膜、调节肾血流动力学和水、电解质平衡的作用;由COX-1引发的另一个花生四烯酸代谢产物血栓素A_2(thromboxane A_2,TXA_2)还能刺激血小板聚集以维持机体正常的凝血机制。COX-2是诱导酶,主要在炎症时合成,加重疼痛和炎症反应。对COX-2的抑制是NSAIDs发挥抗炎、镇痛作用的主要途径,而对COX-1的抑制一方面起到抗血小板聚集的作用,另一方面也可引起胃肠道不良反应。根据NSAIDs对COX抑制作用的选择性不同,可将其分为四大类:①非选择性COX抑制剂,大部分传统NSAIDs属于这一类,它们对COX-1和COX-2均有明显抑制作用,抗炎、镇痛作用较强,同时胃肠道不良反应也较明显;②COX-2倾向性抑制剂,主要包括美洛昔康、尼美舒利等,这类药物在常规剂量时主要抑制COX-2,对COX-1作用很弱,胃肠道不良反应少,但当大剂量时,也会明显抑制COX-1而出现较明显的胃肠道不良反应;③选择性COX抑制剂,主要包括塞来昔布、罗非昔布等,这类药物主要抑制COX-2,几乎不抑制COX-1,因此较少产生胃肠道不良反应;④COX-1倾向性抑制剂,主要指阿司匹林,小剂量的阿司匹林主要针对COX-1起作用,因此目前临床上主要用于抗血小板聚集、防治心脑血管缺血性疾病,但也可能引起胃肠道不良反应(表4-1)。

表4-1 NSAIDs的分类

化学分类	药物	作用机制分类	药物
水杨酸类	阿司匹林等	非选择性COX抑制剂	大部分传统NSAIDs
吡唑酮类	保泰松、羟基保泰松等	COX-2倾向性抑制剂	美洛昔康,尼美舒利等
羧酸类		选择性COX-2抑制剂	塞来昔布,罗非昔布等
苯乙酸类	双氯芬酸等	COX-1倾向性抑制剂	阿司匹林
苯丙酸类	布洛芬、萘普生等		
吲哚类	吲哚美辛、阿西美辛等		

续表

化学分类	药物	作用机制分类	药物
灭酸类	氟氯那酸等		
烯醇酸类	美洛昔康		
磺酰苯胺类	尼美舒利等		
昔布类	塞来昔布、罗非昔布等		

二、NSAIDs 心血管不良反应的产生机制

NSAIDs 产生心血管不良反应的机制主要包括以下两种(图 4-1):①前列环素(prostacyclin,PGI_2)与 TXA_2稳态失衡。COX-1 激活血小板产生的 TXA_2具有促血小板聚集、血管收缩和血管增生的作用;而 COX-2 可催化内皮细胞产生 PGI_2,后者起到与 TXA_2完全相反的作用,抑制血小板聚集、促使血管舒张、防止血管平滑肌细胞增生。正常情况下体内 PGI_2与 TXA_2处于平衡状态。当使用倾向性或选择性 COX-2 抑制剂时,因其对 COX-2 抑制作用强而对 COX-1 抑制作用弱或不抑制,导致 PGI_2生成受阻,但 TXA_2生成不受影响,两者平衡被打破,增强了血小板聚集和血管收缩的作用,即可能发生血压升高和血栓事件。②水钠潴留。COX-1 和 COX-2 均在正常成人肾脏中持续表达,COX-1 主要存在于肾小球、肾小管上皮细胞以及入球小动脉,COX-2 存在于入球和出球小动脉、足细胞、致密斑以及部分肾小管和间质细胞中。传统 NSAIDs 以及选择性 COX-2 抑制剂都能通过抑制 COX-2 从而增加肾小管对钠的重吸收,导致水钠潴留,引起水肿和体重增加。另外,NSAIDs 还能通过削弱利尿剂的利尿作用从而引起或加重水肿潴留。水钠潴留对心力衰竭或具有心力衰竭高危因素的患者构成很大威胁。

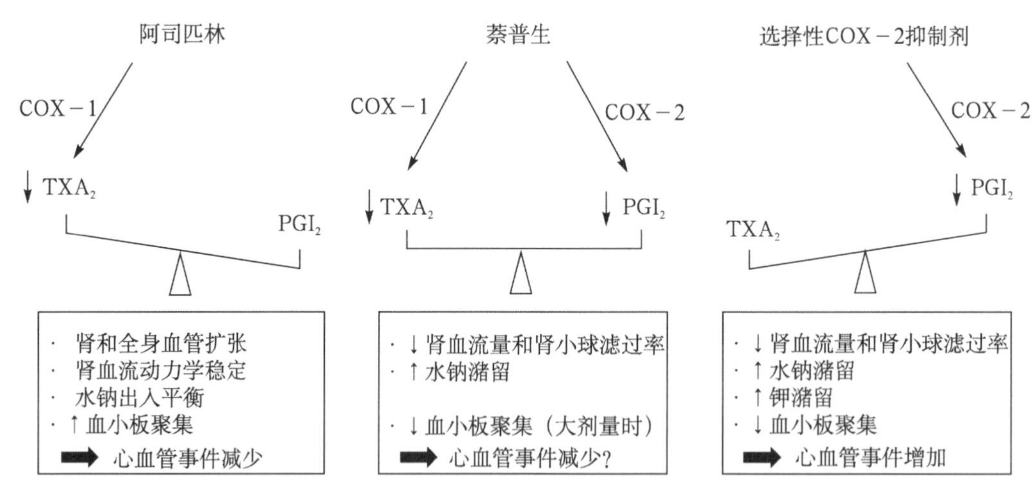

图 4-1 不同种类 NSAIDs 对心血管事件的影响及机制

三、选择性 COX-2 抑制剂的心血管风险

选择性 COX-2 抑制剂对 COX-2 有特异性抑制作用,打破了 PGI_2与 TXA_2的稳态,从而造成 PGI_2减少而 TXA_2相对增多。继而可出现血小板聚集增加、血管收缩、水钠潴留等不良反应。因此,选择性 COX-2 抑制剂的心血管安全性问题是 NSAIDs 中最为突出的。

21世纪初,罗非昔布、伐地考昔等选择性COX-2抑制剂的心血管副作用就已经引起了广泛关注。对138项临床试验进行的荟萃分析发现,与安慰剂相比,选择性COX-2抑制剂与心肌梗死RR=1.86;95% CI:1.33~2.59;P=0.0003)和血管事件(RR=1.42;95% CI:1.13~1.78;P=0.003)的风险增加有关。2004年是选择性COX-2抑制剂因心血管方面的风险被密集关注的一年。首先,罗非昔布因其增加心血管不良事件的风险而退市;随后,美国FDA对伐地考昔也增加了“黑框警示”,禁止其用于有冠脉搭桥手术病史的患者。紧接着,因发现塞来昔布增加心血管事件,美国国立卫生研究院终止了塞来昔布腺瘤预防试验。虽然塞来昔布没有因此而退市,但FDA仍建议医生尽可能选用其他替代药物或使用最小有效剂量。2004年末,FDA对选择性COX-2抑制剂的使用从公共健康的角度发表了声明,建议医生在处方塞来昔布和伐地考昔时慎重权衡利弊,推荐具有高胃肠道出血风险且不耐受非选择性NSAIDs或非选择性NSAIDs疗效不佳的患者,才考虑使用选择性COX-2抑制。

四、非选择性COX抑制剂的心血管风险

由于非选择性COX抑制剂同时抑制COX-1和COX-2,因此可能使PGI_2与TXA_2仍然保持在相对平衡的状态而不易诱发心血管事件,故相对于选择性COX-2抑制剂,非选择性COX抑制剂布洛芬和萘普生等被认为是相对安全的NSAIDs。然而随着时间推移,越来越多的研究开始发现非选择性COX抑制剂也会增加心血管事件,除了双氯芬酸被证实增加心血管事件发生的风险外,对于布洛芬和萘普生心血管安全性问题的看法也变得不太确定。美国阿尔茨海默病抗炎预防试验(Alzheimer's Disease Anti-inflammatory Prevention Trial,ADAPT)是近10年进行的一项在这方面影响较大的研究。ADAPT研究本意是比较萘普生、塞来昔布对老年人认知功能的影响,后来因另外一项研究(前述的“塞来昔布腺瘤预防试验”)报告塞来昔布增加心血管风险而被终止。ADAPT研究本身并没有显示塞来昔布增加心血管事件,但发现萘普生与安慰剂比较增加发生心脑血管事件的风险。然而美国心脏协会在2007年关于非甾体消炎药使用的声明中专门指出了该研究的局限性,包括失访率高(10%)、部分受试者没有接受研究药物的治疗、对心血管事件缺少明确的诊断标准、对报告的非致死性事件缺少中心裁决等,故认为萘普生仍然是从心血管安全性方面考虑的首选药物。

2013年,《柳叶刀》杂志上发表的一项大型荟萃分析,对以往进行的280项NSAIDs与安慰剂对比(124 513例研究对象,随访68 342人年)、474项不同种类NSAIDs之间互相对比(229 296例研究对象,随访165 456人年)的随机对照试验进行了总结分析,结果显示:①选择性COX-2抑制剂(即昔布类药物)(RR=1.37,95% CI:1.14~1.66,P=0.0009)和双氯芬酸(RR=1.14,95% CI:1.12~1.78,P=0.0036)均使主要血管事件(非致死性心肌梗死、非致死性卒中或血管性死亡)发生的风险增加约1/3,两者也都增加主要冠脉事件发生的风险(昔布类:RR=1.76,95% CI:1.31~2.37,P=0.0001;双氯芬酸:RR=1.70,95% CI:1.19~2.41,P=0.0032)。布洛芬也显著增加主要冠脉事件(RR=2.22,95% CI:1.10~4.48,P=0.0253),但不增加主要血管事件。与安慰剂相比,服用昔布类药物或双氯芬酸1年,每1000人会发生超过3例主要血管事件,其中1例为致死性事件。②萘普生不显著增加主要血管事件(RR=0.93,95% CI:0.69~1.27)。③昔布类(RR=1.58,95% CI:1.00~2.49,P=0.0103)和双氯芬酸(RR=1.65,95% CI:0.95~2.85,P=0.0187)显著增加血管性死亡,布洛芬可能增加血管性死亡(RR=1.90,95% CI:0.56~6.41,P=0.17),萘普生不增加血管性死亡(RR=1.08,95% CI:0.48~2.47,P=0.80)。④所有被研究的NSAIDs均使心力衰竭发生的风险增加约一倍。该荟萃分析提示大剂量双氯芬酸和布洛芬带来的心血管风险与昔布类NSAIDs相似,而大剂量萘普生导致的心血管风险低于其他NSAIDs,这与美国心脏协会对萘普生的推荐是相符合的。

五、冠心病患者使用NSAIDs面临的风险

INVEST研究(international verapamil trandolapril study)的事后分析发现,高血压合并冠心病的患者使

用 NSAIDs 与全因死亡、非致死性心肌梗死、非致死性卒中的复合终点有关[HR=1.47,95% CI:1.19~1.82,P=0.0003]。对于有心肌梗死病史的冠心病患者,选择性 COX-2 抑制剂和非选择性 NSAIDs 都被证明增加这类患者的死亡率。丹麦的注册研究发现心肌梗死后的患者使用罗非昔布(HR=2.8,95% CI:2.41~3.25)、塞来昔布(HR=2.57,95% CI:2.15~3.08)、布洛芬(HR=1.5,95% CI:1.36~1.67)、双氯芬酸(HR=2.4,95% CI:2.09~2.80)以及其他 NSAIDs(HR=1.29,95% CI:1.16~1.43)均使死亡风险升高。丹麦的研究还发现心肌梗死后的患者即使短期(7~14d)使用 NSAIDs 也会增加死亡或再发心肌梗死的风险。英国的研究发现因心血管病住院的患者,同时服用阿司匹林及布洛芬者,其 30d 全因死亡率(HR=1.93,95% CI:1.30~2.87,P=0.0011)和心血管死亡率(HR=1.73,95% CI:1.05~2.84,P=0.0305)均高于仅服用阿司匹林者。其中的原因可能在于布洛芬与阿司匹林之间的相互作用,干扰了阿司匹林对心血管的保护作用。上述研究均提示冠心病患者使用 NSAIDs 应特别谨慎。

六、FDA 对于 NSAIDs 的"黑框警示"

鉴于 NSAIDs 的心血管(及胃肠道)风险,美国 FDA 自 2005 年开始对所有上市的传统型 NSAIDs(非选择性 COX 抑制剂)以及新型选择性 COX-2 抑制剂(昔布类)都增加了"黑框警示",尤其警示具有缺血性心血管疾病病史或高危因素的患者及其医护人员。对于两大类 NSAIDs,FDA 的"黑框警示"内容基本相仿,大致为:NSAIDs 可能增加严重心血管血栓性事件、心肌梗死、卒中等发生的风险(这些事件可能是致命性的),且风险可能随用药时间增加而升高;已患有心血管疾病或具有心血管疾病危险因素者使用 NSAIDs 面临的上述风险可能更高。对具体某一种 NSAIDs 还可能有额外的警示,例如对双氯芬酸、塞来昔布等,"黑框警示"的内容还包括:双氯芬酸(或塞来昔布)禁用于冠脉搭桥的患者进行围术期镇痛治疗。FDA"黑框警示"的缺陷是没有体现已知的传统非选择性 NSAIDs 在心血管安全性方面的差异。

七、选用 NSAIDs 要注意的问题

选用 NSAIDs 时,需要综合权衡利弊。美国心脏协会推荐以下几个方面的考量:①用药的指征是什么,该选择何种药物。肌肉骨骼系统疾病导致的疼痛,应首选非药物治疗(如物理治疗、热疗、冷疗等),无效时再考虑药物治疗。用药需兼顾有效性与安全性,先用风险最小的药物,若无效再将药物升级。在实践中,通常首选最小有效剂量的对乙酰氨基酚或阿司匹林,当这两种药物甚至短时间使用麻醉药(如曲马多)都无效或不能耐受时,再考虑使用其他 NSAIDs,但这通常意味着要面临心血管事件增加的风险。在其他 NSAIDs 中,萘普生可能是相对较好的选择。②要考虑患者的临床特点。医患双方都应该清楚,有近期冠脉搭桥手术史、不稳定型心绞痛或心肌梗死病史、或缺血性脑血管事件病史的患者,使用 NSAIDs 面临更高的发生心血管不良事件的风险。使用 COX-2 抑制剂的患者要注意监测肾功能和血压,尤其是对于合并高血压、肾脏病以及心力衰竭的患者。③对 COX-2 选择性的把握。目前的证据显示,各类 NSAIDs 并未因其对 COD-2 选择性的减弱而完全消除了心血管风险,因此,所有 NSAIDs 药物在使用之前均应仔细权衡。正在进行的 PRECISION 研究是首个针对具有心血管危险因素但无急性冠脉综合征病史的类风湿关节炎或骨关节炎患者的临床试验,研究对象长期使用选择性 COX-2 抑制剂塞来昔布,或非选择性 COX 抑制剂布洛芬或萘普生,该研究有望为具有心血管危险因素的患者如何选用 NSAIDs 提供重要依据。④服用阿司匹林的心血管病患者如何使用 NSAIDs。既往研究提示布洛芬可能对阿司匹林的抗血小板作用产生干扰,因此 FDA 建议,若阿司匹林需与布洛芬合用,则应在服用阿司匹林至少 30min 后,或在服用阿司匹林至少 8h 前服用布洛芬,以减少药物间相互作用。

八、小结

现有的证据显示选择性 COX-2 抑制剂增加心血管不良事件发生的风险,尤其是已有心血管疾病或具有心血管危险因素者使用该类药物面临的风险更高。对于这些患者,选择性 COX-2 抑制剂应当仅在其他疗法均无效的情况下,作为替代治疗短期、小剂量使用。对于传统非选择性 COX 抑制剂,其心血管安全性

仍需更多的研究进行评估,在得出明确、无争议的结论之前,这一类药物的使用也应慎重权衡。

参考文献

傅得兴,封宇飞.2008.非甾体类抗炎药的安全性研究.中国全科医学,11(2):136-138.

ADAPT Research Group.2006.Cardiovascular and cerebrovascular events in the randomized,controlled Alzheimer's Disease Anti-Inflammatory Prevention Trial(ADAPT).PLoSClin Trials,1(7):e33.

Bavry A A,Khaliq A,Gong Y,et al.2011.Harmful effects of NSAIDs among patients with hypertension and coronary artery disease. Am J Med,124(7):614-620.

Bhala N,Emberson J,Merhi A,et al.2013.Vascular and upper gastrointestinal effects of non-steroidal anti-inflammatory drugs:meta-analyses of individual participant data from randomised trials.Lancet,382(9894):769-779.

Fosbol E L,Folke F,Jacobsen S,et al.2010.Cause-specific cardiovascular risk associated with nonsteroidal antiinflammatory drugs among healthy individuals.Circ Cardiovasc Qual Outcomes,3(4):395-405.

Martin B K,Szekely C,Brandt J,et al.2008.Cognitive function over time in the Alzheimer's Disease Anti-inflammatory Prevention Trial(ADAPT):results of a randomized,controlled trial of naproxen and celecoxib.Arch Neurol,65(7):896-905.

Schjerning O A,Fosbol E L,Lindhardsen J,et al.2011.Duration of treatment with nonsteroidal anti-inflammatory drugs and impact on risk of death and recurrent myocardial infarction in patients with prior myocardial infarction:a nationwide cohort study[J].Circulation,123(20):2226-2235.

3. 病毒性心肌炎的诊治进展

上海交通大学附属第九人民医院　王长谦

心肌炎是各种感染性和非感染因素引起的心肌炎症性疾病(表4-2)。感染性因素主要有病毒、细菌、螺旋体、真菌、原虫、蠕虫等,非感染性因素主要包括过敏、变态反应(如风湿热)、化学、物理或药物(如阿霉素)。聚合酶链式反应(PCR)等分子生物学技术显示心肌炎的最主要病因是病毒感染。病毒性心肌炎主要与病毒感染和病毒感染后介导的免疫反应相关。其临床表现变异很大,可以完全没有症状,也可以表现为急性心力衰竭、室性心律失常、心源性休克。年轻人急性心肌炎12%以上可能发生心源性猝死,9%的成人进展为扩张型心肌病。由于心肌炎的临床表现具有多变性,根据基础病因不同,其临床预后也各不相同,而且心内膜心肌活检(EMB)——心肌炎诊断的金标准在临床上应用并不广泛,使得病毒性心肌炎的临床诊断和治疗极具挑战性。

表4-2　心肌炎的常见病因

病因	举例
感染性	病毒(详见表2)
	细菌:白喉棒状杆菌,军团菌,结核分枝杆菌,支原体,衣原体,葡萄球菌,链球菌A群,肺炎链球菌
	真菌:放线菌,曲霉菌,念珠菌,隐球菌
	蠕虫:细粒棘球绦虫,旋毛虫
	原虫:弓形虫,克氏锥虫
	立克次体:贝纳特立克次体,斑疹伤寒立克次体
	螺旋体:博氏疏螺旋体,钩端螺旋体,梅毒螺旋体
自身免疫性疾病	乳糜泻,Churg-Strauss综合征,克罗恩病,皮肌炎,巨细胞心肌炎,嗜酸粒细胞增多综合征,川崎病,红斑狼疮,淋巴滤泡性心肌炎,风湿性关节炎,结节病,硬皮病,溃疡性结肠炎
药物过敏	青霉素,氨苄西林,头孢菌素,四环素,磺胺类,抗炎药,苯二氮䓬类,氯氮平,襻利尿剂,甲基多巴,天花疫苗,破伤风类毒素,三环类抗抑郁药
药物毒性	苯丙胺,蒽环类药物,儿茶酚胺,可卡因,环磷酰胺,5氟尿嘧啶,苯妥英,曲妥珠单抗
中毒	乙醇
其他	砷,铜,铁,放疗,甲状腺毒症

一、病因

20世纪80~90年代,病毒性心肌炎主要认为与肠道病毒和腺病毒的感染有关。随着分子生物学技术的发展,人们利用PCR技术先后从心肌组织里发现了其他病毒的感染(表4-3)。

表4-3　致心肌炎的病毒种类

病毒种类	举例
RNA病毒	柯萨奇病毒A性和B型,埃可病毒,脊髓灰质炎病毒,流感病毒A型和B型,呼吸道合胞病毒,腮腺炎病毒,麻疹病毒,风疹病毒,丙肝病毒,登革热病毒,黄热病病毒,Chikungunya病毒,胡宁病毒,拉沙热病毒,狂犬病毒,人类免疫缺陷病毒-1

续表

病毒种类	举例
DNA 病毒	腺病毒,细小病毒 B19,巨细胞病毒,人类疱疹病毒 6,Epstein-Barr 病毒,水痘-带状疱疹病毒,单纯疱疹病毒,天花病毒,牛痘病毒

二、发病机制

目前的研究显示:人类心肌炎的发病与病毒和自身免疫机制相关,个别病例可能还伴有遗传因素的参与(家族聚集性或散在的病例均有报道)。肠道病毒通过特异性受体进入心肌细胞,感染心肌细胞的 2 周内,病毒复制导致严重的细胞损害反应,同时激活巨噬细胞、$CD4^+$/$CD8^+$T 淋巴细胞介导的体液/细胞免疫反应清除病原体。在易感小鼠体内,病毒 RNA 和炎症可持续存在数周,持续的感染和炎症触发心脏的自身免疫反应,最终出现自身免疫性淋巴细胞或巨细胞心肌炎,并进展为扩张型心肌病(DCM)。人类病毒性/自身免疫性心肌炎的发展及进展至 DCM 可能与遗传易感性有关。

三、临床表现

病毒性心肌炎的临床表现轻重不一,取决于年龄与感染的急性或慢性过程。部分患者有发热、咽痛、咳嗽等上呼吸道病毒感染或腹痛、腹泻等消化道病毒感染等前驱症状。心脏受累轻者可无症状或有胸闷、胸痛、心悸、乏力,活动受限等症状,少数重症可发生心力衰竭并严重心律失常、心源性休克,猝死。因此,仅仅依据临床症状诊断病毒性心肌炎是非常困难的。

四、诊断

病毒性心肌炎的临床表现及多数辅助检查均缺乏特异性,因此,确诊病毒性心肌炎相当困难。如何结合临床表现与实验室检查结果确诊病毒性心肌炎,国际上也尚无统一标准。目前我国临床上对急性病毒性心肌炎的诊断多偏宽。仅有病毒感染或心肌炎本身的症状都不足以确诊病毒感染心肌。

2013 年欧洲心脏病学会(ESC)心肌炎的科学声明强调了临床症状与病理组织学改变伴病毒 PCR 检测结合,对于诊断病毒性心肌炎的重要性,并提出了心肌炎的亚组诊断标准:①病毒性心肌炎:具有心肌炎的组织学证据以及病毒 PCR 阳性;②自身免疫性心肌炎:组织学证实心肌炎,但病毒 PCR 阴性,有或无血清心脏自身抗体;③病毒和免疫性心肌炎:组织学证实心肌炎,病毒 PCR 阳性且检测到心脏自身抗体。

1. 生物标志物

(1)血清心脏标志物和 BNP:血清心脏标志物,尤其是肌钙蛋白 I 或肌钙蛋白 T 可能升高,有助于病毒性心肌炎的诊断,但是敏感性较低,这些指标正常并不能排除心肌炎。例如,在多中心心肌炎治疗的研究(multicentre myocarditis treatment trial)中,肌钙蛋白 I 升高在活检证实的心肌炎中的敏感性仅为 34%,特异性为 89%,阳性预测价值为 82%。肌钙蛋白 T 或肌钙蛋白 I 在心肌炎的患者中,较 CK-MB 更易升高,且肌钙蛋白 I 升高提示心肌炎预后更差。因此,血清心脏标志物检测已成为病毒性心肌炎的常规检测指标之一。

心脏激素如脑钠肽、循环细胞因子、细胞外降解的标志物及新型的标志物如 pentraxin 3、galectin 3 和生长分化因子 15,在心肌炎中均可能升高,但缺乏特异性。

(2)炎症指标:病毒性心肌炎的患者还可以出现炎症指标的升高,例如白细胞计数、血细胞沉降率、C-反应蛋白等,但这些指标的特异性和敏感性均较差,对明确心肌细胞是否存在炎症反应帮助不大。

(3)血清心脏自身抗体(aabs):心肌炎和 DCM 患者体内可发现多种心脏或肌肉特异性的自身抗体。EMB 病毒基因组阴性而血清 aabs 阳性,提示免疫介导的心肌炎或 DCM。心肌炎/DCM 心肌或疾病特异性的 IgG 抗体,有助于从高患病风险的亲属和缺乏急性心肌感染的患者中筛选出免疫抑制和(或)免疫调节治疗有益的人群。一些 aabs 可能作为心肌炎或 DCM 不良预后的预测因子。但是,目前 aabs 的检测都处于实验室研究阶段,尚缺乏商业化的检测方法。

2. *心电图* 虽然心电图对心肌炎的诊断价值较小,但是临床所有疑诊心肌炎的患者均应进行常规 12 导联心电图检查。心电图的变化常常既缺乏特异性也缺乏敏感性,心电图的非特异性 ST 段改变、T 波倒置、ST 段抬高亦可见于急性心肌缺血或梗死。一些心电图改变可能提示心肌炎,如 ST 段广泛弓背向下抬高(而不是心肌缺血的弓背向上),且缺乏对应导联的改变。最近的研究显示,QRS 波增宽是患者存活负相关的独立预测因子(也可能是单纯的左束支传导阻滞),Q 波和复极异常与临床结局以及 EMB 炎症免疫组织学特点无关。

3. *超声心动图* 所有临床怀疑心肌炎的患者均应行经胸超声心动图检查;如果患者住院期间血流动力学出现恶化,应复查经胸超声心动图。超声心动图有助于鉴别非炎症性心脏疾病如心脏瓣膜病,并动态观察心腔大小、心室壁厚度、心室功能和心包渗出。心肌炎患者可出现广泛的心室功能障碍、局部的室壁运动异常及射血分数保留的心室舒张功能障碍。暴发性心肌炎常由于强烈的炎症反应导致心肌水肿,左心室腔大小正常,但室壁肥厚,收缩减弱。新的影像技术如组织多普勒和应变率成像在心肌炎诊断中的应用还有待确定。

4. *病毒学检测* 病毒血清学在病毒性心肌炎中的诊断价值有限。病毒血清学阳性并不能提示心肌的病毒感染,只能表明外周免疫系统与病毒之间的相互作用。在无病毒性心肌炎的普通人群中也可检测出血清嗜心脏病毒 IgG 抗体水平升高。Mahfoud 等发现病毒血清学与 EMB 病毒基因检测之间的相关性较差,124 例病毒血清学阳性的患者,仅有 5 例(4%)在 EMB 的 PCR 中检测出同样的病毒感染。另外,感染非嗜心脏的肠道病毒也可导致抗体反应,这种反应与嗜心脏病毒引起的反应难以区别。

5. *心血管磁共振* 心血管磁共振成像(CMR)为心肌的组织学特征提供了一种无创性检测手段,有助于心肌炎的诊断。相关研究证实:对于肌钙蛋白阳性的非冠心病患者,CMR 与 EMB 之间具有良好的相关性。但是,对于已有长时间症状或组织学证实为慢性心肌炎的患者,两者的相关性较差,而且 CMR 不能排除心肌炎的病毒形式。对于临床病情稳定的患者,CMR 检查应安排在 EMB 之前,但对于有生命危险的重症患者,可先行 EMB。CMR 对心肌炎的诊断推荐参照 Lake Louise 标准。目前,CMR 对心肌炎的预后价值尚不明确。

6. *心内膜心肌活检* EMB 可以确诊心肌炎并提示心肌炎的潜在病因及炎症类型,有助于心肌炎的治疗及预后的判断。根据 EMB 结果,还可以判断患者是否适合进行免疫抑制(感染阴性)和抗病毒治疗。虽然,EMB 可能是确诊心肌炎的金标准。然而,EMB 并不是心肌炎的常规检查。既往的研究显示 EMB 敏感性低,仅 5% 的患者因此而改变初始治疗方案,且存在一定的操作风险,严重限制了其临床应用,因而,AHA 曾将 EMB 定位于科研应用,只有两种情况下 EMB 是 I 类推荐:①2 周内新出现不能解释的急性心功能不全,左室正常或扩大,血流动力学稳定;②新出现的心力衰竭症状持续 2 周到 3 个月,合并左室扩大,室性心律失常,或高度房室传导阻滞。但是,2013 年的 ESC 科学声明则强调了 EMB 在心肌炎诊断和治疗中的重要作用,并指出如果由经验丰富的团队来进行 EMB,其并发症发生率是非常低的(0~0.8%)。

为了提高活检的阳性率和临床意义,EMB 应该在疾病的早期进行并多次取样,至少取 3 个样本,每个 1~2mm 大小(从右心室或左心室),然后立即用 10% 的福尔马林固定,室温下进行光学显微镜观察,其余样本应立即用液氮冰冻并保存在-80℃或者室温下保存在 RNA 离心管用于病毒 PCR 检测。至于进行左侧还是右侧心脏组织活检的问题,应该根据临床信息来确定。为了评估病因及指导下一步治疗,或者因进行性心力衰竭而怀疑样本错误时,可重复进行 EMB。

目前 EMB 在心肌炎中的诊断、预后判断和治疗价值都是基于达拉斯病理标准的,而没有包含免疫组化和病毒组分析。单克隆技术有助于提高免疫组化的敏感性并明确炎症类型。RT-PCR 扩增病毒染色体进行分子生物学分析,大大提高了 EMB 在病毒性心肌炎中诊断作用,病毒定量和复制检测可进一步提升 EMB 的诊断价值。因此,活检组织建议同时进行病理、免疫组化和病毒 PCR 分析。此外,为了排除系统性感染,EMB 的同时应做外周血检查。

7. *冠脉造影* 对于所有怀疑心肌炎的病例,必须先排除冠心病和其他心血管病,尤其是有急性冠脉综合征表现(伴或不伴ST段抬高)、肌钙蛋白升高等,可考虑进行选择性冠脉造影检查。

8. *核素成像* 包括抗肌凝蛋白抗体成像在内的放射性核素成像技术,在心肌炎诊断中的价值尚有争议。有研究显示其检测心肌炎症的敏感性差异很大,特异性也较低。核成像技术不推荐常规用于心肌炎的诊断。

五、临床治疗

心肌炎的临床结局和预后决定于其病因、临床表现和疾病阶段。约50%的急性心肌炎病例在2~4周恢复,但是约25%的病例发展成持续的心功能障碍,12%~25%的病例会急剧恶化甚至死亡,或者进展至需要心脏移植的晚期。心肌中病毒持续存在可能与心室功能障碍相关,病毒基因清除的患者常保留更好的心室功能和10年预后。出现双心室功能不全是死亡或心脏移植的预测因子。然而,最近则有研究指出EMB免疫组化炎症证据是心肌炎不良预后的独立预测因子,病毒染色体阳性不能预测与心肌炎的生存率。

1. *常规治疗* 由于缺乏针对病因的大型、多中心随机对照研究,目前心肌炎的治疗方案多来源于专家共识。病毒性心肌炎的处理原则是积极治疗心律失常和心力衰竭,有足够证据的条件下针对病因进行靶向治疗。

(1)血流动力学不稳定的患者:血流动力学不稳定的心力衰竭患者应尽快地住进具有血流动力学监测的监护病房或中心,使用呼吸和机械性心-肺支持设施。对于伴有心源性休克或严重心室功能障碍的急性/暴发性心肌炎病例,可能需要利用心室辅助装置或体外膜肺氧合(ECMO)来作为心脏移植或疾病恢复的过渡。这些与最新的ESC或AHA心力衰竭指南的治疗原则一致。

(2)血流动力学稳定的患者:由于病程中可能出现病情急剧变化,甚至出现严重心脏传导阻滞或致命性心律失常等急性心肺事件,即使起病初期心室收缩功能良好,仍有可能出现病情进展。因此,对于无症状或轻微症状的疑诊心肌炎,仍建议收住院及临床观察直至确诊。血流动力学稳定的心力衰竭患者,其临床原则与最新的心力衰竭治疗指南一致,建议应使用利尿剂、ACEI或ARB和β受体阻滞剂。对仍持续心力衰竭症状的患者,考虑加用醛固酮受体拮抗剂,但心室功能恢复后何时停止抗心力衰竭治疗仍无定论,有待进一步临床研究提供依据。由于运动负荷试验可能诱发心律失常,急性期禁忌运动负荷试验。

(3)心律失常:心肌炎病程中出现窦性心动过缓、QRS增宽、超声心动图发现心室运动减退、持续或波动的肌钙蛋白水平,往往预示可能发生致命性心律失常。建议参照最新的心律失常指南进行处理。完全性房室传导阻滞患者需要进行临时起搏治疗。由于心肌炎可能完全恢复,心脏复律除颤器置入(ICD)的指征暂时存在争议,至少应该延迟至急性期以后。对伴有严重室性心律失常(室性心动过速或心室颤动)的心肌炎患者,可过渡性使用救生背心预防猝死。

(4)避免体力活动:所有的心肌炎指南均强调休息的必要性,但对于休息的时间和程度缺乏明确推荐。2013年ESC的声明对此进行相对明确的描述,无论年龄、性别、症状严重程度及治疗方案,运动员及非运动员在急性期及发病后至少6个月应该限制体力活动,运动员应暂时避免竞技性和休闲体育活动。

2. *免疫调节治疗*

(1)抗病毒治疗:既往的教科书和指南对抗病毒治疗均保持较为中立的态度,可能与抗病毒的临床研究缺乏病理诊断、缺乏空白对照或研究对象年龄跨度过大等因素有关。2013年ESC的声明总结分析了既往的资料,做出了相对客观和明确推荐。对于肠道病毒感染,目前没有被认可的抗病毒治疗,疫苗可能是未来的一个选择。阿昔洛韦、更昔洛韦、伐昔洛韦可考虑用于疱疹病毒感染,尽管其在心肌炎中的有效性尚未证实。初步的研究数据显示干扰素可能清除左心室功能不全患者的肠道病毒及腺病毒基因组,可改善NYHA心功能分级,对于肠道病毒感染还可以改善10年预后。临床医生在启用特定抗病毒疗法时,仍需咨询感染科医师。

(2)大剂量静脉用丙种球蛋白:大剂量静脉用丙种球蛋白可通过多种机制调节免疫及炎症反应,常被用于治疗某些系统性自身免疫疾病,由于大剂量静脉用丙种球蛋白无明显不良反应,可能用于传统抗心力衰竭治疗抵抗的心肌炎、病毒性和自身免疫性心肌炎,尤其是自身抗体介导者。但是,目前尚缺乏病毒性或自身免疫性、活检确诊心肌炎/扩张型心肌病的多中心随机研究，证实大剂量静脉用丙种球蛋白的治疗效果。

(3)免疫吸附治疗：心肌炎和 DCM 患者可检测到多种自身抗体(aabs)，中和或免疫吸附心肌自身抗体可能成为心肌炎/DCM 将来的治疗选择。针对 DCM 患者的一些小型随机临床研究显示免疫吸附可以改善左室功能、减少心肌炎症。大型的随机对照临床试验正在欧洲进行。

3. *免疫抑制治疗* 目前已有不少研究证实，激素、激素+咪唑硫嘌呤、环孢素 A+激素+咪唑硫嘌呤等免疫抑制剂治疗心肌炎的有效性和安全性，主要见于是那些慢性病毒阴性、巨细胞性和急性自身免疫性心肌炎患者(如病毒阴性和自身抗体阳性)。2013ESC 的声明推荐对没有禁忌证的自身免疫性心肌炎，EMB(通过 PCR)排除急性感染后开始免疫抑制治疗，可能需要后续的 EMB 来指导免疫抑制治疗的强度和时间。

4. *随访* 由于大于 30%患者甚至可能转为慢性扩张型心肌病，因此，对于病毒性心肌炎患者应进行长期随访，所有心肌炎患者均应长期接受临床评估、心电图和超声心动图随访。

六、总结

目前病毒性心肌炎的治疗还是以对症治疗为主，但是 EMB 在心肌炎诊断中的重要性和必要性已逐渐突显，根据 EMB 以及病理组织学、免疫组化、分子生物学、血清自身抗体检测结果，给予尽可能的特异治疗，有助于进一步提高心肌炎的临床管理水平和疗效(图 4-2)。

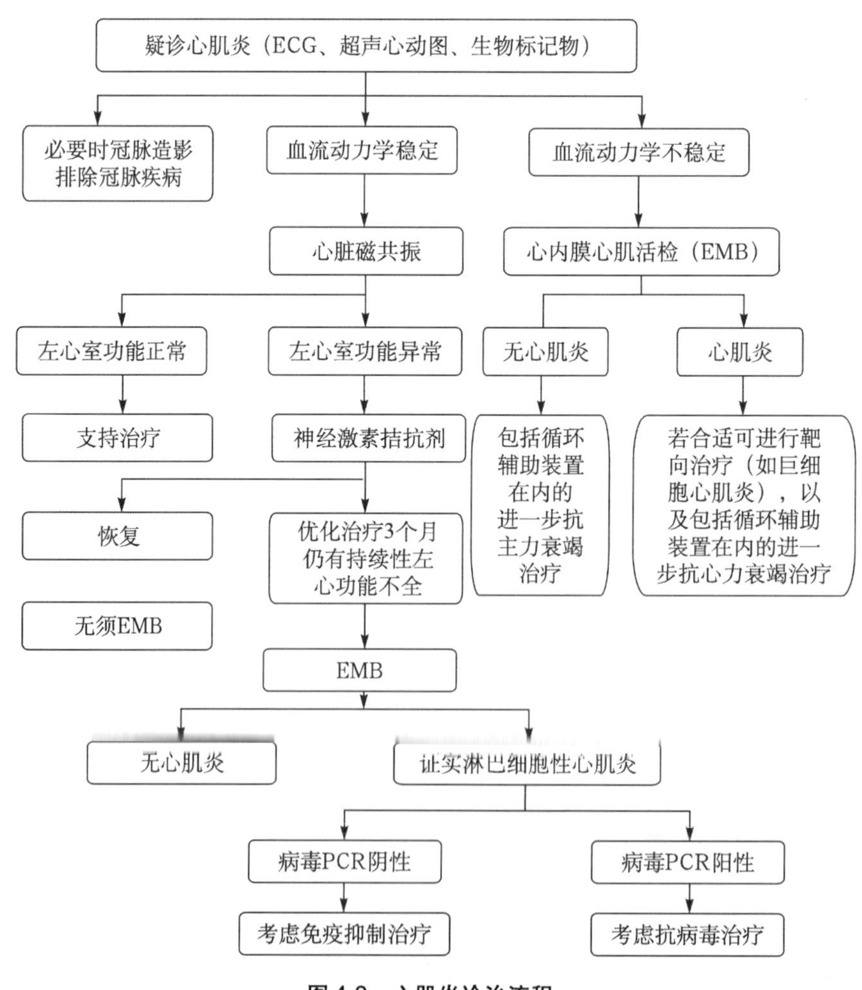

图 4-2 心肌炎诊治流程

参考文献

Baccouche H, Mahrholdt H, Meinhardt G, et al. 2009. Diagnostic synergy of non-invasive cardiovascular magnetic resonance and invasive endomyocardial biopsy in troponin-positive patients without coronary artery disease. Eur Heart J, 30: 2869-2879.

Caforio AL, Pankuweit S, Arbustini E, et al. 2013. Current state of knowledge on aetiology, diagnosis, management, and therapy of myocarditis: a position statement of the European Society of Cardiology Working Group on Myocardial and Pericardial Diseases. Eur Heart J, 34: 2636-2648.

Japanese Circulation Society(JCS) Joint Working Group. 2011. Guidelines for diagnosis and treatment of myocarditis(JCS 2009). Circ J, 75: 734-743.

Kindermann I, Kindermann M, Kandolf R, et al. 2008. Predictors of outcome in patients with suspected myocarditis. Circulation, 118: 639-648.

Mahfoud F, Gärtner B, Kindermann M, et al. 2011. Virus serology in patients with suspected myocarditis: utility or futility? Eur Heart J, 32: 897-903.

Pollack, A. et al. 2015. Viral myocarditis—diagnosis, treatment options, and current controversies. Nat Rev Cardiol, 12: 670-680.

4. 感染性心内膜炎的诊治现状

解放军总医院　陈韵岱　李佳月

感染性心内膜炎(infective endocarditis,IE)为微生物导致的心内膜表面感染,它常常伴有心力衰竭、卒中、系统性栓塞和败血症等并发症。近十多年来,随着我国人口的老龄化,老年退行性心瓣膜病患者增加,人工心瓣膜置换术、置入器械术及各种血管内检查操作的增加,IE 呈显著增长趋势。静脉用药等又导致右心 IE 患病率增加。IE 患病率我国尚缺乏确切的流行病学数据,各国资料存在差异,欧洲 IE 的年发病率 3~10 例/10 万人,随年龄升高,70~80 岁老年人为每年 14.5 例/10 万人,男∶女≥2∶1。在发达国家,IE 发病率最高的人群从患有风湿性心脏病的年轻人转变为与医疗活动相关但没有明确心瓣膜病的老年人和安置人工瓣膜的患者。葡萄球菌超过口腔链球菌成为导致 IE 的第一位病原微生物。我国从病例报告来看,链球菌和葡萄球菌感染仍居最前列。

2014 年中华医学会心血管分会专家组参考国内外文献,经过多次讨论首次发布《中国成人感染性心内膜炎预防、诊断和治疗专家共识》,这是我国首部成人 IE 共识。2015 年欧洲心脏病学学会(ESC)对感染性心内膜炎的预防进行了修改,为临床上 IE 的处理提供了科学的诊治方法。

一、临床表现

IE 患者可以出现各种不同的临床症状,它可以表现为急性或急进性感染,也可表现为亚急性或以低热为表现的慢性病程,也可能由于无特异性症状而在初步评估中误诊。90% 的发热患者,往往伴有寒战,食欲缺乏和体重减轻的全身性症状。在个案的临床表现中,明显存在着大量的非特异性主诉。发热是最常见的,但老年人和患有充血性心力衰竭,尿毒症及严重衰竭患者,感染了凝固酶阴性葡萄球菌的人可能不会出现发热。IE 患者常可闻及心脏杂音,但在某些情况下较难辨别,在早期检查中,15% 或更多的患者可无心脏杂音。对于急性葡萄球菌感染,更难在疾病初期识别出一个新的或变化的杂音。

病原体在血液中繁殖可引起菌血症或败血症。细菌繁殖产生抗体,可引起免疫介导的疾病如小血管炎、局灶型或系统性肾小球肾炎、关节炎、心包炎等。赘生物脱落后形成的栓子,经肺循环或体循环到达肺、脑、心脏、肾和脾等,引起相应器官的缺血或梗死,临床表现与栓子的大小、是否含病原体、阻塞的血管口径、器官的侧支循环是否丰富等有关。小的栓子仅在尸检时才发现。栓塞较大的血管可导致器官缺血或梗死。感染性栓子可引起栓塞部位的局部感染,蔓延并形成脓肿;还可引起感染性血管炎或血管瘤,通常感染发生在脑动脉、肠系膜动脉、脾动脉、冠状动脉或肺动脉。

当患者有发热伴以下表现应考虑到 IE:①心脏内人工材料(如人工瓣膜、起搏器、置入式除颤器、外科修补片或导管等);②IE 病史;③瓣膜性或先天性心脏病史;④其他 IE 易感因素(如免疫抑制状态或静脉药瘾者等);⑤高危患者近期曾接受导致菌血症的操作;⑥慢性心力衰竭证据;⑦新出现的传导障碍;⑧典型 IE 病原体血培养阳性或慢性 Q 热血清学检验阳性(微生物学表现可早于心脏表现);⑨血管或免疫学表现:栓塞、Roth 斑、线状出血、Janeway 损害或 Osler 结节;⑩局部或非特异性神经学症状和体征;⑪肺栓塞和(或)浸润证据(右心 IE);⑫不明原因的外周脓肿(肾、脾、脑或脊柱)。

二、实验室及影像学方法

血培养结果和超声心动图是 IE 的诊断基础,但 IE 的患者血培养的检查结果却可能是阴性或者可疑的。能否快速鉴定出病原菌依然是一项挑战,2.5%~31% 的病例血培养可能为阴性,这对我们的诊断和治疗造成了巨大的障碍。超声心动图,无论在 IE 的诊断还是治疗中均起着关键作用。经胸超声心动图

(transthoracic echocardiography,TTE)及经食管超声心动图(transesophageal echocardiography,TEE)对IE诊断的敏感性分别为40%~63%和90%~100%,主要诊断依据为赘生物、脓肿及新出现的人工瓣膜瓣周瘘。目前IE患者的评估不局限于传统的超声心动图检查,还包括诸如多层螺旋CT,MRI,18F-氟脱氧葡萄糖(FDG)正电子发射断层扫描(PET)/计算机断层扫描(CT)或其他成像技术。此外,18F-FDG PET/CT在IE诊断中有前景,可以用于监测抗微生物治疗的反应。2015年ESC指南修订工作组将心脏CT发现心瓣膜周围病变及经18F-FDG PET/CT(仅当假体置入超过3个月时)或放射性标记白细胞SPECT/CT发现人工瓣膜置入部位附近存在异常活动,作为主要诊断标准。

除了专门的微生物学及影像学检查,大量的实验室检查和生物标志物可用于评估脓毒症/败血症和心内膜炎。实验室检查可反映败血症的严重程度,但并不能诊断IE。瓣膜或栓子的病理学检查是诊断IE的金标准,还可指导药物治疗。电子显微镜检查敏感性高,但耗时且昂贵。直接免疫荧光及酶联免疫吸附测定法也可检测病原体,但有待进一步试验确定其诊断意义。应对外科切除的瓣膜或赘生物进行组织匀浆并培养,以检测细菌种类。组织培养阴性的患者,PCR技术可快速可靠检测到不可培养的IE病原体,原位PCR技术具有在组织切片上直接对病原菌定位、定性检测的优点,但组织固定后其敏感性可能会降低。此外,PCR方法亦可用于检测血液标本中的致病菌,其阳性结果可作为IE的重要诊断标准,但在临床价值上仍不能超越血培养。

三、诊断标准

1981年,Von Reyn及其同事制定了Beth Israel标准,诊断为4种:肯定、可能、疑似及排除,尸检或外科手术证实有组织学或微生物学变化的定为确诊病例,其他诊断包括:持续菌血症;已有的瓣膜性心脏病;栓塞或裂片状出血的血管现象;心内变化性病理表现,如新出现的反流性杂音。该标准未采用超声心动图作为诊断标准,也未将静脉注射毒品者作为心内膜炎的危险因素。Beth Israel标准在随后的10年中得到广泛应用,尽管得到不同研究者的多次修订,这种分类系统仍缺乏足够的敏感性。

1994年,Duke大学的研究者们针对不足的Beth Israel标准的分类制订了新的诊断方案,Duke标准采用超声心动图作为主要的诊断标准,增加静脉毒品者作为已有的心脏状况,制定出单纯使用临床标准就能做出肯定诊断的方案。Duke方案中对病例的分类定义,分为主要标准和次要标准。2000年,该标准小组研究者的进一步修订(表4-4)。

表4-4 诊断心内膜炎的Duke标准

确诊病例
病理标准
微生物:通过培养得以表现,包括源于手术当中的赘生物,血栓赘生物到心内脓肿
病理切片:赘生物或心内脓肿的出现,通过组织学表现证实的活动性心内膜炎
临床标准:2个主要诊断,或1个主要和3个次要标准,或5个次要标准
可疑病例
有感染性心内膜炎的表现,达不到确诊标准,但又不能排除
排除病例
临床表现不符合心内膜炎的诊断,或经抗生素治疗4d内,心内膜炎的表现消失,或抗生素治疗4d内,手术或尸检中无感染心内膜炎的病理依据

2015年ESC指南修订工作组对诊断标准提出了几点补充(表4-5):心脏CT发现心瓣膜周围病变,作为一个主要诊断标准;人工瓣膜疑似发生心内膜炎,经18F-FDG PET/CT(仅当假体植入超过3个月时)或放射性标记白细胞SPECT/CT发现植入部位附近存在异常活动,作为一个主要诊断标准;仅通过成像技术发现近期发生栓塞事件或感染性动脉瘤,作为一个次要诊断标准。

表 4-5　2015 年 ESC 感染性心内膜炎诊断标准修订版使用术语相关定义

主要标准

1.IE 血培养阳性

①2 次独立取样的血培养检测结果显示存在典型致病微生物感染符合 IE 诊断：草绿色链球菌、牛链球菌、HACEK 族、金黄色葡萄球菌、无原发灶的社区获得性肠球菌；或

②连续血培养阳性发现的微生物感染符合 IE 诊断

间隔>12 h 以上取样的≥2 次血培养结果阳性；或

所有 3 次血培养或≥4 次独立取样的血培养（首末或末次取样间隔时间≥1h）结果中多数阳性；或

③单次血培养发现伯纳特立克次体阳性或 I 期 IgG 抗体滴度>1：800

3. 成像技术提示 IE

①超声心动图提示 IE

赘生物

脓肿、假动脉瘤或心内瘘

瓣膜穿孔或动脉瘤

人工瓣膜新发部分裂隙

②经 18F-FDG PET/CT（仅当假体植入超过 3 个月时）或放射性标记白细胞 SPECT/CT 发现置入部位附近存在异常活动

③心脏 CT 发现心瓣膜周围病变

次要标准

1. 既往史：已存在的心脏病状况或向静脉内注射毒品者
2. 发热：体温>38℃
3. 血管征象（仅包括通过成像技术发现的血管事件）：大动脉栓塞、化脓性肺梗死、真菌感染性动脉瘤、颅内出血、结膜出血或 Janeway 损害
4. 免疫征象：肾小球肾炎、Osler 结节、Roth 小体或风湿小体
5. 微生物学证据：血培养结果阳性，但不符合先前所标识的主要标准，或活动性感染区微生物的血清学培养证明与感染的心内膜炎不一致

四、感染性心内膜炎的预防

2015 年 ESC 发布最新版《感染性心内膜炎的预防指南》，这是继 2009 年美国心脏病协会（AHA）发布的指南的建议更新。既往的指南和临床实践均倡导通过预防性使用抗生素来预防 IE，这种观点是在 20 世纪早期基于观察性研究得出的。这种做法的理论依据是医学操作过程中会发生一过性菌血症，后者可引起 IE，特别是对于有易患因素的患者。另外，预防性使用抗生素能通过减少或避免菌血症或通过改变细菌的特性而使之不易附着于内皮表面，从而预防 IE。但是上述预防策略的有效性从未在临床试验中得到证实，因此不符合循证医学的要求。2009 年 AHA 指南推荐对接受心脏移植后发生瓣膜病的患者预防性应用抗菌药物，但却缺乏有力证据支持，因此 2015 年 ESC 专家组不推荐对这类患者预防性应用抗菌药物。同样，指南不推荐对中危患者预防性应用抗菌药物，如任何形式的天然瓣膜疾病患者（包括最常见的情况：主动脉、二尖瓣、三尖瓣脱垂和钙化性主动脉瓣狭窄）。

2015 年 ESC 指南推荐对 IE 最高危险的人群需要行高危操作时预防性应用抗生素，包括：置入人工瓣膜或用人工材料修补心脏瓣膜的患者（Ⅱa，C）；有 IE 病史的患者（Ⅱa，C）；任何类型的发绀型先天性心脏病患者（Ⅱa，C）；外科手术或经皮介入技术行假体置入的先天性心脏病患者，术后恢复且无残余漏后，专家组推荐术后 6 个月给予预防性抗菌药物治疗至植入材料内皮化，如果存在残余漏或瓣膜反流则终生应用（Ⅱa，C）；其他类型的瓣膜疾病或者先天性心脏病患者不推荐预防性应用抗菌药物（Ⅲ，C）。指南推荐了相关高危操作的抗菌药物应用原则：除了在对牙龈、根尖周组织进行牙科操作或口腔黏膜穿孔时考虑预防性应用抗菌药物（Ⅱa，C），呼吸道的气管镜、喉镜、经鼻内镜；消化系统的胃镜、经食管心脏超声检查、结肠镜；泌尿生殖系统的膀胱镜、阴道镜等检查，目前没有相关证据表明可引起 IE，不推荐预防性使用抗生

素(Ⅲ,C)。抗生素选择如表4-6。

表4-6 细菌性心内膜炎的预防性治疗方案

牙科/口腔/上呼吸道操作的标准方案
危险患者的标准方案(包括心脏瓣膜置换术后和其他高危患者):阿莫西林,成人2.0g,术前1h口服;对阿莫西林/青霉素过敏者,克林霉素,成人600 mg口服或头孢氨苄2g口服或霉菌素500mg,口服,术前1h
不能口服药物者,阿莫西林,2.0g,静脉注射(或肌肉注射),术前30min;然后阿莫西林,1.0g,静脉注射(或肌肉注射),第1次给药后6h;对氨苄西林/阿莫西林/青霉素过敏者,克林霉素,成人600 mg,静脉注射,或头孢唑林1.0g,静脉注射,术前30min给药

指南同时对心血管手术前应预防性应用抗生素人群进行了推荐:心脏手术前筛查鼻部金黄色葡萄球菌携带者并加以治疗(Ⅰ,A);在起搏器及可置入除颤仪置入术的围手术期内预防性应用抗菌药物(Ⅰ,B),除非急诊手术,否则应在人工瓣膜或其他心脏血管内外源性材料置入术前至少2周将潜在的感染灶清除(Ⅱa,C);对于拟行外科手术或经导管置入人工瓣膜、血管内移植物及其他外源性材料的患者,应在围术期预防性应用抗菌药物(Ⅱa,C);不推荐对未筛查金黄色葡萄球菌的患者进行系统性治疗或局部治疗(Ⅲ,C)。

五、感染性心内膜炎的治疗

1. *抗生素治疗* 在抗生素应用以前,感染性心内膜炎常常是致命的。20世纪40年代青霉素的应用大大降低了死亡率。此后虽然出现耐药金葡菌感染的IE,但是由于万古霉素和耐酶青霉素的开发和应用,IE的死亡率一直没有显著变化。随着各种抗生素的开发,人们不断的尝试联合使用新型抗生素以期能得到最优的治疗方案。大量的体外研究和动物实验证实,联合使用抗生素对IE的病原体有协同抗菌作用。经过临床实验的选择,β-内酰胺类联合氨基糖苷类抗生素成为各国指南建议的最常用方案。

抗生素用药原则为:①早期应用,在临床诊断、微生物和超声方法进行诊断后即可开始治疗;②在整个或大部分用药期间集中破坏残存的细菌,选用杀菌性抗微生物药物,旨在完全消灭藏于赘生物内的致病菌;③静脉用药为主,保持高而稳定的血药浓度;④利用血药浓度来指导抗生素治疗;⑤联合应用两种具有协同作用的抗菌药物;⑥长疗程,一般为4~6周,人工瓣膜心内膜炎(prosthetic valve endocarditis,PVE)需6~8周或更长,以降低复发率。

2015年ESC指南在抗菌药物治疗原则与用药方法方面对于现有治疗推荐有几点补充建议:目前不推荐氨基糖苷类用于治疗葡萄球菌感染的自体瓣感染性心内膜炎(native valve endocarditis NVE),因为该药临床获益尚未得到试验证实,且会增加患者肾毒性;当其他疾病具备治疗指征时,氨基糖苷类应采取每天单剂量给药以减轻肾毒性。仅当有置入异物感染时(如PVE)才考虑使用利福平,抗菌药物有效治疗3~5d后一旦菌血症消失,就可以开始用药。其用药原理是基于以下考虑:利福平联合用药对游离/复制期细菌可能产生拮抗作用,对生物膜内的休眠期细菌具有协同抗菌作用,以及预防利福平耐药变异株的产生。推荐使用达托霉素和磷霉素用于治疗葡萄球菌感染性心内膜炎,使用奈替米星治疗青霉素敏感的口腔链球菌和消化链球菌,但鉴于这些药物并非在所有欧洲国家内出售可用,故上述方案作为替代用药方案。若当具备达托霉素用药指征时,给药时必须采用高剂量方案(每天1次,药量≥10 mg/kg),同时联合第二种抗菌药物用药以增加抗菌活性、避免出现耐药性。目前对于IE大多数抗菌药物治疗方案达成了共识,但是对于葡萄球菌感染性IE的最佳治疗方案及经验性治疗方案仍存争议。

2. *外科手术治疗* 对于单纯抗生素治疗预期疗效不佳的高危患者,在IE活动期即患者仍在接受抗生素治疗的阶段就可考虑早期手术干预。欧洲国家的最新调查显示,约半数IE患者需要接受手术治疗。早期手术的目的是通过切除感染物质、引流脓肿和修复受损组织,避免心力衰竭进行性恶化、避免不可逆性结构破坏、预防栓塞事件。但是在疾病活动期进行手术的风险很大,因此须掌握适应证,尽早请心外科医师会诊,为患者确定最佳治疗方案。IE 患者早期手术的三大适应证:心力衰竭、感染不能控制、预防栓塞事件。早期手术按其实施的时间可分为急诊(24h 内)、次急诊(几天内)和择期手术(抗生素治疗 1~2 周后)。

心力衰竭是多数 IE 患者的手术适应证,并且是急诊手术的首要适应证。严重的主动脉瓣或二尖瓣关闭不全、心内瘘管或赘生物造成瓣膜梗阻,严重急性主动脉瓣或二尖瓣关闭不全虽无临床心力衰竭表现,但超声心动图提示左心室舒张末期压力升高、左心房压力升高或中到重度肺动脉高压,均有手术适应证。不能控制的感染患者中包括:对局部不能控制的感染(脓肿、假性动脉瘤、窦管和增大的赘生物)的患者推荐紧急手术;对持续发热并且血培养阳性>7d 的患者推荐紧急手术;对真菌和多重耐药菌株感染的 IE 患者,推荐紧急/择期手术。大部分栓塞发生在入院前,很难避免。抗生素治疗的第 1 周是栓塞发生风险的最高时期,行外科手术治疗来预防栓塞的发生获益最大。栓塞高风险的患者:主动脉瓣和二尖瓣赘生物大于 10mm 的患者尽管给予合适的抗菌治疗,仍然发生了 1 次或 1 次以上栓塞事件,推荐紧急手术;主动脉瓣或二尖瓣赘生物>10mm 的患者伴有复杂过程的预测因素(心力衰竭、持续的感染、脓肿),推荐紧急手术;赘生物>15mm 的患者,推荐紧急手术。

及时有效的抗生素治疗可以避免严重的并发症、多器官功能不全和猝死的发生,延误抗菌治疗直接影响患者的临床结局。在诊断 IE 并评估预后之后,医生必须迅速判断患者是否需要手术治疗及何时进行手术。在决定是否尽早手术时需全面考虑如下因素:是否存在陈旧栓塞、IE 的其他并发症、赘生物大小及活动度、保守外科治疗的可能性、抗生素治疗的持续时间。应权衡外科手术治疗的获益与风险,并个体化评价患者的一般状况及合并症。

参 考 文 献

Desimone DC, Tleyjeh IM, CorreadeSa DD, et al. 2012, Incidence of infective endocarditis caused by viridians group streptococci before and after publication of the 2007 American Heart Association endocarditis prevention guidelines. Circulation, 126: 60-64.

Fernandez Guerrero ML, Alvarez B, Manzarbeitia F, et al. 2012. Infective endocarditis at autopsy: a review of pathologic manifestations and clinical correlates. Medicine (Baltimore), 91: 152-164.

Pant S, Patel NJ, Deshmukh A, et al. 2015. Trends in infective endocarditis incidence, microbiology, and valve replacement in the United States from 2000 to 2011. J Am Coll Cardiol, 65: 2070-2076.

Sanchez-Enrique C, Vilacosta I, Moreno HG, et al. 2014. Infected marantic endocarditis with leukemoidreaction. Circ J, 78: 2325-2327.

Thuny F, Grisoli D, Collart F, et al. 2012. Management of infective endocarditis: challenges and perspectives. Lancet, 379: 965-975.

5. Takotsubo(Stress)心肌病研究进展

上海市第五人民医院 许 澎 张高峰 邸若岷

Takotsubo 心肌病(takotsubo cardiomyopathy,TTC),也称应激性心肌病(Stress cardiomyopathy,SCM),是一种与精神或躯体应激相关、暂时性左室局部收缩功能异常为表现的急性心脏综合征。临床特征与急性冠脉综合征相似,但冠状动脉造影显示冠状动脉无狭窄或狭窄程度小于 50%,或狭窄血管非室壁运动障碍区域支配的血管,左心室造影可见局部室壁运动异常,但范围超过单支冠状动脉支配的区域。1990 年首先报道于日本,心室造影主要表现为左心室心尖部收缩力减弱,而心底部代偿性收缩增强,使左心室在收缩末期呈圆底窄颈形态,与"Takotsubo"(一种日本捕章鱼用的瓦罐)相似(图 4-3),由日本学者左藤(Sato H)等命名为 Takotsubo 心肌病。由于其伴发特有的心尖部收缩功能障碍,又称为心尖球形综合征。后又由于其有一过性的左心室功能不全,预后良好,发病前有精神或躯体应激因素,发病时儿茶酚胺等应激物质升高,将其命名为应激性心肌病。2006 年,美国心脏病协会将其归类为继发性心肌病,2008 年,欧洲心脏病协会把它归为未定型心肌病。近年来世界各地与国内对本病报道均趋增多,因易误诊为 ST 段抬高型心肌梗死,故引起广泛重视。本文就其发病机制、诊断治疗等方面的研究进展做一综述。

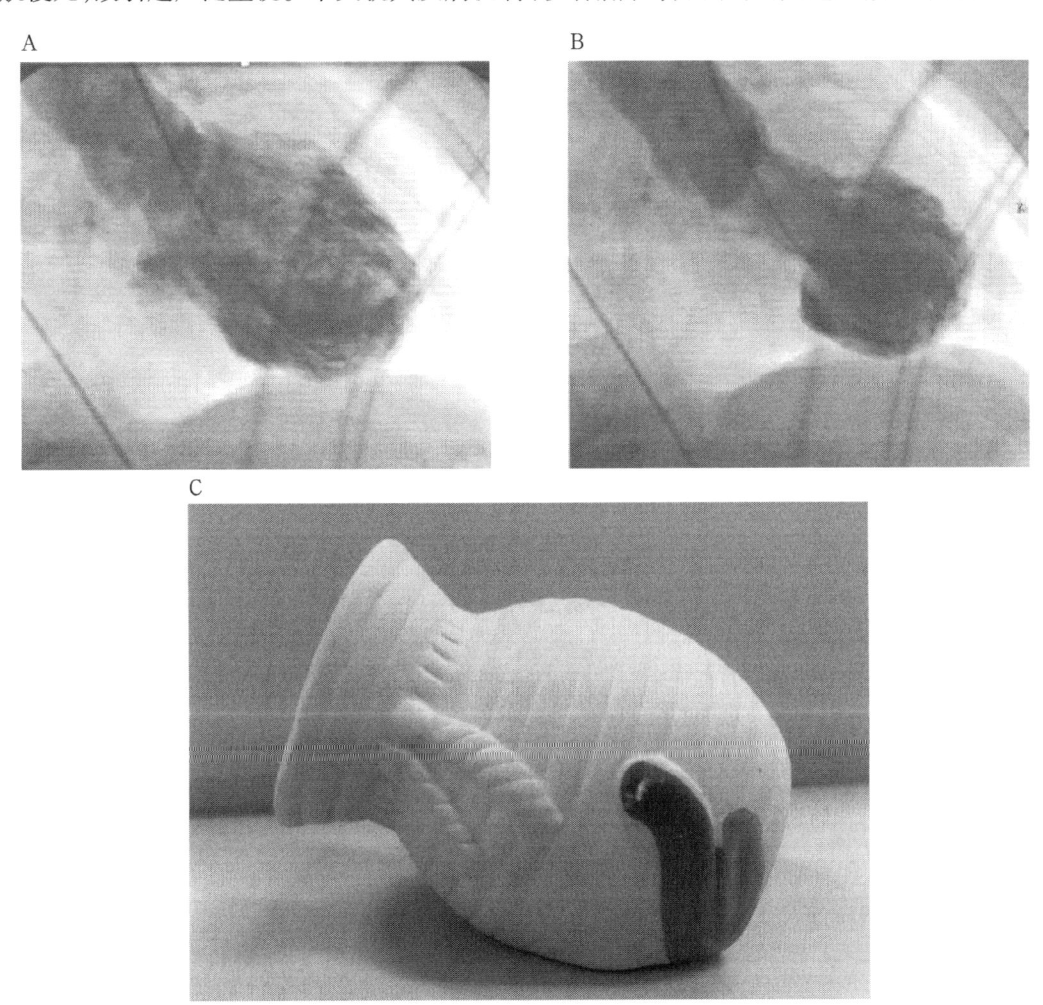

图 4-3 典型的应激性心肌病心室造影表现与日本捕章鱼用的瓦罐 Takotsubo

一、流行病学

应激性心肌病自1990年由日本学者提出后，很快在全世界被广泛报道。由于目前报道的病例均做过冠状动脉造影，而对于重症不能耐受行冠状动脉造影的患者而言，可能被误诊为急性冠脉综合征，所以其确切的发病率尚不清楚。据统计，应激性心肌病的患者占肌钙蛋白阳性ACS患者的1%～2%。绝大多数患者为绝经期女性，其中老年女性多见，发病率为男性的6～9倍。Champion S的回顾性研究纳入1314例入住ICU病房的重症患者，诊断为应激性心肌病的患者20例占1.5%。Takotsubo注册研究纳入欧洲和美国26个中心1750例应激性心肌病患者，女性占89.9%，其平均年龄为66.4岁。该病临床症状持续1～4周可自行恢复，多数预后良好，少数患者出现并发症，引起多器官损伤，预后差甚至死亡。

二、发病机制

本病的确切病因与发病机制不明，主要累及左室中部和心尖部以及好发于绝经后妇女的原因尚不清楚，目前研究可能与下述因素有关。

1. *交感神经亢进及儿茶酚胺过负荷* 应激性心肌病多因心理或(和)躯体应激诱发，应激反应诱发肾上腺轴等神经内分泌的激活导致儿茶酚胺过负荷。Madhavan M等研究发现，19例本病患者血浆肾上腺素和去甲肾上腺素水平较急性心肌梗死患者高2～3倍，较正常人高7～34倍。对8例患者进行心肌活检发现，心肌病变高度符合儿茶酚胺水平增高所致的心肌改变。束缚大鼠使之处于应激状态可观察到儿茶酚胺水平升高并出现可逆性心尖部球形扩张。以上提示儿茶酚胺过负荷是应激性心肌病病理生理机制的关键因素。外源性及内源性儿茶酚胺超负荷诱导应激性心肌病的发生在一定程度上验证了这一观点。Abraham等综合分析了13例静脉注射肾上腺素及多巴酚丁胺诱发的应激性心肌病患者，发现13例患者均具有典型应激性心肌病的常见特点，包括心脏收缩期心尖部膨隆的影像学改变、心肌酶学升高、QT间期的延长及快速可逆的心脏功能障碍。另外，近年来多见中枢神经系统疾病(如蛛网膜下腔出血、癫痫、脑外伤、脑炎等)继发神经源性应激性心肌病的报道，其机制同样涉及自主神经功能紊乱及脑功能障碍诱发交感风暴、儿茶酚胺过负荷导致心脏损害。

过量的儿茶酚胺释放引起心肌损伤的机制：①儿茶酚胺直接的心肌毒性作用介导心肌顿抑所致。通过环磷酸腺苷介导的钙超载和氧自由基儿茶酚胺可以降低心肌细胞活力，直接作用于心肌细胞或作为潜在的氧自由基使大量钙离子内流，钙超载直接损伤心肌细胞致心肌顿抑，而心脏心尖部和心底部的肾上腺素受体密度不同可能是造成心尖部球形改变、心功能不全、心室壁运动减弱的原因。②冠脉痉挛和微循环障碍。儿茶酚胺过负荷可诱发冠状动脉多支血管痉挛，同时因交感神经亢进引起交感神经末梢神经肽Y释放增多，神经肽Y也可诱发血管痉挛，儿茶酚胺激活β受体可引起小血管内皮损害导致微血管功能障碍，进而损伤心肌，影响心功能。③负性肌力作用。一般来说交感神经密度及去甲肾上腺素含量心肌基底部较心尖部高，而心尖部β_2肾上腺素受体/β_1肾上腺素受体密度比高于基底部，且心尖部肾上腺受体对肾上腺的敏感性比基底部更高，在人类心脏中，β_2肾上腺素受体与β_1肾上腺素受体的比值更大，因此，心尖部心肌细胞对交感神经兴奋的刺激反应更加明显，心尖部与基底部肾上腺素受体分布及敏感性差异是应激性心肌病出现心室收缩不协调的基础。研究显示，低浓度肾上腺素激活β_2肾上腺素受体后，通过细胞内兴奋性G蛋白(Gs)信号通路产生正性肌力作用，而超生理剂量肾上腺素作用下细胞内Gs信号通路转换为抑制性G蛋白(Gi)信号通路，产生负性肌力作用。细胞内信号通路转换为Gi后，对心肌具有一定的保护和抗凋亡作用，可避免急性期儿茶酚胺超负荷对心肌的过度损伤。由此可解释肾上腺素过负荷后出现的心室局部收缩功能障碍现象，并能一定程度上解释心室运动障碍的短暂可逆。但亦有研究认为，上述假说尚难确定，因应用β受体阻滞剂治疗并未能完全阻止本病的发生发展。

2. *雌激素水平降低* SCM绝大多数发生于绝经期妇女，雌激素在该病的发病机制中可能起关键作用。雌激素可以通过调节内皮细胞功能，促进前列环素、一氧化氮的释放及减少Ca^{2+}的内流，起到舒张血管的作用。雌激素对交感神经突触前释放肾上腺素也具有调节作用。此外，大量基础实验结果表明，雌激素通过调节钙代谢,使 Ca^{2+} 进入肌小节。而仅有少量 Ca^{2+} 进入心肌细胞,从而降低心肌收缩,减少耗氧量。又有研究提出雌激素能促进心房利钠肽和休克蛋白等保护心脏的物质释放。这些证据表明绝经期妇女缺少了雌激素的保护,对应激的刺激更加敏感,易引起心肌损伤。Ueyama 等把卵巢切除及卵巢切除+雌激素替代治疗的大鼠作对照比较,结果显示,在应激后前者大鼠心脏射血分数显著下降,从而认为雌激素可能对交感神经轴及冠状动脉的血管反应性具有重要影响,进而猜测这可能是绝经后女性应激性心肌病发病率高的原因。

3. *易感因素*

(1)遗传因素:近十年来,多个报道显示在直系亲属中相继发生应激性心肌病。Kumar 等发现一对母女在不同应激因素下相继发生应激性心肌病,提示可能具有遗传易患性。Vriz 等比较了 61 例应激性心肌病患者和 109 例非应激性心肌病患者的 β_1 肾上腺素受体和 β_2 肾上腺素受体多态性,发现 β_1 肾上腺素受体第 389 位氨基酸等位基因和 β_2 肾上腺素受体第 27 位氨基酸等位基因的频率在两组间有明显差异,推测 β 肾上腺素受体基因多态性可能在该病发生中有一定的作用。另外,Novo 等发现应激性心肌病中 G 蛋白偶联受体激酶 5 等位基因 L41 的频率显著高于非应激性心肌病对照组(40% *vs.* 8%, $P<0.05$)。但基因突变及多态性在应激性心肌病发病机制中的作用仍缺乏确切研究证据,还需进一步研究。

(2)神经、精神因素:在国际 Takotsubo 注册研究[2]中,55.8%的 SCM 患者有急、慢性精神疾病(如情感障碍或者焦虑等)或者神经系统疾病(如癫痫、头痛等),而这一比例在急性冠脉综合征患者中为 25.7%,提示有精神系统疾患和神经系统功能障碍的患者易患应激性心肌病。

4. *其他可能机制*　Pawłowski 等利用血管内超声以识别应激性心肌病患者冠状动脉内不稳定斑块,发现 50%患者存在斑块破裂。故部分临床医师认为应激性心肌病可能是急性冠状动脉综合征的一种变异改变,机制可能涉及儿茶酚胺影响斑块稳定性,左前降支斑块破裂导致的短暂缺血。尚有少量病例报道发现应激性心肌病患者存在心肌病毒感染证据及局部炎症细胞浸润,提出了病毒感染及局部心肌炎机制,因尚缺乏足够的证据支持,尚有待进一步研究证实。另外,SCM 患者可能存在冠状动脉结构异常。前降支从心尖至其终末点的一段被称为前降支"旋段",旋段占整个前降支长度的比例称为旋段指数。应激性心肌病患者的前降支往往绕过心尖在心脏的膈面走行一段较长的距离,旋段指数在应激性心肌病组显著大于急性心肌梗死组以及正常对照组。

总之,目前有关发病机制研究的样本数均很小,故其确切病理生理学机制尚待进一步研究。

三、临床表现

1. *发病诱因*　大部分患者发病前数分钟或数小时有明显心理或躯体强烈刺激(应激)。心理应激有情绪激动、遭遇突发事件(如地震)、亲人或好友去世、惊吓、争吵、过度兴奋、对手术的恐惧等;躯体应激有重度劳动或剧烈运动、脓毒血症、哮喘发作、呼吸衰竭、急性肾衰、急腹症、手术或介入性操作、骨折等。国际 Takotsubo 注册研究纳入 1750 例应激性心肌病患者,36%有躯体应激(如急性呼吸衰竭、术后、骨折、感染等),27.7%有情感应激(如悲痛、恐慌、惊吓、焦虑、愤怒、人际冲突、经济就业问题等),7.8%患者既有躯体应激也有心理应激,28.5%无明显的触发因素。本病在遭受心理或躯体强烈应激人群中的发病率尚不清楚。一项前瞻性研究纳入 92 例入住重症监护室患者(既往无心脏疾病史本次亦无心脏疾患表现),发现 26 例患者(28%)出现应激性心肌病的表现,心尖部收缩功能障碍并呈球样扩张,20 例患者在 7d 左右左室功能恢复正常,多因素分析显示脓毒血症是唯一的预测因素。此结果需要更大规模临床研究核实,但也提示我们在 ICU 急危重症患者中本病可能并不少见。

2. *症状和体征*　本病多见于绝经后中老年妇女,最常见症状为突发胸痛、呼吸困难或晕厥,Takotsubo 国际注册研究中胸痛症状患者占 75.9%,呼吸困难患者占 46.9%,晕厥患者占 7.7%。部分患者出现心力衰竭、心动过速(如室速室颤)、心动过缓、心搏骤停、二尖瓣反流的表现和体征。约 10%患者出现心源性休克的表现。一些患者心底部代偿性收缩增强出现左室流出道梗阻,可听到类似于肥厚型梗阻性心肌病的收缩期杂音。

四、辅助检查

1. 心电图　最常见表现为ST段轻度抬高，出现在50%~60%的患者中，典型病例ST段抬高出现在胸前导联$V_{3\text{-}6}$，但亦可出现在肢体导联。ST段抬高的导联分布较广泛，出现这种心电图变化原因可能与应激性心肌病患者常以心尖部为中心、左室广泛运动障碍有关。ST段压低并不常见，大约出现在8.3%的患者中，无病理性Q波。$V_{4\text{-}6}$ST抬高幅度总和>$V_{1\text{-}3}$ST抬高幅度总和，对诊断本病有较高的敏感度与特异性。与急性前壁心肌梗死相比，应激性心肌病心电图有下述特征（图4-4）：ST段抬高幅度较小；异常Q波出现率较低，且绝大多数在病程中可消失；T波倒置时伴有短暂性QT间期延长者十分常见；下壁导联对应性ST段压低者罕见（此与近端LAD闭塞并发前壁心肌梗死者不同）；SCM患者ST段抬高幅度较小，但ST段抬高导联数较多，常超过一支冠脉闭塞的范围。

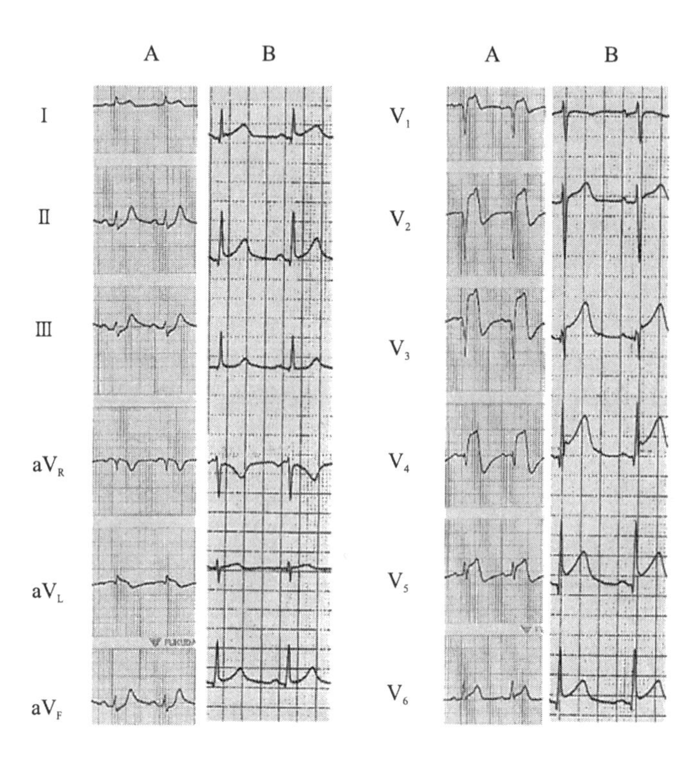

图4-4　A. 急性心肌梗死；B. 应激性心肌病

2. 实验室检测　目前研究认为儿茶酚胺浓度升高导致冠脉痉挛、微循环功能障碍及儿茶酚胺心肌毒性作用可能是SCM发病机制。Wittstein对比13例SCM患者和7例急性心肌梗死患者（Killip class Ⅲ）入院时儿茶酚胺浓度，SCM患者较AMI患者明显升高（肾上腺素1264 *vs.* 376 pg/ml；去甲肾上腺素2284 *vs.* 1100 pg/ml）。检测儿茶酚胺浓度有一定参考价值。

患者起病时或入院时血清心肌损伤标志物呈阳性改变占近90%。血浆肌酸激酶（CK）、肌酸激酶同工酶（CK-MB）和肌钙蛋白一般轻度升高，峰值水平多在入院当时，与心肌功能障碍的范围、病情的改变关系不确切，增高程度明显较急性心肌梗死患者低，少部分患者心肌损伤标志物正常。在Takotsubo国际注册研究中，应激性心肌病患者就诊时肌钙蛋白升高平均水平为正常上限7.7倍（四分位距2.2~24倍），肌酸激酶水平正常或者轻度升高（平均水平为正常上限0.85倍，四分位距0.52~1.48倍）。大多数患者血清BNP/N-terminal pro BNP亦显升高，且其升高幅度与左室受损程度相关，但这一指标常随病情好转而迅速回落。在Takotsubo国际注册研究中，82.9%应激性心肌病患者BNP升高，平均水平为正常上限6.12倍

(四分位距 2.12~15.70)。匹配可能影响因素,SCM 组患者 BNP 水平升高程度大于 ACS 对照组患者(超过正常上限平均倍数,5.89 *vs*. 2.91)。

3. *超声心动图* 最主要特点是急性起病,其临床及影像学典型表现持续时间短,对可疑 SCM 患者均应进行急诊超声。典型应激性心肌病二维超声心动图表现:急性期时,左心室心尖段及中间段室壁运动异常,基底段室壁运动亢进,心尖部出现气球样改变,可同时累及左室和右室,左心室射血分数在发病初期常显著降低甚至<30%。本病心肌活动障碍范围常比心肌梗死引起的范围大。Takotsubo 国际注册研究显示,86.5%的 SCM 患者出现左室射血分数下降(平均 EF 值 40.7 ± 11.2%),相应 ACS 对照组中左室射血分数下降比例为 54.2%(平均 EF 值 51.5 ± 12.3%)。虽然超声显示多数 SCM 患者收缩功能呈中-重度下降,但临床中出现急性心力衰竭的比例并不高,可能的原因有:病情缓解较快、心尖部球形扩张和未受累及心底部代偿性收缩增强保留了部分心搏储备。心脏收缩功能恢复时间不等,但常在 14~30 天恢复正常。少数合并相对性二尖瓣、三尖瓣和(或)主动脉瓣关闭不全。有时可发现左室内附壁血栓。此外少数病人超声心动图还能观察到二尖瓣收缩期前向运动(SAM),左室流出道可出现收缩期压力阶差。二维超声斑点追踪成像技术,可以通过显示心肌运动的矢量信息,反映心肌纤维在径向、纵向和环向上的运动特征,直观地观察心肌运动的协调性。研究者发现,斑点追踪技术二维超声心动图检查有助鉴别 SCM 和冠状动脉前降支闭塞发生收缩功能障碍者。

4. *冠脉造影及左心室造影* 不存在有意义的冠状动脉狭窄是诊断 SCM 的前提之一,大部分患者冠状动脉造影表现为冠状动脉正常或只有<50%的冠脉狭窄,未见急性血栓的影像,部分患者可见冠脉痉挛。SCM 患者左前降支常较大包绕心尖在心脏的膈面走行一段距离。典型病例心室造影多显示左心室扩大,心尖部运动减弱或消失出现球形扩张,基底部运动亢进,左心室收缩期呈日本"章鱼篓"样改变,但约有1/5非典型患者出现左室中段、基底部、局灶性室壁运动障碍。

5. *磁共振成像* 心脏磁共振对于 SCM 的诊断及鉴别诊断中发挥着重要作用:①更为准确的观察节段性室壁运动异常;②对左、右心室的功能进行量化分析;③心脏磁共振成像可以精确辨识心肌水肿部位、范围。典型 SCM 患者为左室中部、心尖部向心性透壁水肿,心肌梗死患者为室壁运动障碍部位心内膜下或透壁的水肿;④钆对比剂延迟强化(LGE)磁共振成像具有高度的组织特异性和良好的空间分辨力,能够准确识别梗死心肌或瘢痕组织。钆螯合物是一种细胞外分布对比剂,不能穿越细胞膜。正常心肌细胞密集,心肌细胞内间隙占总间隙绝大部分,正常心肌内钆对比剂分布容积很少。当急性心肌梗死时心肌细胞膜破裂,钆分子扩散至细胞内间隙,导致单位像素钆浓度增加,在磁共振 T_1WI 呈高信号,即 LGE。而当慢性心肌损害时,正常心肌细胞被胶原瘢痕取代,相应细胞外间隙扩大,因而单位像素心肌内钆浓度增高,也会出现 LGE。LGE 所反映的心肌损伤是不可逆性的。不同类型心肌病变 LGE 强化部位及强化形态有所不同。AMI 患者常出现心内膜下或透壁高亮度 LGE 影像,心肌炎患者常出现局灶分布的 LGE 影像,钆对比剂延迟强化通常不出现在 SCM 患者,但亦有研究报道 10%~40%的患者可能出现低强度 LGE 影像。应激性心肌病、急性心肌梗死、心肌炎磁共振成像的鉴别要点见表 4-7。

表 4-7 应激性心肌病、急性心肌梗死、心肌炎磁共振鉴别要点

	应激性心肌病	急性心肌梗死	心肌炎
室壁运动障碍的部位	左室中部和(或)心尖部、向心性分布	与冠脉罪犯血管对应	通常为弥漫性除非局部水肿严重
心肌水肿	左室中部、心尖部;透壁性、向心性分布	罪犯冠脉支配区域,分布于心内膜下或透壁性	多分布于心外膜下、心肌中层,也可为透壁性
左室功能下降	是,EF 值下降、收缩末期容积增加	是,EF 值常下降、收缩末期容积增加	是,但多数 EF 值轻微下降或正常值下限

续表

	应激性心肌病	急性心肌梗死	心肌炎
右室功能下降	>33%患者出现	右冠受累可能出现	很少出现
钆对比剂延迟强化(LGE)	可能存在(10%~40%)	有	常有
LGE 的部位	左室中部、心尖部;透壁性、向心性分布	罪犯冠脉支配区域,分布于心内膜下或透壁性	局灶性分布于心肌中层或心外膜下
LGE 的类型	低密度	高密度强化	低密度或高密度
微血管阻塞	否	可能	否
3 个月后消退	大多数会	否	有可能,部分遗留心肌纤维化、功能受损

6. *心肌活检* 可见炎性淋巴细胞如单核和巨噬细胞的浸润,可有轻度的心肌间质纤维变性,还可有多个局灶性的心肌细胞坏死。心肌活检研究极少,具体组织形态学变化及意义不明。

五、临床分型

根据超声心动图或者心室造影发现的室壁运动障碍类型分为以下几种。

1. *经典型* 左室中段、心尖部运动减弱或消失,基底部运动亢进,收缩期心尖部出现球形扩张,呈日本“章鱼篓”样改变。Takotsubo 国际注册研究中经典型占 81.7%。

2. *非典型* 确切病因尚未阐明,可能与心脏内肾上腺素能受体分布和(或)自主神经支配不同有关,好发于绝经前及年轻女性患者。患者发病时室壁运动异常不在心尖部而在其他部位。Takotsubo 国际注册研究中,有以下几种类型:①左室中段型,室壁运动异常限于左室中段,约占 14.6%;②基底部型,室壁运动异常出现在心底部,心尖反而可呈现为代偿性收缩增强(有学者称作逆向型 SCM),比例约占 2.2%。③局灶型,室壁运动障碍出现在局部,常常为左室前壁节段,这一比例约占 1.5%。④弥漫型,整个心室弥漫性运动减弱,较为少见。

需要指出,尽管大多数 SCM 患者出现短暂性左室收缩功能障碍,研究报告显示,同时累及双侧心室的 SCM 患者多达 1/3。

六、诊断

成年患者特别是绝经后女性,出现胸痛、呼吸困难、心电图异常、肌钙蛋白升高等可疑 ACS 表现,尤其是临床表现、心电图异常和心肌损伤标志物升高程度不成比例,ST 抬高范围超过单支冠状动脉支配的区域,应该考虑到应激性心肌病的可能性。躯体或情感应激经常存在,但不是每个患者均有。诊断 SCM 需要谨慎,尽可能寻找明确的应激触发因素。存在冠心病和应激性心肌病同时存在的可能,但根据已有文献很少出现,可能此类患者被误诊为 ACS。

有关 SCM 诊断,目前没有统一的标准。常用的有:Mayo clinic 诊断标准、2007 年日本 Takotsubo 心肌病诊断指南、Segovia Cubero 诊断标准、Johns Hopkins 诊断标准、2014 意大利 Takotsubo 心肌病诊断标准。其中 2004 年由美国梅奥医学中心(Mayo clinic)设定,并于 2008 年重新修正的诊断标准目前应用最广。符合所有 4 条标准者可诊断本病:①短暂的左心室中部,伴或不伴心尖部受累,运动减弱、消失或运动异常。累及范围超逾单支冠状动脉供血区域。多存在(常见,也可不存在)应激触发因素。②冠状动脉造影无明显狭窄性病变,也无斑块急性破裂的征象。③新出现的心电图异常(ST 段抬高和/或 T 波倒置)或血清肌钙蛋白轻度升高。④排除嗜铬细胞瘤、心肌炎。2007 年日本 Takotsubo 心肌病诊断指南建议:①原因不明的急性左室球样扩张。②左室影像呈现类似日本“章鱼篓”样改变。③多数患者心尖部运动障碍在 1 个月内完全恢复。④收缩障碍主要出现在左室,但右室也可累及。⑤可见左室流出道梗阻现象。⑥冠状动脉造影无明显狭窄性病变、无斑块急性破裂的征象和痉挛，排除脑血管病变、嗜铬细胞瘤和心肌炎。

七、鉴别诊断

1. 急性冠脉综合征　SCM和急性冠脉综合征有很多相似之处，但在发病人群有很大不同，SCM患者女性多见，尤其是绝经后妇女。左室功能受损严重但恢复较为迅速。冠脉造影无明显狭窄性病变，也无斑块急性破裂的征象。室壁运动障碍以左心室中部、心尖部为主，超逾单支冠状动脉供血区域。存在心肌损伤标志物升高较少而受累心肌节段较广泛的不平衡现象。心电图ST抬高幅度较AMI小，以$V_{4\text{-}6}$为主，很少出现Q波，$V_{4\text{-}6}/V_{1\text{-}3} \geqslant 1$，伴有QT间期延长。心肌磁共振成像有助于两者鉴别（表1）。

2. 心肌炎　SCM与心肌炎两者无论从临床表现、心电图变化、心肌酶谱表现、冠脉造影都较相似。SCM的典型超声心动图表现是基底部运动亢进，心尖部可逆性气球样扩大，但心肌回声未发生明显改变。而心肌炎超声心动图可表现为心腔局部或弥漫性扩大，心肌回声异常，其可随着炎症的控制恢复正常。心肌磁共振成像有助于两者鉴别（表1）。

3. 可卡因滥用　可卡因过量使用容易导致AMI、急性高血压、心律失常、主动脉或冠脉夹层、心肌炎、乳头肌功能断裂。机制为抑制去甲肾上腺素、肾上腺素、多巴胺、5羟色胺在突出前神经元的再摄取，导致儿茶酚胺升高引发一系列心血管功能异常，和SCM有相似之处。对于年轻患者注意询问毒品使用情况。

4. 嗜铬细胞瘤　嗜铬细胞瘤常表现为阵发性或持续性高血压、面色苍白、出汗、头痛，儿茶酚胺的大量释放还可引起心律失常、心肌炎症、心肌病。有文献报道嗜铬细胞瘤相关的心肌病变出现类似SCM心尖部为主的室壁运动障碍。

5. 脑血管疾病　急性颅内病变期间心肌损伤标志物的释放和可逆性心室功能障碍较为常见，甚至出现类似SCM心尖部球样扩张，由于此类病变有明确的病因，因此有学者称作“脑血管病Takotsubo样心肌功能异常”。这和SCM患者病因不明有区别，需要排除。

八、治疗

对于SCM的治疗，目前无标准化的治疗方案。去除诱因很重要，可给予抗焦虑治疗和心理治疗，积极处理原发疾病。SCM临床表现酷似急性冠状动脉综合征，患者入院后应立即护送至心脏监护病房，未确诊前按急性冠状动脉综合征处置。包括吸氧，严重和持续性胸痛者可给予吗啡，此外，可使用阿司匹林、肝素、硝酸酯、ACEI/ARB及β受体阻滞剂等药物。表现酷似STEMI患者，若不具备急诊冠脉介入手术条件，无法明确诊断，符合溶栓指征者，建议溶栓治疗；对于伴有躯体应激的患者，诱发疾病往往较为严重，对这部分患者需要权衡利弊，无法行冠脉造影检查明确的，积极处理原发疾病，按照急性心肌梗死药物保守治疗。

根据ACS处理原则，有急诊介入指征，尽可能立即行冠脉造影以明确诊断。经冠状动脉造影、左心室造影及超声心动图确诊的急性期SCM患者的主要治疗方法为支持及经验性疗法，且应按个体化实施。多数学者认为，除明确的冠脉病变患者外，可不予抗血小板治疗。是否给予肝素治疗，争议颇多，SCM发病早期，心尖运动消失，并存在严重左室功能不全，部分患者左心室内检获血栓形成，可酌情给予抗凝治疗。然而，心尖气球样变可增加心脏破裂的危险，故应谨慎。血流动力学稳定尽可能给予患者ACEI/ARB及β受体阻滞剂治疗。钙通道阻滞剂，包括地尔硫䓬及维拉帕米不仅在疑有冠状动脉痉挛的患者适用，而且对减轻左室流出道压力阶差亦有疗效。出现充血性心力衰竭时，应予利尿药物。严重左心功能不全导致低血压，并进展为心源性休克者，应尽早实施主动脉内球囊反搏治疗。儿茶酚胺可能是SCM的触发因素，有学者认为应尽量避免使用儿茶酚胺类正性肌力药物，若为临床必需，给药时应谨慎。左室流出道梗阻导致的低血压患者，可谨慎地给予β受体阻滞剂，随左心室基底部收缩的减弱及舒张充盈时间延长而获益。左西孟坦、重组人脑利钠肽酌情使用可能获益。急性期患者常并发致命性心律失常，包括QT延长及扭转型室性心动过速。安置临时心脏起搏器为高度房室传导阻滞者的绝对指征。

尽管，患者于急性期可发生严重及致命性并发症，但本病总体预后尚可。基于此，患者出院后是否仍需继续治疗,争议颇多。有专家认为,当本病恢复后,仍宜长期应用 ACEI 或 ARB 类药物以及 β 受体阻滞剂;有冠状动脉痉挛者可考虑应用钙通道阻滞剂。最新的回顾性的研究表明,ACEI 或 ARB 类药物提高 1 年生存率,广受推荐的 β 受体阻滞剂在 SCM 患者中并未获益。57 例复发 SCM 的患者中有 29 例服用 β 受体阻滞剂,显示在预防 SCM 中 β 受体阻滞剂无明显疗效。当心理或躯体应激因素持续存在时,长期应用抗焦虑药物治疗则有助降低本病再发的危险性。此外,研究显示,绝经后女性酌情补充雌激素也具益处。上述所推荐的长期治疗方案尚需作更多的循证医学研究后方可在临床实施。

九、预后

SCM 患者多数恢复良好,但部分患者存在致命并发症。患者住院死亡率在不同研究中结论不同,为 0~10%。W.Brinjikji 的研究纳入 2008~2009 年国家住院患者数据库中 24701 名 SCM 患者,死亡患者 1027 人,死亡率 4.2%。24701 名 SCM 患者中,8640 例患者(34.5%)出现急性心脏并发症(如急性充血性心力衰竭、心源性休克、心力衰竭所指的呼吸衰竭、心搏骤停等),其中 610 人死亡,心脏并发症所致的死亡率 2.7%;严重疾患(如急性肾衰、脓毒血症、呼吸衰竭、非心脏手术等)所致的 SCM 患者 6892 人,与这些疾患相关的死亡率 3.5%(死亡人数 836 人)。住院死亡患者 81.4% 与本身存在的严重躯体疾患有关,59.4% 和出现的心脏并发症有关。因此决定住院期间死亡率的主要因素是其本身疾患,而不是心脏病变。男性 SCM 患者多由严重躯体疾患导致,故死亡率明显高于女性。

Takotsubo 国际注册研究显示本病患者长期预后不佳,急性期过后,SCM 患者年死亡率 5.6%,主要不良心脑血管事件年发生率 9.9%,年复发率 1.8%(资料统计时间跨度,首次发病后 25 天至 9.2 年)。Elesber 的研究显示首次发作后的前 4 年复发率高达 11.4%。

参 考 文 献

Champion S, et al. 2015. Stress (Tako-tsubo) cardiomyopathy in critically-ill patients. (Translated from eng) *Eur Heart J Acute Cardiovasc Care*, 4(2): 189-196 (in eng).

Dote K SH, Tateishi H, Uchida T, Ishihara M. 1991. Myocardial stunning due to simultaneous multivessel coronary spasms: a review of 5 cases. *J Cardiol*, 21(2): 203-214.

Porto I, et al. 2013. 2013 Stress cardiomyopathy (tako-tsubo) triggered by nervous system diseases: a systematic review of the reported cases. *Int J Cardiol*, 167(6): 2441-2448.

Prasad A, et al. 2014. Incidence and angiographic characteristics of patients with apical ballooning syndrome (takotsubo/stress cardiomyopathy) in the HORIZONS-AMI trial: an analysis from a multicenter, international study of ST-elevation myocardial infarction. (Translated from eng) *Catheter Cardiovasc Interv*, 83(3): 343-348 (in eng).

Szardien S, et al. 2013. Mechanisms of stress (takotsubo) cardiomyopathy. (Translated from eng) *Heart Fail Clin*, 9(2): 197-205, ix (in eng).

Templin C, et al. 2015. Clinical Features and Outcomes of Takotsubo (Stress) Cardiomyopathy. (Translated from eng) *N Engl J Med*, 373(10): 929-938 (in eng).

6. 肺高压的药物治疗进展

同济大学附属同济医院　虞于楠　宋浩明

肺高压(pulmonary hypertension,PH)是指肺动脉压力(pulmonary arterial pressure,PAP)超过一定界值的一种血流动力学状态,现有证据表明,静息状态下成年人平均肺动脉压(mean pulmonary arterial pressure,mPAP)为(14±3)mmHg,上限为20mmHg。pH定义为静息状态下通过右心导管测得的mPAP≥25mmHg。PH并非一种独立的疾病,其包括多种临床情况,最终往往因进展性右侧心力衰竭而病情加重甚至致残致死。自从1951年Dresdale等首先提出了原发性和继发性肺动脉高压的概念后,随着数十年来国内外对PH流行病学、发病机制、病理学及病理生理学研究的深入,PH的诊治不断得到完善,目前PH的治疗策略主要包括传统治疗、靶向药物治疗及手术治疗。

根据相似的临床表现、病理、血流动力学特点和治疗策略,临床中将PH分为5大类,常见类型20余种。动脉型肺动脉高压(pulmonary arterial hypertension,PAH)属于PH的第一大类,主要包括特发性肺动脉高压(idiopathic pulmonary arterial hypertension,IPAH)、遗传性肺动脉高压(heritable pulmonary arterial hypertension,HPAH)、药物性肺动脉高压(drug-induced pulmonary arterial hypertension,DPAH)、疾病相关性肺动脉高压、肺静脉闭塞病和(或)肺毛细血管瘤病及新生儿持续性肺动脉高压。目前临床中应用的绝大多数PH靶向治疗药物主要针对此类PH患者。其他类型的PH还包括左心疾病相关性肺动脉高压、肺疾病和(或)缺氧性疾病相关性肺动脉高压、慢性血栓栓塞性肺动脉高压(chronic thromboembolic pulmonary hypertension,CTEPH),以及机制不明和(或)因素相关性PH。

由于PH各类型的发布机制差异,药物治疗策略主要适用于PAH患者和无法手术或术后残余PAP增高的CTEPH患者。其他3个类别的PH通常针对其基本发病机制进行治疗。PAH药物治疗主要包括支持治疗和靶向药物治疗。

一、支持治疗

1. *利尿剂*　对于右侧心力衰竭和体液潴留的PAH患者,应给予利尿剂治疗,同时限制入水量,期间密切监测血钾,保持其正常水平。

2. *长期持续性氧疗*　动脉血氧分压持续低于60mmHg的PAH患者应给予长期持续性氧疗,保证动脉血氧饱和度持续大于90%,以改善缺氧相关临床症状。

3. *抗凝治疗*　目前推荐IPAH、HPAH及食欲抑制剂相关性肺动脉高压的患者长期口服抗凝剂治疗。同时,CTEPH也需长期抗凝治疗。目前最常用的抗凝剂是华法林,一般控制目标INR 2~3。但是传统的抗凝药物存在用药方案复杂,监测繁琐,药物或食物交叉作用大等缺点,而随着新型直接凝血酶抑制剂和X因子抑制剂的研究不断深入,相信未来新型抗凝药物能使PAH的抗凝治疗方法及效果得到不断地完善。

4. *纠正贫血和(或)铁剂治疗*　近年来,多个研究相继发现PAH患者存在不可解释的铁缺乏,但目前机制尚不明确,铁代谢可能参与PAH的发生发展,并可能成为治疗PAH的新型靶点。因此可考虑对PAH患者给予纠正贫血和(或)铁剂贮备的治疗。

5. *其他药物*　如无特殊情况(例如需治疗高血压、冠心病、左侧心力衰竭等相关并发症),对于PAH患者避免使用血管紧张素转换酶抑制剂、血管紧张素受体拮抗剂、β受体阻滞剂、伊伐布雷定等药物。

二、靶向药物治疗

1. *钙通道阻滞剂(calcium channel blocker,CCB)*　20世纪80年代早期到90年代中期,CCB是临床上

治疗 PAH 的唯一选择,后来经过Ⅰ期、Ⅱ期的 Flolan 试验,直到 1995 年,CCB 才被美国食品药品监督管理局批准治疗 PAH。至今 CCB 仍作为治疗轻度功能性 PAH 患者的一线用药。CCB 能显著缓解血管痉挛从而降低肺动脉压力和阻力,改善临床症状和长期预后。

对于 IPAH、HPAH 及 DPAH 的患者应当行急性肺血管反应性试验以明确有无 CCB 使用指针。目前指南推荐吸入一氧化氮或伊洛前列素及静脉注射依前列醇或腺苷作为急性肺血管反应性试验用药。患者如同时满足以下 3 条标准可定义为急性肺血管反应性试验阳性:①mPAP 下降≥10mmHg 以上;②mPAP 下降至 40mmHg 以下;③心排血量增加或无变化。对于急性肺血管反应性试验阳性的患者推荐使用高剂量 CCB 进行起始治疗,起始剂量一般为常规高血压治疗剂量,在监测血压、心率、心超及临床症状的情况下逐渐加量,使患者 mPAP 接近正常水平或出现无法耐受的不良反应。一般推荐最大剂量:地尔硫䓬 240~720mg/d,硝苯地平 120~240mg/d,氨氯地平 20m/d。治疗 3~4 个月之后,应密切随访并完全重新评估治疗效果(包括右心导管术)。

WHO 功能分级为Ⅰ、Ⅱ级的 IPAH、HPAH、DPAH 的患者服用 CCB 治疗后若出现明显的血流动力学改善,可推荐继续持续的高剂量 CCB 治疗。而 WHO 分级Ⅲ、Ⅳ级 PAH 患者在经过高剂量 CCB 治疗后若无明显血流动力学改善,应开始 PAH 靶向药物治疗。需强调,其他类型的 PAH 患者尽管在急性肺血管反应性试验中达到阳性标准,但不推荐单独使用 CCB 治疗,因研究显示这些患者无法从单独 CCB 治疗中长期获益。

2. *内皮素受体拮抗剂* PAH 患者血浆和肺组织中内皮素系统被激活,但是内皮素(endothelin,ET)-1 水平增高对于 PAH 而言是因或是果仍不清楚。研究发现,ET-1 是最强的血管收缩肽之一,能促进血管平滑肌细胞和成纤维细胞增生。ET-1 主要通过与肺血管平滑肌上的两个不同的受体异构体(ET_A 和 ET_B)结合发挥缩血管效应。ET_A受体主要存在于血管平滑肌细胞,亲和力最强,激活后引起血管持续收缩和血管平滑肌细胞增殖。ET_B受体同时存在于内皮细胞和平滑肌细胞,激活后介导产生血管舒张物质如一氧化氮、前列腺素 I_2,引起血管扩张,另外还起到清除 ET-1 的作用。临床治疗中发现双重受体拮抗剂的治疗效果相当于甚至优于 ET_A选择性拮抗剂。

(1)波生坦(bosentan):波生坦是第一个人工合成的内皮受体拮抗剂,能同时拮抗 ET_A 和 ET_B受体。2001 年波生坦在美国上市,是第一个口服 PAH 靶向治疗药物。多项临床研究说明波生坦能有效地降低肺血管阻力,改善血流动力学指标,从而改善 PAH 患者临床症状、提高运动耐量及改善预后。国内学者进行了波生坦治疗 PAH 的临床研究,初步结果显示,波生坦可有效降低 PAH 患者的 mPAP 和肺血管阻力,改善右心功能,从而提高其运动耐量和心功能分级。目前欧洲指南推荐波生坦作为 WHO 功能分级Ⅰ、Ⅱ级 PAH 患者的一线用药。波生坦的治疗初始剂量为 62.5mg,每天 2 次,4 周后渐增至 125mg,每天 2 次。需注意,波生坦具有潜在的肝毒性,体现在氨基转移酶增高,但该毒性是可逆的,不会引起永久性的肝损伤,一般在减量或停药后转氨酶会回落至正常范围,因此在治疗期间建议每月监测 1 次肝功能。其余常见的不良反应有鼻塞、水肿、头疼和胃肠道反应。

(2)安贝生坦(ambrisentan):安立生坦于 2011 年在我国上市,作为选择性 ET_A受体受体拮抗剂,其对 ET_A受体的选择性是 ET_B受体的 4000 倍以上。多项研究证明,安贝生坦可改善 PAH 患者的临床症状、运动耐量和血流动力学情况。国内对安立生坦治疗 PAH 的临床研究发现安贝生坦短期及长期应用后均能改善患者心功能分级、6min 步行距离,降低肺动脉收缩压及 pro-BNP 水平。现推荐用于 WHO 功能分级Ⅱ、Ⅲ级 PAH 患者,初始剂量为 5mg,每天 1 次,若患者耐受性良好,可增加到 10mg,每天 1 次。较波生坦而言,其不良反应明显较轻,转氨酶升高的发生比例较低,最常见不良反应是外周水肿。

(3)马西替坦(macitentan):马西替坦是高效的双重内皮素受体拮抗剂,其竞争性抑制受体的能力较其他内皮素拮抗剂强,能持久阻断内皮素发挥血管收缩作用。Pulido T 等研究发现该药可使患者的发病率及病死率下降达到 45%,而且患者耐受性较好,相关不良事件(转氨酶升高和外周水肿)的发生率和安慰组无明显差异。目前指南推荐作为 WHO 功能分级Ⅱ、Ⅲ级 PAH 患者的一线用药。

3. *5 型磷酸二酯酶(phosphodiesterase,PDE)抑制剂* PDE 是一氧化氮-环磷酸鸟苷(Nitric oxide-cyclic

guanosine monophosphate,NO-cGMP)的负调节因子,通过催化 cGMP 分解而调节 NO,达到收缩血管平滑肌的作用。PDE 共由 11 种各种特性的同工酶家族组成,其中,PDE4、7、8 主要特异性水解环磷酸腺苷(cyclic adenosine monophosphate,cAMP),PDE5、PDE6、PDE9 特异性水解 cGMP,而 PDE1、PDE2、PDE3、PDE10、PDE11 对 cAMP 和 cGMP 均起作用。PDE-5 抑制剂通过减少 cGMP 降解,延长 NO 介导的血管舒张作用。而 cGMP 通过激活蛋白激酶 G,增加细胞膜 K^+通道开放,使得细胞膜超极化,导致细胞内 Ca^{2+}浓度降低,使血管平滑肌松弛,血管扩张,进而降低肺动脉压。此外,PDE5 抑制剂也有抗肺血管平滑肌细胞增生作用,从而能逆转肺血管重构。

(1)西地那非:是一种高选择性口服 PDE5 抑制剂。临床对照研究表明西地那非可提高患者的运动耐量,改善患者症状及血流动力学情况。另有研究证实 PAH 患者长期服用西地那非后,相当比例患者心功能及 6min 步行距离得到改善,并且发现 3 年生存率显著升高。国内多个中心开展的前瞻性开放研究发现西地那非可明显改善 PAH 患者运动耐量、降低肺动脉压力及提高生存质量,且耐受性良好。西地那非不良反应主要涉及血管扩张如头痛、颜面潮红和鼻出血,另外因其抑制 PDE5,可能会引起不可逆的肾损害,用药期间应监测患者肾功能。

(2)他达那非:是长效的选择性 PDE5 抑制剂,其半衰期较长,依从性好。2009 年 PRIRST-1 多中心、随机双盲对照临床研究显示他达那非(40mg,每天 1 次)能延长临床恶化时间,降低临床恶性事件发生率,提高生活质量。研究中药物耐受性良好,最常见不良反应包括头痛、肌痛和潮红。

(3)伐地那非:是选择性 PDE 抑制剂。Ghofrani HA 等进行的一项随机前瞻性研究对 3 种不同 PDE5 抑制剂(西地那非、他达那非、伐地那非)进行疗效评估,结果发现伐地那非起效最快,且患者耐受性最好,不良反应轻微,但是其对血氧饱和度改善不明显。国内学者进行的一项临床研究证实伐地那非治疗 PAH 患者能显著改善 6min 步行距离、心功能及血流动力学指标,并能有效减少临床恶性事件的发生。

4. *鸟苷酸环化酶(soluble guanylatecyclase,sGC)激动剂* NO 激活可溶性 sGC,使其转化为 cGMP,起到舒张血管平滑肌的作用。晚期 PAH 患者体内 NO 耗竭,sGC 激动剂则通过增加对低水平 NO 的敏感性介导血管舒张。利奥西呱(riociguat)是首个口服 sGC 激动剂,能不依赖 NO 直接激活 sGC,升高 cGMP 水平,增加肺血管对低水平 NO 的敏感性,从而舒张肺血管,而且具有抗增殖和抗纤维化的作用。多项临床研究显示利奥西呱可改善患者血流动力学,提高患者运动耐量及缓解患者临床症状,且疗效和持久性优于 NO,患者耐受性良好。目前推荐用于治疗不能手术或手术治疗后持续性/复发性 CTEPH(心功能Ⅳ级)及 WHO 心功能Ⅰ、Ⅱ级 PAH 患者。

5. *前列环素类* 1992 年首个靶向药物依前列醇用于治疗 PAH,开启了靶向药物治疗时代。前列环素是血管内皮细胞产生的一种天然活性血管扩张剂,具有抗增殖、细胞保护抗血小板聚集等作用。PAH 患者中前列环素合酶表达下降,致前列环素生产减少,因而人工合成的前列环素类似物可治疗 PAH。其主要通过与效应细胞的特异性受体结合,使效应细胞内环磷酸腺苷增加,进一步激活蛋白激酶 A,降低细胞内 Ca^{2+}浓度,从而松弛血管平滑肌,扩张血管,而且其还可抑制血小板聚集。目前前列环素已扩展到一些稳定的衍生物,虽然具有不同的药动学,但是药效相似。

(1)依前列醇(epoprostenol):依前列醇是最早在欧洲上市的前列环素药物,对各类 PAH 患者都有明显疗效,但去半衰期短(2~3min),且常温性质不稳定,需使用微量泵连接中心静脉导管持续静脉给药。McLaughlin 等对 PAH 患者进行治疗随访,证实了依前列醇治疗组的存活率明显优于对照组。目前依前列醇尚未在我国上市,缺乏国内或者应用此类药物的经验。虽然其临床疗效显著,但因其使用复杂、价格昂贵、不良反应多,仍难以成为理想的治疗药物。

(2)伊洛前列素(iloprost):是一种理化性质较稳定的前列环素类似物,可静脉、口服或气雾给药。但由于肠壁和肝氧化作用,口服效果不理想。其血浆半衰期为 20~30min,单次吸入后持续时间约 60min,作用时间较短,故每日需吸入 6 次~9 次。Olschewski H 等首次证实较安慰组相比,吸入伊洛前列素能改善 PAH 患者活动耐量及临床症状。另有研究表明伊洛前列素可快速降低肺血管阻力,增加心排血量,提高活动耐量,明显改善血流动力学参数。但有研究表明该药不宜单剂、长期治疗 PAH,建议与口服药物联合使用。吸入伊洛前列素不良反应主要有潮热、头痛和咳嗽，个别患者可出现低血压情况，但整体耐受性显著优于静脉或皮下注射前列环素类药物。此药物于 2006 年于我国上市用于重症 PAH 患者的治疗，长期以来作为治疗心功能Ⅳ级 PAH 患者的一线用药，并可安全的和内皮素受体拮抗剂及 PDE5 抑制剂联用。

(3)曲前列素：是依前列醇的类似物，且是最早也是目前唯一可进行皮下注射的 PAH 靶向治疗药物。该药同样也能改善患者运动耐量，血流动力学情况。注射部位疼痛是该药最常见的不良反应，导致一部分患者无法增加至最佳理想剂量，甚至部分患者会中断用药。同时由于给药途径的局限，临床大规模应用受到限制。

(4)贝前列素(beraprost)：是首个人工合成的生物学性质稳定、可口服的前列环素类似物。多项临床研究表明，贝前列环素可显著增加 PAH 患者运动耐量，改善临床症状，但对血流动力学和心功能分级无影响，且疗效可能随着时间延长而衰减，其长期疗效尚需更多的临床研究证实。最常见的不良反应为头痛、面色潮红、下颌疼痛和腹泻。

6. 非前列腺素 I_2(prostaglandin I，IP)受体拮抗剂 selexpag 是非前列环素二苯基吡嗪衍生物，可作用于 IP 受体。较其他前列腺素类似物，selexpag 对 IP 受体特异性强，减少其他前列环素受体所致的不良反应。并且其半衰期较长，患者依从性较好。临床研究发现应用 selexpag 能显著降低肺血管阻力，且患者耐受性较好。

7. Rho 激酶抑制剂 Rho/Rho 激酶信号通路可被上游信号分子包括血小板衍生因子、ET-1、5 羟色胺等激动，在血管收缩和血管重构中起重要作用。在 PAH 患者和动物模型中，此信号通路被激活，收缩肺血管。Rho 激酶可抑制肌球蛋白轻链磷酸化，延长肌动蛋白和肌球蛋白相互作用时间，维持血管平滑肌收缩而不受细胞内钙离子水平的影响。法舒地尔是目前唯一的在临床上使用的 Rho 激酶抑制剂，能直接影响血管平滑肌细胞的收缩、增殖，改变内皮衍生舒张因子和收缩因子之间的平衡、血管重构及炎症反应，从而延缓 PAH 的进程。Fukumoto Y 等研究发现：法舒地尔能显著改善 PAH 患者的心指数并且能降低其 mPAP。但目前 Rho 激酶抑制剂的大型临床研究及循证学依据，目前欧洲指南仍未推荐作为 PAH 的靶向药物治疗。

8. 其他 目前新型 PAH 治疗药物的发展日新月异。许多药物，如酪氨酸激酶抑制剂、血管活性肠肽及他汀类与 PAH 的关系的基础及临床研究层出不穷。虽然目前指南仍未肯定这些新型药物的疗效，但是相信随着 PAH 发生机制的探索以及靶向治疗研究的推进和发展，越来越多的药物能被应用于 PAH 的靶向治疗上。

三、联合治疗策略

虽然经过数十年的发展，PAH 靶向治疗发展迅速并取得了一定的成绩，但若仅靠单药治疗，还是难以控制心功能Ⅲ、Ⅳ患者的病情。因此，需要联合药物治疗以达到增强疗效，减轻单一药物超剂量引起的不良反应的目的。用药强调在疾病早期阶段即给予联合治疗，以使患者达到预设治疗目标，改善长期预后。联合治疗策略分为初始联合治疗和序贯联合治疗。

1. 初始联合治疗 指初治 PAH 患者直接使用 2 种或 2 种以上的靶向治疗药物的策略。Galiè N 等研究发现安立生坦联合他达拉非组相比较单用安立生坦或他达拉非组，显著改善了 6min 步行距离，明显降低了 pro-BNP 水平及临床恶化风险。

2. 序贯联合治疗 指先应用单药治疗 PAH 患者，治疗 3~6 个月随访如未能达到预设治疗目标，则应加用其他通路 PAH 靶向治疗药物的策略。Pulido T 等研究发现在基础 PDE5 抑制剂或口服前列环素的单药治疗患者中，加用马西替坦较安慰组显著延缓恶化事件的发生。Ghofrani H 等发现在基础内皮素受体抑制剂或口服前列环素的单药治疗患者中，加用利奥西呱能显著改善 6min 步行距离。因此，初始单药治疗的 PAH 患者，治疗 3~6 个月后随访如未达到预设治疗目标，建议尽早采用序贯联合治疗方法。

若初始、序贯双药联合用药效果不佳，应尝试三药联合使用，如 ET-1 受体拮抗剂、PDE5 抑制剂和前列环素联合治疗。

四、基因治疗

PAH 基因治疗也是目前研究的热点，向体内置入目的基因，通过目的基因表达达到舒张肺动脉，抗平滑肌增殖的效果。多项动物研究证明转入相关基因后，小鼠的肺动脉压力显著降低，存活率明显高于对照组。但目前基因治疗仍处于动物实验阶段，有待进一步研究，有望成为干预 PAH 非常有前景的治疗靶点。

五、总结

PAH 是一种发病机制复杂，预后差的疾病。数十年来，该病的治疗技术得到了长足的发展，诊断理念、治疗药物及技术干预措施不断提高与创新，PAH 患者预后明显改善。但是这些药物和新的治疗方法在临床上应用时间较短，对其远期疗效的研究仍较少，仍需要不断地探索，同时需要更多的基础研究及大规模的临床研究为 PAH 的诊治提高有力的证据。

参考文献

代立志，蒋鑫，王勇，等.2011.波生坦治疗特发性肺动脉高压患者的疗效及安全性.中华心血管病杂志，39(2)：124-127.

Galiè N，Humbert M，Vachiery JL，et al.2016.2015 ESC/ERS Guidelines for the diagnosis and treatment of pulmonary hypertension. Rev Esp Cardiol(Engl Ed)，69(2)：177.

Rhodes CJ，Howard LS，Busbridge M，et al.2011.Iron deficiency and raised hepcidin Idiopathic pulmonary hypertension：Clinical prevalence，outcomes and mechanistic insights.J AM CollCardiol，58：300-309.

Roustit M，Fonrose X，Montani D，et al.2014.CYP2C9，SLCO1B1，SLCO1B3 and ABCB11 polymorphisms in patients with bosentan-induced liver toxicity.ClinPharmacolTher，95(6)：583-585.

Ruiter G，Lankhorst S，Boonstra A，et al.2011.Iron deficiency is common in idiopathic pulmonary arterial hypertension.Eur Respir J，37：1386-1391.

Soon E，Treacy CM，Toshner MR，et al.2011.Unexplained iron deficiency in idiopathic and heritable pulmonary arterial hypertension. Thorax，66：326-332.

7. 急性肺栓塞的诊治进展

上海交通大学附属胸科医院　张佑俊　潘　欣

肺静脉狭窄、肺静脉发育不良和闭塞症是一种罕见且严重的心脏畸形，可致狭窄局部肺楔压和肺静脉压增高，患者出现气短、咳嗽和咯血等临床症状，如不积极纠治，晚期可出现肺动脉高压，导致病情恶化。一般而言，同一患者可出现一支或多支血管严重狭窄。狭窄位置可在静脉-动脉连接交汇处，肺静脉左房开口处，或者延伸至肺实质。该病可呈原发也可继发，前者一般为单纯性先天性肺静脉狭窄（占先心病0.4%），也可合并其他心脏畸形（如间隔缺损、大血管转位、完全性肺静脉异位引流或弯刀综合征）。后者多见于肺静脉异位引流术后，肺静脉吻合口呈环形瘢痕性狭窄，Fonton 术后心外血管压迫右侧肺静脉导致狭窄、结节病、纤维性纵隔炎，以及不恰当的房颤射频消融导致的肺静脉开口处狭窄。

原发性和继发性肺静脉狭窄患者，病变部位组织病理学均显示肺静脉内膜纤维异常增生和中膜增厚，严重者可致管腔闭塞。先天性患儿则多为胚胎期血管异常样改变。国外学者在部分尸检中发现病变局部有大量成纤维细胞积聚。病变随病程延长可逐渐演进，增殖性增生可累及远端肺静脉，出现远端静脉管腔弥漫性狭窄及血管萎缩，继而导致肺部血液淤积，回流障碍最终可出现进行性肺动脉高压样血管病理结构改变。

一、婴幼儿及儿童期肺静脉狭窄

1. *临床特点*　患儿症状严重程度与血管狭窄程度及累及血管支数相关。大部分婴幼儿出生后数月至一年内多有明确的呼吸道症状，表现为呼吸急促、发绀、反复肺炎和病变区域局部肺水肿，部分年长儿童可出现咯血，疾病进展后期，出现重度肺动脉高压。需要注意的是，接近 50% 的先天性肺静脉狭窄为单发畸形，仅表现肺动脉压升高。

2. *诊断*　该类患儿多合并其他先天性心脏畸形，因此心超检查非常必要。小儿透声窗较好，超声可以评估所有肺静脉开口，易于病例筛选和术后随访检查。一般认为多普勒血流频谱呈单向双期湍流，流速大于1.5m/s可提示肺静脉狭窄。此外，心超还可用于先天性心脏畸形的初步诊断。肺血管核磁造影能较清晰地显示肺静脉管腔狭窄程度，解剖特征，但需患者配合，受心率限制且检查费用和技术要求较高，不易在婴幼儿及儿童中施行。多排肺静脉增强 CT 成像是肺静脉狭窄的主要检查手段，其较好的时间和空间分辨率，可提供更多诊断细节，尤其是狭窄段和远端肺静脉分布和走行。缺点在于有时合并复杂心内畸形造影剂再循环后肺静脉显影不清，且易高估病变。同位素肺血流灌注扫描主要用于评估肺血流灌注情况，对于婴幼儿患者因配合差，应用较少。心导管选择性肺小动静脉造影可明确诊断肺静脉狭窄，通过相应肺静脉回流清晰显示肺静脉血管内径，病变长度以及边支情况，可区别次全和完全闭塞，指导介入治疗(图 4-5)。

3. *治疗和预后*　婴幼儿和儿童期肺静脉狭窄患者中，单支或多支轻度狭窄患儿往往预后较好，即使一叶肺缺乏灌注仍能长期生存，仅在反复咯血患儿中可考虑病变肺叶做局部切除。而多支病变和或严重血管病变者往往预后恶劣，如不早期干预，后期将转为重度肺高压易并发严重咯血及重症感染，病死率高达 83%。外科手术是严重先天性肺静脉狭窄主要治疗手段，以往采用切除狭窄段，手术端端吻合或者应用补片将狭窄肺静脉扩大。近年来通过改进术式，采用肺静脉周围心包直接袋型缝合至左心房，减少吻合口狭窄，改善预后，但手术 5 年死亡以及再狭窄率仍高达 50% 左右。如部分患儿发生不可逆的严重肺高压，肺移植只能是唯一手段。

近年来，经导管介入治疗小儿先天性肺静脉狭窄取得了一定进展。通过球囊扩张联合支架置入可解除狭窄，即刻改善血流动力学，但长期随访再狭窄率高，进而导致病情继续恶化。尽管如此，一些学者提

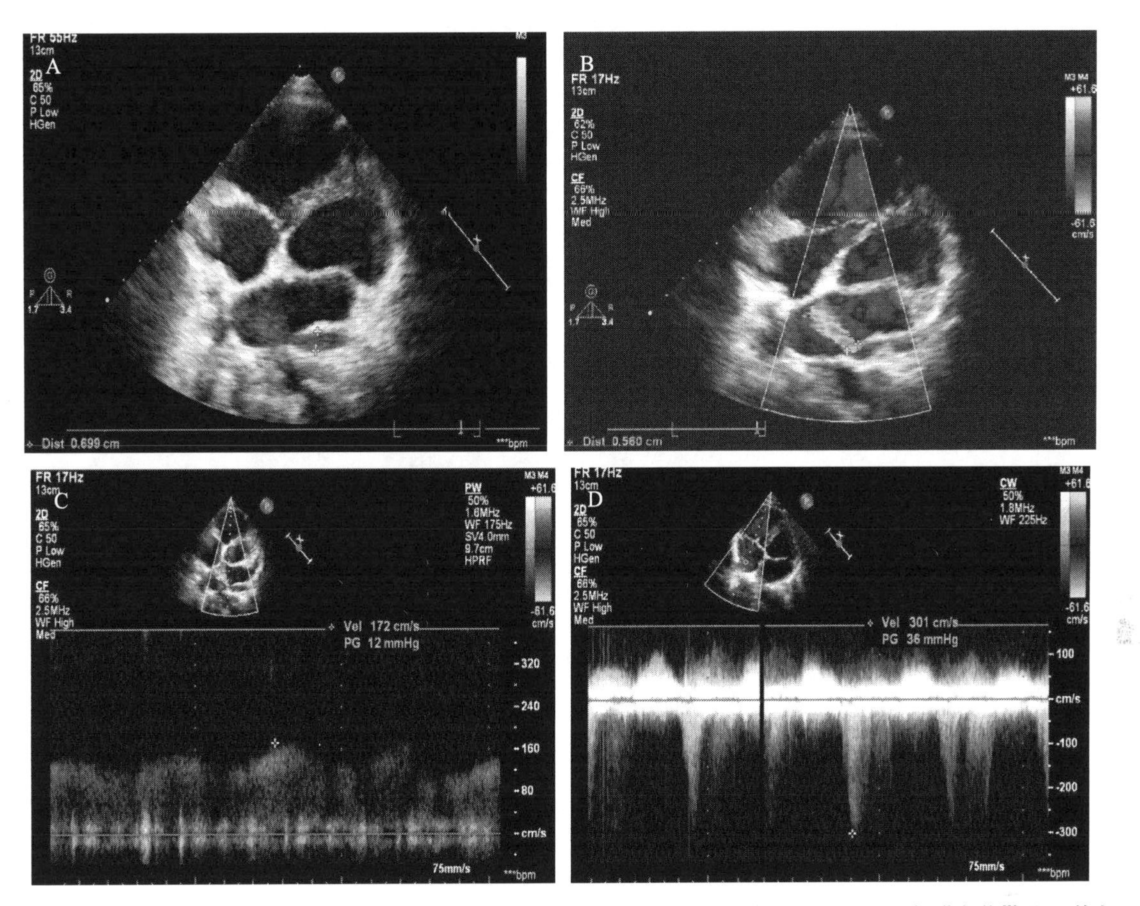

图 4-5　A. 经胸二维心超左侧肺静脉狭窄；B. 多普勒提示狭窄侧肺静脉呈花色血流讯号；C. 频谱多普勒显示单向双期湍流，最高流速 1.6m/s；D. 根据三尖瓣反流速度估测肺动脉压增高

出，介入治疗可作为外科手术的有效补充，在术前或术后可反复施行。术中建议首选高压球囊或者切割球囊对狭窄肺静脉行 3~4 次逐级扩张，至球囊“腰征”消失，以期达到有效解除狭窄，必要时置入支架。由于小儿肺静脉狭窄治疗的特殊性，置入支架前应考虑以下因素：①术后支架内再狭窄；②外科术前肺静脉支架置入可能限制手术纠治方法的选择；③小儿患者支架置入技术难度高；④支架的不可扩张性将限制其在生长发育中的儿童患者应用。

二、成人期肺静脉狭窄

1. 病因及病理特点　以心房颤动（房颤）射频消融术后肺静脉狭窄最为多见。早期肺静脉电隔离术是在肺静脉口内环形消融，如果消融位点过深，极易形成肺静脉狭窄。近年来的环肺静脉电隔离术通常在围绕肺静脉开口外2~4mm 即前庭部位进行，同时更注重降低消融温度和能量，并采用温控射频导管和冷冻消融导管，以及术中采用心腔内超声和三维成像系统，使得肺静脉狭窄发生率不断降低。国外一组多中心报道，射频消融后肺静脉狭窄率约 2%，但这些数据均在非常有经验的中心获得，加之随访检查不够全面，对于消融后无症状，轻微症状或远期症状者往往漏检，因此有学者认为，射频消融术后肺静脉狭窄率为 3%~8%。我国由于人口基数大，随着近年来房颤消融术广泛开展，发生肺静脉狭窄的病例数呈直线上升。

一般而言，房颤射频消融所致肺静脉狭窄多为不恰当的消融部位，消融方式和射频能量（多与温度成正相关)导致病理生理结构改变。在消融部位血管和邻近血管出现进行性不可逆炎症反应和胶原纤维沉着,继发内膜纤维化和肌性增生伴血管收缩,严重者可致肺静脉主干管腔完全闭塞,并出现远端肺小静脉闭塞性改变。但病变肺静脉局部几无血栓形成。病程晚期肺小动脉可出现类似肺动脉高压样改变。肺血管组织病理学(图 4-6)。

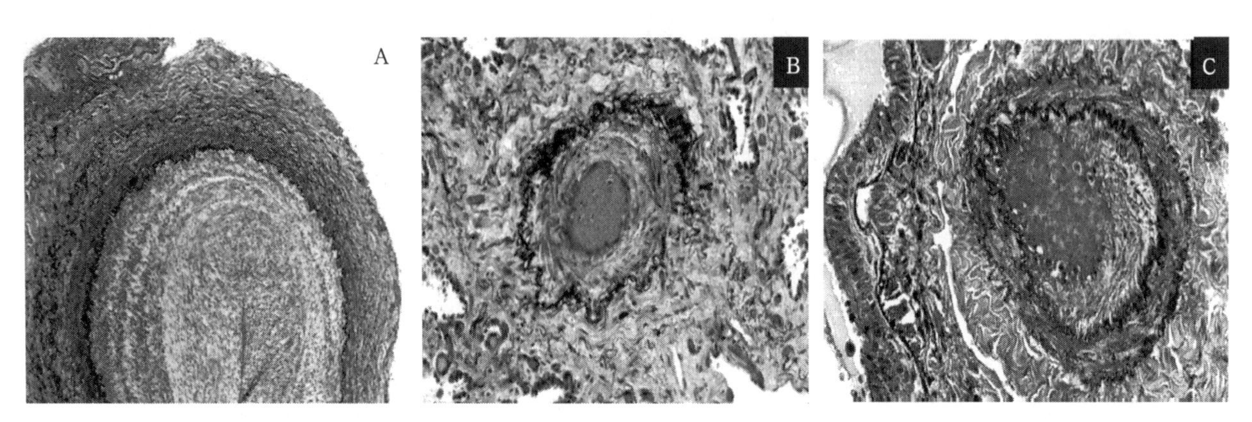

图 4-6 A. 肺静脉主干完全闭塞,管腔内见纤维肌性增生;B. 肺小静脉内膜显著增殖,静脉腔闭塞;C. 肺小动脉管壁中层肥厚,内膜呈偏心性增生

房颤射频消融术后并发肺静脉狭窄除了和术者消融经验和方式,还与患者自身血管变异,如肺静脉开口直径小于 10mm,存在中间静脉以及肺静脉过早分叉等相关。我们发现,相较于其他肺静脉,左下肺静脉更易累及。究其原因:①左下肺静脉相对其他肺静脉开口直径较小(图 4-7);②左下肺静脉向左、后、下方

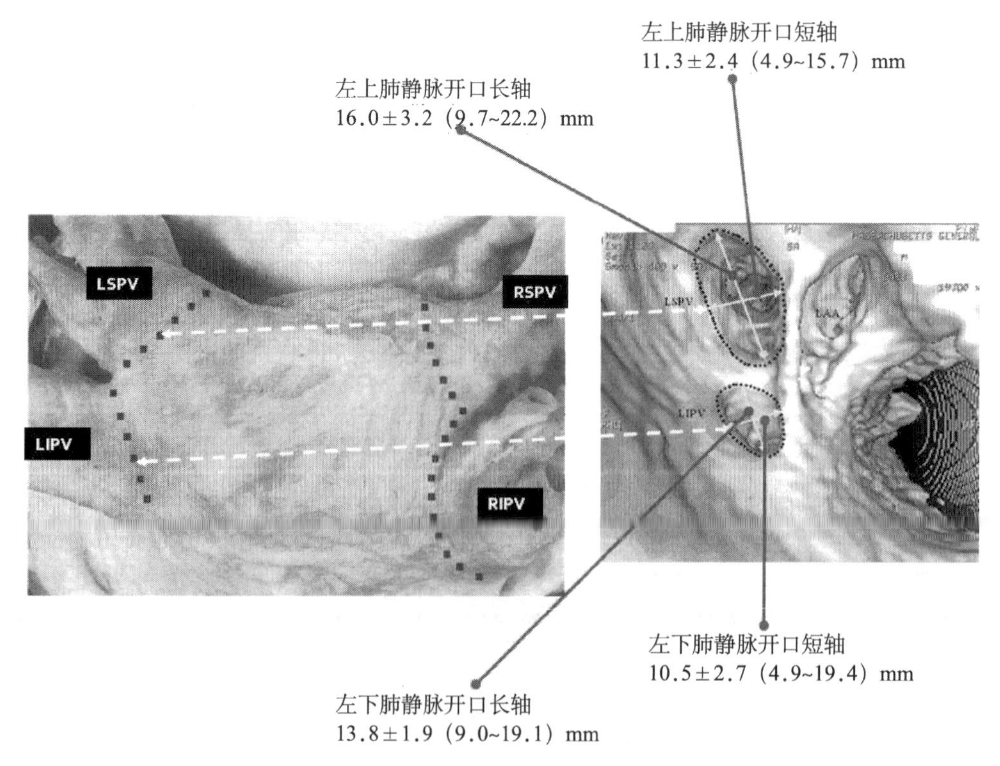

图 4-7 左侧肺静脉开口大小的测量

向延伸，位置偏后，相对垂直于左房，有甚者左下肺静脉开口于左房后壁，导管操作难度明显增加；③正位透视下左下肺静脉位于心影内，造成消融时不易在X线透视下定位左下肺静脉。这些均影响消融术操作，导致左下肺静脉更易发生术后狭窄。

2. 诊断　房颤消融术后严重肺静脉狭窄患者多表现术后3~6个月活动或劳累后呼吸困难（83%）、静息时呼吸困难（30%）、反复咳嗽（39%）、咯血（13%）、胸膜痛（26%）。上述症状严重程度和病程进展多和病变血管支数及狭窄严重程度成正相关，但部分患者存在个体差异，临床症状与血管病变无明显相关性，甚至在一些重度肺静脉狭窄甚至肺静脉闭塞患者，因侧支形成而症状不典型。

正确识别和诊断肺静脉狭窄须详细了解病史，如询问有无射频消融史（一次或多次），心内科医生应在患者房颤射频消融后给予正规随访和筛查，对怀疑肺静脉狭窄患者给予相应影像学检查。

（1）常规胸片：一般能提示局部肺浸润，肺水肿表现以及胸腔积液（图4-8）。

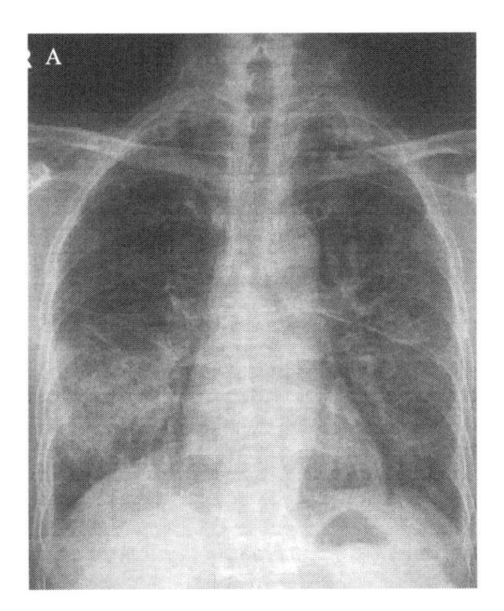

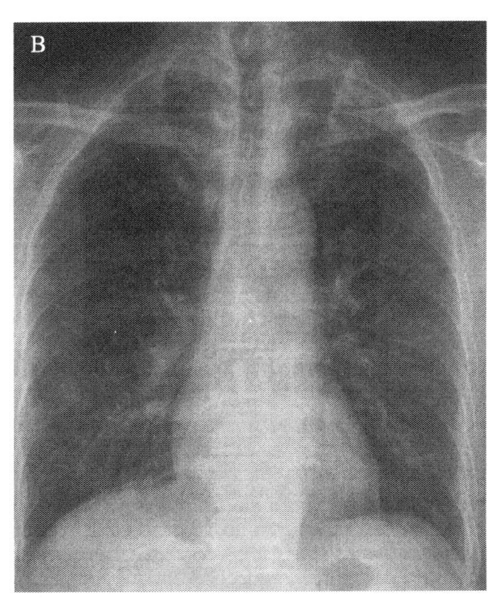

图4-8　A. 严重肺静脉狭窄，两肺呈重度肺淤血；B. 介入支架置入后肺淤血明显改善

（2）常规经胸或经食道超声：表现心内解剖学，肺静脉花色频谱血流，肺静脉口流速增快，以及肺动脉收缩压增高。这些检查为非特异性、结合病史、症状及血液中脑钠肽（BNP）可用作肺静脉狭窄筛查手段。

（3）肺同位素通气血流肺扫描、肺静脉增强CT（CTV）、肺血管核磁造影（MRA）三者单用或联合应用对于诊断肺静脉狭窄具有重要意义。肺血流同位素扫描判断肺静脉狭窄程度多依据以下标准：①轻度狭窄，肺静脉直径减少<50%，同位素扫描无充盈缺损；②中度狭窄，肺静脉直径减少50%~70%，同位素扫描轻度充盈缺损；③重度狭窄，肺静脉直径减少>70%，同位素扫描中度以上充盈缺损（图4-9）。肺血流同位素因受同侧肺静脉血流代偿，侧支形成及肺动脉血流分布异常等因素影响，仅作为肺静脉狭窄筛查及评估肺部血流灌注和分布，而非确诊依据。肺静脉增强CT结合肺静脉三维成像技术可明确诊断肺静脉狭窄（图4-10）。但CTV易高估病变严重程度，原因为肺内再循环后肺静脉显影欠佳。肺血管磁共振能比较清晰显示和区分狭窄<25%和>50%的病变，显示肺静脉走行，解剖特征（分叉），开口直径，且图像接近肺静脉造影，对临床疑似轻度狭窄病例可测定肺静脉左房入口流速，估测压差。但需患者配合，图像存在伪像，费用和技术要求较高。如患者体内有起搏器或者其他金属则为检查禁忌。

（4）肺静脉造影：直接或者逐级逐段肺小动脉造影再循环是目前诊断肺静脉病变的金标准，且能够通过心导管对其血流动力学进行判断和评估（图4-11）。

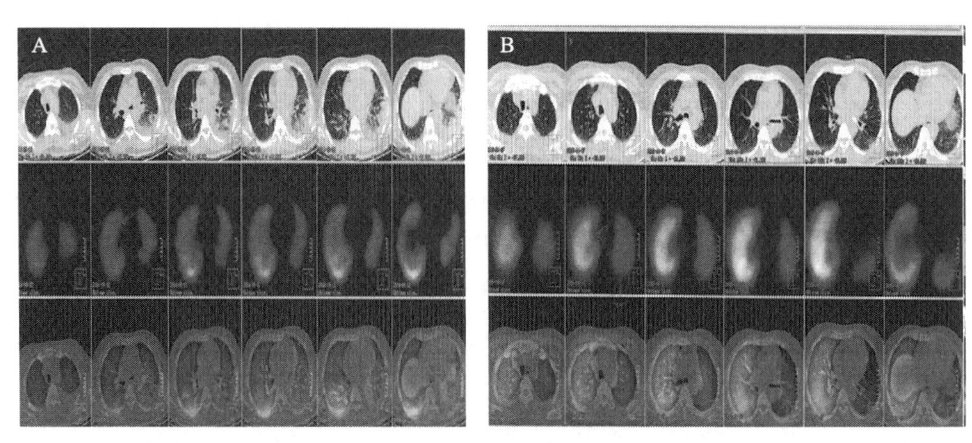

图 4-9　A. 同位素肺灌注扫描联合 CTV 成像，灌注相放射性摄取稀疏或缺损，左侧肺血流灌注障碍。提示左侧肺静脉重度狭窄；B. 介入治疗后，灌注相放射性摄取增加，左肺血流灌注明显改善

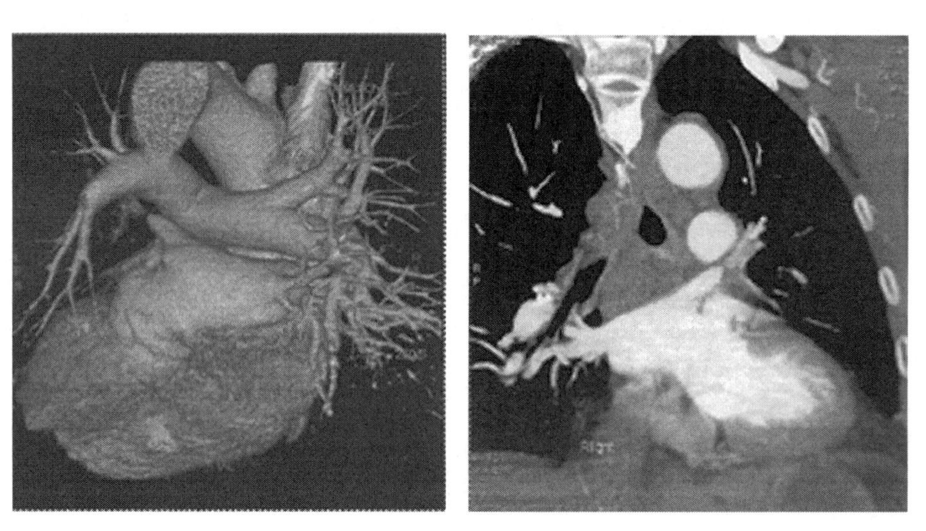

图 4-10　CTV 肺血管三维重建：左上肺静脉近端重度狭窄及左下肺静脉闭塞。箭头所示

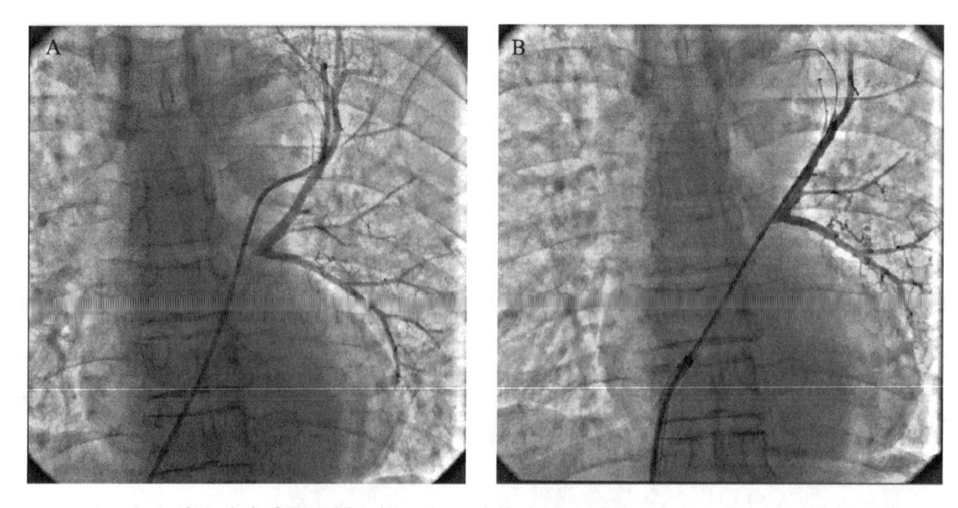

图 4-11　A. 左上肺小动脉造影再循环提示左上肺静脉重度狭窄（次全闭塞）；B. 肺静脉造影再次证实左上肺静脉近端重度狭窄

3. 处理原则 一旦明确诊断为肺静脉狭窄，处理的基本原则如下：①药物治疗基本无效，利尿剂仅起到缓解肺水肿等症状。对于反复咯血患者，由于出血原因多为肺静脉回流受阻，局部肺静脉可呈丛样增生，曲张破裂，使用止血药垂体后叶素和栓塞支气管动脉均效果不佳。②肺静脉单支累及，程度 50%～75%，且无症状可每 3～6 个月影像学定期随访。有学者认为可给予抗凝治疗，但长期预后不清。③肺静脉狭窄程度大于 75%，伴症状，或无症状但同侧肺二支肺静脉均出现狭窄，需要干预。④严重肺静脉狭窄有介入治疗指针，应尽快干预，晚期开通一方面不利于缺血肺灌注恢复；另一方面病变血管极易发展成慢性肺静脉闭塞，不利于再血管化。⑤手术治疗，包括血管修补，肺叶切除和肺叶移植等。但是存在手术风险高，血管成形术后再狭窄率高，影响肺功能等。适应证多为有明确相关症状，肺静脉呈慢性闭塞性病变及多支病变。需要说明的是；即使外科肺静脉成形术后出现吻合口狭窄仍能通过支架置入行再血管化。

4. 介入治疗

(1)术前准备：所有患者需接受有效的抗凝治疗 4 周以上(大量咯血患者除外)，以避免肺静脉狭窄段继发血栓形成，操作中出现左心系统血栓形成和脱落。同时，术前需要药物稳定心肺功能，如减轻肺水肿症状，积极有效控制咳嗽等症，如有大量胸腔积液应予以引流。在签署知情同意书后，即在局麻镇静下进行介入治疗。

(2)介入过程：首先常规右心导管检查。术中静脉肝素化(100IU/kg)，调整活化凝血时间(ACT)至 250～300s。测量心脏各腔室压力和肺动脉压及肺小动脉楔压后，取正位以 5F 或者 6F 猪尾导管行左右肺动脉造影，以大致了解肺血管分布。然后取直头端孔导管分别对双侧上、下肺叶行肺小动脉造影，显示 4 支肺静脉回流途径。一般而言，观察右侧肺静脉回流，多采用前后位和左侧投照体位，左侧肺静脉回流，则选取左肩位和正侧位。技术上：①导管尽量放置在段以下肺动脉分支，以有效显示静脉回流；②用 20ml 注射器抽取 10ml 患者自身血液和 10ml 造影剂，造影剂会因质量对比在血液下层，用力推注悬混造影剂，可以起到充分显示肺静脉相，避免肺动脉相和静脉相重叠显影。

穿刺房间隔，置入 8F 长鞘，先端在左心房，测量左心房压。然后选用多功能导管(适用进入左上或者右上肺静脉)，Judkin 右冠状动脉造影导管(适用于进入左下肺静脉)，和 Cobra 导管(适于进入右下或者右中肺静脉)在导丝引导下通过病变狭窄段，在肺静脉病变远/近端分别测量并记录压力，然后行肺静脉选择性造影，显示肺静脉解剖、走行；测量狭窄段静脉长度，狭窄段血管直径和周边正常血管直径。

保留导丝轨道，经股静脉沿导丝送入 8F 大腔导管，参考周边血管直径选择相应长度和直径球囊或者支架行狭窄段血管介入治疗。由于成人患者单纯球囊扩张容易出现即刻弹性回缩，过大直径高压球囊又易出现左房血管连接处撕裂，严重者可心脏压塞，甚至死亡。因此原则上均选择病变处支架置入。由于支架术操作安全性高，即刻效果好，直接支架术已为房颤消融术后肺静脉狭窄的一线治疗(图 4-12)。对于完全闭塞或者次全闭塞患者，则需要以小球囊做逐级预扩张，以便于通过球囊支架置入。国外一组数据表明，与单纯球囊扩张比较，以大直径(9～10mm 以上)金属裸支架置入更有效，可改善症状和缺血肺循环灌注。术后再狭窄率相对较低，与单纯球囊比较，前者再狭窄率 30%～87%(平均 60%)，支架术再狭窄率 14%～57%(平均 34%)，支架再狭窄多出现在术后半年。介入治疗肺静脉狭窄的成功标准：形态学上覆盖所有狭窄段，残余狭窄<30%，狭窄远近段肺静脉压差<5mmHg，无手术相关并发症。

(3)术后处理：支架置入后 12 个月需华法林抗凝，定期查凝血功能，调整 INR 至 1.5～2.5，同时给予拜阿司匹林和氯吡格雷双抗治疗至少 3 个月。术后半年建议重复肺静脉增强 CTV 和同位素通气血流灌注。前者有助于发现支架内及支架边缘再狭窄，以便尽早再次介入干预。后者则可评估术后肺部血流灌注和分布。

由于国内支架选择相对有限，我们的经验：①金属裸支架首选，覆膜支架或者药物涂层支架效果尚不确定。②由于房颤消融后肺静脉狭窄，其病变范围较短，更多见于肺静脉左房侧开口，支架需完整覆盖开口部位病变，操作时可将支架部分(1/4～1/3)突出于左房，如为长段性或弥漫性病变，可置入一个长支架或者多个支架覆盖病变，但尽量避免影响分支。③中国人肺静脉直径多在 10mm 左右，左下肺静脉直径稍细，支架选择应参考狭窄远端正常直径血管以及术前肺静脉直径，国内支架选择以内径 8mm 居多，近年

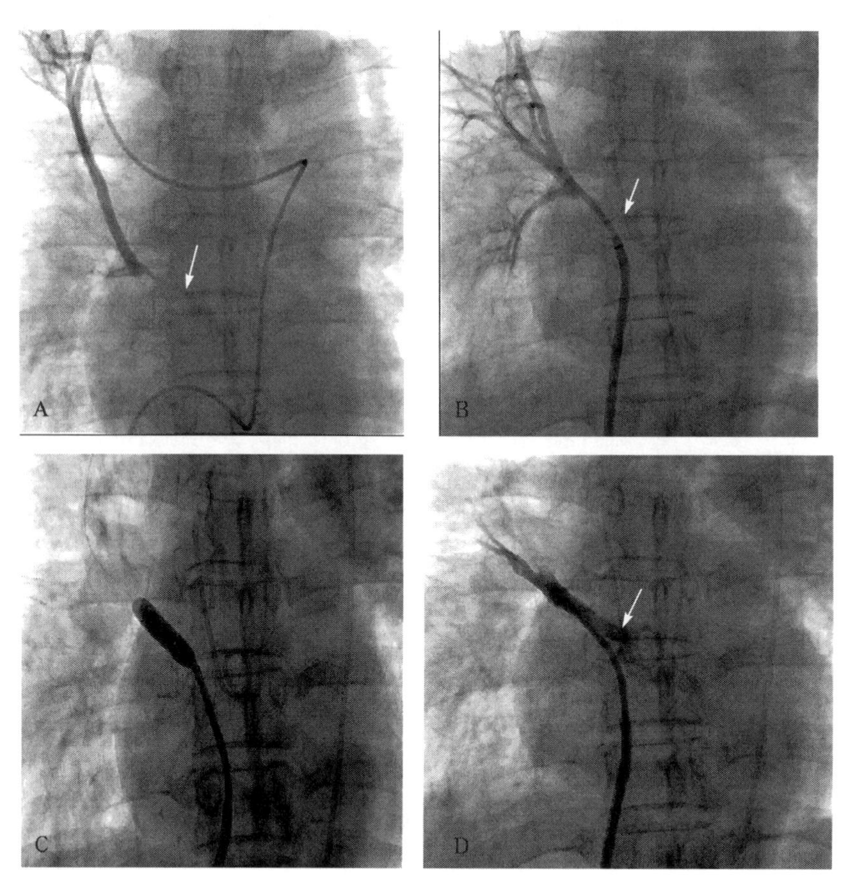

图 4-12　A. 介入治疗房颤射频消融术后严重肺静脉狭窄；B. 右上肺小动脉造影显示肺静脉回流，前后位选择性肺静脉造影显示右上肺静脉重度偏心狭窄（箭头所示）；C. 右上肺静脉狭窄处直接支架置入；D. 右上肺静脉造影显示支架通畅，狭窄基本消失（箭头所示）

来，随着术者经验增加，更大内径支架越来越普遍应用。④由于目前肺静脉狭窄漏诊率高，且延时诊断较多，就诊患者以多支血管病变和严重病变多见，部分患者甚至出现狭窄远端肺血管失用性萎缩，给介入治疗带来困难，尽管如此，绝大部分肺静脉闭塞仍能有效开通（图 4-13）。

介入治疗肺静脉的并发症：介入相关并发症，一过性 ST 抬高、血栓脱落、肺静脉撕裂血胸、支架移位栓塞、肺静脉左房入口处破裂致急性心脏压塞等；术后晚期并发症，再狭窄、支架内血栓、血栓栓塞等。笔者在实际操作中有一例在右下肺静脉支架释放过程中出现支架向左房侧移位并脱落至降主动脉，后将脱落支架在右侧髂动脉“就地”扩张（图 4-14）。

肺静脉狭窄支架置入尽管短期疗效肯定，改善血流动力学和提高肺血流灌注。能明显缓解患者症状，但是支架置入术后再狭窄（多出现在支架内）仍需重视（图 4-15）。综合文献认为，支架置入术后再狭窄与病变狭窄程度，病程长短相关。即病变越严重，病程越长，支架置入后越易再狭窄。另一方面，再狭窄和选用支架的内径相关，内径越小则越易发生再狭窄。大内径支架可降低支架内再狭窄的发生率，国外对成人肺静脉狭窄建议选用直径 10 mm 及以上支架。国内一组临床报道，支架术后 6 个月的 CTA 证实，发生支架内再狭窄的比例高达 50%，需再次介入治疗，分析原因为纳入病例均为肺静脉重度狭窄，发病距首次诊断的时间较长，因此再狭窄率偏高。尽管支架术治疗严重肺静脉狭窄有较高的再狭窄发生率，但定期随访，及时发现，以及积极有效的再次介入治疗，包括高压球囊扩张、应用切割球囊或者支架置入，仍能取得有效结果（图 4-16）。

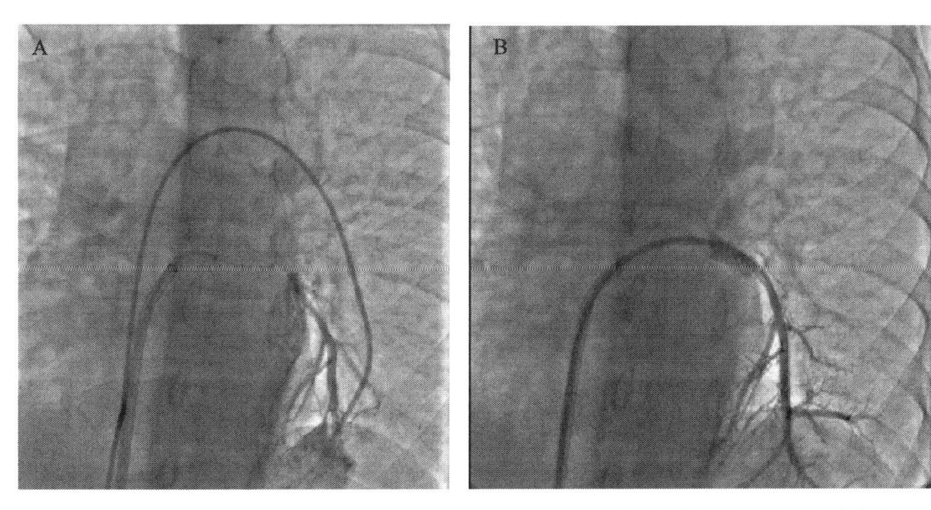

图 4-13 A. 左下肺小动脉造影显示回流的左下肺静脉，提示远端肺静脉萎缩(最大参考直径仅 3mm)，近端肺静脉闭塞；B. 左下肺静脉病变处逐级球囊扩张，并置入 Express SD 6mm×18mm 支架 1 枚

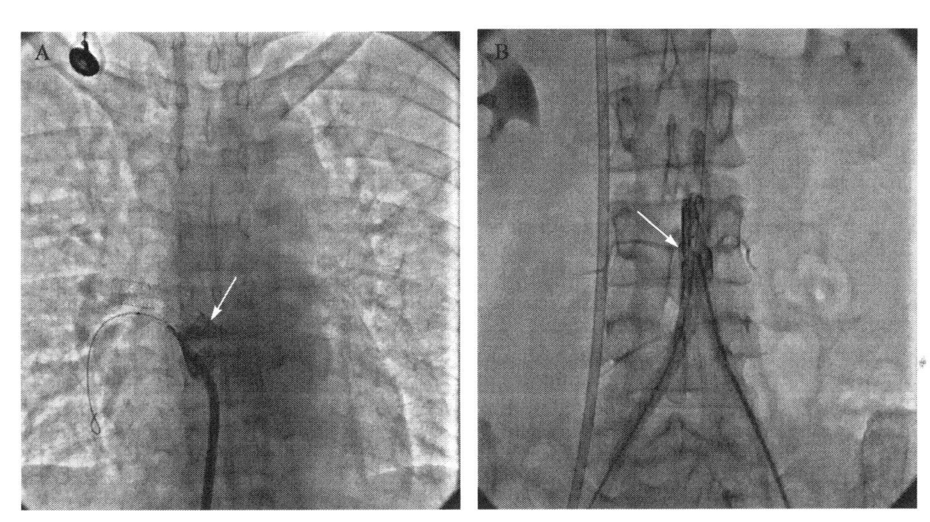

图 4-14 A. 右下肺静脉支架置入过程中支架定位偏低，箭头所示。支架移位并脱落至左房；B. 支架脱落至右侧髂动脉并“就地”释放，箭头所示

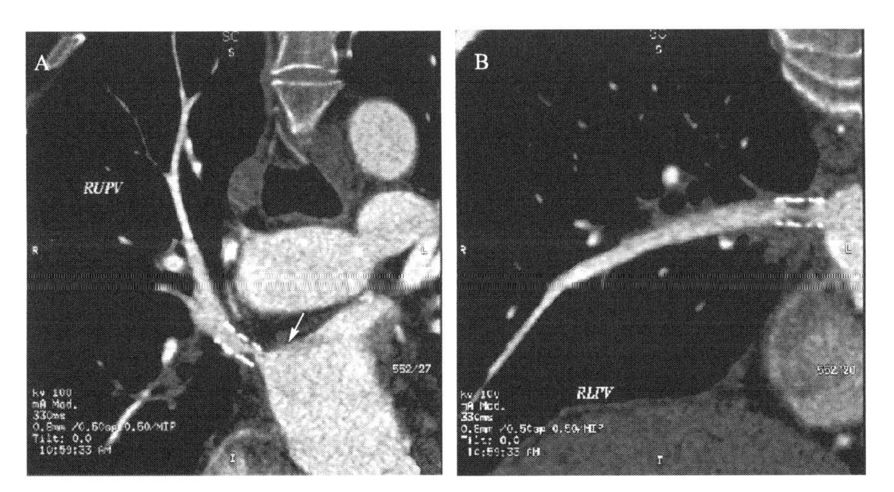

图 4-15 支架术后 6 个月 CT 血管成像结果 A. 右上肺静脉；B. 右下肺静脉；箭头所示为支架内再狭窄

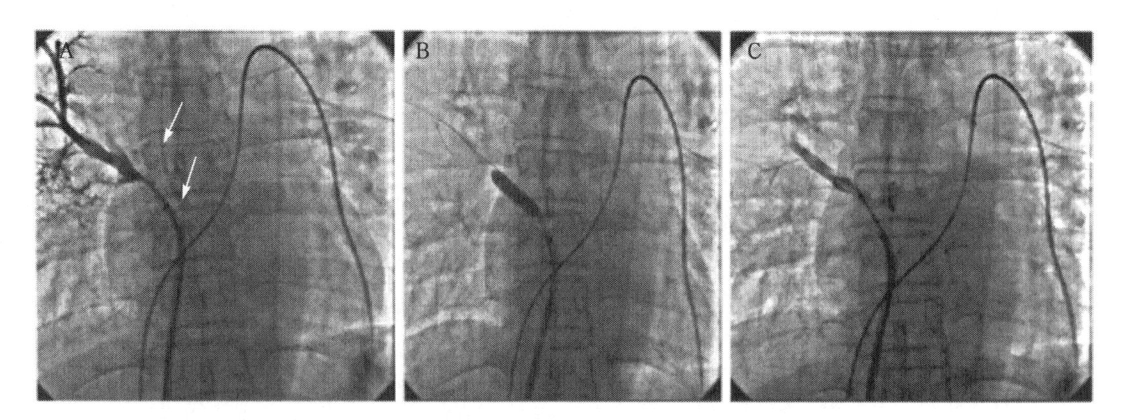

图4-16　再次介入治疗过程　A. 右上肺静脉造影显示支架内再狭窄(箭头所示),远端肺淤血;B. 高压球囊反复扩张狭窄处;C. 造影显示狭窄基本消失(箭头所示),远端肺静脉回流通畅

总之,早期诊断并积极有效治疗心房颤动射频消融术后肺静脉狭窄有重要意义。Skanes 等认为,随着肺静脉狭窄病程的演进,一方面加重患者肺淤血和心力衰竭,并导致进展性肺循环高压,增加死亡率;另一方面,部分病例在病程后期可出现肺静脉左心房入口部接近闭塞,远端肺静脉弥漫性萎缩,肺-腔静脉广泛侧支开放,使后续治疗极为困难,预后恶化。

三、小结和展望

目前治疗先天性和成人继发性肺静脉狭窄仍较为棘手,往往需要联合内、外科综合治疗。但是无论外科手术或者内科介入治疗,均存在着病变血管术后再狭窄问题。外科领域,尤其针对婴幼儿先天性肺静脉狭窄,各种手术方法和技术改进,包括前述减少血管缝合新技术,以及手术时机把握,均期待有更好的治疗结果出现。介入治疗领域,儿童期肺静脉狭窄,单纯球囊成形术可能仅仅是姑息治疗,而支架置入在儿童患者需慎重。成人患者,因更多见于房颤射频消融术后肺静脉开口部狭窄或者闭塞,支架置入应为治疗首选,即刻疗效肯定,并在临床实践中得到证实。尽管长期随访发现再狭窄率较高,但是通过置入大直径支架或术后多次介入治疗仍能获得较为满意疗效。

参考文献

Balasubramanian S,Marshall AC,Gauvreau K,et al.2012.Outcomes after stent implantation for the treatment of congenital and postoperative pulmonary vein stenosis in children.Circ Cardiovasc Interv,5(1):109-117.

De Greef Y,Tavernier R,Raeymaeckers S,et al.2012.Prevalence,characteristics,and predictors of pulmonary vein narrowing after isolation using the pulmonary vein ablation catheter.Circ Arrhythm Electrophysiol,5(1):52-60.

Lo Rito M,Gazzaz T,Wilder TJ,et al.2016.Pulmonary vein stenosis:Severity and location predict survival after surgical repair.J Thorac Cardiovasc Surg,151(3):657-666 e652.

Pazos-Lopez P,Garcia-Rodriguez C,Guitian-Gonzalez A,et al.2016.Pulmonary vein stenosis:Etiology,diagnosis and management. World J Cardiol,8(1):81-88.

Porres DV,Morenza OP,Pallisa E,et al.2013.Learning from the pulmonary veins.Radiographics,33(4):999-1022.

Rostamian A,Narayan SM,Thomson L,et al.2014.The incidence,diagnosis,and management of pulmonary vein stenosis as a complication of atrial fibrillation ablation.J Interv Card Electrophysiol,40(1):63-74.

Tan HW,Wang XH,Shi HF,et al.2012.Left atrial wall thickness:anatomic aspects relevant to catheter ablation of atrial fibrillation. Chin Med J(Engl),125(1):12-15.

8. 非心脏大手术围术期的心脏并发症

中山大学孙逸仙纪念医院 张海峰 王景峰

非心脏手术为常见临床情况，亦为患者诊治所必需，但手术同时可能导致或诱发心血管并发病，主要表现为心绞痛甚至心肌梗死、急性左心力衰竭及各种心律失常等。据统计，每年全球超过2亿患者接受非心脏手术，其中约5%于围术期发生心血管并发症；而在所有非心脏手术并发症（包括致死及非致死性并发症）中，高达42%归咎于心血管事件。此外，围术期死亡是世界人口第三大死亡原因，而其中超过30%由心血管并发症引起。由此可见，非心脏手术围术期的心血管并发症发生率高、危害大，围术期应对可能出现的心血管事件予以精确评估及采取必要的预防措施，尽可能减少围术期心血管事件发生。本文综合目前对非心脏术围术期心血管并发症评估及预防的认识，结合笔者自己的理解进行阐述。

一、围术期主要心脏事件及其原因

患者基础心脏病患是引起围术期心血管并发症最主要的原因。而围术期诱发心脏事件的主要原因有：①业已存在病变的冠状动脉储备功能不足以对抗术中及术后血流动力学变化而造成心肌供氧-需氧失衡，导致心肌缺血出现；②应激诱发急性冠状综合征、心力衰竭及心律失常等。

不同研究间报导围术期心肌缺血表现发生率结果迥异，为20%～63%。不同冠心病类型对患者围术期心脏事件影响程度有异，但一致的是均增加事件发生率，而以心肌梗死影响最大，且心肌梗死距离手术时间越短，围术期死亡率越高。心力衰竭病史亦可增加围术期心脏事件，有症状性心力衰竭择期非心脏手术围术期心血管事件发生率可高达49%，而无症状性心力衰竭则仅为23%（射血份数降低人群）及18%（射血份数保留人群）。瓣膜病，主要包括主动脉瓣及二尖瓣病变可导致围术期心脏事件增加。主动脉瓣狭窄可使非心脏手术30d内死亡率增加1倍、围术期心肌梗死增加2倍；中重度主动脉瓣关闭不全则可使非心脏手术患者住院死亡率上升4倍；同样，二尖瓣关闭不全使围术期事件上升近50%。除此以外，心率失常、肺血管疾病等亦不同程度地增加非心脏手术围术期心血管事件发生率。除心脏本身疾患外，手术本身也是诱发心脏事件重要原因，而不同类型手术对围术期心血管事件影响不尽一致。如浅层手术对心脏事件影响较小，而开胸及重要腹部器官手术对心脏事件影响较大，头颈部手术对心脏事件的影响则介于两者之间。

二、非心脏手术围术期风险评估及识别

（一）非心脏手术围术期心脏事件风险评估手段

1. 手术类型　已如前述，手术本身是诱发心血管事件重要原因，不同类型手术出现心脏事件风险存在明显差异。表1中列出常见不同类型手术围术期心血管事件发生率。

2. 心血管事件风险评估手段　心血管事件风险评估手段包括非侵入性检查（如体表心电图及运动负荷试验、超声心动图、血清标志物、冠状动脉CT成像，即冠脉CTA、心脏磁共振及心肌核素显像等）及侵入性检查，主要指冠状动脉造影，亦可必要时行左心室造影、心内电生理检查及其他大动脉显影（肺动脉及主动脉等）。

（1）体表心电图及运动负荷试验：体表心电图虽然特异性不高，但简便易行，因而被各大指南推荐（I类或IIa），推荐所有具有心血管事件危险因素（任一以下因素：缺血性心肌病、心力衰竭、卒中或TIA、肾功能不全及需胰岛素治疗的糖尿病）和中危（表4-8）以上非心脏手术患者术前进行体表心电图检查。

运动负荷试验虽较体表心电图特异性高，但由于其对活动耐量的要求，因此仅被推荐用于已知活动耐

量良好的患者术前进行,而对于活动不能评估、试验结果不改变治疗策略及低危(表4-8)手术患者则不建议采用。

表4-8 不同类型手术心血管事件危险度

低危(风险<1%)	中危(风险1~5%)	高危(风险>5%)
浅层手术	腹膜内器官手术(脾、胆囊切除术及食道裂孔修补术)	主动脉手术
乳房手术	有症状颈动脉内膜切除术	下肢血运重建术(非介入)、截肢术及取栓术
整形手术	外周血管手术	十二指肠-胰腺手术
牙齿手术	头颈部手术	肝切术、胆道手术
甲状腺手术	神经外科及骨科(major)手术	食管切除术
眼睛手术	泌尿外科及妇科手术(major)	小肠修补术
无症状颈动脉内膜切除术	肾移植	肾上腺手术
妇科手术(minor)	开胸手术(non-major)	膀胱全切术
骨科手术(minor)		全肺切除术
泌尿外科手术(minor)		肺移植及肝移植

危险度指30d内心血管事件致死及心肌梗死发生率(引自:Kristensen SD,*et al*.2014 ESC/ESA Guidelines on non-cardiac surgery:cardiovascular assessment and management.European Heart Journal.2014,35:2383-2431.)

(2)超声心动图:超声心动图为临床评估心功能常用且重要方法,对有心力衰竭病史患者及呼吸困难患者应积极应用(Ⅱa类推荐);对接受高危手术患者亦可考虑应用(Ⅱb类推荐),但目前各大指南均不主张常规用于所有待手术患者。

(3)冠脉CT显影及选择性冠状动脉造影:一项研究对955例存在心血管疾病风险患者术前行冠脉CTA评估心血管事件风险。结果发现,对于那些术后发生心血管死亡患者,术前冠脉CTA有助于更好地评估心脏风险。然而,对于其他患者,冠脉CTA结果通常会高估事件风险。值得注意的是,目前并没有更多更大型临床研究报导术前冠脉CTA对评估心血管事件的贡献,指南亦未对此作出推荐。但鉴于冠脉CTA无创性及提供丰富的冠脉信息,笔者建议在存在可疑冠脉病变患者中应当考虑应用。目前没有研究探讨选择性冠状动脉造影与评估非心脏手术心血管事件风险的关系,在考虑选择性冠状动脉造影时,应更多关注患者冠脉疾患本身是否需要。因此,对这些患者行选择性冠脉造影指征与不合并外科情况大致相同,而不推荐作为常规手段应用。

(4)血清标志物:目前,已被证实对评估非心脏手术心血管事件风险可能有帮助的血清标志物包括脑钠肽(包括BNP及NT-proBNP)及肌钙蛋白(包括肌钙蛋白I及肌钙蛋白T),分别用于诊断心力衰竭及心肌梗死。对于接受高危手术的患者,可考虑于术前及术后48~72h检测肌钙蛋白(Ⅱb类推荐),BNP及NT-proBNP检测则可能提供预后信息,对于术后呼吸困难鉴别诊断亦大有益处。

(二)围术期心脏事件风险评估系统

已有3个积分系统(RCRI积分、NSQIP-SRC积分及NSQIP-MICA积分)纳入不同条目(表4-9)被广泛应用于评估非心脏手术围术期心血管事件风险。其中RCRI及NSQIP-SRC用于主要心血管事件(MACE)评估,而NSQIP-MICA用于心肌梗死及心搏骤停评估,均已被各大指南认定为术前风险评估的常用量表。

上述3个积分系统中,RCRI计算简单,无须计算系统,方便实用,因而应用最多。但是,RCRI并未考虑急诊手术在内,且有研究显示其可能低估实际心血管事件风险。NSQIP-MICA及NSQIP-SRC积分系统包含条目较多,使用时可参考其计算系统(NSQIP-SRC:http://www.riskcalculator.facs.org/PatientInfo/PatientInfo;NSQIP-MICA:http://www.surgicalriskcalculator.com/miorcardiacarrest),但其对风险预测可能优于RCRI。值得注意的是,NSQIP-MICA以ST段改变及新发左束支传导阻滞作为心肌梗死定义,故对心肌梗死诊断的敏感性可能低于以肌钙蛋白为代表的心肌标志物。因此,NSQIP-MICA积分系统同样可能存在低估实际风险的问题。此外,还应了解的是,上述所有积分系统均未将上述客观检查评估手段考虑在内,因此,临床上应将客观检查结果及积分系统综合应用,全面评估非心脏手术围术期心血管事件风险。

表4-9 RCRI、NSQIP-SRC及NSQIP-MICA风险积分系统

积分系统	包括条目	用途
RCRI	肌酐≥2 mg/dl、需胰岛素治疗的糖尿病、高危手术、脑血管意外或TIA病史、缺血性心肌病,每项1分。0分,事件发生率约0.5%;1分,事件发生率约1.3%;2分,事件发生率约3.6%;≥3分,事件发生率9.1%	预测心肌梗死、急性肺水肿、心室颤动、心搏骤停及完全性房室传导阻滞
NSQIP-SRC	年龄、急性肾衰竭、功能状态、糖尿病、ASA评分、创伤分级、腹水、败血病、机械通气依赖、肿瘤转移、类固醇药物应用、高血压、心脏事件病史、性别、呼吸困难、吸烟、COPD、透析、BMI、急诊手术等,将患者相应资料录入其计算系统得出积分及风险	预测主要心血管事件风险
NSQIP-MICA	年龄、功能状态、手术类型、肌酐≥1.5 mg/dl等,将患者相应资料录入其计算系统得出积分及风险	预测心肌梗死和心搏骤停风险

三、非心脏手术围术期心脏事件预防措施

1. 药物 目前,对非心脏手术围术期心血管事件药物应用讨论较多的包括β受体阻滞剂、血管紧张素转换酶抑制剂(ACEI)、血管紧张素Ⅰ型受体拮抗剂(ARB)和他汀类药物,而对硝酸酯类药物、α_2受体阻滞剂、钙离子拮抗剂(CCB)及利尿剂关注较少。

β受体阻滞剂是抑制心室重构的基石药物。然而,众多研究显示在非心脏手术围术期应用β受体阻滞剂并未能带来获益。POISE研究纳入共8351例具有多重心血管危险因素患者,术前2~4h开始使用美托洛尔缓释片持续至术后30d,结果发现美托洛尔增加了术后30d死亡率(3.1% *vs.* 2.3%,$P=0.03$),但减少30d内非致死性心肌梗死发生率(3.6% *vs.* 5.1%,$P<0.01$),其他小样本研究则得出阴性结论。由此可见,围术期使用β受体阻滞剂可能并不减少心血管事件发生。由于β受体阻滞剂具有明显的撤药效应且其本身为心血管疾病基础用药,故若术前已长期应用β受体阻滞剂,推荐围术期继续使用(Ⅰ类推荐);但若术前未规律应用,则不推荐术前加用,更不推荐大剂量应用。术后可根据临床情况考虑开始应用β受体阻滞剂(IIa),但应当指出的是,此时应用β受体阻滞剂更大程度是基于基础心血管疾患需要而不是围术期保护。

ACEI/ARB也是治疗心血管疾病的基石药物。相对于β受体阻滞剂,ACEI/ARB不具有负性变时变力变传导作用,但对血压具有较显著影响,故对麻醉状态下可能出现的低血压必须给予充分考虑。与β受体阻滞剂类似的是,围术期应用ACEI/ARB并不能减少心血管事件。因此,若基于心血管基础疾病需要使用ACEI/ARB,建议至少术前1周开始使用以使血压达到稳态(Ⅱa类推荐),对于单纯高血压患者,麻醉前应考虑停用ACEI/ARB(Ⅱa类推荐),而对于术前已经长期应用患者,则推荐围术期延续用药(Ⅱa类推荐)。

现有研究支持他汀类药物可减少围术期心血管事件。多个观察性研究均显示他汀类药物可减少术后30d内死亡率,但对长期死亡率无影响。而另一前瞻性小样本研究显示阿托伐他汀减少术后6个月死亡率。应当指出的是,一方面,他汀类药物的围术期保护作用可能与其调脂作用无关;另一方面,有关他汀在

围术期应用证据多来源于回顾性分析及小样本前瞻性研究，因此证据级别较低。尽管如此，基于目前证据，若患者术前即规律服用他汀类药物，围术期应予延续（Ⅰ类推荐）；考虑到手术可能导致肌酶升高，为避免他汀类药物所导致肌酶升高被掩盖，应在手术前至少2周开始使用他汀类药物（Ⅱa推荐）。

相对于β受体阻滞剂、ACEI/ARB及他汀类药物，围术期应用CCB、利尿剂、硝酸酯类药物及α_2受体阻滞剂证据更少。仅有的研究显示，CCB可能减少围术期室上速发作，但对死亡率及心肌梗死发生率作用不明确，加之CCB对血压的作用及非二氢吡啶类CCB对心肌抑制作用，因此仅作为β受体阻滞剂存在禁忌时作为控制心室率的替代药物；短效二氢吡啶类CCB应避免使用。研究显示，α_2受体阻滞剂对围术期主要心血管事件无影响，但显著增加低血压发生率，因此应避免使用。目前没有研究探讨利尿剂对围术期心血管事件影响，但若应用，需充分考虑利尿剂对容量减少作用与手术失血等导致的血容量不足的叠加效应，以及不能进食可能导致进一步电解质紊乱。建议若为控制心力衰竭症状需要，则用至手术当天，否则不建议常规应用。无研究对比硝酸酯类药物对围术期主要心血管事件的影响，但基于硝酸酯类药物可能导致的心肌前负荷降低及低血压，应避免常规使用。目前无洋地黄类药物对围术期心脏事件影响证据，考虑到洋地黄类药物不改善心血管事件预后，因此若无强指征（如射血份数降低心力衰竭伴快心室率），不建议术前加用。

2. *血运重建*　术后致死性心肌梗死通常发生在业已存在冠脉固定狭窄基础上，且病变通常为左主干病变或三支血管病变。由手术导致的血流动力学不稳定及应激等诱发冠脉血流供需失衡导致，而冠脉斑块破裂者相对较少。围术期进行血运重建是否能够减少心血管事件尚不清楚，但需要注意的是，研究已经发现接受非心脏手术的冠脉内置入支架（PCI）患者，术后短期（30d）及中长期（1年）主要心血管事件均明显高于非PCI组，但一年后无组事件无差别。对于接受冠脉旁路搭桥（CABG）术患者，CASS研究共纳入25 000例患者，其结果表明CABG术可减少非心脏手术的心血管事件，在冠脉三支病变、左室功能降低、高危手术及CABG术后6年人群中保护作用更为明显。因此，指南建议对于CABG术后6年以上无症状的非高危手术患者，无须常规评价其冠脉情况（Ⅰ类推荐）；对于PCI而言，考虑到金属裸支架及药物洗脱支架再内皮化过程及对抗血小板药物依赖的差异，指南建议对于接受非急诊手术患者，金属裸支架置入术后至少4周（最好3个月）以上手术（Ⅱa推荐）；而对于药物洗脱支架，这一时限需延长至12个月，即使对于新一代的依维莫司等药物洗脱支架，这一时限也需延长至6个月（Ⅱa推荐）；对于单纯球囊扩张患者，则建议等待2周后进行手术（Ⅱa推荐），临床上需根据具体外科情况缓急做出决策调整。

3. *抗血小板及抗凝药物处理*　大样本荟萃分析结果显示继续阿司匹林对围术期心血管事件无影响，但增加出血风险。POISE-2研究结果也显示术前7d开始停用阿司匹林不增加围术期主要心血管事件，但轻度减少出血（4.6% *vs.* 3.8%，$P=0.04$）。然而，对于术前已常规使用阿司匹林进行二级预防的缺血性心肌病人群，术前撤药可能增加心血管不良事件发生率。双联抗血小板药物主要见于PCI术后人群，目前没有围术期应用双联抗血小板的临床研究。因此，围术期双联抗血小板药物应用与否主要取决于撤药对PCI患者带来的影响。指南建议，对已行PCI术患者，其应用阿司匹林及P_2Y_{12}受体拮抗剂时限与上文PCI术后建议时限相同（Ⅰ类及Ⅱa推荐）；若患者正接受P_2Y_{12}受体抑制剂及替格瑞洛治疗，则建议术前5d停用，服用普拉格雷者，建议停用7d（Ⅱa推荐）后再进行手术。同时，应当引起重视的是，术中出血是一个体化命题，与术式、术者、患者本身及药物均密切相关，故应根据多方面因素综合考虑决定抗血小板药物去与留。

由于缺乏口服抗凝药在围术期处理相关的临床试验，当今对于口服抗凝药在围术期处理处于经验指导之下。口服抗凝药主要包括维生素K及非维生素K抑制剂。目前认为INR≤1.5时行外科手术是安全的，但如此低强度抗凝不能满足部分患者（心房颤动伴CHA_2DS_2-VASc高分、机械瓣置入及近期血栓事件等）需求。因此，建议术前3~5d停用维生素K抑制剂，停用1d后开始用低分子肝素替代，停用低分子肝素至手术开始不可超过12h。术后根据出血情况，于1~2d内重新使用低分子肝素和维生素K抑制剂。对于非维生素K抑制剂抗凝药，建议术前停用2~3个药物半衰期时间，对于高危出血患者，应停用4~5个半衰期时间，于术后1~2d启用，出血高风险和栓塞低风险者，可推迟至术后3~5d起用。

四、结束语

非心脏手术围术期心血管并发症发生率、致残率及致死率均高，危害严重。术前即应多学科协作，仔细评估患者外科及基础心血管疾患情况，对可能发生的心血管并发症以相应评价体系及必要时的客观检查手段予充分判断，最后决定手术与否、手术时机及围术期相关药物处理（对于手术与否可根据指南参见图4-17）。然而，囿于目前认识，临床试验及指南均不可能回答所有问题，因此，应根据患者具体情况予临床决断。

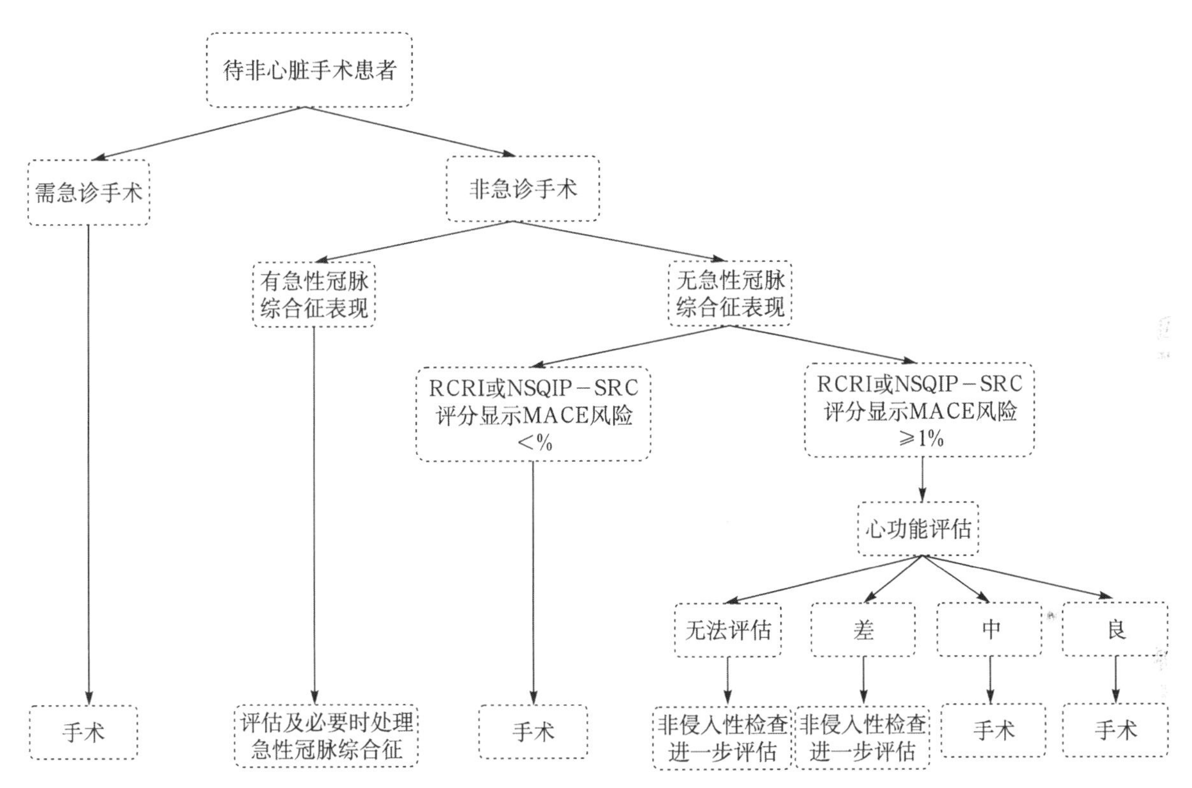

图4-17 非心脏手术患者围术期心血管事件风险评估及处理流程图(引自：Patel AY，et al.Cardiac risk of non-cardiac surgery.Journal of the American College of Cardiology，2015，19：2140-2148.)

参考文献

Bajaj NS，Agarwal S，Rajamanickam A，et al.2013.Impact of severe mitral regurgitation on postoperative outcomes after noncardiac surgery.Am J Med，126(6)：529-535.

Botto F，Alonso-Coello P，Chan MT，et al.2014.Myocardial injury after noncardiac surgery：a large，international，prospective cohort study establishing diagnostic criteria，characteristics，predictors，and 30-day outcomes.Anesthesiology，120(3)：564-578.

Devereaux PJ，Chan MT，Alonso-Coello P，et al.2012.Association between postoperative troponin levels and 30-day mortality among patients undergoing noncardiac surgery.JAMA，307(21)：2295-2304.

Devereaux PJ，Sessler DI，Leslie K，et al.2014.Clonidine in patients undergoing noncardiac surgery.N Engl J Med，370(16)：1504-1513.

Kristensen SD，Knuuti J，Saraste A，et al.2014.2014 ESC/ESA Guidelines on non-cardiac surgery：cardiovascular assessment and management：The Joint Task Force on non-cardiac surgery：cardiovascular assessment and management of the European Society of

Cardiology(ESC)and the European Society of Anaesthesiology(ESA).Eur Heart J,35(35):2383-2431.
Patel AY,Eagle KA,Vaishnava P.2015.Cardiac risk of noncardiac surgery.J Am Coll Cardiol,66(19):2140-2148.
Tashiro T,Pislaru SV,Blustin JM,et al.2014.Perioperative risk of major non-cardiac surgery in patients with severe aortic stenosis:a reappraisal in contemporary practice.Eur Heart J,35(35):2372-2381.

9. 肝素诱导性血小板减少症的新进展

上海远大心胸医院 张大东 余 强

作为常用的抗凝血剂，肝素普遍应用于心肺手术中，而其诱导的血小板减少症（heparin-induced thrombocytopenia，HIT）是肝素应用过程中出现的一种抗体介导的不良反应，临床表现为轻微至中等程度的血小板减少，大约50%的患者会形成不同程度的动脉或静脉血栓，早期诊断、及时治疗将明显降低血栓并发症。本文主要介绍 HIT 的临床表现及诊断、治疗策略的新进展。

一、流行病学与发病机制

HIT 的发生率差异很大，与很多因素有关。国内有报道 HIT 发病率为 2.97% ~16.5%。2012 年 ACCP 指南中指出 HIT 发病率根据健康人群和肝素暴露史进行统计，见表 4-10。HIT 发病率主要与肝素类型（牛肺未分级肝素>猪黏膜未分级肝素>低相对分子质量肝素）、肝素使用途径（静脉注射>皮下注射）、患者类型（外科>内科>产科）、性别（女性>男性）、人种（黑人>白人）、病情有关。

HIT 是一种自身免疫性疾病，而血小板因子 4（platclct factor 4，PF4）/肝素（Heparin）复合物则是此类血小板减少症的主要诱发因素，通常由结合于 Heparin-PF4 复合物上的抗体（大多为 IgG 型）引起。正常生理状态下，血液中的 PF4 与血小板或血管内皮细胞表面的内源性糖胺聚糖所结合，当血小板被激活并释放血小板颗粒内含物，使得血液中 PF4 浓度升高，它与带负电荷的肝素分子有很高的亲和性，两者结合形成 Heparin-PF4 复合物，有研究证实 Heparin-PF4 是 T 细胞依赖性的抗原，其产生抗原性刺激机体产生特异性 Ig G、Ig M 和 Ig A 抗体，其中 Ig G 最为重要。

表 4-10 HIT 发病率根据患者人群和肝素暴露史

患者人群	HIT 发病率（%）
术后患者	
肝素，预防剂量	1 ~ 5
肝素，治疗剂量	1 ~ 5
肝素，冲管	0.1 ~ 1
低分子肝素，预防和治疗剂量	0.1 ~ 1
心脏外科手术	1 ~ 3
内科患者	
癌症患者	1
肝素，预防和治疗剂量	0.1 ~ 1
低分子肝素，预防和治疗剂量	0.6
重症监护患者	0.4
肝素，冲管	<0.1
产科患者	<0.1

Heparin-PF4 复合物形成后可结合于血小板表面,其抗体(IgG)的 Fab 段对其识别并形成 Heparin-PF4-Ig G 复合物,Fc 段则通过与 FcγⅡa 受体结合而激活血小板致使血小板源性的有促血栓作用的颗粒释放,进而造成血小板消耗和血小板减少症,活化的血小板又导致更多 Heparin-PF4 复合物形成,使上述反应呈瀑布效应接联放大,最终导致血小板数量进一步下降及形成高凝状态。另一方面,活化的血小板释放更多促凝血因子,促使血小板凝集并形成血栓。此外 Heparin-PF4-IgG 复合物还与单核细胞相互作用,导致组织因子产生,从而启动内源性凝血途径引起血栓的发生。

二、临床表现

1. *主要表现* 血小板下降和血栓栓塞是 HIT 的主要表现。①典型的血小板下降的诊断标准为低于 150×10^9/L 或较肝素治疗前下降 50% 以上,并且主要 发 生 在 应 用 肝 素 后 的第 5~10d。②血栓栓塞是 HIT 的另一个主要表现,也是导致 HIT 患者死亡的主要原因。血栓栓塞多发生于静脉,以下肢深静脉血栓或肺栓塞最常见。动脉血栓少见,常发生于脑、外周动脉或留置导管部位。

2. *其他表现* 10%~20% 的 HIT 患者会出现肝素注射部位的皮肤损伤,可为坏死性,也可仅表现为红斑。某些情况下,HIT 患者可表现急性全身反应如发热、寒战、心动过速、高血压、呼吸急促、呼吸循环骤停等。

三、风险评估系统

临床上主要参考 Warkentin 4Ts 评分系统来评价患者 HIT 发生的可能性,该系统对患者从 4 个方面(血小板减少、应用肝素与血小板下降相距的时间、血栓或其他后遗症、其他引起血小板下降的原因)分别进行评分,分值越高,HIT 可能性越大。2010 年,Warkentin 等再次对 4Ts 评分表进行了修订,见表 4-11,经过大量临床验证得出高风险概率(评分 6~ 8 分)阳性预测值为 0.64;中风险概率(评分 4~5 分)阳性。

预测值为 0.14;中高风险概率(评分≥4 分)阳性预测值为 0.22;低风险概率(评分≤3 分)阴性预测值为 0.998。该评分操作简便,可操作性强,随后被广泛应用于临床并被欧洲及美国的 HIT 指南所推荐。建议临床采用新版本的 4Ts 评分系统作为疑似 HIT 患者首选风险评估系统。低风险患者基本排除 HIT,HIT 中高风险人群则进行实验室检查进一步检测。

表 4-11 疑似肝素诱导性血小板减少症 4Ts 评分表

D 评估事项	2 分	1 分	0 分
血小板减少 (血小板最高值与最低值之差) (且近 3d 无手术史) (仅选一项)	PLT 下降>50% PLT 低值(20~100)$\times10^9$/L	PLT 下降 30%~50% PLT 低值(10~19)$\times10^9$/L	PLT 下降<30% PLT 低值<10×10^9/L
PLT 下降发生时间 (肝素治疗当天计 0d) (仅选一项)	使用肝素后 5~10d 30d 内有肝素应用史 <1d	连续下降 5~10d,但是不确定(如缺少 PLT 计数) 发生时间 10d 后或<1d 如果 30~100d 前使用过肝素	PLT 计数下降<4d, 无近期肝素暴露史
血栓或其他 临床事件 (仅选一项)	出现新血栓(已确认) 肝素注射部分皮肤坏死 静脉肝素推注后过敏性反应 肾上腺出血	进行型或复发型血栓 肝素注射部位非坏死(红斑)性皮肤损伤 怀疑血栓(未证实)	血栓可疑

续表

D评估事项	2分	1分	0分
其他PLT减少原因（仅选一项）	无其他原因	可能有其他原因如： 脓毒血症 呼吸机相关性血小板减少症； 其他	有确切的其他原因： 72h内手术 细菌或真菌感染 20d内接受化疗或放疗 DIC伴非HIT原因 输血后紫癜 血小板计数<×10^9/L伴明确的诱导的血小板减少症； 非低分子肝素注射部位皮肤损伤或坏死 其他药物所致，如阿昔单抗、依替巴肽、替罗非班；奎宁、奎尼丁、磺胺、卡马西平、万古霉素
4Ts总评分：		评分医生：	

四、实验室检查

1. 血小板计数 血小板计数减少通常是HIT患者首发表现。用肝素后需要动态监测血小板计数的变化。HIT的判断标准包括低于150×10^9/L或较肝素治疗前下降50%以上，并且主要发生在应用肝素后的第5～10d血小板计数下降幅度≥30%。

2. Heparin-PF4-IgG复合物的检测 可通过酶联免疫分析法（EIA）或微粒凝胶免疫测定法（PaGIA）测定，包括IgG、IgA和IgM，也有检测单独球蛋白如IgG，其敏感性较高，抗体检测阴性预测值近100%。因此，Heparin-PF4-IgG复合物的检测可作为HIT疑似患者的排除方法，并获得欧洲和美国HIT管理指南的Ⅰ类推荐。

3. 血小板功能性检测 目前常用的功能性试验有C-5羟色胺释放试验（SRA）、肝素诱导血小板激活试验（HIPA），2项实验特异性较高，是实验室诊断HIT的金标准，因此被指南推荐为HIT的明确诊断试验。然而，这些实验在技术上要求高，临床使用受限。

五、临床诊断

HIT的诊断主要依靠临床症状和实验室检查结果，Heparin-PF4-IgG复合物的检测可为进一步明确诊断提供依据。临床症状诊断标准：①治疗前血小板计数正常（100～300×10^9/L）；②治疗过程中血小板计数进行性降低（<60×10^9/L）或血小板计数减少至治疗前50%以下；③排除其他原因所致的血小板减少；④停用肝素后，血小板可恢复正常或逐渐上升。

六、药物治疗

HIT越早治疗预后越好，国内还没有发布相应的指南，可暂时参考国外的相关指南，目前比较一致的意见是采用新版本的4Ts评分系统作为疑似HIT患者首选风险评估系统。低风险患者基本排除HIT，可以一边继续使用肝素，一边排查其他导致血小板减少的原因；HIT中高度风险人群则进行实验室检查进一步检测，无论是否伴有血栓栓塞，都应立即停用任何形式的肝素（包括肝素封管）。目前的治疗中，强调通过直接抑制凝血酶或通过抑制Xa因子，从而减少凝血酶的形成，故可改用直接凝血酶抑制剂和Xa因子直接抑制剂，在血小板恢复正常或接近正常后，过渡给予口服抗凝药。因低分子肝素与普通肝素常存在交叉反应，不建议使用低分子肝素代替普通肝素。

美国胸科医师协会推荐的第9版HIT诊疗指南推荐的替代抗凝药物为来匹卢定(lepirudin,证据等级2C)、阿加曲班(argatroban,证据等级2C)、比伐卢定(bivalirudin,证据等级2C)和达那肝素(danaparoid,证据等级2C)。磺达肝葵钠(fondapafinux)在HIT中治疗作用有待进一步评估。以上几种抗凝药物的特点及用法，见表4-12。

表4-12　替代抗凝药的特点及用法

特点及用法	来匹卢定	阿加曲班	比伐卢定	磺达肝葵钠	达那肝素
给药途径	静脉注射/皮下注射	静脉注射	静脉注射	皮下注射	静脉注射/皮下注射
半衰期	80 min	40~50 min	25 min	17~20 h	24 h
清除	肾	肝胆管	肝(80%)/肾(20%)	肾	肾
监测项目	aPTT/蛇静脉酶凝结时间(ECT)	aPTT/活化凝血时间(ACT)	aPTT/活化凝血时间(ACT)/蛇静脉酶凝结时间(ECT)	抗凝血酶Xa水平	抗凝血酶Xa水平
免疫特点	40%~60%来匹卢定抗体	无	与来匹卢定抗体有潜在	可能引起HIT	5%与来匹卢定抗体 交叉反应
通过胎盘	不确定	不确定	无	无	无
治疗剂量	0.2~0.4mg/kg为起始负荷量，0.15 mg/(kg·h) 静脉维持	2μg/(kg·min) 持续静脉注射 最大剂量 10μg/(kg·min)	0.15~0.20 mg/(kg·h) 静脉维持	体重<50kg，5mg 皮下注射，每日1次 体重50~100kg，7.5mg 皮下注射，每日1次 体重>100kg，10mg 皮下注射，每日1次	400 U/h /150~200 U/h

HIT是肝素应用的较严重不良反应，有较高血栓事件发生率和死亡率，临床医生在使用肝素时要提高认识和警惕性，应常规检测血小板计数变化，采用4Ts评分系统作为疑似HIT患者的风险评估，做到早发现早诊断早治疗。随着对HIT的认识进一步深入及新型替代抗凝药直接凝血酶抑制剂和Xa因子抑制剂的临床广泛应用，HIT的风险一定会逐步降低。

参考文献

高亚玥，赵永强，王书杰.2013.肝素诱导的血小板减少症发病率及其抗体阳性率调查.中华内科杂志，52(9):734-736.

王京华，王春颖，谢蕊，等.2011.肝素诱导的血小板减少症的临床研究.中华血液学杂志，32(2):115-117.

Cuker A, Gimotty PA, Crowther MA, et al.2012.Predictive value of the 4Ts scoring system for heparin-induced thrombocytopenia: A systematic review and meta-analysis.Blood, 120(20):4160-4167.

Linkins LA, Dans AL, Moores LK, et al.2012.Treatment and prevention of heparin-induced thrombocytopenia: Antithrombotic Therapy and Prevention of Thrombosis,9th ed:American College of Chest Physicians Evidence-Based Clinical Practice Guidelines. Chest, 141(2 Suppl):e496S-530S.

Watson H,Davidson S,Keeling D.2012.Guidelines on the diagnosis and management of heparin-induced thrombocytopenia:2nd ed.Br J Haematol,159(5):528-540.

10. 腹主动脉瘤的诊治现状

上海交通大学附属第六人民医院 励 峰

一、概况

腹主动脉瘤(abdominal aortic aneurysm,AAA)是腹主动脉壁发生永久性、局限性扩张,与临近的正常腹主动脉相比直径扩大50%。通常情况下,腹主动脉直径>3cm即可诊断腹主动脉瘤。腹主动脉瘤是一种十分凶险的疾病,若不及时救治,常可因瘤体破裂导致病人死亡。Bergan统计了500多例未经手术的腹主动脉瘤患者,发生破裂者达10%~63%,5年生存率仅为7%~36%。荷兰解剖学家Vesalius在16世纪第一次描述了人体的腹主动脉瘤。经过数百年的探索,1951年Dubost首先成功地施行了AAA切除、血管移植术。1991年,阿根廷医师Parodi应用血管腔内支架行腹主动脉瘤腔内手术获成功,由此揭开了EVAR的序幕。

二、流行病学

腹主动脉瘤的发生与年龄、性别、种族、家族史和吸烟等多种因素相关。腹主动脉瘤多发生于50岁以上男性,男女患者比例为4∶1~6∶1。西方国家60岁以上男性中的发病率达2%~5%,并且发病率呈逐年上升的趋势。瑞典Malma医院曾对所有住院期间死亡患者进行尸检,发现在50岁以上人群中,腹主动脉瘤发生率随年龄增长而逐渐增加,在80岁以上男性病人中发病率可达5.9%。AAA在我国的发病率虽远低于西方国家,但由于人口的老龄化和检查水平的提高,我国AAA的发病率也呈逐年增加的趋向。

三、病因

动脉瘤的发生与遗传易感性、动脉粥样硬化及各种蛋白酶等密切相关。在各种病因作用下,主动脉中层发生退行性变,继而在血流压力下扩张成动脉瘤。多项研究表明,动脉瘤的发生与遗传密切相关。国外一项针对AAA患者长达9年的随访发现,15%AAA患者直系亲属中也发生各部位动脉瘤,而对照组里只有2%。AAA发生和多囊肾密切相关,而后者已被证实为常染色体显性遗传疾病。动脉瘤的一个显著组织学表现为中层弹力膜的退行性变,组织中胶原蛋白和弹性蛋白被相应的蛋白酶破坏;局部金属蛋白酶(MMP)增高,促使平滑肌细胞易位,导致血管中层结构破坏;局部巨噬细胞和细胞因子浓度升高,提示存在炎症反应。以上3点都可能导致动脉瘤壁破坏与扩张和动脉瘤形成。此外,一些先天性疾病常伴发主动脉中层囊性变,从而导致先天性动脉瘤形成。其中最多见的是马方综合征(Marfan syndrome)。炎性AAA是一种特殊类型动脉瘤,外观上动脉瘤壁特别厚,呈发亮的白色,质硬,极易与腹腔内脏器(如输尿管、十二指肠)纤维化粘连。感染性AAA是一种少见的疾病。近年来,随着抗生素的不断发展,其发生率更是不断降低。主动脉壁原发感染导致的动脉瘤很罕见,大部分感染性AAA是由继发感染引起。葡萄球菌和沙门菌是最常见的感染性AAA致病菌,而结核杆菌和梅毒也可以导致主动脉瘤发生。

四、病理生理

弹力蛋白和胶原蛋白是主动脉壁最重要的结构成分,它们与平滑肌细胞一起共同构成主动脉中膜。弹力蛋白是动脉壁承受压力负载的第一级力量,胶原蛋白的作用是维持动脉壁的抗张强度。

遗传基因的异常、弹力蛋白和胶原的降解、动脉硬化对基质连接层的毁损及逐渐增大的脉冲压力,都集中作用于动脉中膜,超过一定的限度,将导致腹主动脉瘤的形成。

Johnson 和 Koepsell 对 250 例腹主动脉瘤患者及对照者的家族史进行了比较,发现 19.2% 的患者与已知的动脉瘤患者具有一级血缘关系,而在对照者中仅为 2.4%。腹主动脉瘤患者当中,结合珠蛋白 α_1 等位基因的表达频率明显增加,导致动脉硬化的出现,间接促进动脉瘤的形成和发展。与之相对应的是 α_1-AT(α_1 抗胰蛋白酶原)基因表达的缺失,大量的弹力蛋白被降解,主动脉壁变得薄弱,易于动脉瘤的发生和发展。

正常的主动脉自近心端开始中层弹力层的数量由 60~80 层逐渐向远心端递减到 28~32 层,同时还伴随有动脉中层的变薄和内膜的逐渐加厚,而且胶原蛋白也是向远心端不断减少的。弹力蛋白的自然存活年限为 40~70 年,而成人的主动脉是不能合成弹力蛋白的,因此弹力蛋白的断裂和降解是形成腹主动脉瘤的重要原因。

与主动脉相比,腹主动脉壁比较薄弱,弹力蛋白层数目显著减少,往往低于 40 层,且弹力蛋白的半衰期为 70 年,这刚好与临床上动脉瘤的发病高峰时期相一致,其次,腹主动脉的滋养血管较少,当有动脉硬化斑块形成时,可导致营养弥散障碍,以致内膜、中膜坏死,管壁变得薄弱,再次,腹主动脉壁的修复能力较弱,使得动脉壁不断变薄,强度下降,最终导致动脉瘤的出现。

主动脉系统中,近心端向远心端顺应性逐渐变小,加上其先天的上阔下窄的椎形结构,使得腹主动脉的局部负荷增加,在腹主动脉瘤的形成过程中同样起着不可忽视的作用。

1994 年,Karen 等的研究发现,在腹主动脉瘤患者当中,与锌有关的基质金属蛋白酶 MMP-3 和 MMP-9 的活性均增高,该酶主要负责血管壁中基质成分的降解,而动脉壁正常基质成分的破坏,将导致动脉壁的薄弱,严重时可形成动脉瘤。

五、病理

腹主动脉瘤壁一般为单个球形或棱形,也有多发者,组织学检查可见动脉瘤壁弹力纤维断裂,弹性蛋白含量减少;中膜和外膜慢性炎症,B 淋巴细胞和浆细胞浸润,并含大量免疫球蛋白,提示自身免疫反应,无论哪种动脉瘤的瘤壁都有内膜消失和弹力层断裂,当动脉内压力超过动脉壁的膨胀极限时,动脉瘤将破裂,几乎所有腹主动脉瘤腔内都有血凝块,血凝块可机化和感染,血凝块脱落可引起远端动脉栓塞。

病理类型如下。

1. 分类　根据动脉瘤壁的结构可以分为以下 3 类。

(1)真性动脉瘤:瘤壁各层结构完整,病因多为动脉硬化性。

(2)假性动脉瘤:为动脉破裂后形成,无完整动脉壁结构,瘤壁由部分动脉内膜和纤维组织构成,瘤腔内血流通过动脉破口与动脉真实管腔相交通,临床多见于创伤性动脉瘤。

(3)夹层动脉瘤:动脉内膜破裂后,动脉血流经动脉内膜及中膜间穿行,使动脉壁分离,膨出,瘤体远端动脉内膜可另有破口,与动脉真腔再相通,呈夹层双腔状,动脉瘤内可形成附壁血栓,可继发感染,瘤壁薄弱处可破裂,引起严重出血而导致生命危险。

2. 分型　根据瘤体侵犯部位的不同,腹主动脉瘤可分为 2 型。

(1)肾动脉开口水平以上的高位腹主动脉瘤,也可称为胸腹主动脉瘤和肾上型腹主动脉瘤。

(2)动脉瘤位于肾动脉开口水平以下,称为腹主动脉瘤或肾下型腹主动脉瘤,临床上多见于肾动脉水平以下,髂动脉以上的腹主动脉瘤,此类型动脉瘤瘤体近远端都有一段动脉壁较为正常,这就为手术治疗提供了有利的条件。

六、临床表现

AAA 的自然发展过程是瘤体逐渐增大和瘤腔内血液持续湍流而形成附壁血栓。因此,AAA 最常见的并发症为:瘤体破裂、远端器官栓塞和邻近器官受压。疼痛是 AAA 最常见的主诉,疼痛部位一般位于中腹部或腰背部,性质一般为钝痛,可持续数小时甚至数日。这种疼痛的特点是一般不会随体位或运动而改变。当疼痛突然加剧时,常预示着 AAA 即将发生破裂。动脉瘤破裂后血液常被局限于后腹膜,因此血压下降不会太快,可以发生双侧腹壁的淤斑(Grey-Turner sign),进一步蔓延至会阴部。瘤体还可能会破裂入腹腔,此时会伴有腹肌紧张,由于大量失血而发生低血压;瘤体破裂入十二指肠时会发生上消化道大出血,患者会因迅速发生的低血容量休克而死亡。大多数的 AAA 都是无症状的,患者都是无意中发现腹部搏动性包块或在查体时发现的。由于 AAA 和周围动脉闭塞性疾病具有相同的高危因素,因此对这一类高危人群应该定期行主动脉及周围动脉检查,以实现早期发现和诊断,减少 AAA 破裂率和病死率。对上述高危人群查体时,注意检查腹主动脉和周围动脉。如发现腹部有增宽的搏动性区域,应警惕 AAA 发生。一般来说,直径大于 4cm 的 AAA 大部分可以通过细致的查体发现,肥胖等因素可能会影响查体的敏感性。目前尚无循证医学证据证实查体会增加 AAA 破裂的风险。

七、辅助检查

彩色多普勒超声:超声的特点是无创、费用低廉、无辐射,而且数据可靠。彩色多普勒超声已经广泛应用于 AAA 的筛查、术前评估和术后随访,其敏感性可以达到 90% 以上。但是,它的不足是对操作者依赖性强,探头不同切线会得到不同的数据,影响结果测量的客观性;对于位置较深的 AAA 和髂动脉瘤,由于肠道气体干扰,其诊断准确率也会有所下降。

1. *腹部 X 线平片* 相当一部分 AAA 是在进行腹部 X 线检查时发现的,影像表现为主动脉区域膨大的弧形钙化;也可以表现为腹部巨大的软组织影,使腰大肌轮廓显示不清,这些都提示 AAA 的存在。

2. *CT 血管造影* CT 血管造影创伤小,费用低,可以准确测量 AAA 各项数据,已经基本替代经导管血管造影。特别是近年来出现的多探头 CT,可以在更短的时间里得到更多的高质量图像,更进一步提高了 CT 诊断的准确率。目前在一些医学中心,CT 血管造影已经逐渐成为 AAA 术前检查和术后随访的金标准。AAA 术前 CT 评估内容包括:瘤体最大直径;瘤体和肾动脉的关系;肾动脉下正常主动脉(即瘤颈)的长度、直径及成角、钙化情况;髂动脉的直径及迂曲情况;还需要仔细分析有无血管变异,如副肾动脉、双下腔静脉或主动脉后左肾静脉等。所有这些数据都可以通过一次高质量的 CT 血管造影了解清楚。

3. *磁共振血管造影* 同 CT 血管造影相比,磁共振血管造影的优势是可以显示严重钙化的血管,而且造影剂用量小,对心脏和肾功能影响小。因此,对肾脏功能不全患者,磁共振血管造影是首选影像诊断手段。其缺点是扫描时间长,不适用于体内放置金属移植物及有幽闭恐惧症的患者,而且成像质量与 CT 相比尚有差距。

4. *腹主动脉造影和数字剪影造影(DSA)* 可明确瘤体腔内状况及其与内脏动脉、髂内外动脉的关系及流出道的情况,从而为动脉重建提供充分的理论依据。但此法却不能显示真实的瘤体或瘤体的边缘。由于附壁血栓的存在,有时管腔几乎正常。

此外还有血管内超声等技术。

八、诊断与鉴别诊断

腹主动脉瘤的诊断主要靠临床症状和结合有创性或无创性检查,才能做出正确的诊断,目前随着高龄和动脉硬化的增多,腹主动脉瘤也在增加,在临床实践中如何筛选出这类患者,早期诊断,早期治疗仍是亟待解决的问题,在诊断上仍然强调病史,查体和有机配合影像学检查才能做出正确诊断,否则单纯强调临床表现或影像检查都不利于诊断和治疗。

需与腹膜后肿瘤、胰腺肿瘤、肠系膜淋巴结结核相鉴别。

九、治疗进展

腹主动脉瘤是血管外科的常见疾病,目前的主要治疗手段是开放手术和腔内修复。开放手术经历 50 年的发展,已经成为腹主动脉瘤的标准治疗方法,随着临床技术的进步,手术安全性不断提高,许多资料显示有极好的远期效果,而腔内修复在过去十几年里得到了迅速发展。作为腹主动脉瘤的主要治疗手段,两种方法各有其适应证,在目前是共存和互补的关系。

(一)开放手术

腹主动脉瘤切除、人工血管置换术,目前仍是治疗此病的经典术式。

1. 手术适应证

(1)有症状的腹主动脉瘤。

(2)无症状但瘤体直径大于5. 5cm或瘤体直径增长>0. 5cm/6个月。

(3)直径<5. 5cm者结合患者意愿。

(4)各重要器官功能术前评估能耐受开腹手术。

2. 手术方法

(1)取腹部正中切口,开腹后迅速探查后腹膜,确定腹主动脉有无破裂并判断血肿累及范围。

(2)若肾下RAAA瘤颈易于显露,先压迫瘤颈后快速分离钳夹阻断;若RAAA瘤颈难以压迫或显露瘤颈处腹主动脉较困难(如已有休克、巨大血肿、腹腔内存在大量积血或继续出血等)。则用左手扪及膈下腹主动脉搏动后予以压迫,再用长De-Bakery钳阻断膈下腹主动脉;若血肿延伸到膈下或阻断膈下腹主动脉较困难,可经腹切开膈肌或胸腹联合切口阻断膈上降主动脉。

(3)膈下腹主动脉钳夹阻断后,迅速分离出肾动脉下瘤颈上方腹主动脉,将阻断钳移至肾动脉下腹主动脉处阻断;对于不能分离瘤颈上方腹主动脉者,控制膈下腹主动脉,待建立输血通道及备好血液回收装置后直接切开瘤腔,用18号Foley球囊尿管腔内阻断腹主动脉瘤颈上方腹主动脉,12号Foley球囊尿管腔内阻断双侧髂总动脉,并放开膈下腹主动脉的阻断钳,这样可缩短内脏缺血时间。

(4)快速缝扎腰动脉并清理瘤腔附壁血栓,尽可能采用直型人造血管以缩短血管重建时间。

(5)血管移植后清除腹膜血肿,因为巨大血肿可压迫肠管血供致肠管缺血坏死。

手术完成后转ICU监护,纠正内环境紊乱并加强抗感染和营养支持治疗。

3. 术后并发症

(1)心脏并发症:AAA患者合并冠心病的比例很高,仅次于高血压,占20%~30%,因此,围术期发生心脏意外的概率也很高,围术期心肌损伤是AAA患者预后的重要影响因子。首先,术前评估至关重要。既往有冠心病史、心电图有心肌缺血表现、高龄等是高危因素,对于上述患者,除常规检查外,进一步的心脏检查是非常必要的。有研究对上述患者常规行冠脉CTA或心肌核素检查,如发现冠状动脉病变严重,与心脏科医生共同评估,估计手术风险极大者,先行冠脉的介入或手术治疗。另外有研究显示,瘤体直径越大,术后发生心脏意外的可能性越大。其次,要重视术中及术后心功能的监测和维护。术中避免血压的大幅度波动,阻断腹主动脉和松钳时要预先降压和升压,注意中心静脉压的监测,精确地补充血容量,预防心力衰竭。有报道显示,围术期间,液体负荷量直接影响患者预后。术后有效的镇痛降低应激反应、减少心脏前负荷、控制血压和心率、降低耗氧量及保证血氧分压有利于预防心肌梗死。心脏病患者的血细胞比容明显低于正常时易诱发术后心肌缺血,必须纠正。

(2)呼吸功能不全:AAA患者术前合并慢性阻塞性肺病的约占30%,已证实是预测手术死亡和延长住院时间的独立因子。术后因腹式呼吸受限制,排痰不畅以至呼吸道阻塞发生呼吸道感染,大量输血的患者肺部毛细血管内可能有纤维蛋白沉积,妨碍气体交换,呼吸衰竭的概率相当高。为减少术后呼吸功能不全的发生,术前常规行肺功能检查、血气分析检查,吸烟患者戒烟2周后再行手术,帮助患者进行呼吸功能锻炼,部分患者药物辅助排痰。术后正确使用抗生素和呼吸机、帮助排痰及有效的镇痛等是有效的预防措施。对于已发生呼吸功能不全者采用延长机械辅助通气治疗,必要时正压通气。

(3)肾衰竭:肾衰竭是AAA开放手术的另一个严重并发症。术中阻断肾动脉以上主动脉使肾缺血,阻断时动脉硬化斑块脱落入肾动脉都是损害肾功能的可能原因。术前已有肾功能不全的患者更容易发生肾衰竭,且是影响预后的重要因素。肾小球滤过率较血肌酐能更准确地反映患者预后。血液透析是治疗肾衰竭的有效手段,但透析需要抗凝,而抗凝则会增加腹膜后及腹腔出血的风险,因此,术后早期出现肾衰竭,常会使外科医生处于两难境地,但严重肾衰竭患者,别无选择,只能透析。术前常规对肾功能进行评估,如肾功能正常,则耐受30min的缺血没有问题,肾功能受损者耐受时间缩短。对于累及肾动脉的AAA,

需要肾动脉上阻断者,要根据术前肾功能估计可以耐受的肾脏缺血时间,估计难以耐受者,要用冰盐水灌注肾动脉保护肾功能。

(4)急性下肢缺血:下肢缺血也是AAA开放手术后常见的并发症。主要原因包括动脉硬化斑块脱落、内膜片漂浮、技术原因包括吻合口狭窄及人工血管成角及扭曲等。我们在血管重建术后,常规喷出人工血管内部分血液,可以避免动脉栓塞的发生。发现移植血管成角或者扭曲,必须纠正,必要时另做血管吻合。吻合口缝合不良要重新缝合。原来存在的下肢动脉硬化病变和高凝状态,以及血流缓慢也是引起术后动脉闭塞的因素。当血小板黏聚于粗糙的血管内膜或移植血管的吻合口时,就易使凝血成分在局部发生聚集,从而形成血栓,阻塞管腔。因此,如动脉阻断时间过长,应补充肝素,预防继发血栓形成。术后发生动脉闭塞,应该立即手术探查,根据原因做相应处理。

(5)其他并发症:AAA还有一些其他并发症,如出血、乙状结肠缺血、吻合口假性动脉瘤、人工血管感染及排异等。AAA患者目前多数医院都采用血液回收装置,可以有效地减少输血量,但过多肝素化的红细胞回输也会造成凝血机制的紊乱,导致创面广泛渗血,甚至术后形成腹膜后血肿。要注意纠正凝血机制的紊乱,及时补充血浆及血小板以及纤维蛋白原等凝血因子。AAA开放手术创伤较大,对老年患者的心肺功能等有较大影响,围术期有一定的并发症发生率,应加强监护,及时处理发现的病变,防止由单器官病变演变为多器官功能衰竭,降低围术期死亡率及并发症发生率。

(二)腔内修复

腔内修复术(endovascular aneurysm repair,EVAR)是近年来出现的针对动脉扩张病的微创疗法。临床治疗目的在于重建腹主动脉血流,防止瘤样病变发展,改善其预后。1991年,阿根廷外科医师Parodi等首次报道,采用EVAR治疗腹主动脉瘤(AAA)并获得成功,成为腔内血管外科治疗史上的里程碑。此后,该技术在世界各地大型医院或研究中心相继开展,其安全性和有效性得到进一步证实。1997年,我国景在平等率先进行了腹主动脉瘤的EVAR治疗。目前,EVAR已经被广大血管外科医师接受并得到广泛开展,50%以上的AAA患者采用EVAR治疗。

1. EVAR手术注意事项

(1)手术指征:腹部触及搏动性包块和CT或超声检查提示AAA直径>5.5cm。AAA平均每6个月直径增加0.5cm,或每1年直径增加1.0cm,5.5cm的AAA破裂发生率为每年3%~4%,然而,随着瘤体直径增大,AAA破裂发生率呈指数增高,如7.0cm的AAA破裂发生率为每年19%。腔内修复术还有一些重要指标有:AAA近端瘤颈直径<26mm;近端瘤颈长度>15mm;瘤颈成角<60°;瘤颈无血栓;髂动脉直径>6.0mm;肠系膜上动脉必须通畅或无明显狭窄,至少一侧髂内动脉通畅。

(2)手术时机的选择:究竟何时对动脉瘤进行干预,主要取决于瘤体大小、年增长速度、是否有临床症状及患者的整体健康状况等因素。有症状的腹主动脉瘤无论瘤体多大都应该进行干预;反之,若没有临床症状,则直径5.0cm以下的腹主动脉瘤可以选择首先在严格控制血压下保守观察,建议每6个月至1年进行彩色多普勒超声或CTA检查1次。肾下腹主动脉瘤的梭形动脉瘤直径超过5.0cm,平均每6个月直径增加0.5cm,或每一年直径增加1.0cm时,破裂的风险已经超过手术可能带来的风险,对该患者人群应告知动脉瘤破裂的病死率可高至10%。与有症状的腹主动脉瘤一样,囊状或感染性动脉瘤也应积极修复。

(3)麻醉方式的选择:支架血管腔内修复术过程中血压维持在正常水平。另外,亦须避免患者清醒时精神因素所致的血压波动,力求将手术过程中瘤体破裂的概率降至最低。因此,选择气管插管、全身麻醉较为适宜,常规中心静脉置管,桡动脉穿刺术中检测有创血压。而且全麻后对于需要向上延伸或改变股髂部切口时较为方便。

(4)DSA下如何测量和选择支架:术中应用Seldinger技术穿刺左侧肱动脉,亦可行双侧腹股沟区切口,显露出双侧股动脉,应用Seldinger技术穿刺一侧股动脉,置入5F标记猪尾导管于胸12椎体水平行腹主动脉造影;标出肾动脉开口、腹主动脉分叉及髂动脉分叉处的准确位置。造影测量的主要参数有:瘤颈直径和长度、瘤颈成角、瘤体最大直径和长度、肾动脉下至髂动脉分叉处的实际长度、双侧髂股动脉直径及扭曲角度、双侧髂股动脉受累及情况,确定行腔内修复术的策略及可行性,确定腹主动脉支架的定位。结合 DSA 和 CTA 的测量结果,而且更应看重 CTA 的测量结果来选择支架人工血管直径(支架的直径要求大于锚定区直径 10% ~20%)。

(5)保证支架的顺利释放:术中支架释放的关键是明确肾动脉开口的准确位置。术中根据患者具体情况选择一侧股动脉导管更换超硬导丝,建立轨道,送入支架人工血管主体。支架主体释放时控制血压、心率在正常范围,在 X 线透视下,将支架人工血管定位,再次造影定位,释放支架主体。若手术需要放置分支型支架人工血管,通过对侧股动脉穿刺,置人超滑导丝引猪尾导管进入支架主体内,交换超硬导丝,送入直型单肢分体,释放。造影观察支架释放后血流通畅情况,同时明确动脉瘤腔封闭情况,低压球囊适当扩张支架上下端。

(6)对于累及内脏动脉的 AAA:治疗腹主动脉瘤 EVAR 最大的优势在于不需要开胸开腹,无须钳夹阻断血管,术中无内脏器官缺血,并发症少。然而最大的限制是内脏大动脉不能被覆盖,尤其是肠系膜上动脉和肾动脉,累及肾动脉领域的腹主动脉瘤腔内修复仍是难点。肾下动脉瘤是主动脉瘤疾病最简单的形式,对于那些临近或累及内脏动脉的肾旁、肾上腹主动脉瘤来说,传统的腔内技术受到很大的限制,仅约 40% 的患者适合行传统 EVAR 治疗,主要原因是近端瘤颈的限制,缺乏足够的支架锚定区以及保留器官的血供困难。然而,目前得到美国 FDA 批准用于 EVAR 的支架仅限于肾下段的腹主动脉。

开窗型腔内修复(fenestrated-EVAR,F-EVAR)技术的出现给此类动脉瘤的治疗带来了希望,然而,该项技术仍只适合应用于选择性病例,局限在少数大型医疗中心,其技术上具有挑战性,也受到一些解剖学因素的限制,例如开口狭窄、扭曲和严重成角。另外,术前包括支架设计及主动脉三维解剖结构的精确掌握,操作人员还需进行严格的专业训练。该技术在设计制作个体化支架上需要一定的时间,因此这些支架可能不适合应用于急诊患者或将要发生瘤体破裂的患者。随着技术水平的不断提高,相信 F-EVAR 最终会使更多的主动脉病变患者受益。

2. *术中、术后并发症及处理*

(1)内漏:内漏是腹主动脉瘤腔内修复术最常见、对疗效影响最大的并发症,其发生率为 15% ~50%。可分为以下 4 型:Ⅰ型:指因支架型血管与自体血管无法紧密贴合而形成的内漏。Ⅱ型:指漏血来自与瘤腔相通的侧支血管血液的反流,髂内动脉等;Ⅰ、Ⅱ型各有两亚型,A 型指有血液流入道但无流出道,B 型指既有血液流入道又有流出道;Ⅲ型:指因支架型血管自身接口无法紧密结合或人工血管破裂而形成的内漏;Ⅳ型:指经覆盖支架的人造血管编织缝隙形成的渗漏。Ⅰ型内漏可通过球囊扩张、释放延伸移植物或裸支架来纠正。Ⅱ型内漏处理的方法主要是栓塞。Ⅲ型内漏由于瘤腔与全身血液有直接沟通,一经诊断即应处理,可先考虑腔内治疗,通过延伸或叠加移植物处理。由于Ⅰ、Ⅲ型内漏会导致瘤腔与全身血流直接沟通,是术后瘤体破裂和转开腹手术的高危因素,因此,对这些支架移植物相关性内漏,应当及时处理。Ⅳ型内漏一般不必处理,在目前的支架移植物中尚不多见,其发生与覆膜材料的编制孔隙大小及是否预凝有关,一般情况下,随着瘤腔内血栓形成,在绝大部分病例中,该型内漏都能自行停止。

(2)支架移植物远端移位:术中发生移位与技术操作有关,由于对释放装置不熟悉造成前冲或下拉,因此可以向上或向下移位,释放时对肾动脉区域进行图像放大处理和牢固的固定推送器,是有益的。向上移位可阻塞肾动脉造成急性肾梗死,因此,在不能确保肾动脉通畅的情况下,释放第一节覆盖支架后造影检查肾动脉通畅情况,这样可及时发现移植物是否下移,如果出现前冲现象,有学者认为,可将输送系统整体下拉将支架主体上缘拖至肾动脉开口下缘,然后将移植物全部释放。有些医生将这种技术常规应用于腹主动脉瘤的腔内治疗之中,以提高近端定位的准确性。作者认为,对肾动脉开口处有严重钙化或附壁血栓的患者,应用这种技术可能存在风险。当主体部分完全释放后才发现放置过高时,可在近端应用扩张的球囊将主体缓慢下拉,这样可以对其进行微调。一些产品在输送器的设计和释放步骤上做了大量调整,使其在治疗复杂瘤颈的动脉瘤时相对安全。向下移位可因近端锚定不充分造成内漏。处理这种内漏时须在近端加放延长支架型血管。

(3)支架内血栓形成:主动脉腔内修复术通常很少发生支架内血栓。当髂动脉成角或扭曲严重、支架髂腿的结构设计上缺少侧面抗折支撑时,容易发生支架髂腿打折导致血流缓慢或中断,继发血栓形成。因此,对于髂动脉扭曲或成角明显的病例应当选取带有背筋的髂腿,可以避免因髂腿打折造成狭窄或闭塞。

(4)关于髂内动脉封闭的问题:原则上至少应当保留一侧髂内动脉供血,若双侧髂内动脉均无法保留,很可能引起肠坏死、男性勃起功能障碍等器官缺血的表现,以及臀肌间歇性跛行甚至臀肌坏死等盆腔肌肉缺血的表现。但对于动脉瘤累及双侧髂动脉而患者难以承受开腹动脉瘤手术时,可以在封闭髂内动脉同时行一侧髂内动脉重建,其方法有:主体两侧支架均至髂外动脉+髂外-髂内动脉人工血管转流术,主体单侧支架至髂外动脉+对侧倒 U 形支架+股-股动脉人工血管转流术,主体一侧支架至髂外动脉+对侧支架至髂内动脉+股-股动脉人工血管转流术。此外,髂动脉分支型支架技术成为目前备受关注的技术,其适应证更加广泛,而且具有较高的技术和临床成功率。Bratby 等报道,双侧髂内动脉一期覆盖后没有急性肠道或盆腔缺血坏死发生,臀部间歇性跛行发生率为 31%,对于必须一期进行双侧髂内动脉覆盖的患者,术后应当密切观察症状,必要时再行二期髂内动脉重建。

(5)腔内治疗术后反应综合征:腔内治疗术后反应综合征是指腔内治疗术后以延迟性发热和血液成分改变为主要特点的症候群。约 80% 以上的患者出现上述征象。术后发热持续 7~10d,多在 38.5℃以下。血液成分改变以血红蛋白和血小板明显降低为主,术后第 3d 降至最低水平,1 个月后逐步恢复正常,少数患者出现血胆红素升高现象。血红蛋白降低与出血量非正相关,原因可能与手术出血、放射线照射、介入器材对血液成分的破坏有关。体温超过 38.5℃可应用非甾体类退热药物对症处理,血红蛋白<70 g/L 或血小板低于 80 g/L 需成分输血。

(6)截瘫:截瘫是腹主动脉瘤腔内治疗灾难性并发症,但罕见发生。主要原因与脊髓根大动脉的变异有关。该动脉 85%起源于胸 8~12 肋间动脉,但最低可起源于腰 2 水平。脊髓根大动脉起源于肾动脉下方腰动脉的概率约为 0.4%。当移植物血管覆盖了该血管则有发生截瘫的可能。遗憾的是,该动脉确切起源部位术前尚无法评定。另一个引起截瘫的可能原因是,该血管发生了栓塞或急性血栓形成。

(7)其他少见并发症:包括移植物感染、切口感染、切口下血肿及淋巴漏等,处理与传统手术相同。值得引起重视的是,行腔内治疗的 AAA 患者多是高危患者,常伴发心、肺、肾、脑及肝等多器官疾病,对全身疾病的总体把握,尤其是对心血管疾病的及时预防和治疗,应当是术后患者和医生关注的重要内容。

(三)开放手术与腔内治疗效果比较

经过 50 年发展,开放手术成为腹主动脉瘤的经典治疗方法。随着临床技术的进步,手术安全性不断提高,资料显示有极好的远期效果。但因为需开腹进行,对患者仍有较大的创伤,围术期主要并发症发生率为 10%~20%,围术期死亡率平均为 3%~5%。尤其是对于高危患者,开腹手术仍有较大的风险。腔内修复是近十几年来发展的一种新的微创技术,具有良好的近期效果。因其具有微创的优点,在国内外得到迅速发展,但随着应用时间的延长,国外一些大型的观察性研究发现内漏等并发症和术后需要再次干预率仍较高,并从而影响中远期疗效,如大型的注册研究 EUROSTA 资料显示早期内漏发生率为 20%~30%,4 年需再次干预率为 38%。腔内修复近远期并发症高,并由此带来对术后远期生存率、生活质量和临床费用的影响,在一定程度上限制了该技术的发展。

目前国内外进行的随机对照研究不多,主要有:英国的 EVARl 研究,共 1082 例,主要研究结果为围术期死亡率腔内治疗(1.7%)低于开腹手术(4.7%),但要求再次干预率明显增加;荷兰的 DREAM 研究,共 351 例,腔内治疗和开腹手术显示 2 年随访累计生存率无差异(89.7%,89.6%);美国的 VOVER 共 1260 例。目前随机对照试验已证实腔内围术期安全性优于开放手术,但术后 2 年总体生存率和生活质量两者没有区别。

北京安贞医院对 2002 年 1 月至 2007 年 7 月 223 例肾下腹主动脉瘤患者进行了回顾性分析。结果显示腔内治疗组在手术时间、术中出血量、术中输血量等方面与开放手术组相比有显著差异,具有较短的手术时间及较少的术中出血量和输血量,且围术期无死亡病例,显示了腔内治疗微创的特点及其具有较好的围术期效果。有报道腔内手术具有较低的围术期并发症,但该组病例显示两组患者围术期并发症发生率并无显著差异。该组研究的随访结果表明手术组无动脉瘤复发,无与人工血管相关的并发症,显示了开放手术具有极好的远期疗效。而腔内治疗组则有内漏、支架破损等远期并发症,这提示我们对于腔内修复的患者要密切随访,尤其是对于已经证实有内漏及腔内高压的患者要强制性随访,另外,要避免形态学上指征勉强的腔内修复,以提高腔内治疗的远期疗效。另外,该研究对103例患者进行了SF-36量表分析(开放手术组65例,腔内修复组38例),调查截止至术后6个月。结果显示术前及术后1个月两组无显著性差异($P>0.05$),术后6个月,则有显著性差异($P<0.01$),手术组SF-36量表评分明显高于腔内治疗组,有显著性差异,显示手术治疗组有较高的健康生活质量。

十、预后

AAA是一种老年病,其发病年龄一般在50岁以上。Crow等研究发现60岁以上人群AAA发病率较高,为2%~4%。有报道AAA破裂后手术死亡率高达75%~90%;早期发现、择期手术患者的死亡率只有5%左右。中国医科大学附属第一医院择期手术患者围术期死亡率约3.6%。Chew等通过对比AAA破裂手术和择期手术的死亡率、病死率,并将筛查费用与手术直接花费综合比较后认为,在高危险人群中筛查和早期诊断治疗是明智的选择。分析AAA的危险因素是确定高危人群的基础,并且有利于在相应的高危人群中进行筛查,做到早期发现、早期诊断和及时治疗。目前研究的AAA危险因素包括高龄、男性、吸烟、高血压、糖尿病、冠心病等。

AAA患者性别差异明显。国外文献报道,60岁以上老年人筛查结果男性患病率为4.1%~14.2%,女性为0.35%~6.2%。Cornuz等研究显示,男性和AAA有很强的相关性(OR=5.69)。已有动物实验证明雌激素在AAA的形成过程中可能是一种保护因素,可能是AAA性别差异的原因。

AAA患者中43.5%的患者合并高血压,高血压患者5年生存率低于非高血压患者,且高血压患者破裂率高于非高血压患者,但高血压患者动脉瘤直径小于非高血压者。分析其原因可能为,高血压患者长期处于疾病状态,血管壁已发生病理改变,收缩性差,动脉瘤早期瘤体直径较小时即有破裂倾向。

AAA患者中吸烟的患者占25.1%。吸烟患者动脉瘤平均直径大于不吸烟患者,但两组患者动脉瘤破裂率差异无统计学意义。香烟中的尼古丁可以诱发白细胞释放弹力蛋白酶,尼古丁和烟草成分还可以刺激细胞增生和纤维化的形成。Lederle等研究认为吸烟是所有腹主动脉瘤危险因素中相关性最强的,此研究Cox分析结果也证实吸烟是影响腹主动脉瘤患者预后的危险因素。

高龄也是AAA的危险因素之一。研究表明,成熟弹性纤维的半衰期约为70年,之后成人动脉瘤壁将不能再合成,这与AAA的多发年龄相吻合。各地流行病学研究显示AAA患者平均年龄为60~65岁,传统观点认为高龄患者AAA预后较差、远期生存率低,因此对于高龄的AAA患者往往采用非手术治疗方法。但有研究发现,≥65岁年龄组与<65岁年龄组AAA直径没有明显差别,破裂率和远期生存率>65岁年龄组反而优于<65岁年龄组,Cox分析高龄与AAA患者预后无相关性。虽然这一现象从理论角度尚难以解释,但临床观察结果提示:年龄并非AAA治疗的禁忌,高龄AAA患者有可能与低年龄者获得同样好(甚至更好)的治疗效果,进行积极的外科治疗完全可以延长高龄患者的预期寿命。国外亦有研究结果与该研究结论相似,认为年龄不是一个独立的危险因素,往往高龄患者同时合并其他危险因素时候才对AAA有影响。但Crawford等研究认为高龄是影响AAA患者远期生存率的一个重要因素,特别是对于合并高血压或心脏病的患者。高龄这一危险因素对AAA患者远期预后的影响还有待进一步探讨。

国内外研究发现糖尿病与AAA直径、破裂率和患者的5年生存率都不相关。同时,显示冠心病与AAA的直径和破裂率也不相关,但影响患者的5年生存率。Charles等研究认为冠心病是不利于AAA手术治疗效果的影响因素,而且手术前处理冠心病可提高AAA患者的术后生存率。而Norman等研究认为冠状动脉旁路搭桥术(CABG)影响AAA患者的预后。

参考文献

李磊.2013.腹主动脉瘤破裂危险因素分析.中国医学创新,(2):144-145.

Aziz A, Sicard GA. 2013. Surgical management of abdominal aortic aneurysms: a lost art? Prog Cardiovasc Dis, 56(1): 13-18.

Reimerink JJ, Hornweg LL, Vahl AC, et al. 2013. Endovascular repair versus open repair of ruptured abdominal aortic aneurysms: a multicenter randomized controlled trial. Ann Surg, 258(2): 248-256.

Ricco JB. 2010. Fenestrated stent grafting for aortic aneurysm in Europe. Eur J Vasc Endovasc Surg, 39(5): 545-546.

Speicher PJ, Barbas AS, Mureebe L. 2014. Open versus endovascular repair of ruptured abdominal aortic aneurysms. Ann Vasc Surg, 28(5): 1249-1257.

11. 经导管二尖瓣修复治疗的现状

浙江大学医学院附属第二医院 王建安 刘先宝

二尖瓣的相关结构非常复杂，包括瓣叶、腱索、乳头肌、瓣环和左心室，其中任何一个结构功能异常均可能导致严重的二尖瓣反流（mitral regurgitation，MR），并进一步降低患者的生存率。MR 根据病因可以分为原发性或退行性病变及继发性改变，前者包括纤维弹性组织发育不良、风湿性疾病、Barlow 病、心内膜炎和瓣膜脱垂等，后者包括缺血性心肌病和扩张型心肌病等。外科手术治疗是目前 MR 的主要治疗方法，对于原发性 MR 外科手术能提高患者的生存率，但是存在 1%～5% 的死亡率、10%～20% 的手术并发症及 30d 内再次住院率高等不足；对于继发性 MR，外科手术瓣环成形术虽然能改善患者的症状，但未能延长患者的生存时间。因此，疗效好、创伤小、并发症少、费用低的经导管治疗 MR 的方法呼之欲出。

经导管二尖瓣修复治疗根据其处理的结构不同而进行分类（表 4-13），本文将重点介绍已经被批准进入临床应用或正在进行临床试验的介入治疗 MR 的方法。

表 4-13　经导管二尖瓣修复治疗的方法

目标结构	装置名称	制造商	研发阶段
瓣叶/腱索	MitraClip	Abbott Vascular, Abbott Park, IL	CE 认证 FDA 批准
	NeoChord DS1000 System	Neochord Inc, Eden Prairie, MN	CE 认证 FDA 批准
	Mitra-Spacer	Cardiosolutions Inc, West Bridgewater, MA	I 期（OUS）
	MitraFlex	TransCardiac Therapeutics LLC, Atlanta, GA	临床前期
	Middle Peak Medical	Middle Peak Medical Inc, Palo Alto, CA	临床前期
	V-Chordal	Valtech Cardio Inc, Or Yehuda, Israel	临床前期
间接瓣环成形术	CARILLON XE2 Mitral Contour System	Cardiac Dimensions Inc, Kirkland, WI	CE 认证
	Kardium MR	Kardium Inc, Richmond, British Columbia, Canada	临床前期
	Cerclage annuloplasty	National Heart, Lung, and Blood Institute, Bethesda, Maryland	临床前期
	PS3, MVRx ARTO System	MVRx, Inc	临床前期
直接瓣环或左室成形术	Percutaneous Annuloplasty System	Mitralign Inc, Tewksbury, MA	CE 认证
	GDS Accucinch System	Guided Delivery Systems, Santa Clara, CA	I 期（OUS）
	Boa RF Catheter	QuantumCor, Inc., Laguna Niguel, California	临床前期

续表

目标结构	装置名称	制造商	研发阶段
	Cardioband	Valtech Cardio, Or Yehuda, Israel	I 期(OUS)
	Millipede system	Millipede LLC, Ann Arbor, Michigan	临床前期
	TASRA	MitraSpan Inc, Belmont, MA	临床前期
杂交手术	Adjustable Annuloplasty Ring	St.Jude Medical, St.Paul, MN	CE 认证
	enCor Dynaplasty ring	MiCardia Corporation, Irvine, California	CE 认证
	Cardinal Ring	Valtech Cardio Inc, Or Yehuda, Israel	CE 认证 US IDE 临床试验进行中
左室重建术	The Basal Annuloplasty of the Cardia Externally(BACE)	Mardil Medical, Minneapolis, MN	I 期(OUS)
	Tendyne Repair	Tendyne Holdings Inc, Baltimore, MD	临床前期
置换	CardiAQ	CardiAQ Valve Technologies Inc, Irvine, CA	I 期(OUS)
	Tiara	Neovasc Inc, Richmond, British Columbia, Canada	I 期(OUS)
	Fortis	Edwards Lifesciences Inc, Irvine, CA	I 期(OUS)
	Lutter	Tendyne Holdings Inc, Roseville, MN	临床前期临时人体植入物
	Medtronic Mitral	Medtronic Inc, Minneapolis, MN	临床前期
	Endovalve	Micro Interventional Devices Inc, Newtown, PA	临床前期

CE. 符合欧洲标准;FDA. 食品和药品管理局;OUS. 美国以外。

一、瓣叶和腱索修复治疗

1. MitraClip　MitraClip 是目前应用最广泛、循证医学证据最充足的经导管二尖瓣修复治疗的方法,技术原理源于意大利医生 Otavio Alfieri 首创的外科二尖瓣缘对缘的修复技术,即在手术中将二尖瓣后叶中部与前叶中部缝合起来,使二尖瓣孔由大的单孔变成小的双孔以减少反流。MitraClip 手术是通过股静脉和房间隔穿刺将 24F 鞘管从体外置入到左心房,然后将夹子输送系统送入左心房,夹子在经食道超声心动图(TEE)的引导下通过二尖瓣进入左心室,并在 TEE 和 X 线导引下夹闭二尖瓣的 P2 区和 A2 区,达到减少 MR 的目的。夹子可回收、重新定位释放,也可以放置两个以上的夹子来达到理想的治理效果(图 4-18)。

MitraClip 的可行性、安全性和有效性通过 EVEREST 系列研究得到了证实。多中心随机临床试验 EVEREST Ⅱ研究比较了 MitraClip 和外科手术的有效性和安全性,发现 MitraClip 治疗可减轻 77% 的患者 MR,术后 30d 的主要不良事件较低,但主要终点劣于外科手术(55% *vs* 73%),主要是因为约 20% 的患者因二尖瓣功能障碍需要外科手术。5 年的随访结果显示,MitraClip 组和手术组的复合终点率(未发生死亡、手术、3+或 4+MR)为 44.2% *vs*.64.3%,主要差异的原因主要是 MitraClip 组 3+或 4+MR 的发生率高(12.3% *vs* 1.8%),需要外科手术的机会较多(27.9% *vs* 8.9%,78% 的 MitraClip 组外科手术发生在前 6

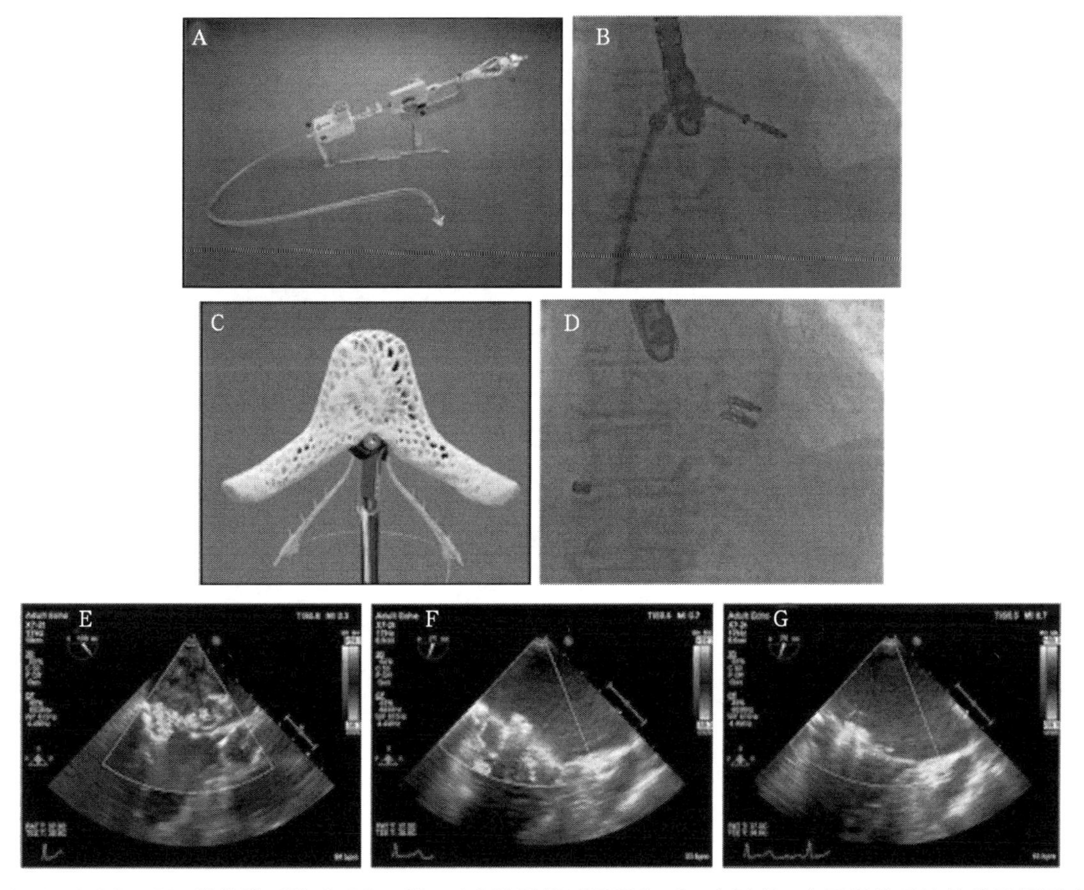

图 4-18 A. MitraClip 的传输系统；B. MitraClip 手术的 X 线透视图像；C. 夹子；D. 夹子释放后的 X 线透视图；E. 术前 P2 脱垂所致二尖瓣大量反流的 TEE 图像；F. 两个夹子夹闭后形成的舒张期二尖瓣双口的流入左心室的血流图；G. 夹子夹闭后收缩期残留的极少量 MR 五彩血流图

个月)，两组间的死亡率(20.8% *vs* 26.8%，$P=0.4$)并没有差别。然而，EVEREST Ⅱ 高危组的研究提示，与常规治疗组相比，MitraClip 能改善临床症状，显著逆转左心室重构，提高 1 年生存率(76% *vs* 55%)。

ACCESS-EUROPE 的研究发现 MitraClip 的成功置入率为 99.6%。30d 死亡率为 3.4%，1 年存活率为 81.8%。1 年随访发现，MitraClip 能显著改善 MR 和 NYHA 功能，仅 6.3% 的患者需要手术，表明 MitraClip 对手术高危的高龄患者而言是安全有效的。REALISM、PERMIT-CARE investigation、TRAMI registry、GRASP registry、MitraSwiss registry 等研究取得了类似的结果。

2012 年 ESC 指南推荐 MitraClip 用于经心脏团队判断为外科手术高危或禁忌、预计寿命超过 1 年的症状性重度原发性或继发性 MR 患者(Ⅱb，C)。2013 年 10 月 MitraClip 获得美国 FDA 的批准，2014 年 ACC/AHA 指南推荐对外科手术高危的慢性症状性重度原发性 MR 患者，若有合理的预期寿命，行经导管二尖瓣修复治疗(Ⅱb，B)。

2. *其他瓣叶和腱索修复的方法* 除了 MitraClip，许多经导管修复二尖瓣瓣叶和腱索的方法正处在临床前期研究或Ⅰ期临床试验中，包括 NeoChord、Mitra-Spacer、MitraSpan、MitraFlex 和 V-Chordal(图 4-19)。NeoChord DS1000 系统可以经心尖途径置入，捕获连枷样的二尖瓣瓣叶，将其与聚四氟乙烯人工腱索缝在一起，之后将腱索固定在心尖，目前已有 7 个中心的 30 例患者参与了 Transapical Artificial Chordae Tendinae(TACT)的研究，发现术后 30d17 例患者(59%)二尖瓣反流下降 2 级以上。V-Chordal 与 NeoChord 类似但无须缝合的新腱索置入装置，通过房间隔穿刺而非经心尖途径，创伤更小，同时避免了因心尖牵拉对置入物的张力和磨损，目前还处于临床前研究阶段。

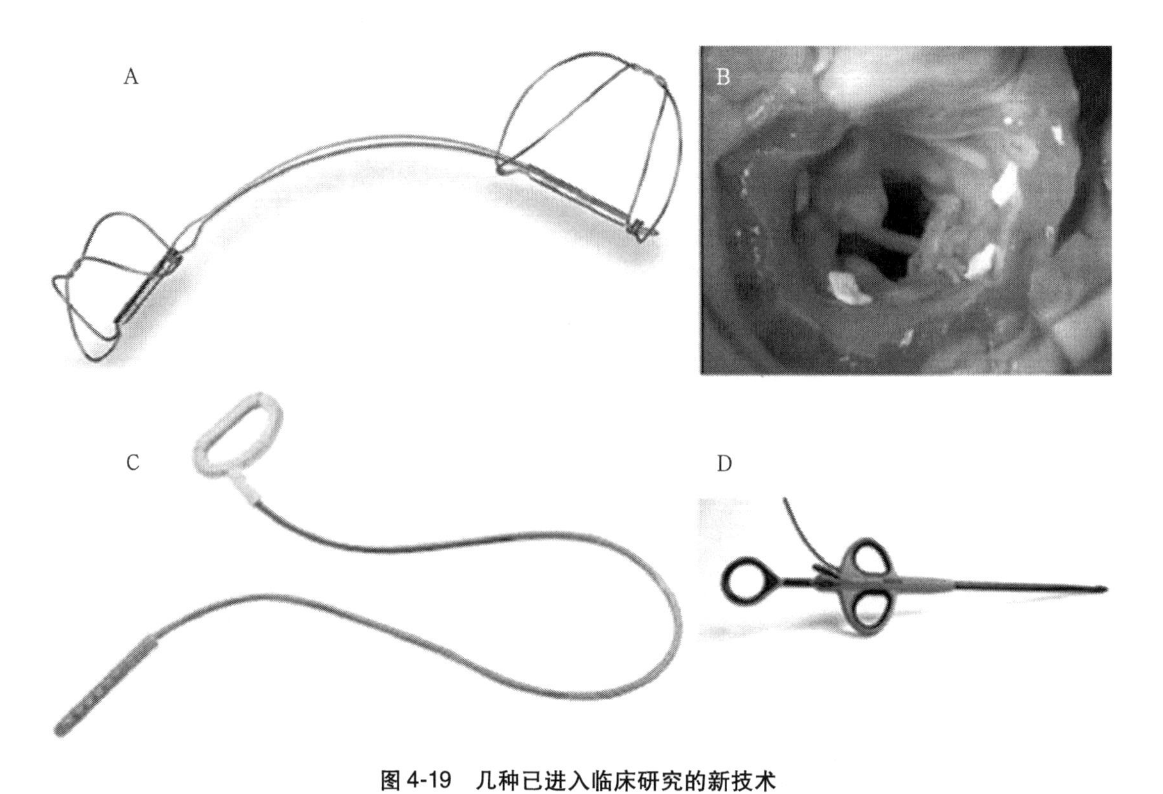

图 4-19　几种已进入临床研究的新技术

A. Carillon indirect annuloplasty; B. Mitralign direct annuloplasty in vitro result; C. enCor dynaplasty hybrid surgical ring; D. Neochord transapical chordal device for leaflet repair

二、经导管二尖瓣瓣环间接成形术

许多早期的经导管二尖瓣修复的方法参考手术的瓣环成形术,通过冠状窦放置装置来重建瓣环,促进瓣叶对合,如 MONARC 和 Viacor 瓣环成形系统。这些方法虽有可行性,部分患者 MR 得到了一定的改善,但心血管的不良事件发生率较高,包括早期或晚期的心肌缺血及冠状窦破裂等。虽然这一类型的装置操作简便,但与外科手术相比 MR 的缓解相对有限,并且只适用于部分的继发性 MR 患者,原因可能包括:冠状窦与二尖瓣瓣环的距离较远,而且变异较大,局部瓣环重建的获益有限。风险包括损害心脏的静脉系统,损害左回旋支或对角支(大多数患者从冠状静脉窦和二尖瓣瓣环之间穿过)。但是,部分装置可能具有较好的临床前景。

1. Carillon　2011 年 Carillon 通过了欧洲 CE 认证,并使用于欧洲市场,这种装置将远、近端锚定装置永久性地放置在冠状窦内,然后通过牵引使两者相互靠近,从而减少二尖瓣瓣环的周长。在 Amadeus 可行性研究中,48 位患者中 30 例(62.5%)置入成功,MR 得到改善,冠状动脉损害的风险为 15%,仅 1 例患者死亡。后在临床试验 TITAN 中得到验证,53 例继发性 MR 患者(64% 为缺血性)中 36 例(68%)置入成功,6 个月与 12 个月随访发现 MR 严重程度、左室重构、心功能和生活质量等都明显改善。TITAN II 入组了 30 例患者,手术成功率达到 83%,手术结果与 TITAN 类似。随机对照研究 REDUCE FMR Trail 预计在 20 个中心入组 120 个病人,目前正在进行当中。

2. MVRx ARTO 系统　该系统在房间隔和冠状窦之间置入,可直接缩短前后径而降低 FMR 的反流程度,不损害瓣叶和腱索的结 MAVERIC 研究入选了 11 例患者,结果发现即刻手术成功率 100%,30d 时的有效反流口面积(30.3 mm^2减至 13.5 mm^2)、反流体积(45.4 ml 降至 19.5 ml)及二尖瓣环前后直径(45 mm 减至 38.7 mm)均有所下降,左室容积、心功能及反流程度均明显好转。发生 1 例心包积液(需手术)及 1

例无症状装置移位。研究者认为这些原始数据很好地体现了该装置的安全有效性。

三、经导管二尖瓣瓣环直接成形术或左心室成形术

因为经冠状窦的间接二尖瓣瓣环成形术的局限和失败，经导管二尖瓣瓣环直接成形术或针对左室本身的方法开始尝试并取得了较好的预期结果。

1. Mitralign　Mitralign 源于 Paneth 后部缝合折叠的外科手术，通过指引导管，逆行经主动脉瓣到左心室，再到达二尖瓣瓣环处，经射频导丝穿刺瓣环到达左心房，将两个锚钉垫子固定在瓣环上，然后将两者拉紧来缩短或折叠瓣环，并通过一个不锈钢锁进行固定。两套成对的锚钉可分别固定在两处瓣膜接合处。前期研究入选了 51 例 FMR 患者，6 个月的死亡率为 12.2%，脑卒中 4.9%，无心肌梗死发生，舒张末期内径降低(0.2±0.4)cm，收缩和舒张末期容积分别降低(21.6±38.6)ml 和(14.3±25.5)ml，MR3+/4+比例从术前的 69.3% 下降到 53.8%，前后径和左右径分别减小 3.1mm 和 2.4mm，6min 步行试验和 NYHA 分级得到明显改善。

2. Cardioband　Cardioband 是一种可调整的、经导管输送的、无需缝合的、经房间隔穿刺的直接瓣环成形装置，通过多个螺旋锚定装置将一条涤纶固定在二尖瓣瓣环上(图 4-20)，当锚定完成后，置入物可收紧来缩小瓣环，它能使瓣环的大小减少约 30%。31 例的临床研究发现置入成功率 100%，93% 的患者术后无反流或轻度反流，所有患者无重度 MR，88% 的患者 30d 后 MR 在 2+或以下，显示出了良好的安全性和有效性。

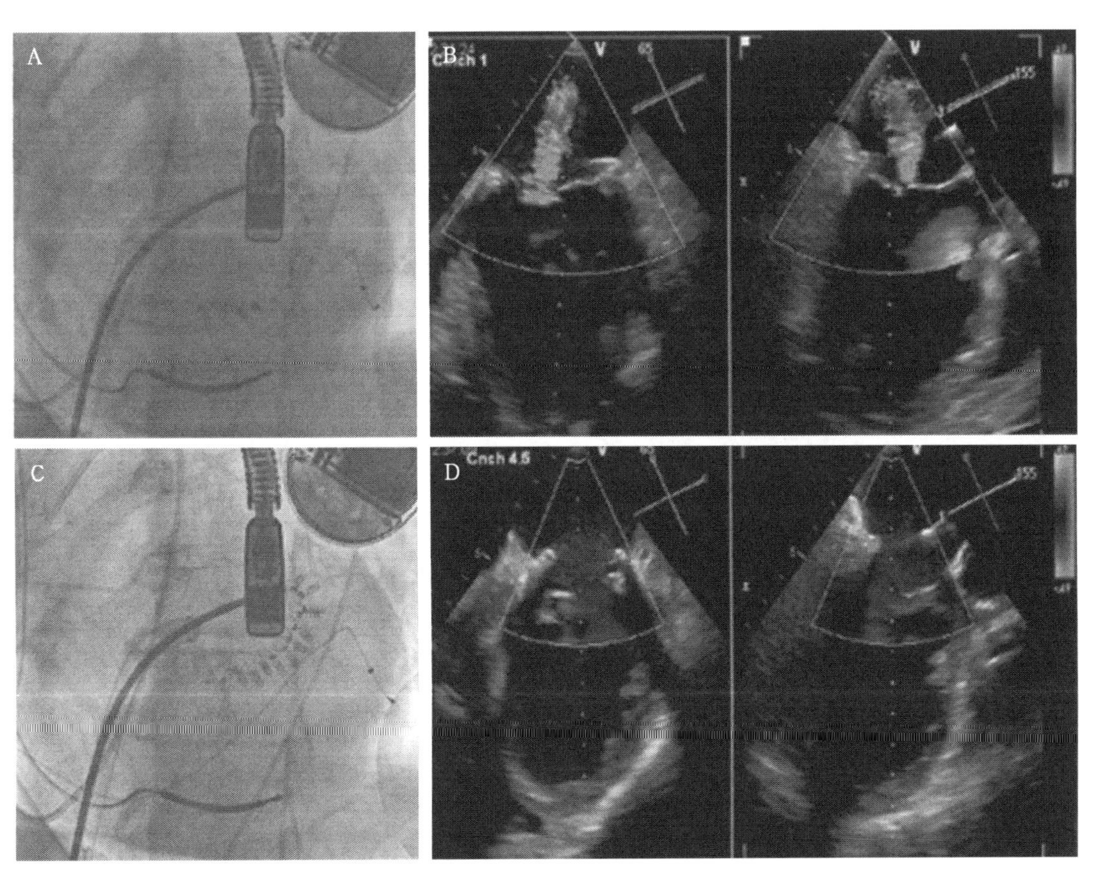

图 4-20　A. Cardioband 的 X 线透视图；B. Cardioband 置入后但还未收紧时，可见严重的二尖瓣反流；C. 当装置收紧，使其长度减少 45% 时；D. 只能探测到极少量残留的二尖瓣反流

四、经导管二尖瓣置换技术

虽然经导管二尖瓣修复治疗取得了很好的临床试验结果，但二尖瓣反流的复发率仍较外科手术明显增高，部分患者仍需接受外科手术治疗，因此经导管二尖瓣置换手术成为研究的热点。但是，与主动脉瓣相比经导管二尖瓣置换更具挑战性，因为人工二尖瓣瓣膜的要求非常高，二尖瓣结构复杂而且形状变异大，所需的装置比人工主动脉瓣更大，固定更加困难，置入后不能损害瓣下的结构。部分产品已经在人体中应用并证实了一定的可行性（图 4-21）。

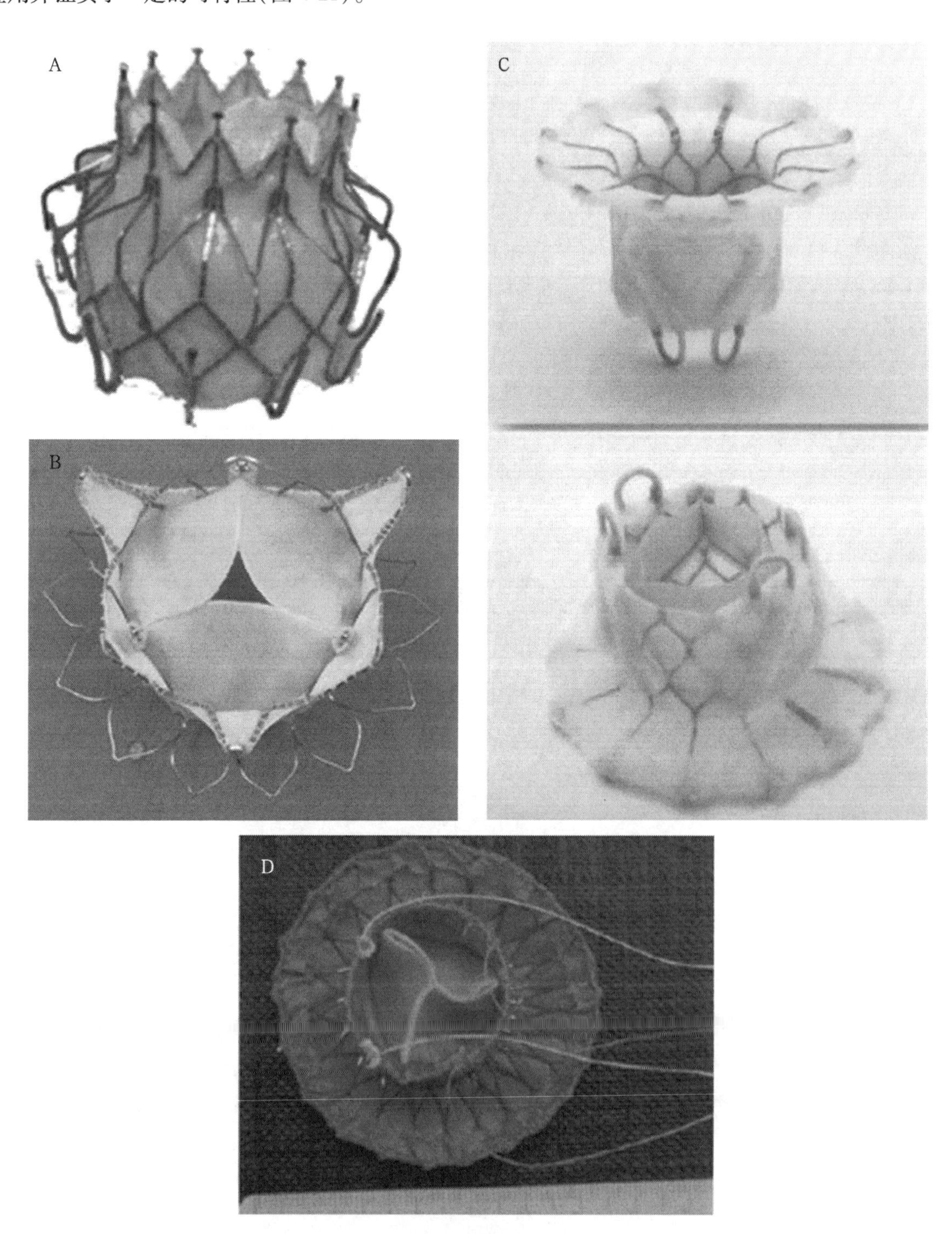

图 4-21 目前处在早期临床研究阶段的经导管二尖瓣置入瓣膜：CardiAQ（A），Tiara（B），Fortis（C）和 Lutter/Tendyne（D）

1. CardiAQ　CardiAQ 是一种在支架上覆盖牛心包的自膨胀人工瓣膜,采用倒钩的技术来进行固定,瓣环上方释放,大部分结构位于左心房侧。在 82 例急性或亚急性的猪 MR 模型中研究发现,传输系统失败率 36%,传输成功中有 21%置入失败。2012 年首次进行了人体置入,体外循环支持下经房间隔途径成功置入,但是患者并没有存活下来。目前已有第二代产品,经心尖途径置入,已在一位 88 岁的老年女性中成功置入,术后 14d 顺利出院。截至 2015 年 11 月,已完成 11 例 compassionate use 的第二代产品置入,手术成功率 82%,但发生了 2 例器械相关的死亡和 4 例非相关的死亡。

2. Tiara　Tiara 是一种 D 形的自膨胀牛心包人工瓣膜,通过 32F 的传输导管经心尖置入,有一个心房侧的封闭裙边,另有 3 个点锚定在自体瓣叶上,这种特殊的 D 形结构是为了避免左室流出道梗阻的可能。自 2014 年 1 月 30 日开展第一例以来,目前已完成 11 例,其中 9 例患者成功完成了器械置入,而 2 例患者转外科手术,3 例患者 30d 内发生死亡。

3. Fortis　CRT2016 报道了 Fortis 在 13 名外科手术高危或禁忌的患者中置入的结果,这种瓣膜同样是一种在支架上覆盖牛心包的自膨胀人工瓣膜,经心尖途径置入。手术成功率 76.9%,2 位患者转外科手术,30d 死亡率 38.5%。8 例患者无或微量 MR,1 例患者少量 MR,NYHA 从术前的Ⅲ/Ⅳ 100% 下降至 25%。

4. Lutter/Tendyne　Tendyne 最初的设计是心脏不停跳下经心尖置入的在支架上覆盖猪心包的自膨胀人工瓣膜,8 只试验动物中 7 只死于瓣周漏、瓣膜定位不理想、固定失败等原因。后续研发的牛心包人工瓣膜设计了一种独特的心室约束固定系统来减少移位,所有成功置入该瓣膜的实验动物血流动力学保持稳定。2015 年 4 月 8 日成功完成了首例经导管置入,累计完成 28 例,随访在进行中。

五、经导管二尖瓣修复术单中心经验

浙江大学医学院附属第二医院在 2013 年 10 月起完成了 11 例 MitraClip 手术,是继上海中山医院葛均波院士之后国内开展 MitraClip 技术的两个中心之一。11 例患者中原发性 2 例,功能性 9 例,平均年龄 74 岁,男性 8 例,NYHA Ⅲ/Ⅳ9 例。手术即刻成功率 100%,5 例患者成功置入 1 个 MitraClip,6 例患者置入 2 个 MitraClip,术后即刻二尖瓣反流量均下降至 1~2 级,较前下降 2 级以上。所有患者未出现 MitraClip 手术失败转外科开胸、心肌梗死等不良事件,无 MitraClip 脱落、血栓栓塞、二尖瓣结构损伤、二尖瓣狭窄、心脏压塞、脑卒中和新发心房颤动等并发症。30d 存活率 91%,临床随访和超声随访提示患者在心功能、生活质量、6MWT、MR 程度、左室射血分数及左心重构等方面均较术前有明显的改善。

2015 年 2 月 10 日,王建安教授在国内率先成功完成了 MitraLign 治疗二尖瓣反流的动物实验,为今后 MitraLign 在 MR 患者中的应用积累了宝贵的经验。

总之,经导管心脏瓣膜修复技术是近年来心血管疾病介入治疗领域里程碑式的进步,虽然很多经导管二尖瓣修复治疗的技术还处在初始的应用阶段,但毋庸置疑其前景广阔,越来越多的患者将从中获益。

参 考 文 献

Feldman T, Kar S, Elmariah S, et al. 2015. Randomized Comparison of Percutaneous Repair and Surgery for Mitral Regurgitation: 5-Year Results of EVEREST II. J Am Coll Cardiol, 66(25): 2844-2854.

Nishimura RA, Otto CM, Bonow RO, et al. 2014. 2014 AHA/ACC guideline for the management of patients with valvular heart disease. J Am Coll Cardiol, 63: e57-e185

Seeburger J, Rinaldi M, Nielsen SL, et al. 2014. Off-pump transapical implantation of artifiial neo chordae to correct mitral regurgitation. J Am Coll Cardiol, 63: 914-919.

Vahanian A, Alfiri O, Andreotti F, et al. 2012. Guidelines in the management of valvular heart disease (version 2012). Eur Heart J, 33:

2451-2496
Whitlow PL, Feldman T, Pedersen WR, et al.2012. Acute and 12-month results with catheter-based mitral valve leaflt repair.J Am Coll Cardiol, 59: 130-139.

12. 经导管主动脉瓣置入术的应用现状和展望

四川大学华西医院 赵振刚 陈 茂

长期以来,外科主动脉瓣膜置换术(surgical aortic valve replacement,SAVR)一直是主动脉瓣狭窄(aortic stenosis,AS)的标准治疗方法,但至少1/3的患者因高龄、左室功能差、合并其他疾患等因素,未进行SAVR。正是在这样的背景下,一种不需要开胸和体外循环的微创介入治疗技术——经导管主动脉瓣置入术(transcatheter aortic valve implantation,TAVI)应运而生。自2002年Alain Cribier及其同事成功开展全球首例TAVI以来,目前全球已完成TAVI约20万例。经过10余年的迅速发展,TAVI已经成为AS的重要治疗手段:对于不能进行外科手术的AS患者,TAVI是标准治疗方案,而对于可行外科手术但手术风险较高的患者,TAVI可作为SAVR的有效替代治疗方案。

随着器械的改进、影像技术的进步及术者经验的积累,TAVI相关并发症(如脑卒中、血管并发症、瓣周漏等)的发生率还在不断降低,TAVI的治疗效果仍在继续改善。随之,TAVI的适应证得以不断扩展。除外科手术风险高或不能外科手术的患者,目前TAVI已被用于治疗外科手术中危甚至低危患者。此外TAVI还被用于治疗二叶式主动脉瓣、单纯主动脉瓣反流、外科生物瓣退化等既往被排除于临床试验之外的患者。

本文将着眼于TAVI临床证据及TAVI适应证的扩展,介绍TAVI应用现状并对其未来进行展望。

一、TAVI应用现状

1. *循证证据* PARTNER(placement of aortic transcatheter valves)随机对照试验旨在评估Edwards SAPIEN瓣膜相对于外科手术和非手术治疗(包括药物和主动动脉瓣球囊扩张)的安全性和有效性。研究共纳入1057例症状性重度AS患者,其中358例为不能进行SAVR的患者(B队列),另外699例为可行SAVR但手术风险高的患者[美国胸外科医师学会(Society of Thoracic Surgeons,STS)评分>10%,A队列],主要终点均为全因死亡。B队列患者随机接受TAVI或内科保守治疗,结果显示,TAVI明显优于内科非手术治疗,可明显降低术后1年和2年的全因死亡率(30.7% *vs*.50.7%,$P<0.001$;54.1% *vs*.80.9%,$P<0.001$)。A队列的患者随机接受TAVI或SAVR治疗,结果显示TAVI不亚于SAVR,接受两种治疗的患者术后1年和2年死亡无明显差别(24.2% *vs*.26.8%,$P=0.44$;33.9% *vs*.35.0%,$P=0.78$),不过值得注意的是,TAVI组术后1年和2年内的脑卒中发生率较高(6.0% *vs*.3.2%,$P=0.08$;7.7% *vs*.4.9%,$P=0.17$),尽管两组间的差异未达到统计学意义,但考虑到脑卒中可能带来的严重后果,这一结果还是在一定程度上造成了人们对于TAVI安全性的担忧。基于PARTNER试验的结果,美国FDA分别于2011年11月和2012年10月批准了Edwards SAPIEN经导管心脏瓣膜用于治疗不能进行外科手术和外科手术风险高的症状性重度AS。

美国CoreValve High Risk研究纳入了795例可进行SAVR但手术风险高的症状性重度AS患者。与PARTNER-A研究不同,该研究未采用STS评分(>10%)作为入选试验的必要标准,最终纳入的患者手术风险相对较低,平均STS评分为7%。纳入患者被随机分配至TAVI组(390例)或SAVR组(357例),接受CoreValve置入或SAVR,主要终点为全因死亡。结果显示,TAVI术后1年全因死亡率明显较低,TAVI优于SAVR(14.2% *vs*.19.1%;优效性:$P=0.04$)。此外,该研究还发现,TAVI组术后脑卒中发生率与SAVR组相当,1年脑卒中发生率甚至有低于后者的趋势(8.8% *vs*.12.6%,$P=0.10$)。与PARTNER-A相比,该研究中TAVI术后脑卒中发生率相似,而SAVR术后脑卒中发生率则明显较高(3.2% *vs*.12.6%)。这可能与该研究针对脑卒中进行了更细致的观察,从SAVR组检出了更多的脑卒中事件有关。由于PARTNER-A

研究中TAVI组的脑卒中发生率较高,FDA对这一并发症格外关注,因此在CoreValve High Risk研究中,所有患者在基线和术后均用美国国立卫生研究院卒中量表(NIHSS)进行评分,如发现术后评分下降则启动神经专科评估,最大限度地避免了遗漏病例。基于CoreValve High Risk研究的结果,CoreValve继2014年1月获得FDA批准用于治疗不能进行外科手术的AS患者后,又迅速于2014年6月获批用于手术风险高的患者。

NOTION(nordic aortic valve intervention)研究旨在比较外科手术风险较低的AS患者中TAVI与SAVR的安全性和有效性[7]。该研究共纳入北欧3个心脏中心的280例AS患者,平均年龄79.1岁,平均STS评分为3.0%,超过80%的患者外科手术风险低(STS评分<4%)。这些患者被随机分配至TAVI组和SAVR组,分别采用CoreValve进行TAVI或采用外科生物瓣进行SAVR。1年随访结果显示,TAVI组和SAVR组的主要复合终点事件(全因死亡、脑卒中或心肌梗死)发生率无明显差异(13.1% *vs*.16.3%,优效性:P=0.43)。与先前在高危患者中进行的研究一致,NOTION研究显示TAVI与SAVR有明显不同的并发症发生谱。与SAVR组相比,TAVI组术后需置入永久起搏器的传导阻滞、中重度瓣周漏的发生率较高,而严重或致命性出血、急性肾损伤、新发房颤的发生率较高。1年时,TAVI组瓣膜有效开口面积的改善更明显(增加的有效瓣口面积:1.0 cm^2±0.5 cm^2 *vs*.0.6 cm^2± 0.5 cm^2,P<0.001)。NOTION研究说明,在外科中低危患者中,TAVI至少不劣于SAVR。NOTION研究开始于TAVI发展的早期阶段(2007年),当时器械、术者经验等尚有待成熟,假以现有条件,TAVI组可能会获得更好的结果。

PARTNER Ⅱ-A随机对照试验旨在评估在外科中危(STS评分为4%~8%)的重度AS患者中,TAVI相对于外科手术的安全性和有效性。研究共纳入2032例患者,并按照外周血管条件分为经股动脉入路亚组(76.3%)和经胸入路亚组(23.7%),然后再分别随机分配至TAVI组(使用Edwards SAPIEN XT瓣膜进行TAVI)或SAVR组。近期公布的PARTNER II-A两年随访结果显示,TAVI组和SAVR组主要终点事件(全因死亡和致残性脑卒中)的发生率相似(19.3% *vs*.21.1%;HR=0.89;95% CI:0.73~1.09;P=0.25),提示在中危患者中TAVI不劣于SAVR(非劣性:P=0.001)。值得注意的是,在经股动脉入路亚组,接受TAVI治疗的患者主要全因死亡和致残性脑卒中的发生率明显低于SAVR组(HR=0.79;95% CI:0.62~1.00;P=0.05),提示经股动脉入路TAVI可能优于SAVR。

2. *专家共识与临床指南* 根据2012年的TAVI专家共识,TAVI的主要适应证:①钙化性重度AS,平均跨瓣压差>40mmHg(或前向最大流速>4m/s)以及主动脉瓣口面积<0.8 cm^2(或有效瓣口面积 <0.5 cm^2/m^2);②有症状,且症状与AS相关,心功能2级或以上;③存在外科手术禁忌证或预计患者的手术风险大于获益,通常认为欧洲心脏手术风险评分(logistic european system for cardiac operative risk evaluation, logistic EuroSCORE)超过20%或STS风险评分超过10%的患者行SAVR风险过高。

关于TAVI适应证,2012年欧洲心脏病学会/欧洲心胸外科学会(European Society of Cardiology/European Association for Cardio-thoracic Surgery,ESC/EACTS)及2014年美国心脏病学会/美国心脏病学会(American Heart Association/American College of Cardiology,AHA/ACC)心脏瓣膜疾病管理指南均建议,对于无法进行外科手术、有明显临床症状的重度AS患者,如术后生活质量有望改善,且预期寿命超过1年,应行TAVI治疗(Ⅰ类适应证,B级证据),同时TAVI可考虑应用于外科手术风险高、有症状的重度AS患者(Ⅱa类适应证,B级证据)。

美国CoreValve High Risk研究及PARTNER Ⅱ-A研究的结果有可能会促使指南更新对TAVI的推荐级别,并将TAVI的推荐适应证扩大至外科中危患者。

3. *器械研究进展*

(1)SAPIEN 3:目前临床上应用最广泛的球囊扩张式瓣膜是SAPIEN系列瓣膜。该系列瓣膜采用牛心包制成,支架材料为钴铬合金。SAPIEN 3是继SAPIEN XT之后推出的最新一代球囊扩张式瓣膜。相对于SAPIEN XT,SAPIEN 3主要有以下改进:①瓣膜和支架可以折叠得更小,输送鞘管更小,最小输送鞘管仅为14F;②支架外增加了一个向外突出的袖口;③输送系统可以更好地定位,并且可以在释放后小幅度调整瓣膜位置。和SAPIEN XT相比,SAPIEN 3对患者入路血管条件的要求进一步降低,瓣膜释放位置更加精准,瓣周漏的风险明显降低。

2015 年 ACC 年会上公布了 PARTNER Ⅱ SAPIEN 3 研究的短期结果,显示了 SAPIEN 3 瓣膜优异的临床效果。该研究共纳入 583 例无法进行外科手术或手术风险高的患者(高危组)和 1076 例外科手术中等风险的患者(中危组),均采用 SAPIEN 3 瓣膜进行 TAVI,80% 以上的患者 TAVI 通过股动脉入路完成,其余患者通过经心尖或经升主动脉入路完成。30d 结果显示,两组患者死亡率和脑卒中发生率均明显低于以往研究中报道的数据:高危组 30d 死亡率为 2.2%(经股动脉:1.6%,经心尖/升主动脉:5.4%),心血管死亡率为 1.4%,30d 脑卒中发生率为 1.5%,致残性脑卒中发生率为 0.9%;中危组 30d 死亡率为 1.1%(经股动脉:1.1%,经心尖/升主动脉:1.6%),心血管死亡率为 0.9%,30d 脑卒中发生率为 2.6%,致残性脑卒中发生率为 1.6%。此外,该研究中其他多种并发症的发生率,包括严重血管并发症(约 5%)、明显瓣周漏(中度 3.8%,重度 0.1%)、瓣环断裂(约 0.2%)、冠状动脉口堵塞(约 0.3%)等,均低于先前使用早期瓣膜装置的 TAVI 研究中观察到的结果。实际上,与 SAPIEN XT 相比,采用 SAPIEN 3 进行 TAVI 时,只有需起搏器植入的传导阻滞这一并发症的发生率更高(约 10%),其原因尚不清楚,有专家认为可能与研究早期术者使用 SAPIEN 3 的经验较少,将瓣膜放置得较深有关,随着术者经验的积累,这一并发症的发生率有可能会逐渐降低。

(2)Lotus:Lotus 瓣膜为美国波士顿科技公司推出的新一代的瓣膜装置。瓣膜由牛心包附着于网状的镍钛合金支架构成,支架下部附着有自适应膨胀材料,可减少瓣周漏。该瓣膜系统有较好的操控性,采用机械性扩展方式释放瓣膜,在展开过程的早期即发挥功能,位于纵轴中点的非透光标记可以辅助操作者精确定位,如发现瓣膜释放位置不当,可在瓣膜未脱离操作系统前再次定位或重回收瓣膜。整个操作过程不需要快速心室起搏。该瓣膜目前有 23mm 和 27mm 两种型号,均采用 18F 输送鞘。

REPRISE Ⅱ研究对 Lotus 瓣膜系统的安全性和有效性进行了评估。该研究共纳入 120 例高危主动脉瓣重度狭窄患者,瓣膜全部成功置入,置入后平均主动脉跨瓣压差从 46.4 ± 15.0mmHg 降至 11.5 ± 5.2mmHg。30d 死亡率和致残性卒中率分别为 4.2% 和 1.7%;仅 1 例患者发生中度瓣周漏,无重度瓣周漏发生,但是永久起搏器置入率却达 28.6%。全球性的随机对照研究 PERRISE Ⅲ的结果令人期待。

(3)Direct Flow Medical:Direct Flow Medical 瓣膜采用无金属支架设计,牛心包制成的瓣膜附着于中部管状的桥接系统,瓣膜两端为聚酯环,起始由盐水和造影剂填充,充入速凝聚合物后可快速定形。在定形之前该瓣膜可重新定位和回收,定型后两端的环状结构可有效减少瓣周漏。该瓣膜目前有 25mm 和 27mm 两种型号,适用于直径为 19~26mm 瓣环。DISCOVER 研究显示,术后 30d 死亡率和中度及以上残余主动脉瓣反流的发生率均仅 1%。

(4)其他瓣膜:除上述瓣膜外,其他新一代的瓣膜装置也处于快速发展中,如 Portico、JenaValve、Symetis Acurate、Trinity、Thubikar 等。针对第一代瓣膜容易出现的并发症和不足,如出血、传导阻滞、瓣周漏、不能再回收或不能再定位等,这些瓣膜装置进行了不同程度的改进。这些新瓣膜的出现有望进一步改善 TAVI 的治疗效果,但目前仍处于临床研究的相对早期阶段,治疗效果和安全性还有待进一步验证。

二、TAVI 未来展望

1. 二叶式主动脉瓣　二叶式主动脉瓣(bicuspid aortic valve,BAV)是最常见的先天性心脏结构异常,同时也是 AS 的主要病因。尽管 BAV 患者出现狭窄的年龄较轻,高龄重度 AS 患者中 BAV 仍占 20% 以上。但 BAV 既往被认为具有瓣环极度偏心、瓣叶钙化重且分布不均、瓣环过大、合并升主动脉扩张等解剖特征,TAVI 术后瓣周漏、瓣膜移位、生物瓣叶早期退化等的风险较高,因此长期被视为 TAVI 的相对禁忌证,PARTNER 研究也将其列为排除标准。不过随着 TAVI 技术逐渐成熟,已有一些将 TAVI 用于治疗 BAV 患者的报道。

Hayashida 等将 21 例 BAV 患者与 229 例三叶瓣患者的 TAVI 手术结果进行了对比,结果显示两组患者在器械成功率(100% *vs.* 92.8%,$P=0.37$)、术后残余轻度及以上主动脉瓣反流(19.0% *vs.* 14.9%,$P=0.54$)、术后平均跨瓣压差(10.0±3.4 *vs.* 9.7 ± 4.1 mmHg,$P=0.58$)、30d 死亡率(4.8% *vs.* 8.2%,$P=$

1.00)等方面均无明显差别。德国TAVI注册登记研究中,共有38例BAV患者。与1357例三叶瓣患者相比,BAV患者残余中度及以上主动脉瓣反流的比例明显较高(25% *vs*.15%,P=0.05),但30d(11% *vs*. 11%,P=1.0)和1年(13% *vs*.20%,P=0.11)死亡率无明显差别。1例BAV患者由于术后出现主动脉夹层进行了开胸手术。Kochman等将28例BAV患者和84例手术风险评分、瓣环径、植入瓣膜类型和尺寸匹配的三叶瓣患者(1∶3配比)的TAVI结果进行了比较,结果显示两组在器械成功率(93% *vs*.93%,P=1.0)、术后残余轻度及以上主动脉瓣反流(32% *vs*.23%,P=0.45)、术后平均跨瓣压差(11.5±6.4 *vs*.10.4±4.5 mmHg,P=0.33)、30d(4% *vs*.7%,P=0.68)及1年(19% *vs*.18%,P=1.00)死亡率等方面均无明显差别。

上述结果提示,对于经过选择的BAV重度狭窄患者,TAVI是可行和安全的,手术成功率、术后生存率及血流动力学改善等与三叶瓣患者相似,但瓣周漏、主动脉夹层等并发症的潜在风险可能较高,长期的安全性和有效性仍有待进一步研究。针对BAV患者解剖特点设计的经导管主动脉瓣膜有望使这些患者获益。

2. *单纯主动脉瓣反流*　与AS相比,单纯主动脉瓣反流的发生率较低(不到前者的1/3)。不过与AS一样,已有明显临床症状的主动脉瓣反流患者如未经治疗预后较差,年死亡率为10%~20%。SAVR是主动脉瓣反流的标准治疗方案,但部分患者由于存在外科禁忌或手术风险过高,不适合进行外科手术,这些患者有可能从TAVI中获益。

Roy等分析了43例来自于14个中心的因单纯主动脉瓣反流(无AS)而接受TAVI治疗的患者。患者平均年龄为(75.3±8.8)岁,女性占53%,平均Logistic EuroSCORE为26.9%±17.9%,平均STS评分为10.2%±5.3%。17例(39.5%)患者主动脉瓣存在一定程度的钙化。TAVI均采用CoreValve。在42例(97.7%)患者中,TAVI获得成功。8例患者(18.6%)因残余主动脉反流置入了第二瓣膜,值得注意的是,这部分患者的主动脉瓣均无钙化。而在主动脉瓣存在一定程度钙化的患者中,均无须置入第二枚瓣膜(P=0.014)。术后残余轻度以上主动脉瓣反流的患者9例(20.9%)。30d时,严重脑卒中发生率为4.7%,全因死亡率为9.3%。完成1年随访的28例患者中,6例死亡,全因死亡率为21.4%。

上述结果提示,对于单纯主动脉瓣重度反流患者,在外科手术风险过高或存在手术禁忌、且经过严格评估与仔细筛选的前提下,TAVI是一种可供选择的治疗方案,但需认识到的是,其操作难度相对较大,且需置入第二枚瓣膜以及残余明显主动脉瓣反流的风险较高。尽管新一代瓣膜装置可能将有助于降低这些风险,但TAVI在单纯主动脉瓣反流中的应用仍然会比较局限,其主要原因是单纯反流的患者相对较少、较年轻(绝大多数仍可以进行外科手术)以及常合并升主动脉病变(需外科处理)。因此,对于绝大多数单纯反流患者而言,SAVR仍是首选治疗方案。

3. *外科生物瓣退化*　近年来,SAVR已越来越多地采用生物瓣。根据北美STS数据库的统计,自1997年至2006年,单纯SAVR中机械瓣的使用比例持续降低,生物瓣的使用比例则由43.6%增加至78.4%。而在2006年进行单纯SAVR的15 397例患者中,65岁以上患者占64.9%,按照生物瓣15年的使用寿命计算,这些患者出现生物瓣衰退时年龄已超过80岁,再次手术风险高,而经导管主动脉“瓣中瓣”置入可能是一种较好的替代治疗方案。

Dvir等牵头的一项国际多中心注册登记研究纳入了2007年至2013年5月期间55个中心因生物瓣退化而进行经导管主动脉“瓣中瓣”植入的459例患者,平均年龄(77.6±9.8)岁,男性患者占56%,中位STS评分为9.8%(四分位间距:7.7%~16%)。生物瓣膜退化表现为狭窄(n=181,39.4%)、反流(n=139,30.3%)或狭窄合并反流(n=139,30.3%)。采用的经导管瓣膜包括CoreValve和Edwards SAPIEN两种。术后30d,35例(7.6%)患者死亡,存活患者中92.6%的纽约心功能分级为Ⅰ或Ⅱ级。8例(1.7%)患者出现严重脑卒中,25例(5.4%)残余中度及以上主动脉瓣反流,38例(8.3%)因出现传导阻滞置入了永久起搏器。置入CoreValve的患者术后残余明显反流及需置入永久起搏器的比例均较置入Edwards SAPIEN者高(残余中度及以上反流:8.9% *vs*.2.4%,P=0.002;置入永久起搏器:12.2% *vs*.4.9%,P=0.005),但均低于常规TAVI中的水平。随访1年,患者总体生存率为83.2%(95% CI:80.8%~84.7%)。

经导管瓣膜类型与患者预后无关($P=0.44$)。外科置换的生物瓣 ≤ 21 mm 及退化类型为狭窄是1年死亡的独立预测因子,HR 分别为 2.04(95% CI:1.14~3.67,$P=0.02$)和 3.07(95% CI:1.33~7.08,$P=0.008$)。

上述结果说明,对于 SAVR 术后生物瓣退化的患者,经导管主动脉“瓣中瓣”置入是安全可行的,且残余主动脉瓣反流、传导阻滞等并发症的发生率还明显低于常规 TAVI 中的水平,患者近、中期临床结局较满意。鉴于此,预计 SAVR 中生物瓣的使用将会进一步增加,尤其是在那些相对年轻的患者中。而考虑到置换小尺寸生物瓣及退化类型为狭窄的患者进行经导管“瓣中瓣”置入后预后相对较差,外科医生手术时应审慎权衡利弊,尽可能争取更大的有效瓣口面积。

总之,随着 TAVI 技术日趋成熟,其“标签外”使用日益增多,适应证逐步扩展。目前看来,外科中危患者、BAV 以及外科生物瓣退化将是 TAVI 应用前景最为广阔的3个领域。相信随着 TAVI 技术的改进和创新,以及相关经验和研究证据的进一步积累,TAVI 在主动脉瓣疾病的治疗中将占据更加重要的地位。

参考文献

Afilalo J, Mottillo S, Eisenberg MJ, et al.2012.Addition of frailty and disability to cardiac surgery risk scores identifies elderly patients at high risk of mortality or major morbidity.Circ Cardiovasc Qual Outcomes, 5:222-228.

Agnihotri A, American Association for Thoracic S, American College of Cardiology F, Society for Cardiovascular A, Interventions, Society of Thoracic S.2012.2012 ACCF/AATS/SCAI/STS expert consensus document on transcatheter aortic valve replacement: executive summary.J Thorac Cardiovasc Surg, 144:534-537.

Binder RK, Rodes-Cabau J, Wood DA, et al.2013.Transcatheter aortic valve replacement with the SAPIEN 3: a new balloon-expandable transcatheter heart valve.JACC Cardiovasc Interv, 6:293-300.

Joint Task Force on the Management of Valvular Heart Disease of the European Society of C, European Association for Cardio-Thoracic S, Vahanian A, et al.2012.Guidelines on the management of valvular heart disease(version 2012).Eur Heart J, 33:2451-2496.

Nishimura RA, Otto CM, Bonow RO, et al. 2014. 2014 AHA/ACC guideline for the management of patients with valvular heart disease: executive summary: a report of the American College of Cardiology/American Heart Association Task Force on Practice Guidelines.J Am Coll Cardiol, 63:2438-2488.

Thyregod HG, Steinbruchel DA, Ihlemann N, et al.2015.Transcatheter Versus Surgical Aortic Valve Replacement in Patients With Severe Aortic Valve Stenosis: 1-Year Results From the All-Comers NOTION Randomized Clinical Trial. J Am Coll Cardiol, 65: 2184-2194.

Webb J, Gerosa G, Lefevre T, et al.2014.Multicenter evaluation of a next-generation balloon-expandable transcatheter aortic valve.J Am Coll Cardiol, 64:2235-2243.

13. 2015AHA/ATS 儿童肺高压诊疗指南解读

中山大学附属第一医院心血管儿科　彭慧敏　王慧深

一、引言

肺高压(pulmonary hypertension,PH)是有心、肺及全身性疾病等引起的病理生理综合征。由于存在多种因素限制了PH在儿童中的研究,儿童PH的定义、分类和治疗方案大多参照成人,此前亦无专门针对儿童的肺高压的诊断和治疗指南。2015年美国心脏协会(AHA)和美国胸科学会(ATS)组成的专家组的共同发布了第一个儿童PH的共识性指南,同时也提出加强对儿童PH基础和临床研究的迫切需求。

(一)儿童肺高压的特殊性

儿童PH与成人相比有其特殊性。儿童PH与肺部发育有着密切的联系,受宫内及生后早期多种因素影响。2015年ESC/ERS成人PH指南也将儿童PH列为PH的一种特殊类型,并强调其与肺发育的关系。新生儿及小婴儿出现PH常与自胎儿至生后的过渡中,肺循环结构与功能适应性受损有关。肺血管损伤的时间点也决定了尚在发育中的肺对有害刺激(包括高氧、低氧、血流动力学应激和炎症)的反应。除此之外,正常肺循环成熟在肺的器官和肺泡的形成中起重要作用;肺血管发育受阻会使肺泡结构受损,引起肺部的病理性改变。此外,成人与儿童PH在肺血管功能和结构、遗传、自然病史、右心室的反应,以及对治疗反应性等各方面均存在差异。比起成人,儿童期有更多疾病与PH有关,如新生儿持续性肺高压、先天性膈疝、支气管肺发育不良和先天性心脏病。成人的治疗策略未在儿童中的有效性及安全性尚未得到充分研究。

指南引用了肺血管疾病(pulmonary vascular disease,PVD)的概念,这一术语常用于儿童肺循环疾病领域,其涵盖的内容比PH更广,包括异常的血管张力、反应性、发育及结构等所致肺病,可无肺动脉压(PAP)升高。例如,对于单心室循环,肺血管发育、结构或功能异常会导致肺血流减少以及心脏功能受损,而平均肺动脉压(mPAP)并未达到PH标准。PVD相关性肺高压包括心、肺及全身性疾病相关性肺高压,以及特发性肺动脉高压(idiopathic pulmonary arterial hypertension,IPAH)。IPAH指不存在左心疾病或瓣膜病、肺实质病变、血栓栓塞等病因的一类特定疾病,是一种排除性诊断。PH相关定义见表4-14。

表4-14　肺高压定义

肺高压
3个月龄以上儿童在海平面mPAP≥25 mm Hg
肺动脉高压
mPAP≥25 mm Hg
PAWP<15 mm Hg
PVRI>2 WU/m^2
IPAH或孤立性PAH
无已知相关基础疾病的PAH
家族史或遗传学评估阳性者称为遗传性肺高压
肺高血压性血管病(PHVD)
广义类别,包括多种形式的PAH,但也包含跨肺压升高(mPAP与左房压之差或PAWP>6 mm Hg)的对象,或者腔静脉-肺动脉吻合术后患者PVRI升高而mPAP不高

HPAH.遗传性肺动脉高压;IPAH.特发性肺动脉高压;mPAP.平均肺动脉压;PAWP.肺小动脉楔压;PVRI.肺循环阻力指数。

(二)证据质量和建议强度

指南采用分级表示证据质量和建议类型(表4-15)。

表4-15 建议类别与证据等级

建议类别	
Ⅰ	建议的操作或治疗是有用/有效的
Ⅱ	操作或治疗的有用/有效性不确定
Ⅱa	操作或治疗倾向是有用/有效的
Ⅱb	操作或治疗的有用/有效性不确定
Ⅲ	干预措施无用或可能有害

证据等级	
A	证据充足,来自多个随机研究或Meta分析
B	资料来自单个随机研究或非随机研究
C	资料不充足,建议主要来自专家共识意见、病例研究或医疗标准

二、儿童肺高压的定义及分类

在宫内,肺动脉压(PAP)与体循环动脉压相近,出生后迅速下降,一般与生后2~3个月降至生后水平。在海平面,足月儿3月龄后mPAP≥25mmHg即存在PH。无PAP升高不能排除肺高压性血管病(pulmonary hypertensive vascular disease,PHVD)的存在。例如,在缺少向肺动脉泵血的心室时,尤其在腔静脉-肺动脉分流术后的患者,即使mPAP<25 mm Hg,PHVD仍可能存在。相反,在左向右分流型先心病患儿,即使mPAP≥25 mm Hg,也不一定有PHVD。因此,肺循环阻力指数(PVRI)对先心病患儿PHVD的诊断和治疗的重要意义。PVRI虽然不用于定义肺高压,但可以判断血管病变本身对肺循环血流量的影响,是临床决策时关键点和难点。

儿童PH分类目前参照成人WHO分类,最近一次修订时在法国尼斯举行的第五届世界肺高压研讨会上(Nice分类,表4-16)。国际专家组提出一个新的儿童专用的分类系统(Panama分类,表4-17),试图涵盖多种儿童早期特有的疾病、染色体和基因综合征、发育生理的影响,以及多种与PH有关的因素。该系统尚待验证和改进。

表4-16 WHO肺高压分类(Nice分类)

PAH
特发性
遗传性
BMPR2
ALK1, ENG, SMAD9, CAV1, KCNK3
未知
药物或毒物
APAH
结缔组织病
HIV感染

续表

门静脉高压
先天性心脏病
血吸虫病
1 PVOD 和(或)PCH
1.1 新生儿持续性肺动脉高压
左心疾病相关性 PH
左心室收缩功能不全
左心室舒张功能不全
瓣膜病
先天性/获得性左心流入/流出道梗阻和先天性心肌病
肺部疾病或低氧血症引起的肺高压
慢性阻塞性肺病
间质性肺病
其他限制性/阻塞性/混合性肺部疾病
睡眠通气障碍
肺泡低通气综合征
长期处于高原环境
肺发育异常
慢性血栓栓塞性疾病
其他
血液系统疾病:慢性溶血性贫血,骨髓增殖性疾病,脾切除
全身性疾病:硬皮病,肺组织细胞增多症,淋巴管平滑肌瘤病
代谢性疾病:糖原贮积症,戈谢病,甲状腺疾病
其他:肿瘤阻塞,纤维性纵隔炎,慢性肾衰竭,节段性肺高压

APAH.指有其他疾病作为诱因的肺动脉高压;PPHN.新生儿持续性肺动脉高压;PVOD.肺静脉闭塞性疾病;PCH.肺毛细血管瘤病。

表 4-17 儿童肺高压性血管疾病(PHVD)分类(Panama 分类):大体类别

胎儿期或发育性 PHVD
胎儿期肺血管适应不良
儿童心血管疾病
支气管肺发育不良
孤立性儿童 PHVD(孤立性儿童 PAH)
先天性畸形综合征患者多因素所致的 PHVD
儿童肺部疾病
儿童血栓栓塞性疾病
儿童低压性缺氧
其他系统异常相关的 PHVD

二、诊断、评估和监测

首诊时应进行详细的病史询问、体格检查、诊断性检查评估 PH 的病因/分类及心功能评估(图 4-22、表 4-18)。全面评估具体应包括胸部 X 线片、心电图、超声心动图、胸部 CT(有或无对比剂造影)、6min 步行试验(6MWT)、BNP 等实验室检查及心导管检查。

(1)首次诊断 PH 时,在启动治疗前,应在有经验的中心进行全面详细的病史采集和体格检查,并进行诊断性检查以评估 PH 发病机制/分类和心脏功能(建议类别/证据等级Ⅰ/B)。

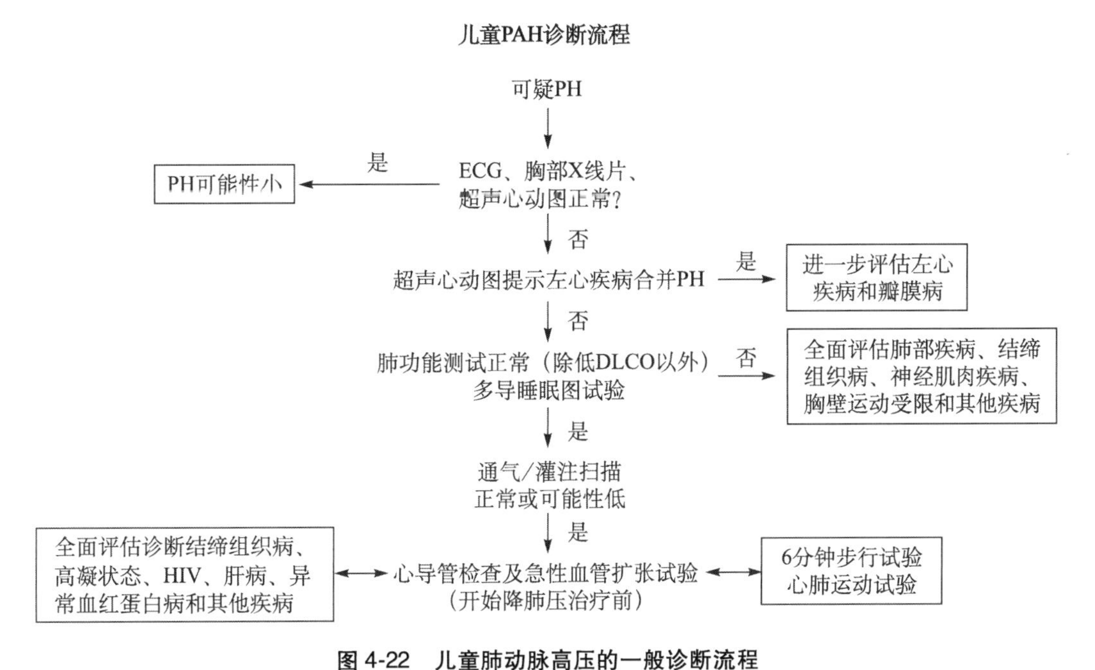

图 4-22 儿童肺动脉高压的一般诊断流程

DLCO.一氧化碳弥散量

表 4-18 儿童肺高压的实验室检查

一般实验室检查
全血细胞计数,血小板计数
尿液分析
电解质、BUN、肌酐
BNP/NT-proBNP
尿酸
心脏检查
超声心动股
心电图
心导管术
心脏 MRI
肺部检查
动脉血气分析
胸部 X 线片
胸部 CT
肺功能
通气/灌注扫描
多导睡眠图
凝血系统检查
因子Ⅷ,因子Ⅱ、Ⅴ、Ⅶ,因子 V Leiden 变异
狼疮抗凝物
蛋白 C,蛋白 S
β-2 糖蛋白抗体
心磷脂 IgG、IgM 抗体
抗凝血酶Ⅲ

续表

血小板功能试验
门静脉高压
肝功能
肝炎筛查
腹部/肝脏超声
甲状腺功能(TSH、游离 T_4、总 T_4)
结缔组织病
ESR/CRP
ANA
抗 DNA 抗体
抗心磷脂抗体
补体 CH50(C_3、C_4)
ANCA
类风湿因子
HIV 检测、毒素、药物

ANA.抗核抗体;ANCA.抗中性粒细胞胞质抗体;BUN.血尿素氮;BNP.脑钠肽;CRP.C 反应蛋白;ESR.红细胞沉降率;MRI.磁共振成像;NT-proBNP.N 末端前脑钠肽;TSH.促甲状腺激素。

(2)应在诊断时进行肺动脉血栓栓塞性疾病,周围肺动脉狭窄,肺静脉狭窄,肺静脉闭塞性疾病(PVOD),以及肺实质病变的影像学检查(建议类别/证据等级Ⅰ/B)。

(3)在全面的初始评估后,应定期行超声心动图检查。在治疗方案或临床情况变化时建议更频繁地检查(建议类别/证据等级Ⅰ/B)。

(4)开始 PAH 靶向治疗前建议行心导管检查(建议类别/证据等级Ⅰ/B),除外需要立即开始经验治疗的危重患者(建议类别/证据等级Ⅰ/B)。

(5)除非有明确禁忌证,心导管检查术应包含急性血管扩张试验(acute vaso-reactivity testing,AVT)(建议类别/证据等级Ⅰ/A)。

(6)儿童 AVT 阳性的最低标准为 PAP 或肺循环阻力(PVR)/体循环阻力(SVR)下降≥20% 而无心排出量下降(建议类别/证据等级Ⅰ/B)。

(7)建议治疗 3~12 个月重复心导管检查评估治疗反应;或者临床恶化时重复检查(建议类别/证据等级Ⅰ/B)。

(8)序贯心导管检查及 AVT 的建议如下。

1)应在随访评估预后和可能改变治疗方案时进行(建议类别/证据等级Ⅰ/B)。

2)重复检查的时间间隔应根据临床判断,检查时机须包括病情恶化或治疗后没有改善时(建议类别/证据等级Ⅰ/B)。

(9)磁共振成像(MRI)有助于诊断评估和随访评价心室功能和心腔大小(建议类别/证据等级Ⅱa/B)。

(10)诊断和随访时应检测 BNP 或 NT-proRNP 辅助临床决策(建议类别/证据等级Ⅰ/B)。

(11)6min 步行距离(6MWD)试验用于随访运动耐量,应对年龄适合的儿童进行检查(建议类别/证据等级Ⅰ/A)。

(12)以下情况建议行睡眠监测。

1)有睡眠通气障碍风险的 PH 患者,诊断评估应包含睡眠监测(建议类别/证据等级Ⅰ/B)。

2)对 PAH 靶向治疗反应差的患者再评估时有指征行睡眠监测(建议类别/证据等级Ⅰ/B)。

四、遗传学

新的 Nice 分类用“遗传性肺动脉高压(HPAH)”这一名词代替了“家族性 PAH”。约 70% 的 HPAH

和 10% ~40% 的以前认为是 IPAH 病例中可检测到 *BMPR*2 基因突变。基因的临床相关性见表 4-19。表 4-20 列出了 PH 发病率增加的遗传综合征。

表 4-19　PAH 的遗传机制

基因名	临床相关性
BMPR2	≥75% 的 HPAH 病例
ACVRL1 或 ALK1	与 HHT 相关的 PAH
ENG	与 HHT 相关的 PAH
SMAD9、SMAD4 或 SMAD8	TGF-β 下游信号的转导
CAV1	阻碍胞膜小凹形成
KCNK3	编码 K^+ 通道蛋白
EIF2AK4(GCN2)	肺静脉闭塞性疾病和肺毛细血管瘤病

HHT.遗传性出血性毛细血管扩张症；HPAH.遗传性肺动脉高压；PAH.肺动脉高压；PCH.肺毛细血管瘤病；PVOD.肺静脉闭塞性疾病；TGF-β.转化生长因子 β。

表 4-20　PH 发病率升高的遗传综合征

PH 伴或不伴 CHD
Down 综合征
DiGeorge 综合征
弯刀综合征
Noonan 综合征
Dursun 综合征
Cantu 综合征
PH 不伴 CHD
镰刀红细胞病
神经纤维瘤病
自身免疫性多内分腺瘤病
戈谢病
糖原贮积症 Ⅰ 型和 Ⅲ 型
线粒体病(MELAS)

CHD.先天性心脏病；PH.肺高压；MELAS.线粒体脑肌病-乳酸酸中毒-脑卒中样发作综合征。

(1)基因检测和遗传咨询有助于 IPAH 患儿或 HPAH 的家族阐明病因，检出有发病风险的家族成员，以及为后代生育提供有用信息(建议等级/证据级别 Ⅱ a/C)。

(2)单基因突变的 HPAH 患者的一级亲属进行遗传学检查的建议如下。

1)进行危险分层是金银检测的指征(建议类别/证据等级 Ⅰ /B)。

2)基因检测，结合序贯超声心动图及其他无创检查，用于筛选无症状的基因携带者(建议类别/证据等级 Ⅱ a/B)。

(3)HPAH 患者的家族成员如出现新发的心肺症状，应立即接受 PAH 检查评估(建议类别/证据等级 Ⅰ /B)。

(4)应对 HPAH 患者的家族成员进行有关 PH 症状的教育，若子女出现症状应建议其进一步检查(建议类别/证据等级 Ⅰ /B)。

五、新生儿持续性肺高压(PPHN)

(1)在足月或近足月的PPHN或氧合指数大于25的Ⅰ型呼吸衰竭新生儿，吸入性一氧化氮(iNO)可减少使用体外膜肺(ECMO)的需要(建议类别/证据等级Ⅰ/A)。

(2)肺复张策略可增加iNO疗效，应在肺实质病变引起的PPHN中应用(建议类别/证据等级Ⅰ/B)。

(3)ECMO的应用指征为足月和近足月新生儿，iNO治疗无效的重度PH或低氧血症，并且最大程度改善呼吸、心脏功能(建议类别/证据等级Ⅰ/A)。

(4)对血管扩张剂、肺复张或ECMO治疗无效的重症PPHN婴儿，须进行肺发育异常，如肺泡毛细血管发育不良(alveolar capillary dysplasia, ACD)和遗传性肺表面活性物质蛋白病的评估(建议类别/证据等级Ⅱa/B)。

(5)西地那非可用于iNO治疗无效，尤其是氧合指数超过25的PPHN婴儿的辅助治疗(建议类别/证据等级：Ⅱa/B)。

(6)吸入型前列环素(PGI_2)类似物可以考虑作为iNO治疗无效，尤其是氧合指数超过25的PPHN婴儿的辅助治疗(建议类别/证据等级Ⅱb/B)。

(7)静脉注射米力农可用于伴有左心室功能不全的PPHN婴儿(建议类别/证据等级Ⅱb/B)。

(8)在早产儿，iNO可能对主要由PPHN引起的严重低氧血症有益，而对肺实质病变所致的低氧血症，尤其是伴有破膜时间过长和羊水过少者无益(建议类别/证据等级Ⅱa/B)。

六、先天性膈疝

(1)建议将吸气峰压降至最低和避免潮气量过大，以减少呼吸机相关性急性肺损伤(建议类别/证据等级Ⅰ/B)。当存在肺顺应性差，肺容量低，气体交换差的情况时，也可选用高频振荡通气(建议类别/证据等级Ⅱa/A)。

(2)iNO可用于改善CDH伴重度PH婴儿的氧合，但对怀疑有左心功能不全的患儿须谨慎使用(建议类别/证据等级Ⅱa/B)。

(3)CDH伴重度PH婴儿药物治疗无效者，推荐使用ECMO(建议类别/证据等级Ⅰ/B)。

(4)肺动脉压超过体循环压或右心室衰竭的CDH婴儿，可以考虑予前列腺素E_1维持动脉导管开放和提高心排血量(建议类别/证据等级Ⅱb/C)。

(5)CDH伴PH婴儿长期降肺压治疗的评估应遵循所有PH儿童评估的建议，其中包括行心导管检查(建议类别/证据等级Ⅰ/B)。

(6)CDH伴PH或有PH发病风险的患儿，建议跨学科纵向管理(建议类别/证据等级Ⅰ/B)。

七、支气管肺发育不良

(1)确诊BPD的婴儿建议行超声心动图筛查PH(建议类别/证据等级Ⅰ/B)。

(2)伴有PH的BPD患儿在开始PH靶向治疗前，建议进行肺部疾病的评估和治疗，包括评估有无低氧血症、异物吸入、气管结构异常和改变呼吸支持方式的需要(建议类别/证据等级Ⅰ/B)。

(3)BPD患儿长期降肺压治疗的评估应遵循儿童PH的建议，包括行心导管检查诊断疾病严重程度和潜在的致病因素如左心舒张功能不全、解剖分流、肺静脉狭窄及体循环侧枝等(建议类别/证据等级Ⅰ/B)。

(4)为了避免阵发性或持续性低氧血症，以及BPD伴PH患儿为了维持92%~95%的氧饱和度，可以使用氧疗(建议类别/证据等级Ⅱa/C)。

(5)PAH靶向药物治疗可能有助于BPD伴PH患儿基础心肺疾病的治疗(建议类别/证据等级Ⅱa/C)。iNO治疗可能对BPD和症状性PH的患儿有效(建议类别/证据等级Ⅱa/C)。

(6)建议序贯超声心动图检查监测PAH靶向药物的治疗反应(建议类别/证据等级Ⅰ/B)。

八、药物治疗

根据作用机理，儿童 PAH 的治疗药物可分为 3 类：前列腺素类似物、内皮素受体阻滞剂（ERAs）和磷酸二酯酶 V（PDE5）抑制剂（表 4-21）。儿童 PH 的长期治疗策略是从成人的循证医学建议推断而来（图 4-23，图 4-24），尽管 8 周岁以下儿童由于缺少运动量评价标准，难以套用 WHO 心功能分级，指导治疗的 RCT 数据有限。

表 4-21 儿童肺高压的药物治疗

药物类别	药物名称	剂量	不良反应	建议等级/证据级别（COR/LOE）及评价
洋地黄	地高辛	一般年龄、体重的用药方案 5μg/kg 口服，每日 2 次（10 岁以下） 5μg/kg 口服，每日 1 次（10 岁以上） 最大剂量 0.125mg/d 口服	心动过缓时限制用量并可能限制 PH 中的疗效	COR IIb、LOE C 数据有限，现少用于儿童 PH 病情急性加重时无效 需监测肾功能
利尿剂	数种药物	襻利尿剂、噻嗪类和螺内酯剂量均按体重计算，与其他形式的心力衰竭用法无异	需谨慎，过度利尿可因右心室前负荷减低加重右心功能不全	COR IIa、LOE C
氧气	氧气	根据目标氧饱和度调节鼻导管氧流量	氧流量过高使鼻孔干燥导致鼻出血或鼻炎	COR IIa、LOE C PH 患儿一般不给予氧疗，除非日间氧饱和度低（<92%） 多导睡眠图有助于描绘夜间需氧的情况 可能对有症状的心功能 IV 级患者有帮助
维生素 K 拮抗剂（抗凝药）	华法林	通常选择 1.5～2.0 作为 PH 抗凝的目标 INR 值范围 有血栓形成病史或高凝状态时可能需要更高的 INR 值	对儿童患者，必须衡量抗凝获益和潜在危险 致畸	对 IPAH/HPAH： COR IIa、LOE C 在尚未走稳，或者有发育和神经系统异常（包括抽搐、晕厥）的儿童中使用会增加风险 对 PH 伴心力衰竭，中 心静脉置管或右向左分流的患者可能有用 可用于有高凝状态的患者 对 APAH：COR IIb、 LOE C 华法林的应用在此类人群中研究甚少 可用于有高凝状态的患者
CCB	硝苯地平	起始剂量：0.1～0.2 mg/kg 口服，每日 3 次 剂量范围：2～3mg/（kg·d）口服 成人最大剂量：180mg/d 口服 从小剂量开始逐渐加量 尽可能使用缓释制剂	心动过缓 心排血量减少 外周性水肿 皮疹 牙龈增生 便秘	COR I、LOE B 即使起始疗效理想，长期获益有限；需定期评估治疗反应

续表

药物类别	药物名称	剂量	不良反应	建议等级/证据级别(COR/LOE)及评价
CCB	地尔硫卓	起始剂量:0.5 mg/kg 口服,每日3次 剂量范围:3~5mg/(kg·d)口服 成人最大剂量:360mg/d 口服 从小剂量开始逐渐加量 尽可能使用缓释制剂	心动过缓 心排出量减少 外周性水肿 皮疹 牙龈增生 便秘	COR I、LOE B 即使起始疗效理想,长期获益有限;需定期评估治疗反应 比其他 CCB 更容易导致心动过缓 小儿可用悬浮剂
CCB	氨氯地平	起始剂量:0.1~0.3 mg/(kg·d)口服,每日3次 剂量范围:2.5~7.5mg/d 口服 成人最大剂量:10mg/d 口服 从小剂量开始逐渐加量	心动过缓 心排出量减少 外周性水肿 皮疹 牙龈增生 便秘	COR I、LOE B 即使起始疗效理想,长期获益有限
PDE5 抑制剂	西地那非	年龄<1岁:0.5~1 mg/kg,每日3次口服 体重<20 kg:10 mg,每日3次口服 体重>20 kg:20 mg,每日3次口服 小胎龄早产儿延迟至视网膜血管形成后用药	头痛 鼻充血 面部潮红 激动 低血压 视听力丧失 阴茎异常勃起 避免硝酸盐类	COR I、LOE B 儿童避免超过此剂量用药。在 STARTS-2 研究中,使用更大剂量西地那非治疗的 IPAH 儿童死亡风险更高 西地那非在欧洲和加拿大已获批准 美国 FDA 警告 1~17 岁儿童用药
PDE5 抑制剂	他达那非	起始剂量:0.5~1 mg(kg·d) 最大剂量:40 mg/d 口服 3岁以下儿童剂量未定	头痛 鼻充血 面部潮红 激动 低血压 视听力丧失 阴茎异常勃起 避免硝酸盐类	COR IIa、LOE B 每日1次给药 儿童用药的安全性和有效性数据有限
ERA	波生坦(ET_A 和 ET_B 双重拮抗剂)	起始剂量是维持剂量的50% 维持剂量: 体重<10 kg:2 mg/kg 每日2次口服 体重 10~20 kg:31.25 mg 每日2次 体重 20~40 kg:62.5 mg 每日2次 体重>40 mg:125mg 每日2次	由于有肝毒性,要求每月检查肝功能 要求每月检查 HCG 和妊娠试验 儿童 AST/ALT 升高的发生率小于成人 液体潴留 致畸 男性不育 可能降低西地那非血药浓度	COR I、LOE B 艾森曼格综合征 PH 患者中的有效性研究数据已发表 需要2种节育方式 与西地那非有相互作用

续表

药物类别	药物名称	剂量	不良反应	建议等级/证据级别(COR/LOE)及评价
ERA	安立生坦(高度选择性 ET_A 拮抗剂)	剂量范围:5～10 mg/d 口服 5岁以下儿童用药无研究	建议常规检查肝功能 要求检查血细胞容积(HCT)和妊娠试验 儿童AST/ALT升高的发生率小于成人 液体潴留 致畸 男性不育	COR IIa、LOE B 儿童的安全性和有效性研究数据有限 新生儿和婴儿禁止使用,因其葡萄糖醛酸化作用尚未成熟
前列环素	依前列醇(佛罗兰)	持续静脉输注 与西地那非有相互作用 起始剂量:1～2 ng/(kg·min) 静脉注射极量未知 儿童患者,稳定剂量通常为50～80 ng/(kg·min)静脉注射 剂量>150 ng/(kg·min)静脉注射曾被使用 需要增加剂量 大剂量用药可发生高输出综合征(High-output syndrome)	面部潮红,下颌、足部和骨骼疼痛,头痛,腹泻 可能发生体循环低血压 半衰期短(2～5min),如中断给药迅速发生PH危象 需冷藏,每24h重新配药	COR I,LOE B 重度PH的标准治疗 已有对温度稳定的配方
前列环素	曲前列环素(瑞莫杜林)	静脉或皮下用药: 起始剂量:2 ng/(kg·min) 极量未知 儿童患者,稳定剂量通常为50～80 ng/(kg·min)静脉注射或SC 需要增加剂量 吸入:每6h 1～9次患者主动吸气 口服:儿童剂量不明确	常见不良反应为面部潮红,肌肉疼痛,头痛和腹泻 与依前列醇相比不良反应发生较少、程度较轻 药物清除的半衰期为4.5h 常温下稳定 可发生中心静脉置管并发症,包括静脉源性革兰阴性菌感染 皮下注射部位疼痛可能限制此种用法	皮下及静脉途径: COR I,LOE B 吸入途径: COR I,LOE B
前列环素	伊洛前列素(间断吸入)	儿童剂量未确定,但每日需要吸入6～9次,每次持续10～15 min 从2.5 μg剂量开始,如能耐受逐渐加量至5 μg剂量	常见不良反应为面部潮红和头痛 体循环低血压罕见 半衰期短 吸入药物可能加重反应性气道症状	COR IIa,LOE B 需要频繁用药可能限制其在儿童中应用

AHA/ATS儿童肺动脉高压共识：疾病严重程度

低危	危险度决定因素	高危
无	右心衰竭的临床证据	有
Ⅰ，Ⅱ	WHO心功能分级	Ⅲ，Ⅳ
无	晕厥	反复晕厥
轻微的右室扩大/功能不全	超声心动图	明显的右室扩大/功能不全 心包积液
PVRI＜10WU·m^2 CI＞3.0L/min/m^2 PVR/SVR＜0.5	血流动力学	PVRI＞20WU·m^2 CI＜2.0L/min/m^2 PVR/SVR＞1.0
轻微升高	BNP/NT-proBNP	明显升高
较长（＞500m）	6MWD	较短（＜300m）
峰值耗氧量＞25mL/kg/min	CPET	峰值耗氧量＞25mL/kg/min

图 4-23 儿童肺动脉高压区别疾病严重程度的临床特征

AHA.美国心脏协会；ATS.美国胸科学会；BNP.脑钠肽；CI.心脏指数；CPET.心肺运动试验；PAH.肺动脉高压；PVR.肺循环阻力；PVRI.肺循环阻力指数；6MWD.6min 步行距离；SVR.体循环阻力；WHO.世界卫生组织；WU.Wood 单位［改编自 McLaughlin 等。版权：美国心脏协会（2006）］

AHA/ATS儿童肺动脉高压共识：治疗流程

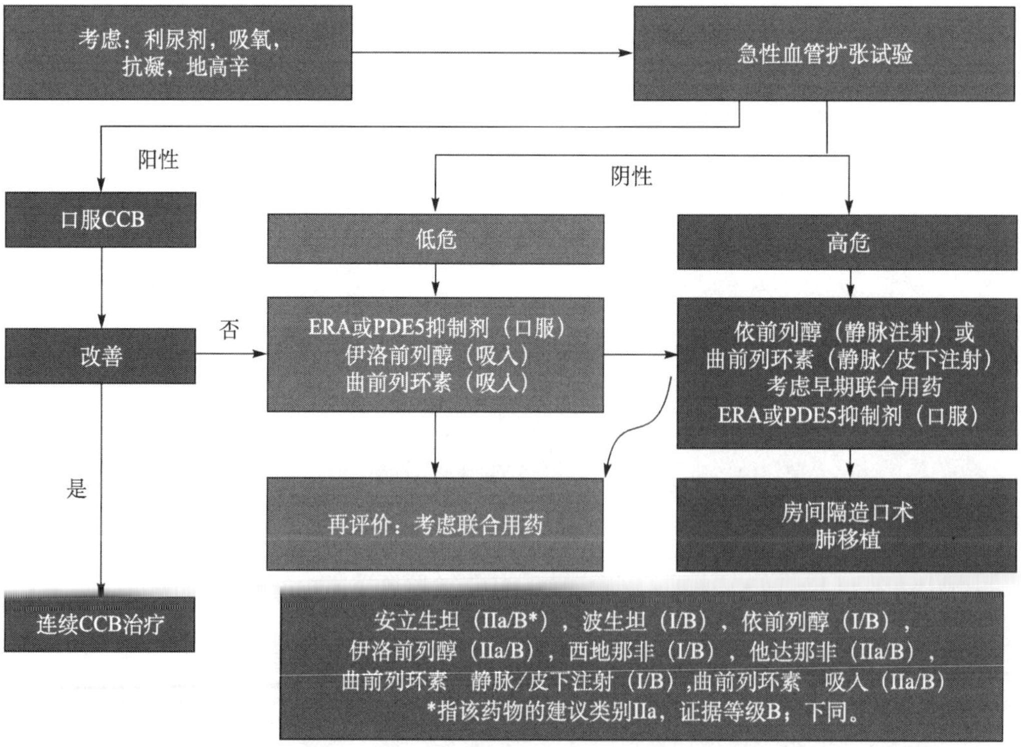

考虑：利尿剂，吸氧，抗凝，地高辛 → 急性血管扩张试验

阳性 → 口服CCB → 改善 → 是 → 连续CCB治疗

改善 → 否 → ERA或PDE5抑制剂（口服）、伊洛前列醇（吸入）、曲前列环素（吸入）

阴性 → 低危 → ERA或PDE5抑制剂（口服）
伊洛前列醇（吸入）
曲前列环素（吸入） → 再评价：考虑联合用药

阴性 → 高危 → 依前列醇（静脉注射）或
曲前列环素（静脉/皮下注射）
考虑早期联合用药
ERA或PDE5抑制剂（口服） → 房间隔造口术
肺移植

安立生坦（Ⅱa/B*），波生坦（Ⅰ/B），依前列醇（Ⅰ/B），
伊洛前列醇（Ⅱa/B），西地那非（Ⅰ/B），他达那非（Ⅱa/B），
曲前列环素 静脉/皮下注射（Ⅰ/B），曲前列环素 吸入（Ⅱa/B）
*指该药物的建议类别Ⅱa，证据等级B；下同。

图 4-24 图示儿童肺动脉高压（PAH）的药物治疗流程

AHA.美国心脏学会；ATS.美国胸科协会；CCB.钙离子通道阻滞剂；ERA.内皮素受体拮抗剂；PDE5 抑制剂.磷酸二酯酶 V 抑制剂［授权改编自 Ivy 等。版权：Elsevier（2013）］

(1)洋地黄和利尿剂可用于右心功能衰竭，但应谨慎使用（建议类别/证据等级Ⅱb/C）。

(2)长期华法林抗凝治疗的建议如下。

1)IPAH/HPAH、低心排血量、长期留置导管和高凝状态的患者可以考虑使用华法林（建议类别/证据等级Ⅱb/C）。

2)年幼 PAH 患儿建议调整治疗剂量使国际标准化比率（INR）维持在 1.5~2.0（建议类别/证据等级Ⅰ/C）。

3)考虑到出血并发症的危害，年幼 PAH 患儿不建议使用抗凝治疗（建议类别/证据等级Ⅲ/C）。

(3)氧疗可用于伴低氧血症（氧饱和度<92%），尤其是合并肺部疾病的 PAH 患者（建议类别/证据等级Ⅱa/B）。

(4)钙通道阻滞剂（CCBs）的应用建议包括以下几点。

1)CCBs 只能用于 1 岁以上，AVT 阳性的患儿（建议类别/证据等级Ⅰ/C）。

2)CCBs 禁忌用于未行 AVT 或 AVT 阴性，或可能因 CCBs 的负性肌力作用导致右心功能不全的患者（建议类别/证据等级Ⅲ/C）。

(5)低危 PAH 患儿建议口服靶向药物治疗，并应该包括一种 PDE5 抑制剂或者 ERAs（建议类别/证据等级Ⅰ/B）。

(6)靶向药物主张逐渐加量达到最大治疗量（建议类别/证据等级Ⅱa/B）。

(7)高危 PAH 患者应尽早开始静脉或皮下注射 PGI_2 及其类似物（建议类别/证据等级Ⅰ/B）。

(8)从静脉、皮下注射药物过渡到口服、吸入剂型时的建议如下。

1)无症状的 PAH 患儿，肺血流动力学能持续接近正常水平者，可以考虑转换剂型（建议类别/证据等级Ⅱb/C）。

2)须在有经验的儿童 PH 中心监测下进行（建议类别/证据等级Ⅰ/B）。

九、孤立性肺动脉高压

孤立性肺动脉高压（isolated PAH）包括 IPAH 和 HPAH，属于 WHO 分类的第 1 类 PAH。孤立性 PAH 的特征是肺血管床进行性闭锁，未经治疗可导致右侧心力衰竭和死亡。肺静脉闭塞性疾病（PVOD）和肺毛细血管瘤病（PCH）引起的 PAH 也属于这个类别，确诊的唯一方法肺病理活检，远期治疗需要肺移植。

(1)PAH 患儿怀疑有肺血管梗阻性病变（PVOD）、肺毛细血管瘤病或脉管炎者，应考虑行肺活检（建议类别/证据等级Ⅱb/C）。

(2)当前最佳治疗下心功能仍为 WHO-Ⅲ或Ⅳ级，或病情进展迅速的患者，建议转至肺脏移植中心进行评估（建议类别/证据等级Ⅰ/A）。

(3)确诊肺毛细血管瘤病或 PVOD 的患者建议转至肺脏移植中心进行评估。（建议类别/证据等级Ⅰ/B）。

十、儿童心脏病

PAH 是先天性心脏病的常见并发症，患者的年龄、缺损类型对出现不可逆性肺血管病变的危险性有很大影响。简单分流型缺损手术可行性的评估程序（图 4-25）。

(1)对大分流量结构性心脏病患儿（如 ASD、VSD 和 PDA）未早期矫治者（通常认为 1~2 岁前未治疗，视缺损的种类、大小和患者的整体状态有所不同）建议如下。

1)应考虑行心导管检查测量 PVRI，决定能否手术（建议类别/证据等级Ⅱ/B）。

2)若基线水平 PVRI<6 WU·m^2，或 PVR/SVR<0.3，应考虑手术矫治（建议类别/证据等级Ⅰ/B）。

(2)存在右向左分流，心导管检查提示 PVRI≥0.6 WU·m^2 或 PVR/SVR≥0.3，但 AVT 阳性（绝对值 PVRI<6 WU·m^2 且 PVR/SVR<0.3），手术矫治仍可能获益（建议类别/证据等级Ⅱa/C）。

(3)如果心导管检查提示 PVRI≥0.6 WU·m^2 或 PVR/SVR≥0.3，且 AVT 反应轻微，无手术适应证（建议类别/证据等级：Ⅲ/C）。可予靶向药物治疗，4~6 个月后重复心导管检查，如 PVRI 降至 6 WU 以下

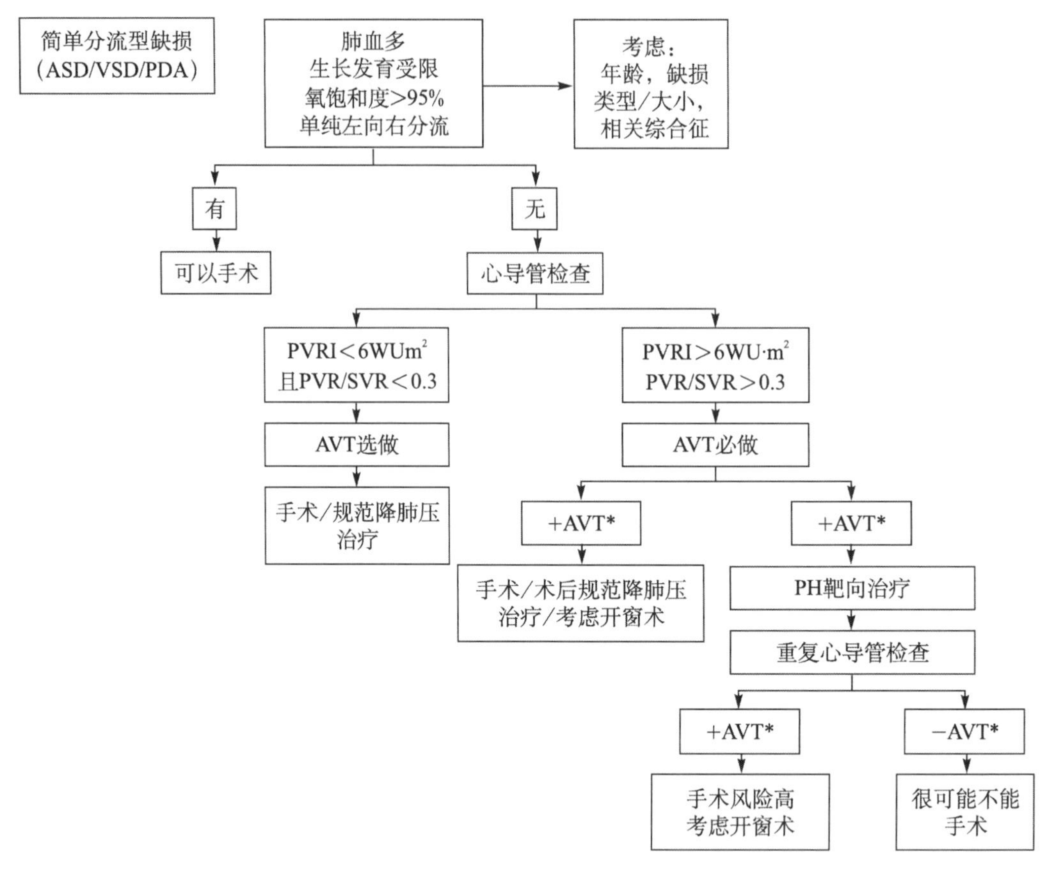

图 4-25　先天性心脏病伴肺高压患者分流型缺损手术可行性的评价

ASD.房间隔缺损；AVT.急性血管扩张试验；PDA.动脉导管未闭；PVR.肺循环阻力；PVRI.肺循环阻力指数；SVR.体循环阻力；VSD.室间隔缺损；WU.Wood 单位；＊AVT 阳性标准.PVRPVRI<6 WU · m^2 且 PVR/SVR<0.3(授权部分改编自 Lopez 和 Bart)

可考虑手术修补(建议类别/证据等级Ⅱb/C)。

十一、肺高压危象/急性右侧心力衰竭

肺高压危象(pulmonary hypertensive crisis,PHC)是突然的、潜在致命性的 PAP 和 PVR 升高,导致急性右侧心力衰竭伴体循环低血压、心肌缺血,有时还伴有支气管收缩(图 4-26)。指南集中阐述在先天性心脏病围术期管理中的肺高压危象。

(1)对高危患儿,术后应当采取预防 PHC 的一般措施,包括避免低氧、酸中毒和激惹(建议类别/证据等级Ⅰ/B)。

(2)碱化血液可能有助于 PHC 治疗(建议类别/证据等级Ⅱa/C)。

(3)建议给予阿片类镇痛剂、镇静剂和肌松药减少术后应激反应,降低 PHC 的发病风险和严重程度(建议类别/证据等级Ⅰ/B)。

(4)除常规术后监护外,iNO 和/或吸入型 PGI_2 应该作为 PHC 伴右侧心力衰竭的初始治疗(建议类别/证据等级Ⅰ/B)。

(5)对 iNO 撤药时有证据提示 PAP 持续升高,尽管缓慢减量仍需要重新给予 iNO 的患者,应给予西地那非预防反跳性 PH(建议类别/证据等级Ⅰ/B)。

(6)PHC 患者应给予正性肌力药/升压药治疗以避免体循环低血压造成的右心室缺血(建议类别/证据等级Ⅰ/B)。难治性病例应给予机械心肺支持(建议类别/证据等级Ⅰ/B)。

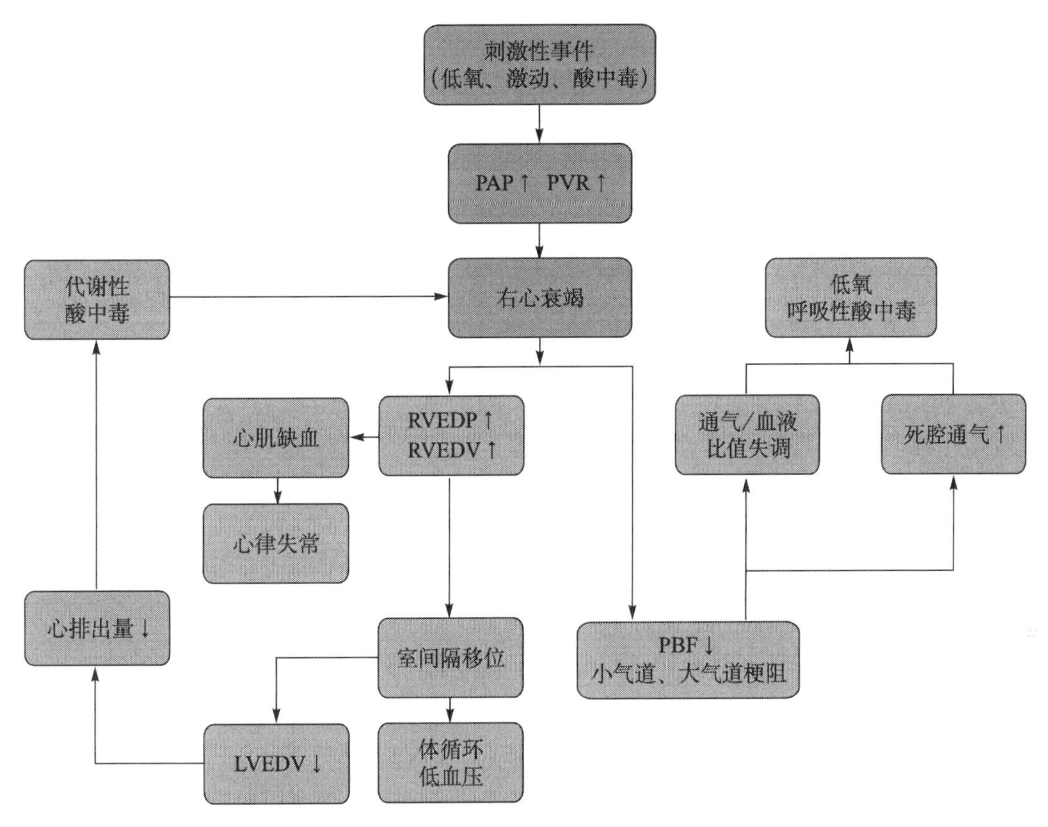

图 4-26 急性右侧心力衰竭和肺高压危象的发病机制

LVEDV.左室舒张末容积;PAP.肺动脉压;PBF.肺血流量;PVR.肺循环阻力;RVEDP.右室舒张末压;RVEDV.右室舒张末容积

(7)最佳药物治疗下仍有右侧心力衰竭、反复晕厥或在 PHC 的患者建议行房间隔造口术,但必须在有经验的 PH 中心进行(建议类别/证据等级Ⅰ/B)。

十二、肺部疾病

肺发育障碍及其引起的 PAH,或者与胎儿期或生后早期肺发育过程中的事件有关,常伴肺发育不良(表 4-22)。这些疾病最常在出生时或生后头几个月至头几年出现,最常见的疾病是 BPD 和 CDH。

(1)患有慢性弥散性肺部疾病的儿童,尤其是病情进展者,应行超声心动图检查评估有无伴发的心血管疾病或 PH(建议类别/证据等级Ⅰ/B)。

(2)严重阻塞性睡眠呼吸暂停(OSA)的患者建议行超声心动图检查评估 PH 和右心室功能(建议类别/证据等级Ⅰ/B)。

(3)对运动受限的进展期肺部疾病和有 PAH 证据的患者,建议如下。

表 4-22 与 PH 有关的肺发育障碍

支气管肺发育不良
先天性膈疝
肺泡毛细血管发育不良伴静脉异常
肺发育不良
表面活性物质蛋白异常
SPB 缺陷
SPC 缺陷
ABCA3
TTF-1/Nkx2
肺间质糖原沉积症
肺泡蛋白沉积症
肺淋巴管扩张症

PH.肺动脉高压;SPB.表面活性蛋白 B;SPC.表面活性蛋白 C。

1)可考虑试验性靶向药物治疗(建议类别/证据等级Ⅱa/C)。

2)可考虑右心导管检查术(建议类别/证据等级Ⅱb/B)。

十三、低压性缺氧和高海拔相关疾病

呼吸低氧空气引起低氧性肺血管收缩。如果持续处于高海拔环境可引起低氧性PH,尤其是有遗传易感性者。环境低氧对肺血管收缩作用的强度取决于患者的年龄、遗传背景和所处的海拔高度等因素。低海拔原住民对高海拔的影响更易感。

(1)有症状的高原性肺高压患者建议迁移至低海拔地区(建议类别/证据等级:Ⅱb/C)。

(2)有高原性肺水肿(HAPE)病史的患儿,CCBs(氨氯地平或硝苯地平)可用于预防发病(建议类别/证据等级Ⅱb/C)。

(3)症状性HAPE的治疗应包括氧疗和考虑立即降低海拔(建议类别/证据等级Ⅰ/B)。

(4)HAPE患儿应接受评估排除肺动脉或肺静脉异常,肺部疾病或呼吸运动调节的异常(建议类别/证据等级Ⅰ/B)。

十四、全身系统性疾病

除了肺血管病引起的肺高压外,其他系统的疾病如门静脉高压、慢性溶血性贫血、结缔组织病(如硬皮病、系统性红斑狼疮)、感染性疾病(如HIV、血吸虫病)与PH有关。除此之外,肿瘤、代谢和内分泌疾病,以及需要透析的慢性肾衰竭在成人可与较低的PH患病率有关。

指南主要列出了门脉高压相关性肺高压(PPHTN)及慢性溶血性贫血中镰刀红细胞病(SCD)的诊治建议。

(1)患有溶血性异常血红蛋白病、肝病、肾病或代谢性疾病的患儿,若出现心肺症状者可早期进行PH评估,包括多普勒超声心动图(建议类别/证据等级Ⅱa/C)。

(2)慢性肝病的患儿肝移植登记前,须行超声心动图检查排除PPHTN和肺动静脉瘘(建议类别/证据等级Ⅰ/B)。

(3)超声心动图证实存在PH的SCD患儿,建议如下。

1)SCD患儿须行进一步心肺评估,包括肺功能测试、多导睡眠图分析、氧合作用评定和血栓栓塞性疾病的评估(建议类别/证据等级Ⅰ/C)。

2)SCD患儿开始PAH靶向治疗前应行心导管检查(建议类别/证据等级Ⅰ/C)。

(4)心肺症状频繁出现的镰刀红细胞病(SCD)患儿可在8岁前行超声心动图筛查PH和相关心脏异常(建议类别/证据等级:Ⅱa/C)。

(5)BNP和NT-proBNP测定有助于在SCD患者中筛查PH(建议类别/证据等级:Ⅱa/C)。

(6)SCD患儿诊断PH后,建议优化SCD的相关治疗(如输血、羟基脲、铁螯合剂和氧疗)(建议类别/证据等级Ⅰ/C)。

(7)确诊PH,心导管术测量PVR显著升高且PCWP不升高的SCD患者可以考虑使用PAH靶向治疗(建议类别/证据等级Ⅱb/C)。

(8)在PVR显著升高的SCD患者中,试验性治疗首选PGI_2或ERA,而不是PDE5抑制剂(建议类别/证据等级Ⅱa/B)。

(9)由于其潜在的不良反应,PAH靶向药物在SCD相关性PH中不应该经验性用药(建议类别/证据等级Ⅲ/C)。

十五、PH患儿的门诊管理

(1)PH患儿应在专门的儿童医疗中心的多学科综合性门诊接受评估(建议类别/证据等级:Ⅰ/C)。门诊随访每3~6个月1次,病情较重的患者,或者开始/变更治疗方案后应更加频繁地随访(建议类别/证据等级Ⅱa/B)。

(2)对PH患儿的预防保健建议。

1)预防呼吸道合胞病毒感染。

2)接种流感嗜血杆菌和肺炎链球菌疫苗。

3)经常监测生长发育指标。

4)及时识别和治疗呼吸道感染。

5)对发绀患者和留置中心静脉管道的患者,使用抗生素预防亚急性细菌性心内膜炎(建议类别/证据等级Ⅰ/C)。

(3)对准备接受手术或其他介入操作的PH患者,建议请心脏麻醉师会诊,做好术前准备和术后监护计划(建议类别/证据等级Ⅰ/C)。

(4)PH患儿的选择性外科手术须在有PH专长,能获得儿童PH专家会诊,以及有PH儿童围术期管理经验的麻醉师的医院进行(建议类别/证据等级Ⅰ/C)。

(5)PH患者怀孕伴随着较大的母婴死亡率,因此建议对青少年女性患者给予适合其年龄的怀孕风险和避孕措施的指导(建议类别/证据等级Ⅰ/C)。

(6)由于存在劳累后晕厥和猝死的危险,建议PH患者(症状限制性)体育锻炼前进行一次全面评估,包括心肺运动试验(CPET)和治疗评估(建议类别/证据等级Ⅰ/C)。

(7)重度PH患儿(心功能WHO-Ⅲ或Ⅳ级),或近期曾晕厥的患者应避免参加竞技性体育运动(建议类别/证据等级Ⅲ/C)。

(8)锻炼时,建议儿童PH患者进行轻至中度的有氧运动,避免劳累和过度用力,补充足够水分,并允许其有需要时自主限制运动量(建议类别/证据等级Ⅰ/C)。

(9)乘坐飞机时,可为PH患儿补充氧气(建议类别/证据等级Ⅱa/B)。

(10)由于儿童期PAH影响到整个家族,患者的子女、兄弟姐妹和看护人应接受心理压力的评估,在需要时能获得支持和指引(建议类别/证据等级Ⅰ/C)。